技能型紧缺人才培养培训教材
全国卫生职业院校规划教材

供护理、助产等专业使用

外科护理

主　编　闵晓松　孙　倩
副主编　谭白梅　张　德　刘志雄
编　委　(按姓氏汉语拼音排序)
陈运英　(南宁市卫生学校)
董小文　(长沙卫生职业学院)
李　辛　(南宁市卫生学校)
刘海霞　(青岛卫生学校)
刘志雄　(桂林市卫生学校)
闵晓松　(吉林职工医科大学)
莫正学　(南宁市卫生学校)
隋　霄　(黑龙江省林业卫生学校)
孙　倩　(南宁市卫生学校)
谭白梅　(河池市卫生学校)
薛　梅　(桂东卫生学校)
曾学燕　(四川省卫生学校)
张　德　(四川省卫生学校)
周雅清　(黑龙江省林业卫生学校)

科学出版社
北　京

内 容 简 介

本教材是全国卫生职业院校规划教材，按126学时编写，共27章，主要内容涵括了外科护理的基本理论、基本知识和基本技能。教材重点突出了护理岗位及执业资格考核所应具备的理论和技能知识，通过案例模拟情境，提高学生主动学习的兴趣，培养学生在实际工作中分析问题和解决问题的能力。通过考点提示、护考链接、自测题等将护士执业资格考试的内容融入教材中，帮助学生顺利取得执业护士资格，充分体现就业的导向作用。书后附实训指导、教学大纲，配套全部教学内容的PPT课件，便于师生教学中参考。

本教材适合中等卫生职业学校护理专业、助产专业教师和学生使用。

图书在版编目(CIP)数据

外科护理 / 闵晓松，孙倩主编．—北京：科学出版社，2012.8
技能型紧缺人才培养培训教材·全国卫生职业院校规划教材
ISBN 978-7-03-035148-7

Ⅰ.外… Ⅱ.①闵… ②孙… Ⅲ.外科学-护理学-中等专业学校-教材
Ⅳ.R473.6

中国版本图书馆CIP数据核字(2012)第161923号

责任编辑：袁 琦/责任校对：林青梅
责任印制：赵 博/封面设计：范璧合

科学出版社 出版
北京东黄城根北街16号
邮政编码：100717
http://www.sciencep.com
新科印刷有限公司 印刷
科学出版社发行 各地新华书店经销
*
2012年8月第 一 版 开本：787×1092 1/16
2015年12月第九次印刷 印张：27
字数：643 000

定价：59.80元
(如有印装质量问题，我社负责调换)

前　言

为了全面贯彻落实《国家中长期教育改革和发展规划纲要(2010－2020年)》,本着"以服务为宗旨,以就业为导向,推进教育教学改革"的职教理念,同时结合最新版国家护士执业资格考试大纲的要求,科学出版社适时出版了这本"全国卫生职业院校规划教材",供中职护理专业、助产专业使用,从教材层面、从编写理念上为全国中等职业学校的教学改革和创新提供服务。

《外科护理》是一本案例版、突出国家执业护士资格考试内容的创新性教材,其特色主要见于以下几个方面:①教材在认真贯彻国家颁布的三年制护理、助产专业教学计划和外科护理教学大纲的基础上,更突出了职业标准和执业考试的内容,从护理岗位需求出发、充分考虑执业资格标准组织教学内容,运用所学专业知识,完成护理基本工作。②以案例为先导,引入模拟情境,围绕案例引出教学内容并逐步展开和深化,提高学生主动学习的兴趣,培养学生分析问题和解决问题的能力。③突出护士执业资格考试内容,将护士执业资格考试的考点融入到日常的教学中,提高学生的执业能力,毕业时顺利取得执业护士资格,充分体现就业的导向作用。教材中将执业考试的考点以文字提示的方式列在正文边上,将考点中的重点高频内容用下划线进一步标注,正文中穿插了护考链接,章节后附有自测题,便于师生教学中抓住重点,有针对性地练习。④教材每一章的编写顺序依次为:前言、案例、正文、小结、自测题,非正文部分穿插有链接、考点提示、案例分析、护理警示等内容,旨在拓展学生的思维,扩大知识面。

本教材采用双色排版,共27章,主要内容涵括了外科护理的基本理论、基本知识和基本技能。其中前7章为总论部分,第8章至第26章为各论部分,第27章为皮肤、性病的护理知识。书后附实训指导、教学大纲及自测题答案,本书配套全部教学内容的PPT课件,便于教师课堂教学及学生学习时参考。

本教材在编写过程中得到各位编者及相关单位领导的鼎力支持,得到了科学出版社的指导和帮助,教材中的部分理论知识和图表参考了相关著作和教材,在此一并表示衷心的感谢!

本教材的编写具有创新性,编者均为临床及教学一线的医护人员和教师,有丰富的临床和教学经验,能准确把握现代护理发展的方向,熟悉护士执业标准,并融入到教材的编写中。但由于编者学术水平和编写能力有限,书中错误和疏漏在所难免,恳请广大师生给予指正,并提出宝贵意见,以便今后再版时改进和完善。

编　者

2012年7月

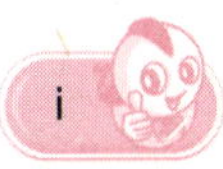

目　录

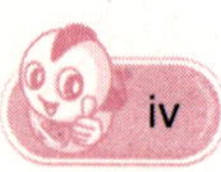

第1章

绪　论

一、外科护理学的内容和地位

护理学是一门具有独立性、综合性，为人类健康服务的应用性学科，是着重研究维护、促进、恢复人类健康的护理理论知识、实践技能及其发展规律的学科。外科护理学则是护理学的一大分支，它将医学基础理论、外科学基础理论、护理学基础理论与技术三者相互结合并使之融为一门具有很强应用性和实用性的学科，其中涉及护理心理学、护理伦理学和社会学等人文学科的知识。

外科护理学是以外科患者为研究对象、现代医学模式和现代护理观为指导，根据外科患者的身心健康和社会家庭文化需求，应用现代护理程序，向患者提供整体化护理的临床护理学科，它与外科学紧密相关。

外科学的发展现状和范畴决定了外科护理学的范畴，包括数类疾病和多个专科的患者的护理。需要护理的外科患者主要包括以下几类：

1. 损伤患者　由外力或各种致伤因子引起的人体组织的损伤和破坏，如内脏器官破裂、骨折、烧伤等患者，多需手术处理，以修复组织和恢复其功能。

2. 感染患者　由致病菌入侵人体导致局部组织、器官的损害、破坏，发生坏死和脓肿，此类局限性的感染患者多适宜手术治疗，如坏死阑尾的切除、肝脓肿切开引流等。

3. 肿瘤患者　包括需手术切除的良性和恶性肿瘤患者，恶性肿瘤患者除需予以手术治疗外，大多数还需进行综合治疗，如化疗和(或)放射治疗等。

4. 畸形患者　多数先天性畸形患者，如先天性心脏病等，需施行手术治疗；后天性畸形患者，如烧伤后瘢痕挛缩，也多需手术整复，以恢复功能和改善外观。

5. 其他患者　包括内分泌疾病(如甲状腺肿瘤、甲状腺功能亢进)患者、寄生虫病(如胆道蛔虫症)患者、器官移植(如肾移植)患者、空腔脏器梗阻性(如肠梗阻、尿路梗阻)患者、血液循环障碍(如门静脉高压症、下肢静脉曲张)患者、结石(如胆结石、尿路结石)患者、内分泌功能失常(如甲状腺功能亢进)患者等，常需手术治疗。随着医学科学的发展，有的原来认为应当手术的疾病，现在可以改用非手术疗法治疗，例如大部分的尿路结石可以应用体外冲击波，使结石粉碎排除。有的原来不能施行手术的疾病，现在已创造了有效的手术疗法，例如，大多数的先天性心脏病，可以用手术方法来纠正。基础医学、生物医学工程及相关学科的前沿成果，使体外循环机、多功能麻醉机、纤维光束内镜、磁共振、高频手术刀、伽马刀、人工心脏瓣膜、人工关节等进入临床，大大丰富了外科学和外科护理学的深度和广度，并对护理工作不断提出新的要求以促使外科护理学的发展；反之，在护理学方面的突破，也有助于外科学的发展。因此，外科学与外科护理学是相互促进、相互发展、密不可分的。

由于现代护理理念的逐步改变、时代的进步、人类对新生事物认识的不断加深和各学科间的相互交流，大大丰富了外科护理学的内涵，对从事外科护理专业人员的要求越来越高，不仅要求其掌握本专业特有的知识、技能，还要熟悉社会伦理学、社会经济法规、护理心理、人际关系等学科的知识。要求外科护士必须在现代护理观的指导下，“以人为本”，对外科患者进行系统的评估，提供身、心整体的护理和个体化的健康教育，真正体现“人性化服务”的宗旨。外科护理学的任务已从治疗疾病扩展到预防疾病和维护健康，外科护士的工作场所也已从医院扩展到社区和家庭并为服务对象(包括患者和健康人)提供全方位的服务。

二、学好外科护理学的指导思想及方法

外科护理学具有很强的理论性、实践性和操作性，要求护生在掌握医学基本理论知识的基础上，侧重于对外科患者的护理评估，发现患者的健康问题，提出护理诊断，制订护理目标及实施相应的护理措施，以解决患者的问题。为了增强护生临床实践、处理实际问题和与人沟通的能力，使护生在获取外科护理知识的同时，能够具有一定的运用知识和技能进行分析和解决问题的能力，要求护生必须做到以下几点：

1. 要树立稳固的专业思想，明确学习目标：掌握知识，为人类增进健康、预防疾病、恢复健康、减轻痛苦。

2. 要以现代护理观念为导向，拓宽学习内容，遵循“以人为本”、“终身学习”、“整体护理”的准则。

(1) 掌握外科护理学的基本理论、基本知识、基本技能，能运用护理程序和方法对患者实施评估及护理。

(2) 理论联系实践，提高操作能力。外科护理课程分课堂系统教学、课间见习及临床实习等方式。严格按照教学大纲的“三级”(了解、熟悉、掌握)要求掌握课堂所学的理论知识，并将理论联系实际，通过课间见习、病案分析，尤其是临床实习，培养临床分析、解决问题的实际工作能力。

(3) 培养良好的医德医风。培养爱心、耐心、细心、责任心，保护患者的隐私，热情服务每一位患者，力争做一名合格的外科护士。

(4) 树立牢固的护理专业思想，正确处理医疗与护理的关系。上课注意听讲，积极思考；课余时间做好预习和复习，及时解决疑难问题。

三、外科护士应具备的职业素质

医院里的护理工作是脑力、体力并用的一项繁重劳动，并具有一定科学性。医院护理质量的高低，直接影响患者的治疗效果和医院的声誉。要成为一名称职的外科护士，应具备良好的医德医风、扎实的理论基础、丰富的临床经验和无私的奉献精神。促进患者康复，为患者创造一个整洁、安静、舒适、安全的环境，都与良好的护理管理及医护人员优质的服务密不可分。

1. 护士的心理素质　护士的心理素质，是护士职业素质的基础，也是护士成才的根本动力。随着医学模式和护理模式的转变，对护士的职业素质提出了更高的要求。要切实做好护理工作，就应充分注意心理素质的培养，提高职业素质。作为一名合格的护理工作者，不仅要有丰富的专业知识和熟练的技术，还要善于观察患者在整个治疗过程中的各种心理活动，熟悉患者的个性特征和情绪状态以及患者的心理因素对疾病的发生、发展、转归、康复的影响，

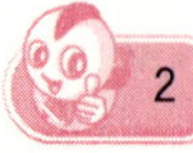

这样才能采取针对性的措施，帮助患者安心治疗，促使其早日康复。因此，外科护士应具备以下良好的心理素质。

(1) 热爱护理专业：外科护士应具备高尚的道德情操、正确的人生观、坚定的信念、不怕牺牲的献身精神、有爱心、专业素质强、不怕脏、心理能力稳定，更要热爱护理专业，全心全意为患者服务。

(2) 建立良好的护患关系：外科护士应能正确妥善处理所面临的诸多复杂问题，对每个患者应一视同仁，不能感情用事，使每个患者都感到护理工作者对他们的关心和体贴。还要尊重患者，为患者保守病情秘密和个人隐私，态度和蔼，与患者建立良好的护患关系。

(3) 积极、稳定的情绪：护士的情绪变化，尤其是面部表情对患者及其家属都有直接的感染作用，这是每个护士都应注意的。人人都会受挫折，人人都有不顺心、不愉快的时候，护士工作也在所难免。这更要求护士对自己的情绪、情感加强调节控制的能力，做到急事不慌、纠缠不怒、悲喜有节、激情含而不露，绝不能将自己的喜、怒、哀、乐施加于患者，护士积极的情绪、和善可敬的表情和举止，不仅能够调节病房或治疗环境的气氛，而且能唤起患者治疗疾病的信心，增强安全感。

2. 护士的知识素质　外科创伤急诊多、抢救多、术后患者病情变化快，因而扎实的理论基础和丰富的临床经验对病情动态观察具有重要意义，它不仅仅是护理质量的衡量标准，也可以反应护士的知识素质。

(1) 扎实的理论基础知识，是临床观察病情、掌握动态、综合分析的首要条件。大多病情在变化前都有一定的先兆，如没有良好的理论基础，在工作中会力不从心，使病情得不到及时控制从而失去抢救良机。所以护士必须培养自己优良的知识素质和高度的责任心，在工作中仔细观察、准确分析并及时向医生汇报，方可防患于未然，并尽力把病情控制在萌芽状态，为维护患者的生命和健康而贡献自己的智慧和力量，这也是护理人员的工作职责。

(2) 丰富的临床经验，是保证护理质量不可缺少的重要因素。要成为一名称职的外科护士，在临床工作中必须善于发现问题和积累经验。尤其体现在急诊急救过程中，护士必须兼顾患者病情的发生发展，细心观察并发症发生的可能，既做到保证病情得到及时纠正，使手术顺利进行，又要防止发生并发症而延误抢救。

(3) 对危重患者的护理，可综合反应护士的知识素质。它包括综合分析能力、应变能力、实际操作技能3个方面：

1) 综合分析能力：护士首先应具备一定的理论知识和实践经验，临床中细心观察病情、掌握动态变化、找准问题，方可采取措施。

2) 应变能力：在危重患者治疗中，常是护士第一个发现患者病情变化，而对突发的病情变化，需要护士具有一定的应变能力。

3) 实际操作技能：对危重患者要发扬人道主义精神，只要有一线希望就要全力抢救。外科手术患者病情变化快，加上各种引流管多，护理较复杂。如行气管切开吸痰同时接人工呼吸机、心电监护、静脉切开输液、留置尿管、胃肠减压等技术操作，这些都需要护士操作自如，做到稳、准、轻。除了掌握扎实的理论知识外，还需多实践、多练习，对患者应有过硬的操作技术和高度的责任心。

3. 护士的体态素质　外科护士必须身体健康、功能健全、精力充沛，仪表文雅大方，举止端庄稳重，待人热情真诚，并养成个人和集体的卫生习惯。

护士就是“没有翅膀的天使”，是“真善美的化身”，护理工作是一门艺术——从事这门

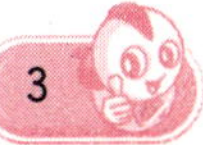

艺术要有极大的心理准备。因此，在倡导人性化护理服务的今天，作为一名外科护士不仅要具备高尚的医德医风、扎实的理论知识、丰富的临床经验、过硬的操作技能，还应做到“五心”，即热心、细心、耐心、专心、关心，“五勤”，即脑勤、眼勤、嘴勤、手勤、腿勤。做到这些必将加强护患沟通，密切护患关系，更能提高临床护理质量。愿在校学习的每一位“白衣天使”能不断适应时代需求，对自身内在、外在等各个方面进行历练和培养，提高综合素质水平，科学地运用护理程序，把患者作为完整的“社会人”给予生理、心理、社会、文化等全方位的护理，使患者真正得到人文的关爱和服务，不断推动护理事业向前发展，努力争做一名具有自信理念、争先信念、独创信念的创新型护理人才，为现代护理学的发展作出更大的贡献。

（闵晓松）

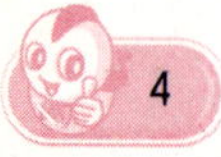

第2章

体液平衡失调患者的护理

机体在神经-内分泌系统的调节作用下，始终维持着体液的动态平衡，这是保证人体内环境恒定的基本条件，也是新陈代谢等生命活动正常进行的基本保证。但各种损伤或疾病会引起代谢失调，使体液的容量、分布、浓度或成分发生紊乱，严重时可危及生命。因此，在临床外科治疗与护理工作中，必须掌握防治体液平衡失调的基本理论和基本方法。

第1节　正常体液平衡

案例2-1

患者，65岁，农民。阵发性腹痛、腹胀伴呕吐，未排气、排便已3天，来院就诊。患者表情痛苦，口渴乏力，眼窝凹陷，皮肤弹性差，呼吸深快，值班护士立刻迎上前去，为患者提供贴心服务，经医生检查发现患者全腹有轻压痛及反跳痛，肠鸣音减弱，血清测定：K^+ 3mmol/L，Na^+ 137mmol/L，Ca^{2+} 2.3mmol/L，Cl^- 102mmol/L，HCO_3^- 16mmol/L，BUN 7mmol/L，诊断为急性肠梗阻并体液平衡紊乱(脱水、低血钾和代谢性酸中毒)收住院，入院后胃肠减压吸出液体600ml。

问题：1. 患者哪些表现提示有脱水？

2. 导致患者体液平衡紊乱的原因是什么？

3. 请制定第一个24小时的补液计划和护理方案。

体液可分为细胞内液和细胞外液两部分。正常成年男性体液占全身体重的60%(女性55%)，其中细胞内液占40%(女性35%)、细胞外液占20%。细胞外液又可分为组织间液和血浆，组织间液占15%、血浆占5%。

一、水的平衡

水的平衡，即水的摄入与排出之间的动态平衡，正常情况下水的出入量是动态平衡的，每日2000～2500ml，如果水摄入量少于排出量即为负平衡；摄入量多于排出量则为正平衡(表2-1)。

其中，尿和粪便为显性失水，皮肤和呼吸蒸发的水为不显性失水，每天约850ml。

表2-1　成人24小时水分出入量

每日摄入水量(ml)		每日排出水量(ml)	
饮水	1000～1500	尿	1000～1500
食物水	700	粪便	150
代谢氧化内生水	300	呼吸蒸发	350
		皮肤蒸发	500
总量	2000～2500	总量	2000～2500

二、电解质平衡

电解质在体液中解离为离子，分布于细胞内外。

细胞外液主要的阳离子是钠离子，主要阴离子有氯离子和碳酸氢根离子。钠离子决定着细胞外液的渗透压，还能维持神经-肌肉的兴奋性。血清钠正常值为135～150mmol/L(平均142mmol/L)，正常成人每日需要氯化钠5～9g，相当于生理盐水500～1000ml，钠离子的代谢主要由肾脏调节，多吃多排，少吃少排，不吃几乎不排。

> **链接**
>
> **正常成人每日尿量知多少**
>
> 每天成人产生固体代谢物质约35～40g(600mmol)，而尿的溶解度是7%，因此，排出每天的有毒固体代谢产物至少需要尿量500ml，此时肾脏负担很重。正常成人每日尿量需要维持在1000～1500ml。

细胞内液的主要阳离子是钾离子，主要阴离子有蛋白质和磷酸根等。钾离子能增加神经-肌肉的兴奋性，维持细胞的正常代谢，但对心肌却有抑制作用。血清钾正常值为3.5～5.5mmol/L，成人每日需要氯化钾2～3g，相当于10%的氯化钾20～30ml，肾脏对钾离子代谢调节作用很小，多吃多排，少吃少排，不吃也排，因此禁食3天后需适量补钾。

肾脏是水和电解质代谢平衡调节的主要器官，主要通过抗利尿激素和醛固酮来调节，由此可见体液平衡的调节主要依赖神经和激素的调节作用。

> **链接**
>
> **渗 透 压**
>
> 渗透压是指由半透膜隔开的两部分溶液各自含有的溶质成分对水分的吸引能力。渗透压的高低与溶液含有的溶质颗粒数(浓度)有关，即溶液中溶质颗粒数越多，其渗透压就越高，与颗粒本身的大小无关。人体血浆正常渗透压为290～310mmol/L，由晶体渗透压和胶体渗透压两部分构成，其中晶体渗透压主要维持体液在细胞内外的分布，而血浆胶体渗透压(仅为0.8mmol/L)则主要维持体液在血管内外的分布。肾炎及低蛋白血症时常发生水肿，其原因就是血浆胶体渗透压降低，血浆水分外渗。

三、酸碱平衡

正常体液的pH维持在7.35～7.45之间，酸碱平衡的维持有赖于机体一系列的调节机制，其中主要由血液缓冲系统、肺、肾及细胞内外H^+转移共同调节体内的酸碱平衡。

血液缓冲系统对酸碱的调节是迅速而短暂的，最主要的缓冲对是HCO_3^-/H_2CO_3，正常人血中HCO_3^-含量为24mmol/L，H_2CO_3为1.2mmol/L，两者之比维持在20∶1。肺的调节，主要通过加速和减慢呼出CO_2，通过二氧化碳分压来调节。肾脏是调节酸碱平衡的重要器官，通过排出H^+和NH_3，吸收Na^+和HCO_3^-来调节。上述3种形式相互配合，共同发挥调节和代偿作用。此外，细胞内外H^+转移，也有利于维持酸碱平衡。

第2节　水和钠代谢失调患者的护理

一、概　　述

水代谢失调主要包括细胞外液缺水和水中毒，因为细胞外液主要阳离子是钠离子，所以水的变化必然引起钠离子浓度的改变。缺水常伴随缺钠，根据缺水和缺钠的比例不同，缺水可分为高渗性缺水、低渗性缺水和等渗性缺水。

(一)高渗性缺水

高渗性缺水又称原发性缺水，患者缺水多于缺钠，血清钠大于150mmol/L，由于细胞外液

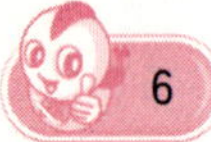

呈高渗状态，细胞内液水分会向细胞外液转移，导致细胞内液继发性缺水，同时细胞外液渗透压升高，可反射性引起抗利尿激素增多，肾小管加强水的再吸收，导致尿少和尿比重增高。

（二）低渗性缺水

低渗性缺水又称继发性缺水或慢性缺水，患者失钠多于失水，血清钠小于 135mmol/L，细胞外液呈低渗状态，导致水向细胞内转移，可引起细胞水肿，而细胞外液缺水更重。细胞外液渗透压的降低可引起抗利尿激素分泌减少，故缺水早期尿量正常或稍多、比重低；晚期，由于血容量减少，抗利尿激素和醛固酮增多，导致尿量减少。

（三）等渗性缺水

等渗性缺水又称急性缺水或混合性缺水，是外科临床最常见的缺水。水和钠成比例地丧失，血清钠在正常范围，细胞外液渗透压保持正常。早期主要丢失细胞外液，血容量减小，以后可向高渗或低渗性缺水演变。

二、脱水与缺钠患者的护理

（一）护理评估

1. 健康史　了解患者是否存在水钠摄入不足，丢失过多的病史；缺水后的处理是否合理。询问患者既往健康史，有无心肝肺肾等脏器功能障碍的病史，判断能否耐受常规补液疗法。

高渗性缺水常见病因有：①水的摄入不足，如高温环境下饮水不足、长期禁食、上消化道梗阻、昏迷等。②水分丧失过多，如气管切开或应用渗透性利尿药、高热、呼吸增快及烧伤暴露疗法等。③器质性病变，如肾衰竭多尿期、糖尿病及尿崩症等。

低渗性缺水常见病因有：剧烈呕吐、腹泻、肠瘘或大面积烧伤等慢性丢失大量含钠液体，在液体补充过程中只给予水和葡萄糖而未给钠盐。应用排钠利尿剂，导致细胞外液丢失钠而造成低渗性缺水。

等渗性缺水常见病因有：急性丢失体液，如急性腹膜炎、急性肠梗阻、大面积烧伤早期和肠瘘等造成大量体液丢失。

2. 身体状况　缺水的类型及程度不同，患者的临床表现各异，不同程度的各类缺水患者身体状况比较见表 2-2。

表 2-2　缺水患者的身体状况

程度	高渗性缺水	低渗性缺水	等渗性缺水
轻度	仅有口渴、尿少。失水占体重的 2%～4%	血清钠在 135mmol/L 以下，失 NaCl 约 0.5g/kg（体重）。轻度血容量不足，疲乏，头晕，尿量正常或略增、比重低	恶心、厌食、乏力、少尿，口渴不明显，失液量估计同高渗性脱水
中度	失水占体重的 4%～6%。严重口渴、口干，尿少、比重高，皮肤弹性减退，精神委靡	血清钠在 130mmol/L 以下，失 NaCl 0.5～0.75g/kg（体重），除上述表现外，皮肤弹性减低，眼球凹陷，恶心、呕吐，尿量减少、比重低，表情淡漠，血压下降	口渴、尿少等缺水征，脉搏细速、肢端湿冷、血压不稳定或下降。失液量估计同高渗性脱水
重度	失水占体重的 6% 以上。除以上症状外，出现中枢神经功能障碍（躁动、惊厥、昏迷），严重者血压下降，甚至休克	血清钠在 120mmol/L 以下，失 NaCl 0.75～1.25g/kg（体重），以上表现加重，少尿，并有休克，或出现抽搐、昏迷等	休克。失液量估计同高渗性缺水

3. 辅助检查　不同类型缺水血液和尿液检查结果各有特点，见表 2-3。

表 2-3　3 种类型缺水血液和尿液检查

检查项目	高渗性缺水	低渗性缺水	等渗性缺水
尿液	尿比重增高	尿比重常在 1.010 以下，尿 Na^+ 和 Cl^- 常明显减少	尿比重增高
血液	血清钠浓度大于 150mmol/L，红细胞计数、血红蛋白量、血细胞比容轻度升高，血液浓缩	血清钠浓度小于 135mmol/L（缺钠性低血钠），红细胞计数、血红蛋白量、血细胞比容及血尿素氮均有升高	血清钠基本正常，红细胞计数、血红蛋白量、血细胞比容均明显升高，血液浓缩

4. 心理-社会状况　体液失衡多起病急骤，患者及家属容易有焦虑情绪，并常常因循环血量不足或由原发病所致焦虑或恐惧感。

5. 治疗要点　各类缺水都应积极治疗原发疾病，去除病因，并根据缺水的性质和程度进行补液。

(1) 高渗性缺水：轻度高渗性缺水患者饮水即可，不能饮水或中度以上患者应首先静脉补充 5%葡萄糖溶液，高渗状态缓解后适量补充生理盐水，以防发生继发性低渗性缺水。

(2) 低渗性缺水：轻度低渗性缺水患者以静脉补充等渗盐水为主，中、重度患者需先适量补充高渗盐水溶液（如 3%～5%氯化钠溶液 200～300ml），以迅速提高细胞外液渗透压。

(3) 等渗性缺水：轻度等渗性缺水患者可口服含盐饮料，中度以上患者需补充生理盐水和葡萄糖溶液各半（1∶1），补液量可按缺水程度（轻、中、重度缺水）估计累积失液量。

护考链接

患者，56 岁，因病 2 天未进饮食并伴高热大汗发生缺水，患者口渴明显，皮肤黏膜干燥，眼窝凹陷，护士补液时首选的液体是

A. 5%碳酸氢钠溶液　B. 平衡盐溶液
C. 生理盐水　D. 5%葡萄糖溶液
E. 3%氯化钠溶液

解析：从患者健康史和身体状况评估，不难判断发生了严重高渗性缺水，其体液渗透压较高，应及时补充水分以迅速降低细胞外液渗透压，首选 5%葡萄糖。其他几种液体均为等渗或高渗溶液。

（二）护理问题

1. 体液不足　与体液丢失过多或水、钠摄入不足有关。

2. 焦虑　与担心体液失衡的预后有关。

3. 有皮肤完整性受损的危险　与缺水、皮肤干燥有关。

4. 潜在并发症　低血容量性休克。

（三）护理措施

1. 控制病因　按医嘱配合治疗，积极处理原发疾病，这是防治体液平衡失调的根本措施。

2. 实施液体疗法　对已发生缺水和缺钠的患者，必须给予及时、正确的液体补充。一般要注意四方面问题：补多少（补液总量）、补什么（液体种类）、怎么补（输液方法）、补得如何（疗效观察）。

(1) 补液总量：原则上是“缺多少，补多少”，一般包括下列 3 部分液体量。

1) 生理需要量：即每日需要量，一般成人生理需要量约 2000～2500ml/d。

2) 已经丧失量：或称累积失衡量，即从发病到就诊时已经累积损失的体液量。临床上可按缺水程度或缺钠程度（轻、中、重度）估算累积失水量。第 1 日只补给估算量的 1/2，其余量

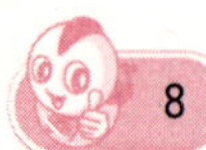

在第 2 日酌情补给。

3) 继续损失量：或称额外损失量，是治疗过程中又继续丢失的体液量，如在液体疗法方案执行以后，患者发生高热、出汗、呕吐、胃肠减压等体液丢失情况。这部分损失量的补充原则是"丢多少，补多少"，故对呕吐、腹泻、体液引流、消化道瘘等患者要严格记录其具体排出量。

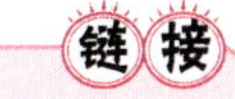

额外损失补液知多少

体温升高可增加皮肤蒸发，体温每升高 1℃，每日每千克体重要增加补充水分 3～5ml；如明显出汗，湿透一身衬衣裤时约丢失液体 1000ml；气管切开患者的呼吸中失水是正常人的 2～3 倍，故对成人气管切开者每日要增加水分补充 700～1000ml。

(2) 液体种类：原则上是"缺什么，补什么"。但要"宁少勿多"，以充分发挥机体的调节代偿作用而达到正常平衡，避免矫枉过正所导致的更复杂体液平衡紊乱。常用液体有晶体液和胶体液（表 2-4）。

表 2-4　常用液体的成分与用途

溶液名称	渗透压	电解质(mmol/L)							糖 (g/L)	用途
		Na^+	K^+	Ca^{2+}	Mg^{2+}	HCO_3^-	乳酸根	Cl^-		
5%葡萄糖	等渗								50	补充水分及热量
10%葡萄糖	高渗								100	
0.9%氯化钠	等渗	154						154		补充水分及钠盐
5%葡萄糖等渗盐水	高渗	154						154	50	补充水分、热量及钠盐
10%氯化钾	高渗		1340					1340		补充钾盐，防治低血钾
10%氯化钙	高渗			900				1800		补充钙盐，防治低血钙
5%碳酸氢钠	高渗	595				595				碱性溶液，纠正代谢性酸中毒
1.25%碳酸氢钠	等渗	149				149				
3%氯化钠	高渗	510						510		纠正重度低渗性脱水
乳酸钠林格溶液	等渗	130	4	2			27	111		又称平衡盐溶液，用于扩充血容量
碳酸氢钠等渗盐水	等渗	153				50		103		
血浆	等渗	140	4	2.5	1	24	5	103		扩充血容量

晶体溶液有 5%～10%葡萄糖溶液、0.9%氯化钠溶液（生理盐水）、林格溶液等。葡萄糖溶液滴入静脉后，糖迅速进入细胞内氧化，故临床上可不计其渗透压，只当水分补充。胶体溶液包括全血、血浆、人体清蛋白以及右旋糖酐等。

1) 生理需要量：按机体对盐、糖的日需量配置。一般成人日需氯化钠 5～9g、氯化钾 2～3g、葡萄糖 100～150g 以上，故可补给 5%葡萄糖生理盐水 500～1000ml（含糖 5%，含氯化钠 0.9%）、5%～10%葡萄糖溶液 1500ml，酌情补给 10%氯化钾溶液 20～30ml。

2) 已经丧失量：根据缺水性质配置。高渗性缺水以 5%葡萄糖溶液为主，待缺水情况基本改善后，再补适量等渗盐水，葡萄糖溶液与等渗盐水量比例可粗略按 2∶1 估计。低渗性缺水以 5%葡萄糖盐水溶液为主，重度缺钠者可给予适量高渗盐水，如 5%氯化钠溶液 200～300ml。等渗性缺水一般补给平衡盐或等渗盐水。血容量不足或已发生休克者，应以平衡盐溶液为主进行扩容，同时要补给适量胶体溶液。

链接

为什么说平衡盐溶液比生理盐水更符合人体的生理状态?

生理盐水的渗透压虽然等同于血浆，但 Cl^- 含量远高于血浆，大量输入静脉后可能导致细胞外液高氯，使另一阴离子 HCO_3^- 浓度减少，发生高氯性酸中毒，因而有人说“生理盐水不生理”，而平衡盐溶液(碳酸氢钠等渗盐水或乳酸钠林格溶液)的成分接近血浆，更符合生理，是可供大量使用的等渗性盐水，其中所含碱性物质又有利于纠正轻度酸中毒。对休克或肝功不良者不宜使用乳酸钠林格溶液，因其易导致体内乳酸蓄积。

3) 继续损失量：根据实际丢失成分配置。如发热、气管切开患者主要补充5%葡萄糖溶液。消化液丢失一般可补给林格溶液或平衡盐溶液，但丢失量大或时间持久者，应结合所丢失消化液的性质和血清电解质监测加以配置。

(3) 补液原则及方法：液体补充以口服最安全。不能口服或病情较重的多需静脉补液，补液时应遵循先盐后糖、先晶后胶、先快后慢、液种交替、尿畅补钾等原则。

1) 先盐后糖：一般应先输入无机盐等渗溶液，然后再给予葡萄糖溶液。但高渗性缺水患者要先输入5%葡萄糖溶液，以求迅速降低细胞外液高渗状态。因为糖进入体内迅速被细胞利用，对维持体液渗透压已意义不大，先盐则利于稳定细胞外液渗透压和恢复细胞外液容量。

2) 先晶后胶：一般先输入一定量的晶体溶液进行扩容，并可改善血液浓缩状态，有利于微循环，常首选平衡盐液。然后输入适量胶体溶液以维持血浆胶体渗透压，稳定血容量。但是大量失血所致的低血容量性休克，在抢救时应尽早补给胶体溶液，如全血、血浆、右旋糖酐等。

3) 先快后慢：明显缺水的患者，初期输液要快，以迅速改善缺水缺钠状态。对休克患者可能还需两路液体输入，必要时加压输液或作静脉切开插管输液。待患者一般情况好转后，应减慢滴注速度，以免加重心肺负担。

但对心、肺等重要脏器功能障碍者和静脉滴注高渗盐水，或经静脉特殊用药(钾盐、普萘洛尔、血管活性药物等)，都要控制滴注速度，不可过快。成人静脉滴注10%葡萄糖溶液不宜超过250ml/h，大约是60滴/分钟，因为机体利用葡萄糖的速率是每千克体重每小时0.5g，超过此值就会形成渗透性利尿。

4) 液种交替：液体量多时，对盐类、碱类、酸类、糖类、胶体类各种液体要交替输入，有利于机体发挥代偿调节作用。如果在较长时间内单纯输注一种液体，可能造成医源性的体液平衡失调。但高渗性缺水初期宜持续补充葡萄糖溶液，低渗性缺水初期宜持续补充盐水，这是临床治疗的特殊需要。

5) 尿畅补钾：缺水缺钠也常伴缺钾，缺水及酸中毒纠正后钾随尿排出增多，亦会使血清钾下降，故应及时补钾。注意尿量必须正常时(40ml/h以上)才可补钾，否则有高钾血症危险。严重创伤、大手术后因组织细胞破坏，大量 K^+ 自细胞内释出，在2～3日内一般不需补钾。

(4) 疗效观察：补液过程中，必须严密观察治疗效果，注意不良反应。随时调整护理方案，积极处理异常情况。

1) 记录液体出入量：应准确记录各次饮食液量及静脉补入量，记录大小便液量及呕吐、引流物量。及时计算24小时出入量，供调整输液方案时参考。

2) 保持输液通畅：注意输液管道内滴注是否顺利，按要求控制滴注速度。观察穿刺部位有无液体外漏与肿胀。

3) 观察治疗反应：主要观察指标有：①精神状态，如乏力、委靡、烦躁、嗜睡等症状的好转

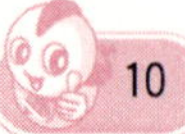

情况。②脱水征象，如口渴、皮肤弹性、眼窝内陷等表现的恢复程度。③生命体征，如血压、脉搏、呼吸的改善情况。④辅助检查，如尿量、尿比重等常规检查，血液常规检查，血清电解质测定，肝、肾功能，心电图，中心静脉压监测等是否接近正常或恢复正常。

快速或大量输液时，要特别注意心肺监测，如患者心率增快、颈静脉怒张、呼吸短促、咳血性泡沫痰、两肺有湿啰音等，很可能有心脏衰竭与肺水肿，应立即减慢或停止输液。

输液开始或中途突然寒战、高热、恶心等，可能属输液反应，应减慢输液速度或停止输液，并遵医嘱肌内注射苯巴比妥钠 0.1g 或异丙嗪 25mg 或静脉注射地塞米松 5mg。必要时可送检现用液体及输液器具。

3. 心理护理　危重患者可有多个输液管道，应向患者及家属讲解输液的必要性、种类、时间和注意事项，以消除患者及家属的紧张和恐惧心理；护理人员应熟练掌握输液技术，及时减轻输液过程中的不适；应关心、爱护患者，待患者如亲人，鼓励患者和家属克服困难，树立战胜疾病的信心。

（四）健康指导

指导出现频繁呕吐与腹泻者应尽早就诊，预防体液失衡。高温下劳动出汗较多者要及时补充水分，以含盐饮料为佳。向患者强调水、电解质的重要性，讲解液体的合理补充方法，防止人为造成体液失衡。

三、水中毒患者的护理

水中毒是指人为或病理原因使体内水分过多，细胞外液稀释而形成稀释性低钠血症，同时细胞外液向细胞内渗入而引起细胞内水肿。

（一）病因

引起水中毒的原因主要有：①急性感染、严重创伤、大手术后、重度缺钠等过多输入葡萄糖溶液。②心衰、肾脏病变或已有肾功能不全，未限制水分的摄入量。

（二）临床表现

水中毒以脑细胞水肿症状最为突出，如头痛、乏力、嗜睡、意识不清、躁动、抽搐、昏迷等；体重增加；早期可见眼结膜水肿，较重时则见凹陷性水肿或急性肺水肿发生；血清钠低于正常（≤120mmol/L）；血常规见血液稀释现象。

（三）护理要点

1. 严密观察病情变化　每日测量体重，严格记录出入量，同时注意脑水肿、肺水肿症状、体征的发生发展。

2. 严格控制水的摄入量　每日限制摄水在 700～1000ml 以下。

3. 重症水中毒的护理　遵医嘱静脉慢滴 3%～5%氯化钠溶液（一般用量为每千克体重 5ml），纠正细胞外液低渗，缓解细胞内水肿。同时使用呋塞米（速尿）等利尿剂，以减少扩张的血容量。

4. 肾衰竭患者　必要时采取透析疗法以排除体内积水，其护理见急性肾衰竭。

第 3 节　钾代谢失调患者的护理

一、概　　述

机体钾约 98%分布在细胞内，维持着细胞内液渗透压，并可激活多种酶，参与细胞内氧化

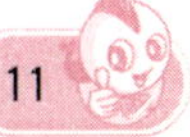

及 ATP 生成。细胞外液中钾虽然较少,但生理功能重要,对神经-肌肉及心肌兴奋性有显著影响。

血清钾正常值为 3.5～5.5mmol/L,钾来源于饮食,大部分经肾脏排出。钾代谢失调可导致低钾血症和高钾血症,临床上低钾血症多见。

二、低钾血症患者的护理

低钾血症是指血清钾浓度低于 3.5mmol/L。

(一)护理评估

1. 健康史

(1) 钾摄入不足:多因疾病或手术而禁饮食或不能进饮食。

(2) 钾丢失过多:多见于呕吐、腹泻、持续胃肠减压,或长期应用肾上腺皮质激素、利尿剂等患者。

(3) 钾转入细胞内:如大量注射葡萄糖或氨基酸,或进行高营养支持时,细胞内糖原和蛋白质合成加速,钾随之转入细胞内,易发生低钾血症。

(4) 碱中毒影响:细胞内 H^+ 移出要起缓冲作用,细胞外 K^+ 移入与之交换,同时因碱中毒肾小管泌 H^+ 减少而使 K^+-Na^+ 交换活跃,尿排钾较多,故有低钾血症可能。

2. 身体状况　低钾血症的临床表现主要有:

(1) 神经-肌肉兴奋性降低表现:肌无力是最早的表现,如软弱无力,严重者松弛性瘫痪、抬头及翻身困难或呼吸困难、吞咽困难(呛咳),腱反射减弱或消失。

(2) 消化道症状:因胃肠平滑肌兴奋性降低,可有腹胀、便秘、恶心、呕吐以及肠鸣音减弱或消失。

(3) 中枢神经抑制症状:因脑细胞代谢功能障碍,早期可有烦躁,严重时神志淡漠、嗜睡或意识不清。

(4) 循环系统表现:心动过速、心悸、心律不齐、血压下降,严重时心室纤颤。

3. 辅助检查　血清钾在 3.5mmol/L 以下。心电图可表现 T 波低平或倒置,ST 段下降,Q-T 间期延长或有 U 波出现等。

4. 心理-社会状况　由于患者疲乏无力,生活不能自理,产生孤独无助感;心悸、心律不齐或室颤而有恐惧、濒死感。

5. 治疗要点　应积极寻找和控制原发病因,及时纠正低钾血症,能口服者尽量口服补钾,不能口服者静脉补钾并加强监测。

(二)护理问题

1. 疲乏、虚弱无力、眩晕、嗜睡　与缺钾有关。

2. 恶心　与缺钾有关。

3. 有受伤的危险　与软弱无力、眩晕、意识恍惚有关。

4. 潜在并发症　心律失常。

(三)护理措施

1. 控制病因　积极治疗原发病,在病情允许时,尽早恢复患者饮食,并防止钾的继续丢失。

2. 及时补钾　以口服补充钾盐最安全,常选用 10% 氯化钾溶液,每次口服 10ml,每日 3 次。不能口服者可经静脉滴注,为防止高钾血症的危险,静脉补钾必须遵循如下原则:

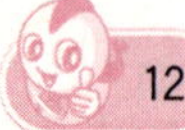

(1) 浓度不过高：静脉滴注的液体中，钾盐液体浓度不可超过0.3%(相当于每升含钾量不宜超过40mmol)，如5%葡萄糖溶液1000ml中最多只能加入10%氯化钾溶液30ml。

(2) 滴速勿过快：成人静脉滴注钾盐液体速度一般不超过60滴/分，严禁直接将10%氯化钾溶液经静脉推注，以免引起血钾突然升高，导致心脏骤停。

(3) 尿少不补钾：当尿量达到40ml/h以上时，方可补钾。

(4) 总量不过大：补钾量可根据血钾浓度降低的程度计算，一般禁食且无额外损失的患者每天补氯化钾日需量2～3g，一般性缺钾患者每天补氯化钾日需量4～5g，严重缺钾者一般每日补氯化钾总量不宜超过6～8g。

> 链接
>
> **静脉补钾原则**
>
> 静脉补钾时必须遵循补钾原则，尤其注意严禁直接将10%氯化钾溶液经静脉推注，以免引起血钾突然升高，导致心脏骤停。

(四) 健康指导

指导患者注意平衡饮食，保证钾的正常摄入；能进食者尽量口服补钾；静脉补钾时告知患者及家属不能自行调快滴速。

三、高钾血症患者的护理

血清钾浓度高于5.5mmol/L即为高钾血症。

(一) 护理评估

1. 健康史　高钾血症的主要原因有：

(1) 钾摄入过多：如静脉补钾过浓、过快、过量，或输入保存较久的库存血。

(2) 钾排出障碍：如急性肾衰竭少尿期，使用保钾利尿剂等。

(3) 钾体内转移：严重组织损伤、输入大量久存的库血或重症溶血等使大量组织细胞破坏，钾释放于细胞外液。酸中毒也可引起高钾血症。

2. 身体状况　高钾血症对神经-肌肉和心血管的毒害较低钾血症严重，临床表现为：

(1) 手足麻木，四肢极度疲乏、软弱无力，腱反射消失，严重者松弛性瘫痪及呼吸困难。

(2) 多有神志淡漠或恍惚。

(3) 血钾过高的刺激作用使微循环血管收缩，皮肤苍白、湿冷，血压变化(早期可升高、晚期下降)。

(4) 心搏徐缓和心律不齐，甚至发生舒张期心脏骤停。

3. 心理-社会状况　由于患者疲乏无力，生活不能自理，产生孤独无助感；心动过缓或心律不齐而有恐惧、濒死感。

4. 辅助检查　血清钾高于5.5mmol/L。心电图可见T波高而尖，QRS波群增宽，Q-T间期延长，P-R间期延长。

5. 治疗要点　去除病因，恢复肾功能，并停用含钾药物及含钾量高的食物；迅速降低血钾。

(二) 护理问题

1. 疲乏、软弱无力、神志淡漠　与高钾血症有关。

2. 潜在并发症　呼吸困难或窒息、心律不齐或心脏停搏。

(三) 护理措施

1. 纠正高钾血症　遵医嘱做好以下处理：

(1) 禁钾：停用一切含钾药物，如青霉素钾盐。禁食含钾量多的食物，如水果、橘汁、牛奶等。

(2) 转钾:将钾转入细胞内,常用方法有:①碱化细胞外液。先静脉注射5%碳酸氢钠溶液60~100ml,再静脉滴注5%碳酸氢钠溶液100~200ml,使钾转入细胞内,并可增加肾小管排钾。②促使糖原合成,使钾随糖原转入细胞内。用10%葡萄糖溶液500ml或25%葡萄糖溶液200ml+胰岛素10U静脉滴注(5g糖加1U胰岛素),每3~4小时可重复使用;促使蛋白质合成,给予复方氨基酸静脉滴注,肌内注射苯丙酸诺龙10mg。③肾功能不全、少尿的患者,可用10%葡萄糖酸钙100ml+11.2%乳酸钠溶液50ml+25%葡萄糖溶液400ml+胰岛素20U作24小时缓慢静脉滴注。

(3) 排钾:①应用阳离子交换树脂聚磺苯乙烯口服,每次15g,每日4次。可从消化道带走大量钾离子。②最有效的方法是透析疗法(腹膜透析或血液透析),其方法和护理见肾衰竭。

护考链接

患者,因大面积挤压伤导致高钾血症,突然出现心律失常,这时首先应给予

A. 5%碳酸氢钠溶液

B. 平衡盐溶液

C. 生理盐水

D. 10%葡萄糖酸钙溶液

E. 3%氯化钠

解析:高钾血症出现心律失常时可用10%葡萄糖酸钙溶液20~30ml,加等量的5%葡萄糖溶液缓慢滴入,以钙离子对抗钾离子对心肌的抑制。

2. 抗心律失常　用10%葡萄糖酸钙20ml加等量5%葡萄糖溶液稀释后缓慢静脉注射,Ca^{2+}可以对抗K^+的抑制心肌作用。

3. 预防高钾血症　①控制原发疾病,如改善肾功能。②保证外科患者有足够热量供给,避免体内蛋白质、糖原大量分解而释放钾离子。③严重创伤者,给予彻底清创,控制感染。④大量输血时,不用久存的库血。

(四)健康指导

肾功能减退和长期使用保钾利尿剂者应限制含钾食物和药物的摄入,定期复诊,防止高钾血症。

第4节　酸碱平衡失调患者的护理

一、概　　述

人体血pH经常保持在7.35~7.45之间,这种相对稳定状态有赖于机体一系列调节机制。①缓冲系统:最重要的是血液中的缓冲对HCO_3^-/H_2CO_3。当体内多酸时,HCO_3^-与强酸中和,结果使体液酸度缓冲;当体内多碱时,H_2CO_3与强碱中和,结果使体液碱度缓冲。缓冲系统的调节作用迅速、短暂也有限,HCO_3^-及H_2CO_3的相应增减还得依靠肺、肾的调节。②肺的调节:主要通过排出CO_2来调节血中H_2CO_3的浓度。当血$PaCO_2$升高(H_2CO_3增多)时,呼吸加深加快,CO_2排出增多,使血H_2CO_3下降;相反,当血$PaCO_2$降低时,肺的代偿会使血H_2CO_3升高。呼吸的调节量很大,但只对挥发性酸(碳酸、酮体)起作用。③肾的调节:肾的作用是排酸(H^+)并回收$NaHCO_3$。体内多酸时,此作用加强;体内多碱时,此作用减弱。肾的调节速度较缓慢。上述3种主要机制相互配合,为酸碱平衡发挥着调节与代偿作用。

在病理情况下,体内外来的或内生的酸或碱过量,超过了上述调节代偿能力,就会导致酸碱平衡紊乱。当血pH低于7.35时为酸中毒,血pH高于7.45时为碱中毒。凡因代谢因素使体内酸或碱过多或过少,造成血HCO_3^-原发性降低或增高,称为代谢性酸中毒或代谢性碱中毒;凡因呼吸功能的改变造成血H_2CO_3原发性增高或降低,称为呼吸性酸中毒或呼吸性碱

中毒。不同类型的酸碱平衡失调常表现出特征性的血气指标改变，见表 2-5。

表 2-5　酸碱平衡失调的检验指标变化

项目		正常值	代谢性		呼吸性		临床意义
			酸中毒	碱中毒	酸中毒	碱中毒	
血 pH		7.35～7.45	↓	↑	↓	↑	直接反映血液酸碱度
CO_2CP		23～31mmol/L	↓	↑	代偿性↑	代偿性↓	反映血浆 HCO_3^- 中 CO_2 量，可间接了解血中 HCO_3^- 的增减情况
代谢因素	碱剩余(BE)	±3mmol/L	↓	↑	代偿性↑	代偿性↓	血液滴定至 pH=7.4 时所需的滴定酸或碱量，表示体内碱储备之增减，是反映代谢性酸碱中毒的重要指标
	[HCO_3^-]标准碳酸氢盐(SB)	22～27mmol/L 平均 24mmol/L	↓	↑	代偿性↑	代偿性↓	在标准状态下测 HCO_3^- 量，为代谢性酸碱中毒指标
	缓冲碱(BB)	45～55mmol/L 平均 50mmol/L	↓	↑	代偿性↑	代偿性↓	血中 HCO_3^-、HPO_4^{2-}、蛋白质和血红蛋白等缓冲物质的总和，为代谢性酸碱中毒指标
呼吸因素	二氧化碳分压($PaCO_2$)	4.67～6.00kPa (35～45mmHg，平均 40mmHg)	代偿性略↓	代偿性略↑	↑	↓	$PaCO_2$ 代表在物理状态下溶解于血浆中的 CO_2，是反映呼吸性酸碱中毒的重要指标

二、代谢性酸中毒患者的护理

代谢性酸中毒是外科临床最常见的酸碱平衡失调，其病理特点是细胞外液中 HCO_3^- 原发性减少。

（一）护理评估

1. 健康史　引起代谢性酸中毒的危险因素主要有：

(1) 体内酸性物质积聚过多：如高热、脱水、饥饿、休克等病理情况下机体产酸甚多或急性肾衰竭使体内酸性代谢产物排出障碍。

(2) 体内碱性物质丢失过多：如腹泻、肠梗阻、肠瘘使碱性消化液(HCO_3^-)大量丧失。

2. 身体状况

(1) 呼吸功能代偿：最明显的表现为呼吸加深加快，由于酸中毒时肺脏代偿调节加强，加速排出 CO_2，以降低 H_2CO_3 浓度。故常表现为呼吸加深加快(Kussmaul 呼吸)。有时呼吸有烂苹果气味，为发热、进食不足、糖尿病等使体内酮体生成过多所致。

(2) 影响心血管功能的表现：酸中毒时心肌抑制、血管扩张。由于 H^+ 增高，且酸中毒常伴血 K^+ 增高，两者都可抑制心肌收缩力。所以，虽因伴脱水而心率增快，但多见心律失常、心音低弱、血压下降。H^+增高，刺激毛细血管扩张，患者面部潮红，口唇樱红色，但休克患者的酸中毒，因缺氧而发绀。

(3) 抑制中枢神经功能的表现：患者可有头痛、头昏、嗜睡等表现。

3. 辅助检查　血 pH 低于 7.35，血 HCO_3^- 值下降，其他如 CO_2CP（二氧化碳结合力）、BE 值亦低于正常。因呼吸的代偿，$PaCO_2$略下降。因细胞内外 K^+ 与 H^+ 的转移及肾 H^+-Na^+ 交换的加强，血 K^+可升高，尿呈强酸性。

4. 心理-社会状况　由于疾病影响心肺功能，呼吸频率加快，使患者产生焦虑和恐惧；乏力和眩晕可加重患者的不适感。

5. 治疗要点　去除病因，轻者可代偿恢复，严重者用碱性溶液（5%碳酸氢钠）纠正。

（二）护理问题

1. 心输出量减少　与[H^+]增高抑制心肌收缩力有关。

2. 急性意识障碍　与酸中毒抑制脑代谢活动有关。

3. 潜在并发症　高钾血症。

（三）护理措施

1. 观察病情　注意水、电解质、酸碱失衡的动态变化，注意心血管功能及脑功能的改变。及时作血气分析。

2. 消除或控制导致代谢性酸中毒的危险因素　如纠正高热、腹泻、脱水、休克，积极改善肾功能；保证足够热量供应，减少脂肪分解而生成过多酮体。

3. 及时补液　代谢性酸中毒常有脱水表现。轻度代谢性酸中毒（$CO_2CP > 16mmol/L$），经补液纠正脱水后，酸中毒多可好转。

4. 使用碱性溶液　对病情较重者，如症状明显或 $CO_2CP < 13mmol/L$，须遵医嘱及时补给碱性溶液。常用的是 5%碳酸氢钠溶液，在体内可解离出 HCO_3^-，直接中和体内积聚的酸。静脉滴注 5%碳酸氢钠时注意以下几点：

(1) 用药量按公式估算：5%碳酸氢钠(ml)＝[27－患者 CO_2CP 值(mmol/L)]×体重(kg)×0.3

用量在 200ml 左右，可一次输入；若用量较大，首次先输入 1/2 量，以后据病情恢复情况和血气分析结果再酌情补给。

(2) 5%碳酸氢钠不必稀释，可供静脉滴注。但宜单独缓慢滴入，不能加入其他药物，首次用量一般宜在 2～4 小时滴完。

(3) 补给 5%碳酸氢钠时，应从患者补液总量中扣除等量等渗盐水，以免补钠过多。

(4) 酸中毒时血离子化钙（Ca^{2+}）增多，血 K^+ 亦趋增多，故常掩盖低钙血症或低钾血症。在补充碳酸氢钠后应注意观察缺钙或缺钾症状的发生，并及时纠正。

（四）健康指导

高度重视易导致代谢性酸中毒原发疾病的治疗。发生腹泻、高热等，应及时就诊。

三、代谢性碱中毒患者的护理

代谢性碱中毒的病理特点是体液中 HCO_3^- 原发性增高。

（一）护理评估

1. 健康史　引起 HCO_3^- 增多的危险因素有：

(1) 酸性物质丢失过多：如幽门梗阻、急性胃扩张、持续胃肠减压等，使胃酸（HCl）大量丢失。同时因 Cl^- 丢失，使细胞外液另一阴离子 HCO_3^- 增高，形成低氯性碱中毒。

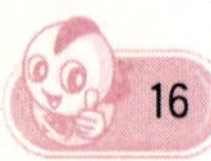

(2) 碱性物质摄入过多：常因补碱过量，使酸中毒转变成更难处理的碱中毒。

(3) 低钾血症：细胞外液缺 K^+，细胞内外 K^+ 与 H^+ 的互换转移以及肾的 H^+-Na^+ 交换加强，可导致低钾性碱中毒。

2. 身体状况

(1) 碱中毒抑制呼吸中枢，轻者一般无明显症状，重者呼吸浅而慢。

(2) 可伴低钾血症表现，如心律失常等。

(3) 碱中毒使血离子化钙(Ca^{2+})减少，可表现为手足抽搐、腱反射亢进。

(4) 脑细胞代谢活动障碍，可有头昏、嗜睡、谵妄或昏迷。

3. 辅助检查　血 pH 和 HCO_3^- 增高，CO_2CP 及 BE 值亦增大。因呼吸抑制而代偿性 $PaCO_2$ 稍上升，血[K^+]可下降。尿呈碱性，但缺钾性碱中毒时因肾 H^+-Na^+ 交换占优势，可出现反常性酸性尿。

4. 心理-社会状况　患者容易激动、烦躁不安，注意预防沟通障碍。

5. 治疗要点　去除病因，严重者用稀释的盐酸溶液或盐酸精氨酸溶液。

(二) 护理问题

1. 意识障碍　与代谢性碱中毒有关。

2. 急性疼痛　与碱中毒所致血 Ca^{2+} 减少引起手足抽搐有关。

3. 潜在并发症　低钾血症。

(三) 护理措施

(1) 配合医疗方案，积极控制致病危险因素。

(2) 观察神经及精神方面的异常表现，监测血气分析及血清电解质浓度改变。

(3) 遵医嘱及时采取纠正碱中毒的措施。对于病情较轻的患者，一般补 0.9%氯化钠溶液和适量氯化钾后，病情多可改善。因为生理盐水中 Cl^- 含量较多，有利于纠正低氯性碱中毒；补钾后有利于纠正缺钾性碱中毒。对于病情较重的患者，口服氯化铵 1～2g，每日 3 次。不能口服者可给予 0.1～0.2mol/L 的稀盐酸溶液缓慢中心静脉滴注。

(4) 有手足抽搐者，遵医嘱给予 10%葡萄糖酸钙 20ml 静脉推注。

(四) 健康指导

高度重视易导致代谢性碱中毒原发疾病的治疗。纠正酸中毒时不能过量，以防矫枉过正。

四、呼吸性酸中毒患者的护理

呼吸性酸中毒是因通气、换气功能降低，致使体内 CO_2 潴留，PCO_2、HCO_3^- 增高，pH 下降所致。

常见病因包括：呼吸中枢抑制，如颅脑外伤、麻醉过深、吗啡类药物中毒等，以及呼吸道梗阻、胸部外伤、术后肺不张及肺炎等。因呼吸功能障碍，CO_2 积蓄体内，使血[H_2CO_3]升高。患者主要表现为呼吸困难、胸闷、发绀、乏力、头痛，甚至谵妄或昏迷。辅助检查：血 pH 降低，血 $PaCO_2$ 增高，因肾代偿作用使血 CO_2CP 略增高。

护理要点：积极治疗原发疾病和改善通气功能，如吸氧、促进咳痰，必要时气管切开、使用呼吸机辅助呼吸等。酸中毒较重者，遵医嘱适当使用氨基丁三醇(THAM)，此药可直接纠正细胞内酸中毒和呼吸性酸中毒。

五、呼吸性碱中毒患者的护理

呼吸性碱中毒是因过度换气，使体内 CO_2 排除过多，PCO_2 降低，pH 升高而引起的低碳酸血症。

致病因素多见于高热、癔症、颅脑损伤、使用呼吸机不当等。因肺通气过度(呼吸过快过深)使血 $PaCO_2$ 明显降低，引起低碳酸血症。患者身体状况常兼有原发病症状、呼吸节律改变、碱中毒表现。多数患者呼吸深快或呼吸不规则，出现肌肉震颤或手足麻木、抽搐，可发生头昏、晕厥、表情淡漠或意识障碍等表现。辅助检查：pH 升高，$PaCO_2$ 降低，CO_2CP 代偿性略降低。

护理要点：积极治疗原发疾病，去除造成呼吸异常的病因，如正确使用呼吸机。必要时指导患者用纸袋罩住口鼻进行呼吸，以增加 CO_2 的吸入量，或让患者吸入 5% CO_2 和氧气的混合气体，手足抽搐者可给予葡萄糖酸钙静脉注射。

六、混合性酸碱平衡失调

在临床上，常有两种或两种以上类型的酸、碱中毒复合存在，形成混合性酸、碱中毒。如休克患者因缺氧体内乳酸积聚，多为代谢性酸中毒，当合并休克肺时又会发生呼吸性酸中毒；代谢性酸中毒患者如肺通气过度，又会合并呼吸性碱中毒；肺部感染有呼吸性酸中毒的患者，如输液中给予碱性药物过量，即可能合并代谢性碱中毒；幽门梗阻患者剧烈呕吐易形成代谢性碱中毒，但长期饥饿、供给营养不足，体内脂肪分解生成多量酮体，又会并发代谢性酸中毒。

混合性酸、碱中毒使病情变得相当复杂，有关酸碱检验指标可能相互抵消而呈现正常值。往往需要作血气分析或其他特殊项目检查，并结合病史、表现等综合评估资料，才能得出准确的判断。

小结

本章重点讨论了临床常见体液平衡失调的基本知识。正常体液平衡包括水平衡、电解质平衡和酸碱平衡。水钠代谢失调包括缺水和水中毒，缺水临床常见类型有高渗性缺水、低渗性缺水、等渗性缺水，补液总量包括生理需要量、已经丧失量和继续损失量；补液原则是先盐后糖、先晶后胶、先快后慢、液种交替、尿畅补钾。钾代谢失调包括低钾血症和高钾血症，静脉补钾注意总量控制、浓度不高、滴速勿快、见尿补钾、严禁静脉补钾。酸碱平衡失调最常见的是代谢性酸中毒，其典型表现为呼吸加深加快。

自测题

A_1 型题

1. 成年男性体液总量占体重百分比为(　　)
   A. 45%　B. 50%　C. 55%　D. 60%　E. 65%
2. 成年女性体液总量占体重百分比是(　　)
   A. 20%　B. 30%　C. 55%　D. 60%　E. 70%
3. 正常成人每日无形失水量是(　　)
   A. 150ml　B. 200ml　C. 350ml　D. 400ml　E. 850ml
4. 成人每日生理需要水量约为(　　)
   A. 1000ml　B. 1500ml　C. 2000ml　D. 3000ml　E. 3500ml
5. 细胞内液中最主要的阳离子是(　　)
   A. Fe^{2+}　B. Cu^{2+}　C. K^+　D. Na^+　E. Ca^{2+}

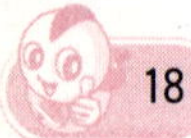

6. 细胞外液的主要阳离子是( )
A. K^+ B. Na^+
C. Ca^{2+} D. Mg^{2+}
E. Fe^{2+}

7. 完全禁食3天应主要补充( )
A. Na^+ B. K^+
C. Ca^{2+} D. Cl^-
E. HCO_3^-

8. 高渗性脱水首先应补充的液体是( )
A. 等渗盐水 B. 平衡盐液
C. 右旋糖酐 D. 5%葡萄糖液
E. 3%氯化钠溶液

9. 高渗性缺水早期的临床特点是( )
A. 口渴 B. 高热
C. 神志不清 D. 狂躁
E. 昏迷

10. 中度缺水失水量约占体重的( )
A. 1%~2% B. 2%~4%
C. 3%~5% D. 4%~6%
E. 6%以上

11. 低渗性缺水早期尿量变化是( )
A. 尿量增加 B. 尿量减少
C. 尿少比重高 D. 尿少比重低
E. 尿量略增或不变

12. 低渗与高渗性缺水最主要的区别是( )
A. 乏力 B. 尿量
C. 皮肤弹性差 D. 发热
E. 口不渴

13. 反映体液量是否补足最简单指征是( )
A. 血压、脉搏 B. 尿量及其比重
C. 口唇轮膜 D. 皮肤弹性
E. 精神状态

14. 纠正体液平衡紊乱首日补液量为( )
A. 日需量+1/2已丧失量
B. 日需量+1/2已丧失量+前1天继续丧失量
C. 日需量+已丧失量+前1天继续损失量
D. 日需量+前1天继续损量
E. 日需量+已丧失量

15. 以下哪种液体成分与细胞外液最接近( )
A. 5%葡萄糖液 B. 林格液
C. 0.9%氯化钠溶液 D. 平衡盐液
E. 低分子右旋糖酐

16. 水中毒时受影响最大的组织是( )
A. 皮肤、黏膜 B. 周围神经组织
C. 脑组织 D. 肌肉组织
E. 毛细血管

17. 低钾血症是指血清钾浓度低于( )
A. 3.5mmol/L B. 4mmol/L
C. 4.5mmol/L D. 5mmol/L
E. 6mmol/L

18. 低钾血症时可静脉补钾的尿量是( )
A. 每小时超过20ml B. 每小时超过25ml
C. 每小时超过30ml D. 每小时超过35ml
E. 每小时超过40ml

19. 低血钾患者最早出现的临床表现是( )
A. 烦躁不安 B. 肌无力
C. 心动过缓 D. 恶心、呕吐
E. 腱反射减退

20. 将10%氯化钾30ml稀释于5%葡萄糖溶液中,至少需要的溶液量是( )
A. 500ml B. 1000ml
C. 800ml D. 1200ml
E. 1500ml

21. 不符合静脉补钾原则的是( )
A. 尿量必须>40ml/h
B. 输液中氯化钾浓度<0.3%
C. 滴速<60滴/分
D. 每日补钾总量<6~8g
E. 可先静脉推注少量10%氯化钾

22. 低钾与高钾血症相同的症状是( )
A. 心动过速 B. 乏力、松弛性瘫痪
C. 舒张期停搏 D. 腹胀、呕吐
E. 心电图T波低平

23. 高钾血症指血清钾高于( )
A. 3mmol/L B. 4mmol/L
C. 4.5mmol/L D. 5mmol/L
E. 5.5mmol/L

24. 高钾血症最明显的心电图改变是( )
A. Q-T延长 B. ST段下降
C. 出现U波 D. T波高而尖
E. T波变平或倒置

25. 高钾血症引起心律失常的紧急处理为( )
A. 10%葡萄糖酸钙20ml静脉推注
B. 50%葡萄糖酸钙20ml静脉推注
C. 10%葡萄糖酸钙20ml静脉推注

D. 50%葡萄糖酸钙 20ml 静脉推注

E. 10%氯化钠 20ml 静脉推注

26. 纠正代谢性酸中毒时应特别注意离子浓度改变的是(　　)

A. Cl^-　　B. K^+

C. Na^+　　D. HCO_3^-

E. H^+

27. 代谢性酸中毒最突出的临床表现是(　　)

A. 呼吸减慢　　B. 面部潮红

C. 口唇暗红　　D. 心率增快

E. 呼吸深而快，烂苹果味

28. 呼吸性酸中毒最先应解决(　　)

A. 肺部感染，使用大量抗生素

B. 高浓度给氧

C. 使用呼吸兴奋剂

D. 给予碱性溶液

E. 解除梗阻，改善肺换气功能

A_2 型题

29. 患者，40 岁，体重 70kg，肠梗阻反复呕吐，测得血钠 120mmol/L、血钾 3.0mmol/L，该患者可能为(　　)

A. 低钾血症＋轻度缺钠

B. 低钾血症＋中度缺钠

C. 低钾血症＋重度缺钠

D. 高钾血症＋高渗性缺水

E. 血钾正常＋等渗性缺水

30. 患者，体重 60kg，诊断为中度等渗性缺水，估计失水量为(　　)

A. 2500ml　　B. 3000ml

C. 3500ml　　D. 4000ml

E. 4500ml

31. 李某在高温环境劳动且饮水不足，出现口渴、尿少、黏膜干燥及眼窝内陷，血压 90/60mmHg (12/8kPa)，估计其缺水性质和程度(　　)

A. 重度高渗性缺水　　B. 重度等渗性缺水

C. 中度高渗性缺水　　D. 中度等渗性缺水

E. 中度低渗性缺水

32. 患者，体重 60kg，体温较正常升高 3℃，用退热药后，大汗淋漓，湿透一身衬衣裤，估计以上两项额外丧失水量大约是(　　)

A. 700ml　　B. 1000ml

C. 1200ml　　D. 1500ml

E. 1700ml

33. 患者，40 岁，因急性肠梗阻频繁呕吐，出现口渴、尿少、缺水、血压偏低。进行液体疗法，应首先静脉滴注下列哪种液体(　　)

A. 5%葡萄糖液　　B. 3%氯化钠

C. 5%葡萄糖盐水　　D. 右旋糖酐

E. 0.3%氯化钾

34. 患者，因下肢挤压伤致血清钾升高，出现心动过缓、心律不齐，应选用的药物是(　　)

A. 毛花苷 C　　B. 普萘洛尔

C. 利多卡因　　D. 5%碳酸氢钠

E. 10%葡萄糖酸钙

(刘海霞)

第3章

休克患者的护理

日常生活中突发的严重损伤、严重疾病都可以引起休克。休克是外科常见的急危重症，通常起病急、发展快，如果处理不当，可危及生命。护士应学会评估休克的发生，并能够配合医师进行有效的急救和完善的护理，以便促进患者转危为安和彻底康复。

案例3-1

患者，男，27岁，因车祸腹部外伤。就诊时，患者腹痛明显，烦躁不安，面色苍白，四肢较冷，脉搏118次/分。

问题：1. 应如何安置该患者体位？

2. 为确定患者发生休克及程度，还应重点监测哪些指标？

一、概　述

休克(shock)是机体受到强烈致病因素侵袭后，有效循环血量锐减、组织血液灌流不足、细胞代谢紊乱和功能受损为共同特点的全身性病理生理改变。典型表现为表情淡漠、面色苍白、四肢湿冷、脉搏细数、血压下降、尿量减少等。休克的分类方法很多，通常将休克分为低血容量性、感染性、心源性、神经源性和过敏性休克五类。低血容量性休克和感染性休克是外科常见的休克类型。

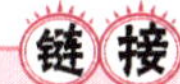

微循环及作用

微循环是指微动脉和微静脉之间的血液循环。血液循环最根本的功能是进行血液和组织之间的物质交换，这一功能就是在微循环部分实现的。微循环包括以下途径：

(1) 迂回通路(营养通路)：指微动脉→后微动脉→毛细血管前括约肌→真毛细血管→微静脉的通路。其作用是血液与组织细胞进行物质交换的主要场所。

(2) 直捷通路：指微动脉→后微动脉→通血毛细血管→微静脉的通路。其作用是促进血液迅速回流。此通路骨骼肌中多见。

(3) 动-静脉短路：指微动脉→动-静脉吻合支→微静脉的通路。此途径皮肤分布较多，其作用是调节体温。

病理生理

1. 微循环的变化

(1) 休克代偿期(微循环收缩期)：各种因素导致有效循环血量锐减时，血压下降，刺激主动脉弓和颈动脉窦压力感受器，引起交感神经-肾上腺轴兴奋，儿茶酚胺释放及肾素-血管紧张素分泌增加，使心跳加快、心排出量增加。同时外周和内脏小血管、微血管平滑肌收缩，加上毛细血管前括约肌强烈收缩，动静脉短路和直接通道开放，真毛细血管网内血流减少，增加了回心血量，仍能维持血压不变。由于毛细血管的血流减少，血管内压力降低，血管外液进入血管，也一定程度补充了循环血量。

(2) 休克抑制期(微循环扩张期)：休克继续发展，微循环血管持续收缩，组织因严重缺血、缺氧导致厌氧代谢产生的大量酸性代谢产物堆积，毛细血管前括约肌耐受性差，转为舒张，而后括约肌由于对酸中毒耐受力较大，仍处于收缩状态，导致大量血液淤滞于毛细血管，毛细血管内静水压升高，促使血浆外渗，血液浓缩，血黏稠度增加，回心血量进一步减少，心输出量锐减，血压下降。

(3) 休克失代偿期(微循环衰竭期)：若休克病情进一步发展，由于微循环中血流滞缓，血液浓缩，黏度增高，在酸性环境下血液处于高凝状况，使细胞及血小板在毛细血管内凝集，并形成微血栓，最终导致弥散性血管内凝血(DIC)。随着各种凝血因子消耗，激活纤维蛋白溶解系统，临床出现严重出血倾向。组织细胞缺氧严重，使细胞内溶酶体膜破裂，释放多种水解酶，造成细胞自溶、死亡，并引起广泛的组织损伤甚至多器官系统功能障碍。

2. 代谢变化　三磷酸腺苷(ATP)减少，使细胞膜钠-钾泵功能失常，钾离子由细胞内转移到细胞外形成高血钾，钠离子进入细胞内造成细胞水肿、自溶。由于血容量减少，抗利尿激素和醛固酮增加，使尿量减少，水钠潴留。葡萄糖的无氧酵解增高使丙酮酸和乳酸产生过多，导致代谢性酸中毒。休克时蛋白质分解加速，使血尿素氮、肌酐增高。

3. 内脏器官的继发性损害　休克时内脏器官细胞由于持续处于出血、缺氧状态，组织细胞可发生变性、坏死、出血，导致器官功能不全甚至衰竭。其中心、肺、肾功能衰竭是休克患者死亡的主要因素。

(1) 肺：微循环障碍和缺氧可损伤肺毛细血管的内皮细胞和肺泡上皮细胞。细胞内皮损伤可导致血管壁通透性增加而造成肺间质水肿；肺泡上皮细胞受损后使肺泡表面活性物质减少，肺泡表面张力升高，继发肺泡萎缩并出现局限性肺不张。最终可导致急性呼吸窘迫综合征(ARDS)。常发生于休克期内或稳定后48～72小时内。

(2) 肾：休克时由于肾血管收缩，肾血流量减少，肾小球滤过率降低，尿量减少。正常生理状况下，90%的肾血流流经肾皮质，休克时肾内血流重新分布，主要转向髓质，导致肾皮质血流锐减，肾小管上皮细胞大量变性、坏死，引起急性肾衰竭。

(3) 心：冠状动脉灌流量的80%来源于舒张期，休克时由于心率过快，舒张期过短，舒张压降低，冠状动脉灌流量减少，心肌因缺血缺氧而受损。微循环内血栓形成，可引起局灶性心肌坏死和心功能衰竭。此外，休克时心肌易受缺血-再灌注损伤。

(4) 其他：休克还可以继发脑水肿和颅内压升高，甚至形成脑疝。并发急性胃黏膜糜烂或应激性溃疡，引起上消化道大出血。肝细胞坏死，导致肝功能衰竭。

二、护 理 评 估

(一) 健康史

了解患者是否有大血管破裂出血、门静脉高压症所致的食管胃底静脉破裂出血、胃十二指肠溃疡大出血、腹部外伤所致的肝脾和肠系膜破裂出血、宫外孕破裂出血及胆道出血等大出血病史。

了解患者是否有大面积烧伤、严重腹泻及肠梗阻等大量失液史。

了解患者是否有急性化脓性腹膜炎、绞窄性肠梗阻、大面积烧伤感染等各种急性严重性感染史。

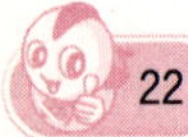

（二）身心状况

1. 躯体表现　根据休克的病程演变，将休克分为休克代偿期和休克抑制期(表 3-1)。

表 3-1　休克的临床表现

分期		休克代偿期	休克抑制期	
程度		轻度	中度	重度
神志		神志清楚，伴有精神紧张、烦躁	神志尚清楚，表情淡漠	意识模糊，神志不清，昏迷
口渴		明显	很明显	非常明显，可能无主诉
皮肤黏膜	色泽	开始苍白	苍白	显著苍白，肢端青紫
	温度	正常，发凉	发冷	厥冷
脉搏		100 次/分以下，尚有力	100～120 次/分	>120 次/分，速而细弱，或摸不清
血压		收缩压正常或稍升高，脉压缩小	收缩压为 70～90mmHg，脉压小	收缩压<70 mmHg 或测不到
体表血管		正常	表浅静脉塌陷，毛细血管充盈迟缓	毛细血管充盈更迟缓，表浅静脉塌陷
尿量		正常	尿少<30ml/h	尿少<20ml/h 或无尿
估计失血		<20%　(<800ml)	20%～40%(800～1600ml)	>40%　(>1600ml)

(1) 休克代偿期：即微循环收缩期，此期由于机体的代偿作用，交感神经兴奋性增强，临床表现为精神紧张、兴奋或烦躁不安，面色苍白，手足湿冷，心率加快，血压正常或稍高，舒张压可升高，脉压减小，尿量正常或减少。此期若处理得当，休克可很快得到纠正，否则，病情继续发展，很快进入休克抑制期。

(2) 休克抑制期：患者反应迟钝，神情淡漠，甚至出现意识模糊或昏迷，皮肤和黏膜发绀或紫斑，四肢厥冷，脉搏细数或摸不清，血压下降，脉压更缩小，尿量减少甚至无尿。还可出现代谢性酸中毒、DIC、ARDS 等。

2. 心理-社会状况　休克患者起病急、进展快，早期意识清楚，对失血、严重损伤等情况会感到痛苦、焦虑、恐惧，甚至无助，这些反应与休克之间会形成负反馈的恶性循环。

（三）辅助检查

1. 动脉血气分析　有助于了解有无酸碱平衡失调。动脉血氧分压(PaO_2)和二氧化碳分压($PaCO_2$)是重要的检测指标。休克时常有呼吸功能障碍，PaO_2 可降低，PaO_2 低于 60mmHg 时必须给氧。休克晚期 $PaCO_2$ 明显升高，吸入纯氧后仍无改善，应考虑有急性呼吸窘迫综合征。

2. 中心静脉压(CVP)　代表胸腔段静脉内压力或右心房内的压力，其变化可反映血容量和右心功能。正常值为 0.59～1.18kPa(6～12cmH_2O)，低于 5cmH_2O 表示血容量不足；高于 15cmH_2O 表示有心功能不全；高于 20cmH_2O 则提示充血性心力衰竭。

3. 肺毛细血管楔压(PCWP)　反映肺静脉、左心房和左心室压力。应用漂浮导管(Swan-Ganz)测量，正常值为 0.8～2.0kPa(6～15mmHg)，小于 0.8kPa 反映血容量不足；增高提示肺循环阻力增加，如肺水肿。该检查有一定的创伤性和并发症，应严格掌握应用适应证。

4. 动脉血乳酸盐测定　反映细胞缺氧程度，正常值为 1.0～1.5mmol/L。休克时间越长，动脉血乳酸盐浓度越高，提示病情严重，预后不良。乳酸盐浓度>8mmol/L 者，死亡率 100%。

5. 其他　血浆电解质测定，了解体液代谢或酸碱平衡失调的程度。血小板、出凝血时间、纤维蛋白原、凝血酶原时间及其他凝血因子的测定，及早发现DIC。心排出量(CO)和心脏指数(CI)的测定，判断休克及程度。

(四)治疗要点与反应

1. 积极处理原发病 这是治疗休克的先决条件，也是抢救休克的关键。对大出血患者，立即采取措施控制大出血。

2. 补充血容量 习惯称扩充血容量或扩容，是抢救休克的基本措施，也是纠正组织低灌注和缺氧的关键。输液种类主要有两种：晶体液和胶体液。一般先快速输入晶体液，首选平衡盐溶液，再输入扩容作用持久的胶体液，如全血、血浆、白蛋白、血浆增量剂等。

3. 纠正酸碱平衡失调 休克患者由于组织缺氧，常有不同程度的酸中毒。在休克早期，由于过度换气，引起低碳酸血症，发生呼吸性碱中毒。轻度酸中毒，经迅速补充血容量，组织灌流改善即可得到缓解；但严重酸中毒，扩容治疗效果不佳时，仍需给予碱性药物纠正，常用的碱性药物为5%碳酸氢钠溶液。

4. 应用血管活性药物 在补充血容量、纠正酸中毒后，可以应用血管活性药以防止微循环淤滞。血管收缩剂使小动脉收缩，可暂时升高血压，但可使组织缺氧更加严重，应慎重选用。常用的血管收缩剂有去甲肾上腺素、间羟胺和多巴胺等。血管扩张剂可以解除小动脉痉挛，改善微循环，但可使血压有不同程度的下降，从而影响重要器官的血液灌流，因此，只有血容量已基本补足，血压基本恢复，而患者四肢厥冷、毛细血管充盈不良等循环状态未好转时，才可考虑使用。常用的血管扩张剂有酚妥拉明、酚苄明、阿托品、山莨菪碱等。休克发展到一定程度均有不同程度的心功能不全，应用强心药可增强心肌收缩力，减慢心率，增加心排出量。常用毛花苷C、毒毛花苷K等。

5. 其他 应用肝素等治疗DIC改善微循环，应用皮质类固醇激素改善微循环。

三、护理问题

1. 体液不足 与大量失血、失液有关。
2. 组织灌注量改变 与心、肺、脑、肾及外周组织血流减少有关。
3. 气体交换受损 与呼吸异常或呼吸型态改变有关。
4. 有感染的危险 与免疫力降低有关。
5. 体温过低 与外周组织血流减少，大量输入低温库存血有关。
6. 活动无耐力 与循环血量减少、气体交换障碍有关。

四、护理措施

(一)心理护理

休克早期患者的意识是清醒的，护士应给予良好心理影响。选择适当的语言安慰患者，耐心解释有关病情变化，工作要稳重而有秩序，以稳定患者情绪，减轻患者痛苦，使患者增强治疗信心，积极配合治疗和护理。

(二)一般护理

1. 专人护理 尽量避免搬动，应置于重危病室，保持病房安静。休克初期患者可有烦躁、精神错乱，应采取措施，如加床旁护栏、输液肢体用甲板固定等，预防伤害。

2. 体位 将患者头和胸部抬高20°～30°，下肢抬高15°～20°，可以防止膈肌及腹腔器官上移，影响心肺功能，并可增加回心血量。

3. 保持呼吸通畅　清醒患者鼓励其深呼吸，协助患者有效的咳嗽、排痰；昏迷患者头偏向一侧，注意防止舌后坠阻塞气道，及时清理口、咽、气管内的分泌物、异物；遵医嘱给予吸氧；严重呼吸困难者，可行气管插管或气管切开，必要时使用呼吸机辅助呼吸。

4. 注意保暖　休克时体温降低，四肢较冷，应予以保暖。可通过增加室温、盖棉被等措施来保暖，但不能用热水袋、电热毯等进行体表加温，因为体表加温可使皮肤血管扩张，使心、脑、肾等重要器官的血流灌注进一步减少，同时可增加局部组织耗氧量，加重缺氧。输入低温保存的库存血时，应将库存血复温后再输入。

5. 高热予以降温　感染性休克患者体温过高，予以物理降温，可将冰帽或冰袋置于头部、腋下、腹股沟等处降温，也可用 4℃等渗盐水 100ml 灌肠；必要时配合药物降温。

6. 抗休克裤的使用　抗休克裤常用于出血患者的紧急抢救(图 3-1)。充气后在腹部与腿部加压，使回心血量增加。同时可以控制腹部和下肢出血。

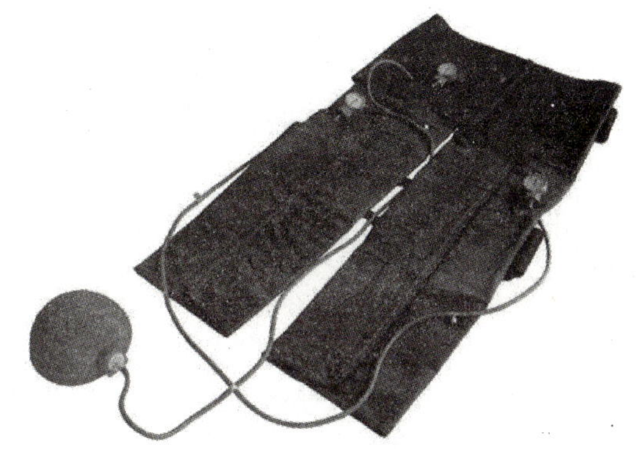

图 3-1　抗休克裤

（三）病情观察

每 15～30 分钟测量体温、脉搏、呼吸、血压 1 次。

1. 意识状态　反映脑血流灌注和供氧情况。烦躁、淡漠、嗜睡及昏迷常提示脑缺血、缺氧或有脑水肿。

2. 皮肤和肢体表现　随着休克的加重，皮肤会出现苍白、发绀、青紫，肢体温度逐渐降低。

3. 脉搏和血压　脉搏加快常出现在血压下降之前，血压变化是休克的重要指标之一。判断休克程度，可用休克指数来估计，休克指数＝脉率(次/分)÷收缩压(mmHg)，正常为 0.5 左右；＞1.0 表示休克；＞1.5 为严重休克。

4. 呼吸　呼吸深快表示有代谢性酸中毒。如果出现呼吸不规则，提示呼吸中枢抑制。

5. 尿量　尿量的变化是提示肾血流灌注情况的重要指标之一，间接反映有效循环血量是否充足，是观察休克病情变化最简便有效的指标。尿量＜30ml/h，提示血容量不足。尿量＜20ml/h，比重低且固定，尿中有肾衰管型，提示有急性肾衰竭。

6. 中心静脉压(CVP)　其变化可反映有效血容量是否充足和右心功能，监测其动态变化可作为判断休克治疗的指标(表 3-2)。

表 3-2　中心静脉压与补液的关系

CVP	BP	原因	处理原则
低	低	血容量严重不足	充分补液
低	正常	血容量不足	适当补液
高	低	心功能不全或血容量相对过多	给强心药，纠正酸中毒，舒张血管
高	正常	容量血管过度收缩	舒张血管
正常	低	心功能不全或血容量不足	补液试验

注：补液试验：取等渗盐水 250ml，于 5～10 分钟内经静脉滴入，如血压升高，而 CVP 不变，提示血容量不足；若血压不变而 CVP 升高，0.29～0.49kPa(3～5cmH_2O)，则提示心功能不全。

案例3-2

患者，女，35岁，外伤后脾破裂，出现失血性休克。护士遵医嘱对患者进行扩容补液一段时间后，测得患者血压80/60 mmHg，CVP 4.5cmH_2O。

问题：1. 护士应如何调整输液？

2. 护士观察休克患者补液效果最简便有效的指标是什么？

（四）配合治疗护理

1. 补充血容量护理

（1）建立静脉通路：迅速建立2条以上静脉输液通道。若周围静脉穿刺困难时，应立即进行中心静脉穿刺插管，并同时监测CVP，必要时，也可选择静脉切开。

（2）注意输液速度：根据病情需要，一般掌握先快后慢的原则，既要保证尽快补足有效血容量，又要防止输液过快引起或加重心力衰竭，尤其是老年人及心功能减退者。

（3）补液的种类：休克患者一般先快速输入晶体液，首选平衡盐溶液，其他还可选等渗盐水等，以疏通微循环，增加回心血量和心搏出量。后输胶体液，如全血、血浆、白蛋白、血浆增量剂等，以减少晶体液渗出血管外。

（4）记录液体出入量：在抢救休克过程中，应准确记录输入液体的种类、数量、时间、速度等，并详细记录24小时出入量以作为后续治疗的依据。

2. 用药护理 遵医嘱及时、正确的应用药物抢救患者。血管活性药物的应用过程中应注意监测血压的变化，及时调整输液速度，预防血压骤变；强心药物应用时应注意观察心律变化和药物的副作用。应用碱性药物纠正酸中毒时应注意碱性药物的配伍禁忌。严格执行无菌技术操作规程，遵医嘱应用有效的抗生素预防感染。

链接

休克现场急救方法

当有人发生休克时，要让患者安静平卧、下肢略抬高以保证头部供血，如有呼吸困难，可将头部和躯干也适当抬高；有条件的应给予吸氧，注意通风，保持空气清新；注意保暖，体温低者盖上被（毯）保暖；昏迷时，要保持呼吸道通畅，让患者头偏向一侧，以防止呕吐物、分泌物误吸入呼吸道，必要时将舌牵出口外；有心跳、呼吸停止时，要进行胸外挤压、人工呼吸等；对骨折者要在现场进行临时固定，有出血时要采取加压包扎、上止血带等方法进行止血；及时通知急救中心或医院。

五、健康指导

（1）指导从事危险工作的人应注意劳动保护，避免外伤。

（2）对有可能发生休克的疾病，应及早采取有效措施防止休克的发生。

（3）对已经发生休克的患者，积极配合医生、护士做好抢救和护理，并配合做好监测。

（4）指导家属从心理、身体上支持患者。

小结

1. 休克是由多种病因引起的，以有效循环血量锐减、组织血液灌流不足、细胞代谢紊乱和功能受损为共同特点的全身性病理生理改变。低血容量性休克和感染性休克是外科中最常见的休克类型。

2. 典型表现为表情淡漠、面色苍白、四肢湿冷、脉搏细数、血压下降、尿量减少等。

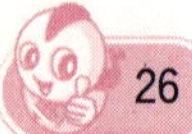

小结

3. 在休克患者的护理中应加强基础护理，如专人护理、保持呼吸道通畅、休克体位，注意保暖等。

4. 注意通过一般监测和CVP监测动态观察休克的变化，调节补液。

5. 补充血容量是抢救休克的基本措施，治疗原发病是抢救休克的先决条件，同时遵医嘱应用纠正酸碱失衡药及血管活性药等。

自测题

A_1/A_2 型题

1. 各种类型休克基本的病理生理变化是(　　)
   A. 尿量减少　B. 有效循环血量锐减
   C. 脉压减小　D. 血压下降
   E. 中心静脉压下降
2. 脾破裂大出血可引起(　　)
   A. 神经源性休克　B. 低血容量性休克
   C. 心源性休克　D. 过敏性休克
   E. 感染性休克
3. 外伤出血导致休克，其应采取的卧位是(　　)
   A. 头高足低位　B. 侧卧位
   C. 半卧位　D. 中凹卧位
   E. 头低足高位
4. 休克代偿期的表现是(　　)
   A. 血压稍升高，脉搏、脉压正常
   B. 血压稍降低，脉搏、脉压正常
   C. 血压稍升高，脉搏快，脉压无变化
   D. 血压稍升高，脉搏快，脉压缩小
   E. 血压稍降低，脉搏快，脉压缩小
5. 反映休克患者组织灌流量最简单而有效的指标是(　　)
   A. 血压　B. 脉搏
   C. 尿量　D. 神志
   E. 肢端温度
6. 休克早期的最主要临床特征是(　　)
   A. 四肢冰冷　B. 脉搏细数
   C. 脉压缩小　D. 血压下降
   E. 尿量减少
7. 为休克患者补充血容量应首选(　　)
   A. 全血　B. 血浆
   C. 低分子右旋糖酐　D. 平衡盐溶液
   E. 5%葡萄糖溶液
8. 治疗休克的关键是(　　)
   A. 纠正酸碱失衡　B. 补充血容量
   C. 维护重要脏器功能　D. 应用血管活性药物
   E. 应用肾上腺皮质激素
9. 休克患者血压和中心静脉压均低，提示(　　)
   A. 血容量严重不足　B. 心功能不全
   C. 血管过度收缩　D. 血容量相对过多
   E. 血容量相对不足
10. 反映休克患者病情危重的指标是(　　)
    A. 神志淡漠　B. 伴代谢性酸中毒
    C. 脉搏细速120次/分
    D. 收缩压低于10.7kPa
    E. 皮肤出现多处瘀点、瘀斑
11. 下列预防休克的措施中哪项不正确(　　)
    A. 及时引流感染病灶　B. 及时止血
    C. 纠正体液失衡　D. 骨折及时固定
    E. 用多个热水袋保暖
12. 剧烈腹泻致失液性休克患者，下列哪项护理诊断为最主要(　　)
    A. 焦虑　B. 体液不足
    C. 活动无耐力　D. 生活不能自理
    E. 知识缺乏
13. 患者，女性，精神紧张、烦躁不安、面色苍白、尿量减少、脉压小。应首先给(　　)
    A. 血管收缩药　B. 血管扩张药
    C. 静脉补液　D. 利尿剂
    E. 强心药
14. 中心静脉压是指(　　)
    A. 肘正中静脉压力
    B. 右心房及上、下腔静脉内压力
    C. 左心房压力
    D. 股静脉压力
    E. 右心房压力

15. 患者，男性，外伤后出血，烦躁，肢端湿冷，脉搏105次/分，脉压小。应考虑为（　　）
A. 无休克　　B. 休克早期
C. 休克中期　　D. 休克晚期
E. DIC形成

16. 患者，女性，因休克进行扩容疗法快速输液时，中心静脉压1.47kPa（15cmH_2O），血压10.7/8kPa（80/60mmHg）。应采取的措施是（　　）
A. 大量输液加快速度
B. 控制速度，减慢输液
C. 减慢输液加用强心剂
D. 暂停输液
E. 用升压药

17. 某男性患者，40岁。因车祸发生脾破裂，就诊时血压60/30mmHg，脉率120次/分，患者烦躁不安，皮肤苍白，四肢湿冷。不正确的护理措施是（　　）
A. 置热水袋保暖　　B. 平卧位
C. 测每小时尿量　　D. 吸氧，输液
E. 测中心静脉压

18. 患者，男性，严重创伤后，血压降低，脉搏细速，面色苍白，诊断为休克。治疗时重点应注意（　　）
A. 药物对各脏器的毒性
B. 避免使用血管收缩药
C. 及时使用甘露醇
D. 及时扩充血容量
E. 急性肾衰竭的发生

A_3/A_4型题

（19～22题共用题干）

患者，男，40岁，因车祸脾破裂就诊，血压8/4kPa（60/30mmHg），脉率120次/分，患者烦躁不安，皮肤苍白，四肢湿冷。

19. 在等待配血期间，静脉输液宜首选（　　）
A. 5%葡萄糖液　　B. 5%葡萄糖盐水
C. 平衡盐溶液　　D. 林格液
E. 5%碳酸氢钠溶液

20. 不正确的护理措施是（　　）
A. 吸氧，输液　　B. 置热水袋保暖
C. 平卧位　　D. 测每小时尿量
E. 测中心静脉压

21. 该患者进入微循环衰竭期时会出现（　　）
A. 表情淡漠　　B. 皮肤苍白
C. 尿量减少　　D. 血压下降
E. 全身广泛出血

22. 此患者的休克指数为（　　）
A. 0.5　　B. 1.0
C. 1.5　　D. 2.0
E. 2.5

（闵晓松）

第4章

麻醉患者的护理

麻醉的主要目的是消除患者疼痛，为外科手术创造良好的条件，保证患者的安全。麻醉虽然是属于麻醉医生的工作范围，但是所有参加手术的医护人员都应该熟悉相关的麻醉知识。作为一名护士，熟知相关的麻醉程序，能消除手术患者在围手术期对疼痛的恐惧和身体的不良反应，让患者更好地完成手术治疗的过程。

第1节　麻醉前准备

案例4-1

患者，23岁，外企人员。3天后将要接受甲状腺腺瘤的切除术。患者自小对疼痛比较恐惧，故在手术前显得很紧张焦虑。

问题：1. 如何对患者进行有效的心理护理，完成手术前的麻醉准备？

2. 手术后如何对她进行手术后的镇痛准备和护理？

一、概　　述

麻醉是指用药物和其他的方法，使患者的整个或者部分机体暂时丧失感觉，以达到无痛的目的（图4-1）。现代麻醉学是一门包括临床麻醉、复苏、重症监护以及疼痛治疗的综合学科。护士针对手术患者的工作内容包括麻醉前准备、麻醉中配合和麻醉后的护理。

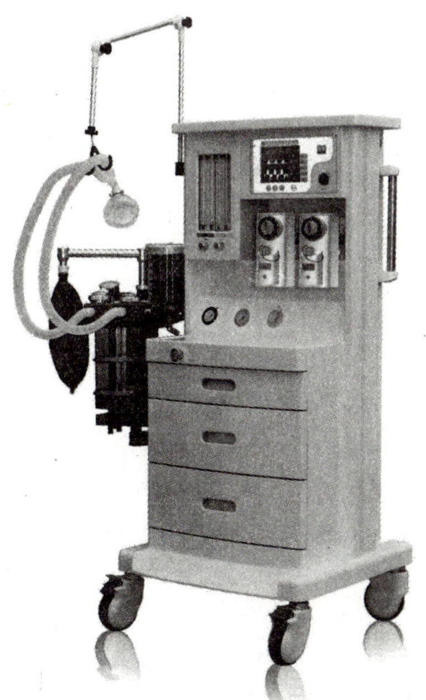

图4-1　麻醉机

临床麻醉方法的分类有很多种。一般依据不同的麻醉部位和药物，麻醉可以分为全身麻醉、椎管内麻醉、局部麻醉三大类型。

二、麻醉前患者的护理

（一）护理评估

1. 健康史　了解患者麻醉史、手术史、有无药物过敏史；了解有无高血压、冠心病、糖尿病等疾病，是否经常使用镇痛药、催眠药、糖皮质激素等药物；了解有无烟酒嗜好。

2. 身体状况　评估患者神志、精神状态及发育情况；了解心、肺、肝、肾、脑等器官功能状况；了解有无发热、贫血、凝血障碍和水、电解质及酸碱平衡紊乱等情况，有无牙齿松动和义齿；拟行椎管内麻醉者穿刺部位有无皮肤感染、脊柱畸形。

3. 心理和社会状况　患者对手术和麻醉都有顾虑，常产生紧张、畏惧的情绪反应，影响休息和睡眠。

4. 辅助检查

(1) 实验室检查：查血、尿、粪常规，出、凝血时间，肝功；根据需要查血气、血清电解质。

(2) 心电图和胸部X线检查：了解心肺功能。

5. 麻醉方法选择　根据患者身体状况、手术部位、范围来选择麻醉方法。以手术部位和患者的具体情况为选择的重要依据，同时考虑麻醉师的习惯、经验和医院的条件。如局部浅表小手术采用局麻，颅内手术全麻，颈部手术多采用颈丛神经阻滞，上肢较大范围的手术可用臂丛麻醉，脐以下手术可用蛛网膜下腔麻醉，上腹部手术可用硬膜外麻醉，开胸手术使用全麻，血压不稳定、高血压等患者不宜采用蛛网膜下腔麻醉等。

(二) 护理问题

1. 焦虑　与担心麻醉效果和手术预后有关。

2. 知识缺乏　患者缺乏麻醉前需要注意和配合的知识。

3. 潜在并发症　呼吸和循环功能异常、麻醉药过敏等。

(三) 护理措施

1. 提高机体对麻醉和手术的耐受力　努力改善患者的营养状况，纠正各种生理功能紊乱，使各重要脏器的功能处于较好的状态，为麻醉创造条件。

2. 心理护理　用恰当的语言向患者讲解麻醉方法和手术方案、配合方法，安慰并鼓励患者，缓解患者恐惧、焦虑情绪，取得患者的信任和配合，确保麻醉与手术的顺利实施。

3. 胃肠道准备　择期手术患者麻醉前常规禁食12小时，禁饮4～6小时，以减少术中、术后发生呕吐和误吸导致窒息的危险。急诊手术的患者，只要时间允许，应尽量准备充分。饱食后的急诊手术患者，可以采取局部麻醉方式，因手术需要全身麻醉者，则应清醒插管，主动控制气道，避免引起麻醉后误吸。

4. 局部麻醉药过敏试验　应详细了解患者的药物过敏史。普鲁卡因使用前，常规做皮肤过敏试验，并准备好肾上腺素和氧气等急救用品。

5. 麻醉前用药目的　包括稳定患者情绪，减轻患者的心理应激反应；抑制呼吸道及唾液腺分泌，保持呼吸道通畅；消除因手术或麻醉引起的不良反射；提高痛阈，增强麻醉效果，减少麻醉药用量。临床工作中，常根据患者病情、手术方案、拟用麻醉药及麻醉方法等确定麻醉前用药的种类、剂量、用药途径和用药时间，一般手术前一晚给催眠药，术前30～60分钟应用抗胆碱药和其他类药物各1种，合理配伍，肌内注射。麻醉前用药：

(1) 巴比妥类：有镇静、催眠和抗惊厥作用，并能防止和治疗局麻药中毒反应。常用的有苯巴比妥钠0.1g，麻醉前半小时肌内注射。

(2) 镇痛类：提高痛阈，强化麻醉效果，减少麻药用量和减轻内脏牵拉反应，常用药物有吗啡和哌替啶。吗啡5～10mg皮下注射，哌替啶50～100mg肌内注射。此类药对呼吸中枢有抑制作用，吗啡作用更强，小儿、老人慎用，孕妇产前禁用。

(3) 抗胆碱类：可减少呼吸道分泌，保持呼吸道通畅，并能防止迷走神经兴奋，从而避免心动过缓和骤停。常用药物有阿托品0.5mg和东莨菪碱0.3mg，麻醉前半小时肌内注射，由于该类药物能抑制汗腺分泌和影响心血管活动，故对甲亢、高热、心动过速患者不宜使用。

(4) 安定类:可使情绪稳定,抗焦虑、抗惊厥,并有中枢性肌肉松弛作用,还有一定的抗局麻药中毒作用。常用的有地西泮 5～10mg 或氟哌利多 5mg,术前半小时肌内注射。

第2节　全麻患者的护理

一、概　　述

全身麻醉是将麻醉药物作用于人体的中枢神经系统产生相应的神经抑制,使患者的意识和全身痛觉暂时消失的麻醉方法。简称为全麻,全麻可以用于身体各个部位的手术,是目前临床最常用的麻醉方法。按麻醉药物进入人体的途径不同,全麻可以分为吸入麻醉和静脉麻醉。

1. 吸入麻醉　麻醉药经过呼吸道吸入,产生中枢神经系统抑制,使患者暂时意识丧失而致不感到机体疼痛。通过吸入麻醉的患者的麻醉程度可控性较其他麻醉方式容易,因此在临床上应用最为广泛。吸入麻醉的流程是在麻醉前经静脉途径注入少量麻醉药物进行麻醉诱导,然后完成气管插管(图 4-2),在手术过程中让患者吸入氧化亚氮气体以及异氟烷、恩氟烷、氟烷等挥发类气体。当麻醉药在体内代谢后排出,患者逐渐恢复清醒。

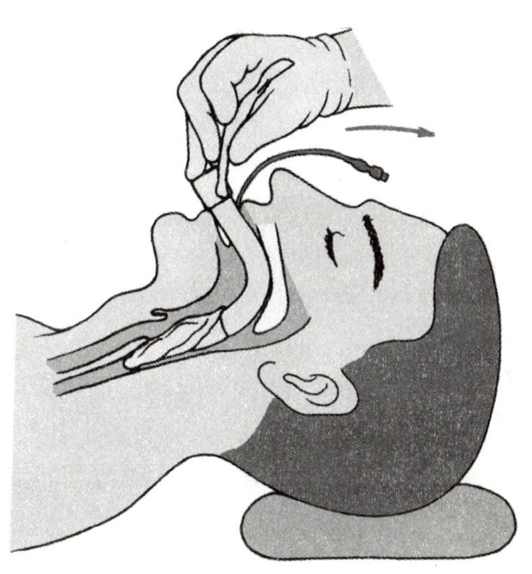

图 4-2　麻醉前经口气管插管

2. 静脉麻醉　静脉麻醉是药物经静脉注入,通过血液循环作用于中枢神经系统而产生全身麻醉的方法。静脉麻醉一般用于时间较短、对镇痛要求不高的小手术。静脉麻醉在临床上经常作为吸入性麻醉的诱导和复合全身麻醉。

链接

无痛胃镜检查

普通胃镜检查因为检查过程中胃镜通过咽喉部进入胃部,让绝大多数患者会有恶心、呕吐、疼痛的感觉,继而产生严重的心理恐惧,往往拒绝接受检查而延误了诊治。

无痛胃镜是在患者接受检查前,先静脉注入异丙酚、芬太尼及利多卡因等药物。这些药物起效快、恢复快、半衰期短、可控性强、体内无积蓄患者很快会进入睡眠状态,环咽肌较松弛,有助于胃镜推进。检查完毕后,患者稍后即苏醒过来,察觉不到任何不适和痛苦。

二、护理评估

参见麻醉前护理。

三、护理问题

1. 体液不足　与手术有关。
2. 有窒息的危险　与气管插管有关。
3. 潜在并发症　与麻醉本身有关。

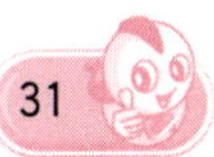

四、护 理 措施

1. 全身麻醉前护理　采用吸入麻醉的患者应特别注意呼吸道状况和呼吸功能，有呼吸道疾病时应首先治疗。术前用药，抗胆碱类药不可缺少；禁食禁饮水等。

2. 全身麻醉中护理　巡回护士协助麻醉师观察病情，执行医嘱，进行麻醉意外的预防和抢救。

3. 全身麻醉苏醒期的护理

(1) 密切观察：一般都在恢复室或重症监护病房进行，有专人护理，酌情每15～30分钟测1次血压、脉搏、呼吸，直至稳定清醒。转回病房标准：①神志清楚，有定向力，能正确回答问题；②呼吸平稳，能呼吸和咳嗽，$SaO_2 > 95\%$；③BP与P稳定在30分钟以上，ECG无严重心律失常和ST-T改变。

(2) 维持呼吸功能：防止呕吐误吸引起窒息，全麻后患者取侧卧或去枕平卧头转向一侧。有呕吐物及时吸出。防止舌后坠，出现鼾声时，可托起下颌或应用口咽、鼻咽通气导管。当有喉痉挛时，出现尖锐的喉鸣声，立即去除诱因，加压给氧，必要时环甲膜穿刺给氧。

(3) 维持循环功能：应注意血压、脉搏、心律、心电图的监测，随时注意患者的变化，如血压过低，应检查输液和术后出血等。

(4) 保持正常体温：术中长时间的暴露和大量输液均可使体温过低，术后注意保暖，必要时可用热水袋。小儿体温中枢尚不健全，术后可有高热，采用物理降温，控制高热抽搐。

(5) 防止意外损伤：在麻醉的恢复过程中，可能出现明显的兴奋期。出现躁动、幻觉等。应有专人守护，做好防护，防止自行拔出各种导管，也应防止坠床外伤的发生。

(6) 清醒后的护理：患者能正确回答问题是清醒的标志，醒后非消化道手术的患者如无呕吐、腹胀，可在4～6小时后开始少量饮水，次日开始饮食。

4. 全麻并发症及处理措施　全身麻醉是手术中常用的麻醉方式，术后患者可能出现诸多并发症，及时的观察和护理能够使患者平稳度过麻醉危险期，帮助患者尽快恢复，早日康复。

(1) 寒战：全麻术后寒战是指患者于麻醉后苏醒期间出现不自主的肌肉收缩抽动。及时观察给予加盖温暖床被，在患者周围营造一个暖环境，可有效地升高体温，减短寒战时间，同时给予关心并耐心解释，使患者解除紧张情绪。

(2) 躁动：由于对手术后的特殊体位要求以及术后咽喉不适疼痛等症状引起患者的烦躁不安。为防止患者坠床、伤口裂开、扭伤等意外情况的发生，需加强护理。通过对患者的观察，找出可能引起躁动的原因，如疼痛、体位不适、尿潴留、气管导管等不良刺激，可给予调整舒适体位，诱导小便，或遵医嘱给止疼药。对可能的原因去除后躁动仍持续或原因不明，无呼吸循环紊乱和低氧血症的患者，可遵医嘱给镇静催眠药等，并密切监测生命体征。

(3) 呕吐：当患者发生恶心呕吐时应及时给予侧卧位，避免发生误吸而引起肺部感染及窒息，及时清理呕吐物，安慰患者，当呕吐严重时通知医生给予止吐药与缓解症状。

(4) 喉头水肿：麻醉术后密切观察患者的呼吸频率、节律和面色变化，及时吸出呼吸道分泌物，与患者进行雾化吸入治疗，缓解喉部不适，减轻水肿。遵医嘱静脉给药，预防水肿进行性发展和促进水肿消退及氧气吸入，情况紧急时行环甲膜穿刺或协助医生进行气管切开。

(5) 喉痉挛：由于咽喉部受到机械和化学性的刺激引起，如拔除气管插管、放置口咽导管、吸痰管的刺激及胃内容物的反流等。应停止对咽喉部的刺激；及时清除口腔内分泌物；采

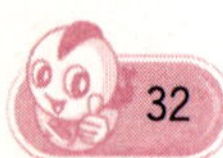

用麻醉面罩加压给氧;对严重者可按医嘱静脉给药,并行加压人工呼吸,本方法仅适用于单纯声带痉挛而呼吸道无梗阻者的处理。

(6) 低氧血症:由于肺泡通气不足,弥散性低氧血症,肺内分流量增加,组织耗氧量增加,寒战、发热、心输出量降低、血容量不足,二氧化碳蓄积造成患者缺氧而出现低氧血症。对于清醒患者鼓励其深吸气、咳嗽、排出口内分泌物。如咳嗽效果不佳,立即手法开放气道吸痰,同时协助麻醉师用简易呼吸器加压面罩给氧,严密观察患者胸廓起伏、口唇颜色和血氧变化。

(7) 尿潴留:由于全身或椎管麻醉后排尿反射受到抑制,药物抑制膀胱逼尿肌收缩,手术损伤神经,切口疼痛引起膀胱括约肌反射性痉挛、机械性梗阻、患者不习惯床上排尿等原因引起的,应给予安慰;解除思想顾虑;消除紧张和焦虑;采用各种方法诱导患者放松情绪,也可热敷、按摩下腹部膀胱区,刺激膀胱肌肉收缩,引起排尿反射。各种神经反射诱导,如听流水声。如病情允许,可协助患者坐起,以习惯姿势床上排尿,注意保护个人隐私。用以上方法不能排尿者,可在严格无菌操作下实施导尿术。

(8) 苏醒延迟:由于麻醉药物过量,麻醉药物应用不当,麻醉中低血压和低氧血症,代谢功能紊乱等原因引起的苏醒延迟。首先严密观察生命体征,维持呼吸道通畅。对因处理,及时寻找患者苏醒延迟原因,进行针对性处理。加强护理,密切观察心率、静脉血氧饱和度;反复用纯氧冲洗呼吸道;促进麻醉药的排出;避免过度刺激咽部,如放置口咽通气道、反复吸痰,有气管导管的应在患者自主呼吸恢复后尽早拔出;减少患者移动,保持呼吸道通畅,持续吸氧;告诉患者缓慢深呼吸,以减轻恶心程度;严重者遵医嘱给止吐药,呕吐时要采取头低位,头偏向一侧,防止误吸;同时及时清理呕吐物,保持术区敷料整洁。

五、健 康 指 导

(1) 全麻未清醒患者必须专人守护,注意保暖,术后 6 小时内去枕平卧位,将头偏向一侧,防止误吸。待完全清醒后取半卧位。

(2) 术后 6 小时,患者清醒无不适,可进食流质、半流质食品。

(3) 手术后锻炼应缓慢适度进行。

第 3 节　椎管内麻醉患者的护理

一、概　　述

椎管内麻醉是将麻醉药物注入椎管内蛛网膜下隙或者硬脊膜外腔,可逆性阻断脊神经传导功能或减弱其兴奋性的一种麻醉方法。

1. 蛛网膜下隙阻滞麻醉　将局麻药注入蛛网膜下隙阻滞脊神经,使其支配的相应区域产生麻醉作用的方法,称为蛛网膜下隙阻滞,简称腰麻。腰麻适用于手术时间在 3 小时内的下腹部、盆腔、下肢和肛门会阴部手术。而中枢神经系统疾病、脊柱畸形、外伤或结核、休克、败血症、靠近穿刺部位皮肤感染和心脏病等,都视为腰麻禁忌证。

2. 硬脊膜外腔阻滞麻醉　将局麻药注入硬脊膜外腔产生节段性脊神经阻滞,使其支配的相应区域产生麻醉作用的方法,称为硬脊膜外腔阻滞,简称硬膜外阻滞或硬膜外麻醉(图 4-3)。颈部、上肢和胸壁浅表手术、横膈以下的各种腹部、腰部、盆腔和下肢的手术常采用这一麻醉方式,禁忌证同蛛网膜下隙麻醉。

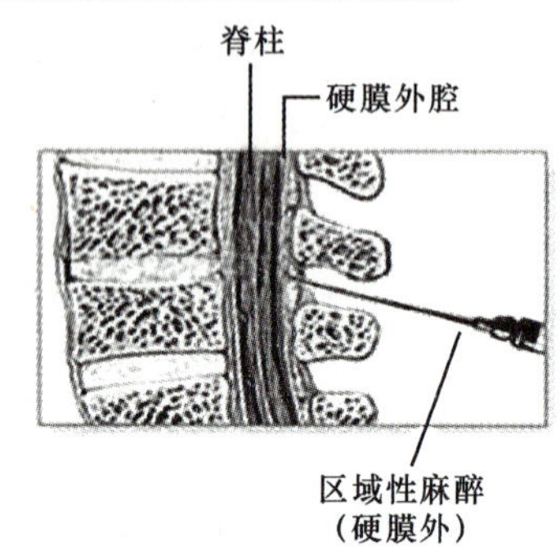

图 4-3　硬膜外麻醉

二、护理评估

参见麻醉前护理。

三、护理问题

1. 焦虑、恐惧　与手术室环境陌生、缺乏对麻醉和手术的了解，担心其安全等有关。

2. 心输出量减少　与麻醉作用尚未消失、术中失血失液等因素有关。

3. 低效性呼吸状态　与腰麻平面过高或硬膜外麻时麻醉药误入蛛网膜下隙所致全脊髓麻醉有关。

4. 排尿异常　尿潴留，与骶神经阻滞、切口疼痛、卧床有关。

5. 疼痛　与手术创伤和麻醉作用消失有关，以及与腰麻后引起颅内压降低导致头痛有关。

6. 潜在并发症　全脊髓麻醉、呼吸抑制、血压下降、硬膜外血肿、神经损伤等。

四、护理措施

（一）蛛网膜下隙阻滞麻醉

1. 一般护理

(1) 麻醉前：禁食、禁水同术前准备；进行局麻药过敏试验；检查脊柱有无畸形及穿刺部位有无皮肤感染灶。

(2) 麻醉后：常规去枕平卧 6～8 小时；监测生命体征直到平稳；进行吸氧；防止麻醉后并发症的出现。

2. 常见并发症的护理

(1) 低血压：血压明显下降者可先快速静脉输液 200～300ml，以扩充血容量，必要时可静脉注射麻黄碱。心率过缓者可静脉注射阿托品。

(2) 恶心、呕吐：应针对原因处理，如提升血压、吸氧、麻醉前用阿托品、暂停手术牵拉等。氟哌利多、昂丹司琼（枢复宁）等药物也有一定的预防和治疗作用。

(3) 呼吸抑制：呼吸功能不全时应给予吸氧，并同时借助面罩辅助呼吸。一旦呼吸停止，应立即气管内插管和人工呼吸。

(4) 头痛：常见于术后 2～7 天。发生腰麻后头痛者应平卧休息，可服镇痛或安定类药，针灸或用腹带捆紧腹部也有一定疗效。

(5) 尿潴留：膀胱区热敷和心理暗示能起到一定效果，症状未缓解者，予以导尿。

（二）硬脊膜外阻滞麻醉

1. 一般护理

(1) 术后需要平卧 4～6 小时，但不必去枕，待血压、脉搏平稳后即可按手术本身需要采取适当卧位。

(2) 监测生命体征直到平稳；进行吸氧；防止麻醉后并发症的出现。

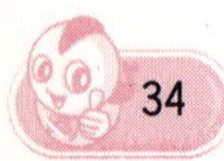

2. 常见并发症的护理

(1) 全脊髓麻醉:全部脊神经受阻滞称全脊髓麻醉,是硬膜外麻醉最危险的并发症。

(2) 局麻药毒性反应:轻度毒性反应可出现精神紧张、心跳过速、头晕、耳鸣等症状,严重毒性反应较为稀少。静脉注射麻黄碱及阿托品,病情可缓解。

(3) 其他:穿刺部位感染、导管折断、血肿。

五、健 康 指 导

(1) 术后去枕平卧6~8小时,防止术后头痛。

(2) 卧床期间不可抬高头部,可适当转动身体。

(3) 术后24小时内不要沐浴。

(4) 无局麻反应可以正常饮食。

(5) 第2日可去除穿刺处敷贴。

第4节　局部麻醉患者的护理

一、概　　述

局部麻醉(locai anesthesia)简称局麻,是应用局部麻醉药暂时阻断身体某一区域的周围神经传导,使这些神经所支配的区域产生麻醉作用。

(一) 局麻特点

1. 优点　①患者神志清醒;②全身生理干扰少(并发症少);③麻醉方法简单安全;④费用低廉。

2. 缺点　①对范围较大、较深的手术止痛不安全;②肌肉松弛效果欠佳;③儿童及不能合作者不可单独使用(需加基础麻醉)。

(二) 局麻适应证

局麻适用于部位较表浅而局限的中、小型手术,小儿需加基础麻醉。

(三) 常用局麻药

按局麻药的化学结构不同可分为两类:

1. 酯类　此类药在血浆中被胆碱酯酶分解,其代谢产物可成为半抗原,少数患者可出现过敏反应,使用前需作过敏试验。

(1) 普鲁卡因(奴佛卡因):适用于局部浸润麻醉,常用浓度为0.5%~1.0%,作用时间可持续45~60分钟,成人一次限量为1.0g。

(2) 丁卡因(地卡因):适用于表面麻醉,常用浓度为1%~2%,作用时间2~3小时,成人一次限量表面麻醉40mg,神经阻滞为80mg。

2. 酰胺类　此类药在肝脏内代谢分解,不形成半抗原,极少引起过敏反应,使用前不需作过敏试验。

(1) 利多卡因(赛罗卡因):适用于各种麻醉方法,尤其是神经阻滞和硬膜外阻滞。表面麻醉的浓度为2%~4%,局部浸润麻醉的浓度为0.25%~0.5%,神经阻滞的浓度为1%~2%。作用时间1~2小时,成人一次限量表面麻醉为100mg,局部浸润麻醉和神经阻滞为400mg。反复用药可产生耐药性。

(2) 布比卡因(丁吡卡因):适用于神经阻滞、腰麻及硬膜外阻滞,常用于分娩镇痛,常用浓度为0.125%～0.25%。作用时间4～6小时,成人一次限量为150mg。

(四)常用局麻方法

1. 表面麻醉(topical anesthesia) 将渗透性能强的局麻药用于黏膜表面,使其透过黏膜与神经末梢接触,产生黏膜麻醉作用。临床最常用药物为0.5%～2%丁卡因。如滴入法用于眼科手术;棉片贴敷法、喷雾法用于鼻腔、口腔手术;喷雾或注入法用于咽喉、气管手术;灌入法用于尿道手术等。

2. 局部浸润麻醉(local block) 将局麻药注入手术区各层组织内,以阻滞神经末梢的传导而达到麻醉效果,是临床应用最广泛的局麻方法。其基本方法可分两种:一种是沿手术切口线从浅入深分层注射麻醉药,逐步逐层阻滞组织中的神经末梢;另一种以单纯浸润某一组织层为主。每次注药前都要回抽注射器,以免误注入血管内。常用药物为0.5%普鲁卡因或0.25%～0.5%利多卡因,丁卡因一般不用此麻醉。

3. 区域阻滞(field block) 是指在手术区的周围和底部注射局麻药,以阻滞支配手术区的神经干和神经末梢。适用于肿块切除术(如乳房良性肿瘤切除术)、头皮手术以及肿块活检等。

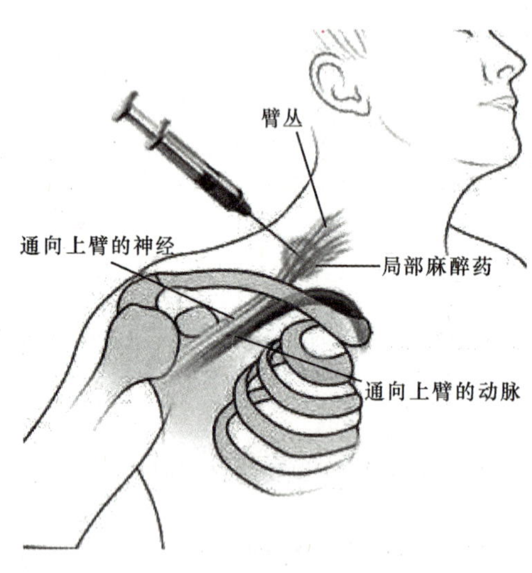

图4-4 臂丛神经阻滞

4. 神经阻滞(nerve block) 将局麻药注射在神经干、丛、节的周围,以阻滞其冲动和传导,使其所支配的区域产生麻醉作用。常用方法有:肋间神经阻滞用于胸壁、腹部手术;指(趾)间神经阻滞用于指、趾末节手术;颈丛神经阻滞用于颈部手术;臂丛神经阻滞(图4-4)用于上肢麻醉。

二、局部麻醉患者的护理

(一)护理评估

参见麻醉前护理。

(二)护理问题

1. 焦虑、恐惧 与担心麻醉安全等有关。

2. 潜在并发症 局麻药毒性反应、局麻药过敏反应。

(三)护理措施

1. 麻醉前护理

(1) 心理护理:耐心向患者做好解释工作,消除焦虑、恐惧和紧张情绪。

(2) 安全用药护理:①详细询问有无药物过敏史;②使用普鲁卡因者,常规作过敏试验,阴性者方可使用;③认真核对局麻药的名称与浓度。

2. 麻醉中护理 观察有无局麻药的毒性反应和过敏反应,并积极配合抢救。

(1) 毒性反应:指局麻药吸收血液后,在单位时间内血中局麻药浓度超过机体耐受能力

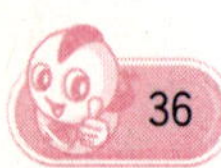

而出现的一系列中毒表现。

1）常见原因：①一次用量过大，超过机体耐受力；②药物浓度过高；③局麻药误入血管；④局麻部位的组织血管丰富，未酌情减量，吸收过快，或局麻药中未加 0.1% 肾上腺素；⑤患者体质衰弱，对局麻药的耐受能力低。

2）临床表现：①轻度：眩晕、多言、烦躁不安、定向力障碍或嗜睡等；②重度：肌肉震颤、抽搐、心率加快、血压增高、意识丧失等；③极重度：全身抑制、心率减慢、心律失常、血压下降、呼吸缓慢，甚至呼吸、心跳停止。

3）预防方法：①麻醉前使用巴比妥类药、地西泮、抗组胺类药；②限量使用，一次用量不超过最大剂量；③注药前回抽活塞，防止将局麻药注入血管；④局麻药中适量加入 0.1% 肾上腺素，能使局部血管收缩，延缓药物吸收，加快起效时间，增强麻醉效果，延长作用时间，减轻局麻药的毒性反应；并能消除普鲁卡因和利多卡因扩张血管的作用，减少创面出血。但在手指、足趾、阴茎等处应禁忌应用肾上腺素，防组织坏死。老年、甲亢、高血压、心脏病患者慎用。

4）处理方法：一旦出现立即采取以下处理方法：①立即停用局麻药、吸氧；②轻度患者地西泮 0.1mg/kg 肌内注射或静脉注射；抽搐、惊厥者患者硫喷妥钠 1～2mg/kg 静脉注射；血压降低患者使用升压药，如麻黄碱或间羟胺等；心率缓慢者阿托品静脉注射；③呼吸衰竭患者进行气管内插管、人工呼吸；如发现呼吸、心跳停止，立即心肺复苏。

(2) 变态反应：较少见。

1）临床表现：使用少量局麻药后出现荨麻疹、咽喉水肿、支气管痉挛、血管神经性水肿以及低血压等。

2）预防方法：通过详细询问过敏史，作好皮肤过敏试验等措施加以预防。

3）处理方法：一旦出现立即对症和抗过敏治疗。

(3) 其他：如在锁骨上和肋间进针行神经阻滞者，观察有无气胸等并发症。发现问题及时报告医师并配合处理。

（四）健康指导

(1) 门诊局麻术后，患者应原处休息半个小时以上方能离开医院。

(2) 离开医院后有相关不适，及时回院就诊。

(3) 手术后近期应清淡饮食，忌烟酒。

小结

麻醉是手术进行的先决条件，它不仅要解决疼痛和肌肉松弛，更重要的是要保证患者的生命安全。麻醉前用药的目的主要是减少麻醉药物的用量和减少呼吸道的分泌物。目前临床上常用静脉复合麻醉和椎管内麻醉，要特别注意全麻苏醒期的护理和脊椎管内麻醉的适应证。在局部麻醉中，要严格控制麻醉药物的用量、浓度、严防麻醉药物误入血管，在血运丰富部位要加一定量的血管收缩剂，延缓药物的吸收，保证患者的生命安全。

自 测 题

A_1 /A_2 型题

1. 非急症手术麻醉前，胃肠道准备要求(　　)
   A. 禁食 12 小时，禁饮水 4～6 小时
   B. 禁食 6 小时，禁饮水 2 小时
   C. 禁食、禁水 4 小时
   D. 禁食 4 小时，禁饮水 5 小时

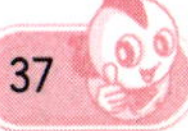

E. 禁食、禁水2小时

2. 腰麻术后去枕平卧6小时是为防止(　　)

A. 血压下降　　B. 头痛

C. 呼吸抑制　　D. 恶心、呕吐

E. 意外情况发生

3. 全身麻醉患者清醒前,最重要的护理是(　　)

A. 每15分钟测生命体征1次

B. 去枕平卧,头偏向一侧

C. 保持输液通畅

D. 注意观察伤口渗血情况

E. 防止意外损伤

4. 麻醉前禁食水的主要目的是(　　)

A. 预防术中呕吐物误吸

B. 防止术中排便

C. 防止术后腹胀

D. 利于术后胃肠功能恢复

E. 防止术后尿潴留

5. 腰麻后头痛的主要原因是(　　)

A. 术中血压下降　　B. 脑脊液外漏

C. 颅内压增高　　D. 迷走神经亢进

E. 精神因素

6. 硬脊膜外隙麻醉最严重的并发症是(　　)

A. 血压下降　　B. 心率减慢

C. 尿潴留　　D. 全脊髓麻醉

E. 呼吸抑制

7. 预防局麻药中毒,无关的是(　　)

A. 术前肌内注射苯巴比妥钠

B. 局麻药中加少量肾上腺素

C. 避免将局麻药注入血管

D. 术前作麻药皮肤过敏试验

E. 限制麻药用量

8. 患者,男,行臂丛麻醉,局部注入利多卡因0.4g后,表现呼吸急促、心率增快、血压升高、谵妄、肌肉震颤。应考虑(　　)

A. 精神高度紧张　　B. 过敏反应

C. 局麻药毒性反应　　D. 局麻药用量不足

E. 局麻药用量过多

9. 张某,男,50岁。在全麻下行胃大部切除术。术后回病房麻醉未清醒,患者血压、脉搏正常,吸气困难,呼吸时喉头有哮音。应考虑(　　)

A. 舌后坠　　B. 呼吸道分泌物过多

C. 喉痉挛　　D. 呕吐物窒息

E. 呼吸节律紊乱

10. 患者,男性,42岁,全麻下胆总管切开取石、"T"形管引流术后2小时,已拔除气管插管,患者意识模糊,生命体征稳定。目前最重要的护理措施是(　　)

A. 监测生命体征　　B. 肢体保暖

C. 保持呼吸道通畅　　D. 防止患者坠床

E. 保持输液通畅

(李　辛)

第5章

外科围手术期护理

患者入院到手术后基本康复，包括手术前、手术中和手术后，这整个过程称围手术期。在外科领域里，优质的围手术期护理与精湛的手术技术是手术成功的关键，缺一不可。虽然手术是治疗外科疾病的重要手段，但其本身也是创伤，可以影响患者身体的完整性，出现一些并发症，甚至还会危及生命；同时接受手术治疗的患者生理上也存在一些问题，心理上对手术有恐惧感，经济上要承担一定的压力。围手术期护理的主要任务就是围绕患者手术前后这一阶段，运用护理程序进行整体护理，以增强机体耐受力，减轻其对手术的焦虑程度，预防手术后并发症，保证手术顺利进行和术后迅速康复所进行的护理。

第 1 节　手术前护理工作

案例5-1

孕妇，28 岁。因妊娠 39 周，臀位入院，拟于第 2 天上午 9 点行剖宫产手术。手术前一晚，该孕妇焦虑不安，不能入睡。

问题：1. 该孕妇术前晚还应做哪些准备？

2. 针对该孕妇目前的心理状况，护士应该如何进行护理？

一、概　　述

从患者决定手术治疗开始到进手术室之间的这一时期的护理叫手术前护理。手术前护理的重点是调节患者的心身状况，使其在最佳状态下接受手术，以保证患者在手术时的安全和配合，减少并发症的发生。完善的手术前准备，是取得手术成功的关键。

二、护理评估

（一）健康史

了解患者的姓名、性别、年龄、种族、文化程度、职业等。了解疾病的诊断、拟施手术、过去史、药敏史及其他影响手术的不良嗜好与习惯。

（1）年龄：中、青年人对手术耐受力较好；而老年人因全身系统退行性变、营养不良、慢性疾病等原因，对手术耐受力较差；新生儿和婴幼儿手术时易并发误吸、呼吸道不通畅、药物及液体过量等，对手术耐受力差。

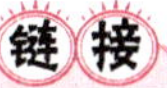

手术类型

按手术的期限性，手术可分为择期手术、限期手术、急诊手术 3 类。择期手术：手术的早晚对病情及预后没有明显的影响，可选择适当的时期，经充分术前准备再做的手术，如可复性疝的修补术等；限期手术：手术时间可以稍作选择，但病情不允许拖得太久，宜尽快术前准备，早日手术，以免耽误诊治机会，如恶性肿瘤的根治术；急诊手术：需在最短的时间内，尽快做好术前准备，马上手术，以挽救患者生命或器官的功能与完整性，如肝、脾破裂修补术。

(2) 性别:某些疾病的发病存在着性别上的差异;另外男女在体质上也存在差别。女性患者还应了解月经情况,有无月经来潮。

(3) 药物治疗史:使用抗凝药易致手术中出血增多;抗菌药与麻醉药一起使用,会加重心脏负担、影响肌松药的作用;镇静安定类药物易诱发低血压而致休克;甾类化合物(类固醇)可影响围手术期应激反应或消化道出血。

(二)身心状况

1. 躯体表现

(1) 体液及电解质:失血、呕吐、腹泻、高热等导致水、电解质及酸碱平衡紊乱。评估患者的精神状态、有无口渴、尿量、皮肤弹性等,了解有无脱水、电解质紊乱及酸碱平衡失调。

(2) 感染:感染的存在一般导致手术的取消或延迟(急症手术除外)。评估患者有无感冒、皮肤感染及其他感染病灶,如扁桃体发炎、牙周炎等。

(3) 心血管功能:高血压及各种心脏病影响心血管功能,在诱导麻醉和手术应激下并发脑血管意外、充血性心衰等,增加手术危险性。应评估患者的血压、心率、心律、脉搏及末梢血液循环情况。

(4) 呼吸系统功能:肺部疾病,如肺气肿、支气管扩张等妨碍肺部 O_2 和 CO_2 的交换能力,容易产生严重的肺部感染。询问患者是否吸烟,密切观察患者呼吸情况,观察患者有无杵状指、哮喘、胸痛、咳嗽、咳痰等。

(5) 肾脏功能:肾小球肾炎、尿毒症等肾功能下降,对水、电解质、酸碱平衡的调节能力下降,影响患者的手术耐受力。评估患者的尿液及尿量,观察患者有无尿频、尿急、尿痛、排尿困难等。

(6) 肝脏功能:长期饮酒、肝炎和肝硬化导致患者肝脏功能低下,从而影响伤口愈合,增加术后感染机会。注意询问患者有无酒精中毒史,评估患者有无黄疸、腹水、蜘蛛痣、肝掌等。

(7) 凝血功能:凝血功能异常引起术中及术后出血。询问患者有无出血倾向史;是否正在使用抗凝血剂,以及有无引起凝血因子缺乏的疾病,观察患者有无牙龈出血、皮肤瘀斑等。

2. 心理-社会状况 大多数人于术前会产生不同程度的心理压力,处于一种紧张的痛苦状态。患者可出现焦虑、恐惧、忧郁、敌意等症状,表现为烦躁、失眠、多梦、食欲下降、角色依赖等。压力影响患者免疫功能,降低机体的抵抗力,同时降低患者对手术的耐受力,增加术后发生并发症的机会。另外,家属对手术的看法;是否给予患者的精神及物质上有力支持;对患者的关心程度;以及家庭经济承受能力等都会间接影响患者的心理状况。

(三)辅助检查

1. 实验室检查 血、尿、大便常规和血液生化。

2. 影像学检查 心电图、X线摄片、B超、CT、MRI等。

3. 其他检查 各专科疾病相应的检查,如膀胱镜检查等。

三、护理问题

1. 焦虑、恐惧 与对疾病的担心,对手术的不了解有关。

2. 潜在并发症 与疾病的严重程度及手术、麻醉的种类有关。

3. 营养失调:低于机体需要量 与患病后摄入不足、丢失过多或机体分解代谢增强等有关。

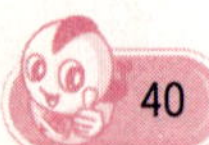

四、护理措施

（一）心理护理

心理问题的严重程度与疾病的严重程度有关；与患者及家属对疾病、手术的了解程度有关；与家属、亲友对其关心与支持的程度有关；与家庭经济承受力有关。首先，应简明扼要地介绍疾病的发生、发展与转归，手术治疗的必要性，术中、术后可能出现的问题及应对方法，手术费用等，使其相信医护人员所做的一切，主要目的是为其解决现存的或潜在的健康问题，告之过度的紧张和焦虑会对疾病和手术造成不良影响。介绍一些类似手术成功的病例，使其树立起战胜疾病的信心，并动员其家属亲友，甚至动员社会力量给予理解、支持，积极筹集资金、准备手术。术前护士还可借助心理学的放松技巧，指导患者冥想、放松，以达到最佳心理状态。

（二）提高手术耐受力的护理

（1）遵医嘱及时完成各项检查与治疗，并观察结果与疗效。

（2）加强营养，手术患者分解代谢增强，营养物质需要量增加，口服能消化吸收者最佳，不能进食者应管饲或肠外营养支持。

（3）保证睡眠与休息，保持病房环境安静与舒适，必要时使用镇静剂。

（三）术前常规准备工作

1. 手术区皮肤准备　简称备皮，是预防切口感染的重要环节。一般择期手术患者术前 1 日进行备皮，包括洗澡或局部清洗、剃毛、修剪指（趾）甲等。特殊手术如无菌性手术，术前 3 日开始备皮，局部清洗，备皮后消毒用无菌巾包裹，必要时手术前 2 小时再进行 1 次。

（1）皮肤准备范围（图 5-1）。

1）颅脑手术：剃去整个头部和颈部的头发及毛发，保留眉毛。

2）颈部手术：自唇下至乳头连线，两侧到斜方肌前缘。

3）胸部手术：自锁骨上窝及肩上，下至脐平，前过对侧锁骨中线。后过对侧肩胛下角，包括患侧上臂、肩及腋窝。

4）上腹部手术：自乳头连线至耻骨联合，两侧到腋后线，剃净阴毛，清洁脐孔。

5）下腹部手术：上平剑突，下至股部上 1/3 前、内侧，包括外阴部，两侧至腋后线。

6）肾区手术：自乳头连线至耻骨联合，前后均过正中线，剃净阴毛，清洁脐孔。

7）腹股沟和阴囊部手术：自脐平至大腿上 1/3 前、内侧，两侧到腋后线，包括外阴部。

8）会阴部及肛门部手术：自髂前上棘连线至大腿上 1/3 的前、内、后侧，包括会阴及臀部。

9）四肢手术：原则是以切口为中心，上、下各超过 20cm。一般要超过远、近端关节或为整个肢体，修剪指（趾）甲。

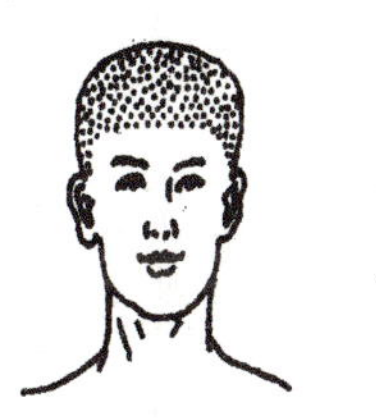

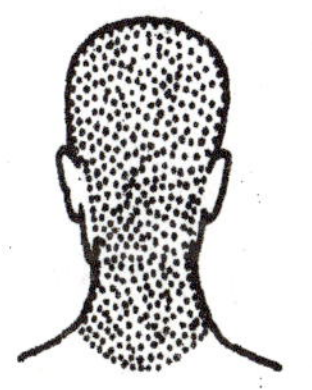

颅脑手术

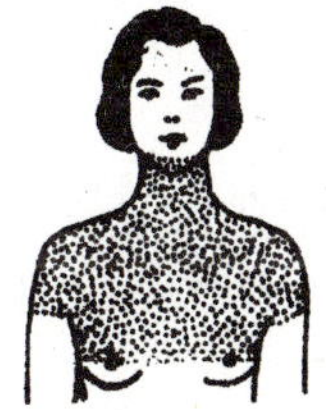

颈部手术

图 5-1　各手术部位备皮

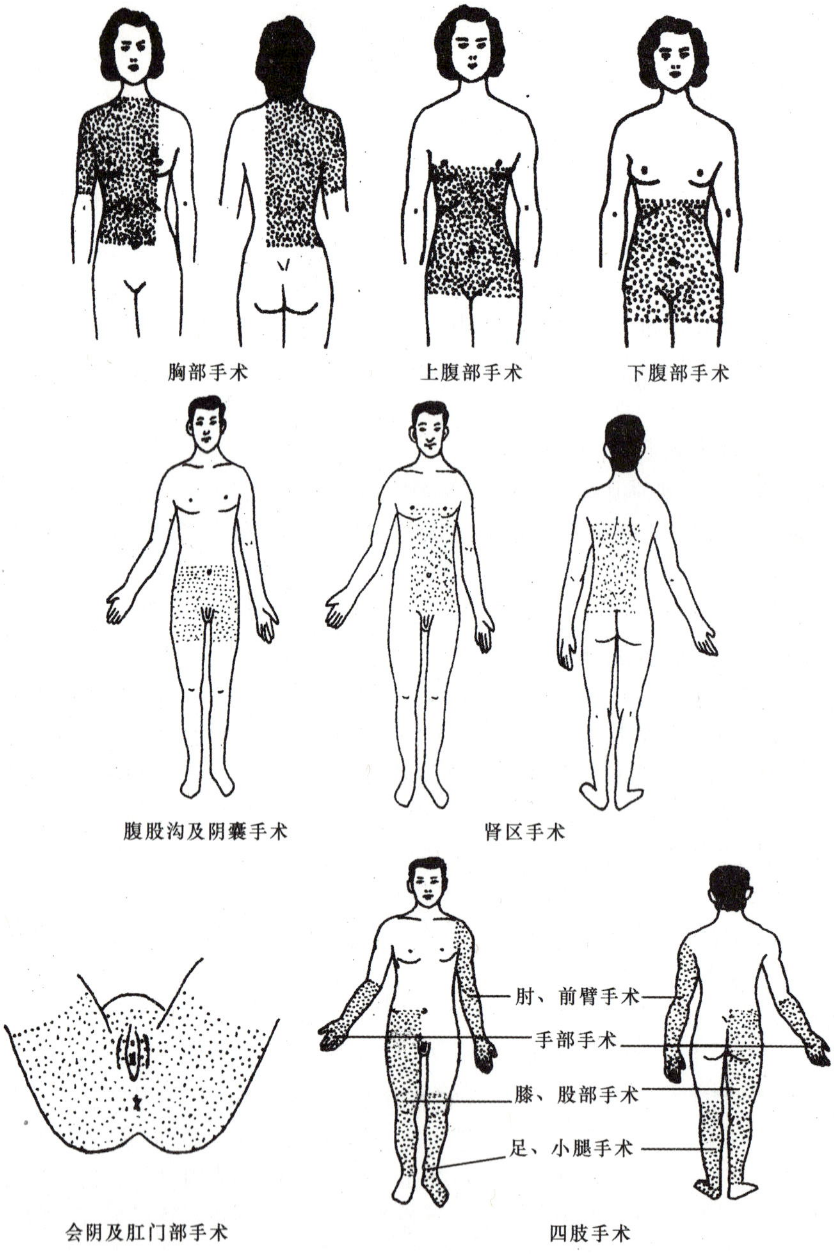

胸部手术　　上腹部手术　　下腹部手术

腹股沟及阴囊手术　　肾区手术

肘、前臂手术
手部手术
膝、股部手术
足、小腿手术

会阴及肛门部手术　　四肢手术

图 5-1　各手术部位备皮(续)

(2) 皮肤准备方法。

1) 用物准备:备皮盘内有备皮刀、纱布、弯盘、橡胶单及治疗巾、毛巾、汽油、棉签、手电筒,治疗碗内盛肥皂水及软毛刷,脸盆盛热水。骨科手术备皮另备 70% 乙醇溶液、无菌巾、绷带。

2) 操作步骤:①向患者解释备皮目的、范围。②将患者接至处置室。如在病室内备皮需用屏风遮挡,注意保暖及照明。③铺橡胶单及治疗巾以保护床单,暴露备皮部位。④软毛刷蘸肥皂水涂局部，一手持纱布绷紧皮肤，另一手持备皮刀分区备净毛发。⑤手电筒照射，仔细检查毛发是否备净及有无刮伤皮肤。⑥毛巾浸热水洗净局部皮肤及肥皂液；必要时腹部手术应以汽油棉签清洁脐部污垢，然后用70%乙醇溶液消毒。⑦备皮完毕，整理用物，妥善安置患者。

3）注意事项：皮肤准备一般在术前1天或当日进行；小手术备皮范围不可少于手术切口周围15～20cm；绷紧皮肤切勿损伤皮肤；备皮区域的皮肤若有炎症或不慎被剃破应治愈后再考虑手术；操作过程要注意保暖，避免受凉感冒；小儿皮肤备皮，一般不剃毛，只作清洁处理。

（3）特殊部位的备皮要求：①颅脑手术：术前3日剪短发，每日洗头1次（急症手术例外）。术前2小时备净头发，用肥皂水洗头，戴清洁帽子。②颜面部手术：尽量保留眉毛，不予剃除。③骨科无菌手术：手术前3日开始准备皮肤。即术前第3日当天用肥皂水洗净，70%乙醇溶液消毒，无菌巾包裹。术前第2日再作消毒、无菌巾包裹。术前1日备净毛发，继续清洗、消毒、无菌巾包裹。手术日晨重新消毒后无菌巾包裹。④阴囊、阴茎部手术：患者入院后局部每日用温水浸泡，肥皂水洗净，术前1日备皮，范围同会阴部手术，剃去阴毛。

2. 皮试　常需作普鲁卡因皮试，青、链霉素皮试，必要时做碘过敏试验，及时向医师报告皮试结果。

3. 胃肠道准备

（1）一般择期手术患者术前12小时开始禁食，4小时禁饮，目的是为了防止麻醉和术中呕吐引起窒息或吸入性肺炎。

（2）胃肠道手术患者，术前1～2天开始进流食或少渣食物，非肠道手术患者术前一般不限制饮食种类。术前应放置胃管，幽门梗阻患者术前3日每晚以温等渗盐水洗胃，以减少胃黏膜充血水肿。

（3）腹部手术患者除急诊手术禁止灌肠外，于术前1日晚用0.1%～0.2%肥皂水灌肠或使用开塞露，排空肠腔内粪便，以防麻醉后肛门括约肌松弛大便排出污染手术区及减轻术后腹胀。肠道手术患者术前3天开始口服肠道不易吸收的抗生素，行清洁灌肠，以防止术后感染。

4. 呼吸道准备　术后咳嗽可使伤口疼痛加剧，压力（颅内压、胸内压、腹内压）升高，不利于伤口愈合，故吸烟者术前1～2周应开始戒烟，有呼吸道感染者应及时使用抗生素。必要时指导患者做深呼吸和有效排痰的练习。①深呼吸：胸部手术的患者教会其腹式呼吸；腹部手术的患者应教会其胸式呼吸；避免手术后由于呼吸运动引起伤口牵拉导致疼痛。②有效咳嗽、排痰：患者取坐位或半坐卧位，用双手扶住切口两侧，限制胸部或腹部活动度。先轻轻咳嗽几声，振动痰液，使其松动，再深吸一口气后用力咳嗽，咳出痰液。

5. 适应性训练　大多数患者手术后1～3天内或更长时间需卧床休息，大小便在床上或室内进行；术前告知或加以练习，可避免术后排便不方便而带来的烦恼。有些患者术后需摆特殊体位，术前亦可告知或指导练习，如甲状腺手术者，术前给予肩部垫枕，头颈过伸的体位训练。

6. 手术日晨的护理　手术当日早晨，测量患者的生命体征，如果患者体温、血压升高或女性患者月经来潮等情况，及时通知医生，必要时延期手术；实施大中手术者，术前作血型鉴定和交叉配血试验；术前备皮；指导患者排尽尿液，估计手术时间长或拟行盆腔手术者，应留置导尿，以免术中误伤膀胱；胃肠道及上腹部手术者应放置胃管；遵医嘱给予术前用药；嘱患者进手术室前将发卡、眼镜、义齿、项链、手表、戒指、手机、钱包等交家属或护士长保管；准备手术需要的物品，如病历、X线摄片、CT及MRI片、引流瓶、药品等，并随患者一并带至手术室。

（四）特殊患者的术前准备

应针对患者的特殊病情进行，目的是使其耐受麻醉与手术的实施。

1. 营养不良的患者　术前应尽可能纠正，若血浆白蛋白在30～35g/L，补充高蛋白饮食；若低于30g/L，遵医嘱输入血浆、人体白蛋白制剂。

2. 近期有短暂脑缺血发作患者　应进一步配合医生检查、治疗；近期有脑卒中史患者，择期手术，至少推迟2周，最好6周。

3. 高血压患者　术前适当控制血压，一般将血压控制在180/100mmHg以下时，手术危险性较小；血压在160/100mmHg以下者，不必作特殊准备。心脏病患者术前应积极纠正水、电解质失衡和贫血；急性心肌梗死患者6个月以内不作择期手术，6个月以上若无心绞痛，可在监测下手术；心衰者在心衰控制3～4周后方可手术。

4. 肝功能情况　肝功能轻度损害者，不影响手术耐受力；肝功能损害较严重或濒于失代偿者，手术耐受力显著减弱，必须经过长时间严格准备，施行择期手术；肝功能严重损害，表现有明显营养不良、腹水、黄疸者，一般不宜施行任何手术；急性肝炎患者，除急症抢救外，多不宜施行手术。

5. 肾功能情况　肾功能损害程度越重，手术耐受力越差。一般轻、中度肾功能损害者经适当药物治疗，都能较好地耐受手术；重度损害者在有效的透析治疗下也能相当安全地耐受手术。

6. 糖尿病患者　糖尿病患者手术耐受力差，组织愈合力差，且易发生感染。术前应严密检测血糖及水、电解质代谢、酸碱平衡的情况。在施行大手术前，要求患者血糖稳定于轻度升高状态(5.6～11.2mmol/L)，尿糖＋～＋＋，使手术时不致因胰岛素过多而产生低血糖，也不致因胰岛素过少而发生酸中毒。

（五）急诊手术患者的术前准备

急诊手术须争取时间，根据病情做好必要的急救处理，同时尽快地进行必要的术前准备，以赢得手术治疗机会。一般急诊手术患者要"四禁"，即禁饮食、禁服泻药、禁灌肠，未明确诊断前禁用止痛剂。

五、健康指导

应在上述护理操作的过程中同时进行，不要生搬硬套地单独说教。主要的内容有：

(1) 介绍疾病、手术的相关知识，使其正确对待疾病与手术。

(2) 介绍术前准备的内容、方法与意义，使其配合进行。

第2节　手术室护理工作

案例5-2

患者，45岁，公务员。洗浴时偶尔发现左侧乳房有肿块，经医生明确诊断为乳腺癌。查体：体温36.5℃，脉搏80次/分，呼吸17次/分，血压110/70mmHg。经充分术前准备后由巡回护士接进手术室进行乳癌根治术。

问题：1. 器械护士和巡回护士的主要职责是什么？

2. 为了防止伤口感染，手术过程中应注意哪些无菌原则？

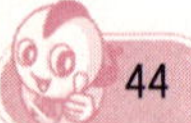

手术室是医院对患者进行诊断与治疗的重要场所，更是外科手术的主要场所。手术室的环境、设备、管理制度与操作规程关系到手术的成败和患者的安危。手术室护理工作是外科护理的重要组成部分。

一、手术室的设置与管理

（一）手术室的设置

1. 手术室的位置　手术室的位置应安排在院内空气相对洁净处，楼层宜较高，但与手术科室要接近，便于接送患者。与相关科室如血库、中心化验室、病理科、放射科、重症监护室等，要尽量靠近，便于术中、术后及时诊断和处理。整个手术室建筑以东西方向延伸为好，主要手术间应建在北侧，因北侧光线稳定，不受阳光直射。

2. 手术室的分区　为保证洁净，防止交叉感染，要求手术室符合功能流程与洁污分区，一般常规将手术室分为 3 个区域，即非洁净区、准洁净区、洁净区。

(1) 非洁净区(非限制区)：设在最外侧手术室进门的一段区域，包括接送患者、堆放污物的走廊等。

(2) 准洁净区(半限制区)：是由非限制区到限制区的过渡性区域，包括器械室、敷料室、洗涤室、清毒室及通向限制区的走廊等。已做好无菌准备的手术人员不可返回此区域。

(3) 洁净区(限制区)：设在手术室的最里面，包括手术间、无菌物品存储室、洗手间等，只允许与手术有关的人员入内。

3. 手术室的配置

(1) 手术间的数目、大小与分类。

1) 手术间的数目与手术科室的病床数有关，两者的比例为 1∶20～1∶25。

2) 手术间的大小与医院的规模、手术的种类有关。普通手术间一般 24～40m^2，特殊手术如心内直视手术，因设备多，故需 60m^2。

3) 手术间的类别有：无菌手术间供无菌手术用，设在限制区最里侧；有菌手术间供感染手术用，设在限制区最外侧；相对无菌手术间供可能污染的手术用，位于两者之间。

4) 手术室内温度恒定在 22～25℃，相对湿度 50%～60%为宜。

(2) 走廊：宜宽，不少于 2.5m，便于运送患者与器材。

(3) 手术间的设置：力求简洁，只放置必需的器具和物品，各种物品应有固定的放置地点，基本设施有：手术床、器械台、无影灯、麻醉机、药品柜、吸引器、氧气筒、输液架、血压计、踏脚凳等。条件较好的医院有空调、心电监护仪、空气净化、中心吸引及供氧装置、显微外科设备等。教学医院还有顶棚参观台、电视录像转播装置等。总之，医院规模越大，级别越高，条件越好，设备越齐全。

（二）手术室的管理

手术室的管理制度与操作规程关系到手术室的无菌条件，影响到患者的安危，故应健全并严格执行。

1. 手术室一般规则

(1) 凡进入手术室人员，应按规定更换手术室所备衣、裤、口罩、帽、鞋。外出时应更换外出鞋。手术完毕，衣、裤、口罩、帽、鞋须放到指定地点。

(2) 严格控制进入手术区人员，除参加手术及有关人员外，其他人一概不准入内。患上

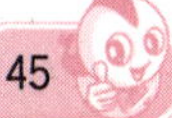

呼吸道感染、面部、颈部、手部感染者不可进入手术室。

(3) 手术室内应保持肃静，不可大声谈笑，禁止吸烟。

(4) 严格执行无菌技术操作，所有工作人员都应相互监督。无菌手术和污染手术严格分开，先作无菌手术，后作污染手术。严禁同时在一室内施行无菌及污染两种手术。

(5) 值班人员应坚守岗位，随时准备接收急症手术患者。

(6) 手术室的工作人员均应熟悉手术室内各种物件的放置地点及使用方法，用后放回原处。急救药品、器材必须随时做好准备，以便立即取用。一般药品及器材应定期检查、补充及保养。

2. 手术室参观制度

(1) 参观者必须经有关部门同意，经手术室护士长安排，按指定手术间、时间进行参观。有条件者最好安排在教室观看闭路电视。

(2) 根据手术间的面积严格限定参观人数($40m^2$ 手术间不超过 6 人，25～$30m^2$ 手术间不超过 4 人)。

(3) 参观者应遵守手术室管理规则，接受医护人员的指导，参观者应立于手术人员身后，不可距手术人员过近，避免污染。

3. 手术间清洁消毒制度

(1) 每天手术结束后，采用湿式打扫法将手术台、器械台、托盘、无影灯、输液架、脚凳、吸引器、门窗各处的污迹清洗干净，拖净地板，所使用的清洁工具一般应选用不掉纤维织物的材料制作，清扫工具应固定使用。

(2) 手术室应每天进行空气消毒，可用紫外线消毒 30～60 分钟。

(3) 每周末彻底大扫除 1 次，对吊顶和墙壁等进行擦拭清洁，打扫后密闭门窗进行空气熏蒸消毒。

(4) 每月做 1 次空气洁净度和生物微粒监测。

(5) 特殊感染手术后，按有关规定和方法随即进行消毒处理。如地面及房间物品的擦拭用 2000mg/L 有效氯消毒液进行消毒。手术室空气可用 $3g/m^3$ 过氧乙酸熏蒸消毒，密闭 30 分钟。

二、常用手术器械和物品的准备与使用

(一) 布类物品

手术室布类物品包括手术衣和各种手术单及手术包的包布，宜细而厚，应选择白色、深绿色或淡蓝色。

1. 手术衣　在术中用于覆盖未经消毒的衣服和手臂，以免细菌侵入手术野，穿上后能遮至膝下；胸腹部及衣袖为双层棉布，胸前有护手袋，袖口有松紧，防止手术时血水浸透，起无菌隔离作用。折叠时将正面叠于内，反面叠于外，领端在外。

2. 手术单　有大单、中单、手术巾、剖腹单、孔巾、各类包布，用于覆盖手术野和无菌区或包裹手术用品及敷料，均有不同的规格要求和折叠方法。

所有布类物品均需经过高压蒸汽灭菌后才能使用，灭菌后无菌包储存于无菌柜内，保存时间为 7 天，过期应重新灭菌。

(二) 手术敷料

包括纱布类和棉花类。须用脱脂棉花制作，以增加吸水性，用于术中压迫止血、拭血及包

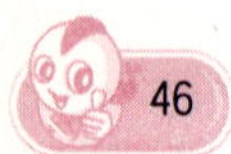

扎等，均有不同规格及使用方法。

1. 纱布类　包括不同大小的纱布垫、纱布块、纱布球及纱布条。

2. 棉花类　常用的有棉垫、带线棉片、棉球、棉签。

各种辅料经加工制作后包成小包或置于无菌敷料器内，经高压蒸汽灭菌后供手术时用。目前，常使用无纺布制成的手术衣、手术巾单、帽子、口罩等一次性物品，价格便宜，节约棉布，使用方便。

（三）常用手术器械名称及用途

基本分为两大类：基本手术器械和专科手术器械。基本手术器械为任何手术的基本工具，专科手术器械为某一专科需要而特制的器械。

1. 刀刃类　有手术刀和手术剪等。

(1) 手术刀：用于切割组织，包括刀片与刀柄(图 5-2)。刀片安装时，用持针器夹持刀片前端背侧，将刀片与刀柄槽对合，向下嵌入；取下时，再以持针器夹持刀片尾端背侧，稍提起刀片，向上顺势推下(图 5-3)；传递手术刀时，传递者左手握持刀片与刀柄衔接处背侧，将刀柄尾端递于操作者右手中(图 5-4)。同理，用右手亦可操作。

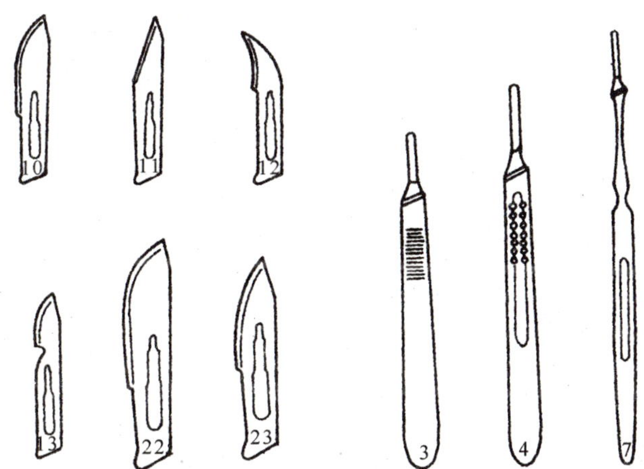

图 5-2　不同类型的手术刀片及手术刀柄

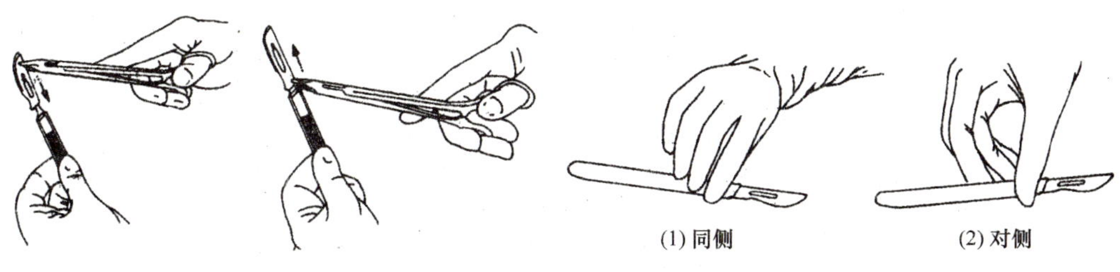

图 5-3　上取刀片法　　图 5-4　手术刀传递法

(2) 手术剪：有组织剪和线剪。组织剪又有直、弯两类，分别用于浅、深部组织的剪开、分离与解剖。线剪用于剪线。传递方法为传递者握持手术剪的中部，弯剪应将弯头向上，然后将剪柄尾端递给操作者(图 5-5～图 5-7)。

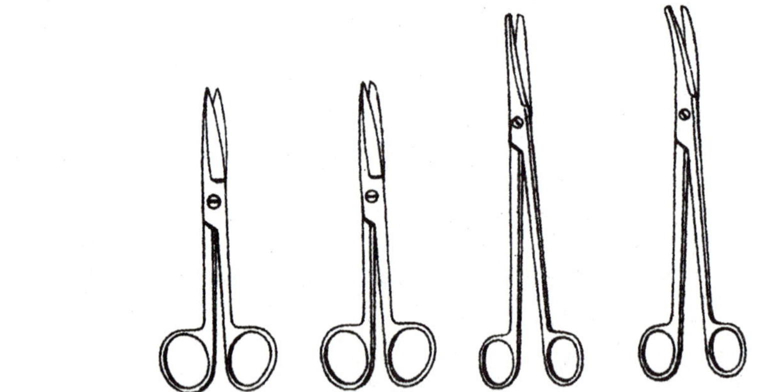

图 5-5 各种手术剪

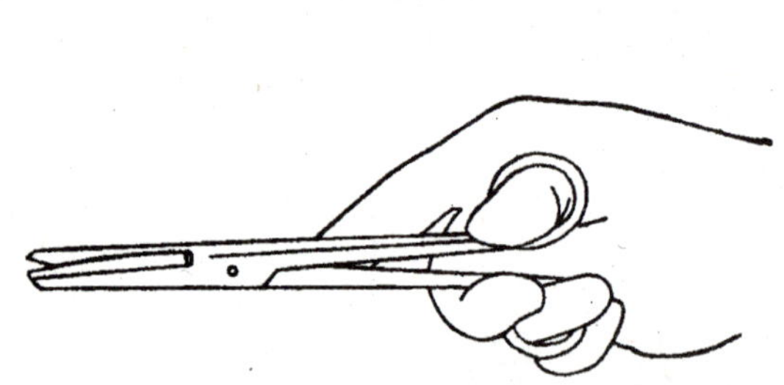

图 5-6 正确持剪法

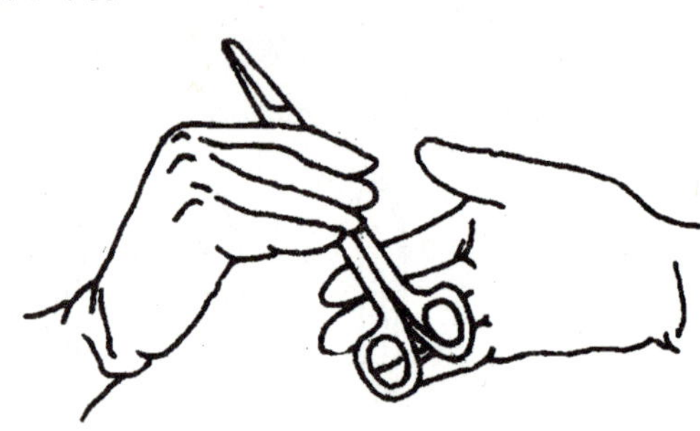

图 5-7 剪刀传递法

2. 钳、镊类 包括各种钳类、镊子等(图 5-8～图 5-13)。

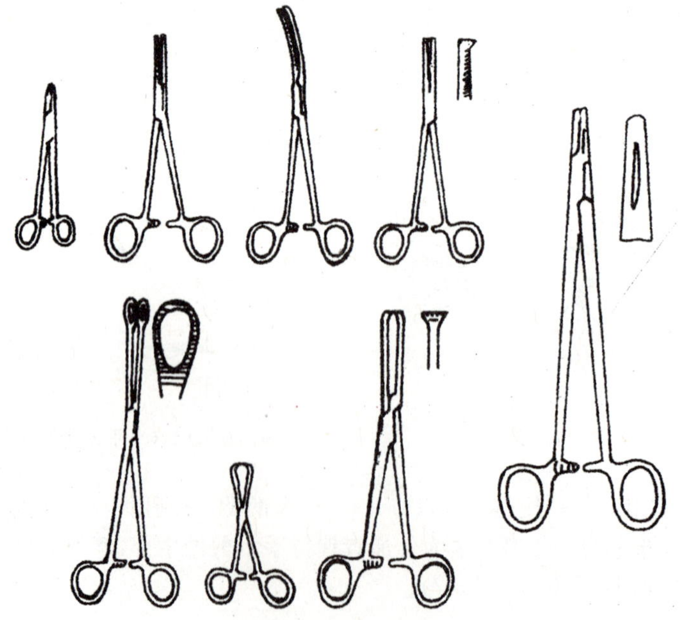

图 5-8 各种钳类

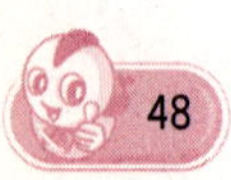

(1) 止血钳：是手术时用来止血或进行钝性分离的器械，直止血钳用于皮下止血，弯止血钳用于深部止血和分离组织。持钳法与递钳法同剪刀的操作方法，弯钳的钳尖背向手掌。

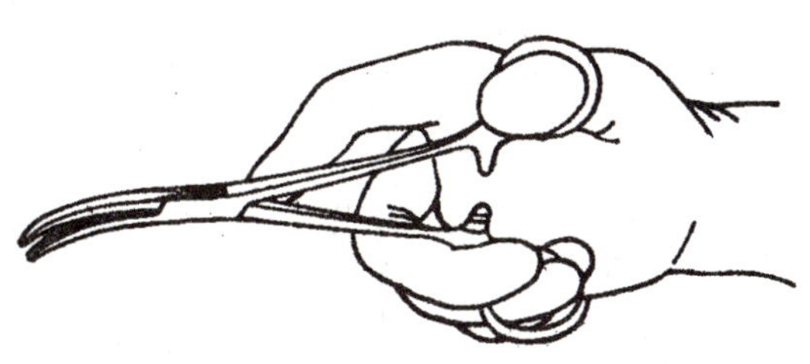

图 5-9　持钳法

(2) 组织钳用于夹持较坚韧组织。

(3) 环钳用于夹持敷料或夹提组织。

(4) 巾钳用于固定手术巾。

(5) 无齿镊用于夹持血管、神经及其他较脆弱组织。

(6) 有齿镊用于夹持皮肤、筋膜等较坚韧组织。

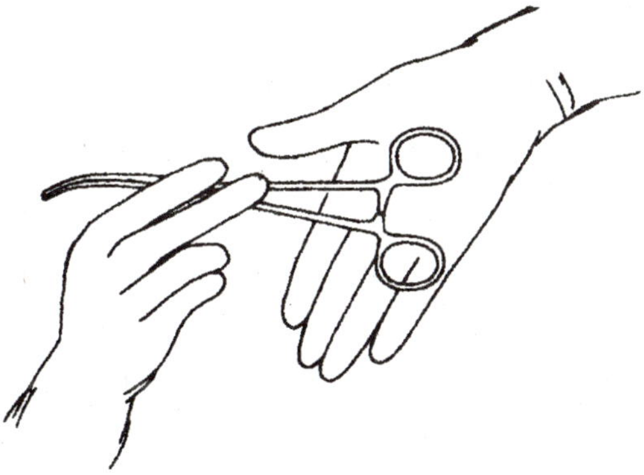

图 5-10　递钳法

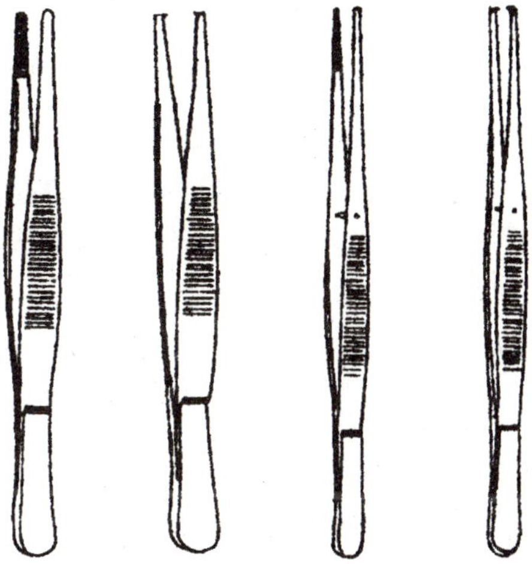

图 5-11　手术镊

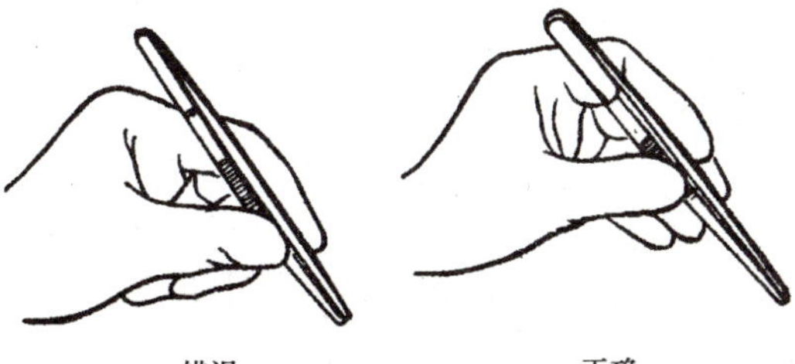

错误

正确

图 5-12　持镊法

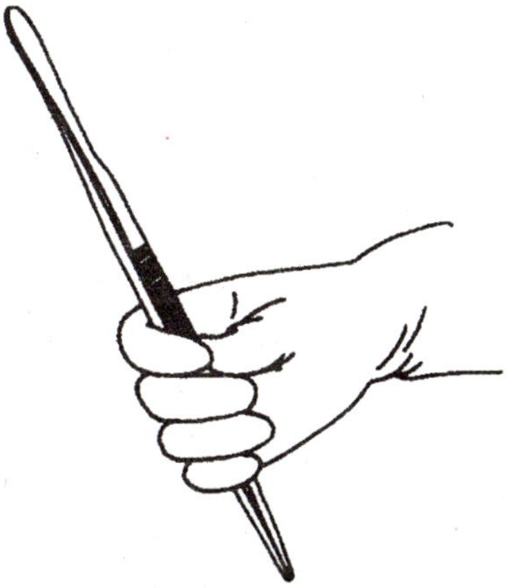

图 5-13　递镊法

3. 牵拉用器械　用于牵开组织、暴露深部手术野，如各种拉钩，自动牵开器等(图 5-14)。直角拉钩用于牵开腹壁，“S”形拉钩用于牵引腹腔脏器，爪形拉钩用于牵开皮肤、肌肉，自动牵开器用于暴露胸、腹腔。

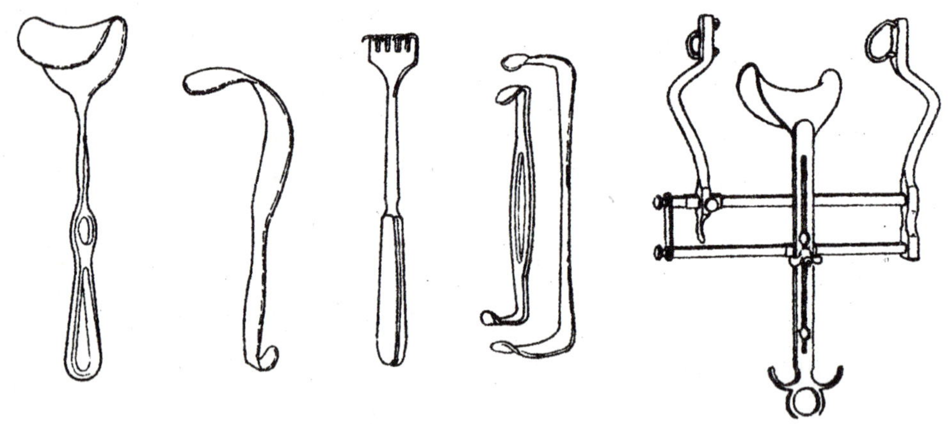

图 5-14　各种拉钩

（四）缝合线

缝合线在手术中用于结扎血管、缝合组织及脏器。线的粗细以号码表明：号码越大，表示越粗，常用的丝线有 1～10 号线。细线则以零表明，零越多，缝线越细。缝合线分为不吸收和可吸收两类。

（五）引流物

常用的引流物有管状引流、纱布条引流、“烟卷”引流、橡皮片引流等。

1. 管状引流物　有一般引流胶管、双腔式引流管、“T”形管、蕈状引流管、气囊导尿管等。其中一般引流胶管、双腔式引流管多用于胸、腹腔或深部组织引流，“T”形管用于胆总管引流，蕈状引流管用于膀胱或胆囊手术引流。

2. 纱布条引流　包括凡士林纱条及碘仿纱条等，用于浅表部位引流。

3. “烟卷”引流　用于腹腔或深部组织的引流，制作时将细纱布卷成卷烟状，外面用橡胶膜缠裹即可。

4. 乳胶片引流条　用于浅表部位引流。

三、手术室护士分工与职责

（一）器械护士工作职责

器械护士又称洗手护士，主要工作是严格监督无菌技术操作规程，管理好器械台，主动而默契地配合手术操作。

1. 准备器械　患者消毒铺单后，经过无菌准备的手术护士上台，打开器械包，将器械物品按手术步骤使用的先后次序分类摆开，并检查是否齐全，不足的请巡回护士补充。

2. 清点器械　手术开始前和手术快要结束、关闭体腔前与巡回护士一起清点台上所有的器械、物品，并登记，术毕再次进行清点，准确无误后签字。

3. 传递器械　手术开始后，按手术操作需要及时准确地将器械、物品传递到操作者的手中。

4. 管理器械　用过的器械及时回收到器械台来，并擦拭干净，重新摆放整齐，以便再次使用。污染了的器械放入药液里浸泡或交台下处理，保持台面清洁、干燥。

5. 监督手术人员的无菌操作　如切开或缝合皮肤前再次用乙醇消毒皮肤，防止器械或

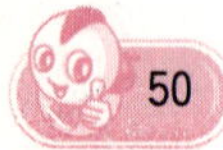

缝线滑落到台面以下，保持无菌巾、单的清洁干燥等。

6. 保管标本　切下来的组织或器官多需做病理检查，妥善放于器械台角上，术后需用10%的甲醛溶液或95%乙醇溶液固定，有些需交给患者家属，让其过目，故不能随意丢弃。

7. 整理伤口　手术完毕，协助医师擦净伤口及引流管周围的血迹，固定引流管并包扎伤口。

8. 术后整理　包括手术台的整理、污物的处理、器械的清洗、手术间的卫生、空气消毒等。

（二）巡回护士工作职责

巡回护士是手术间内的负责护士。主要工作是在指定的手术间内配合手术做台下巡回护理工作。作为台下工作人员，工作范围大，事情繁杂，需要高度的工作热情与责任心才能圆满完成工作任务。

1. 术前访视患者　术前1日到病房了解患者对麻醉、手术的认知程度、耐受力等，简要地介绍有关内容，配合要点，取得患者的信任合作。

2. 手术间的准备　检查当日负责的手术间的各种物品是否齐全、完好，如电源、灯光、吸引器、供氧装置、抢救药品等。

3. 接送患者　术前30～60分钟到病房接患者，注意核对床号、姓名、性别、诊断、手术名称等，检查术前准备工作是否完成并符合要求，如备皮、更衣、胃肠道准备、药物皮试、术前用药等，取下义齿、发夹、手表、项链、手机等，交给家属保管，带上病例、X线片和药物等即可去手术室。术毕送患者及物品回病房并协助病房护士安置好患者的体位。

4. 摆体位　患者到达手术室后，首先根据麻醉需要摆体位，并协助麻醉医师进行麻醉操作，麻醉后根据手术需要摆体位并固定，暴露术野，等待手术人员对其皮肤进行消毒。

5. 协助手术准备　提供手术人员洗手用的物品：无菌手术衣、手套、患者手术区皮肤消毒的药液纱布等，手术开始后随时供应术中所需物品并记录。

6. 清点器械　与手术护士同时进行，并负责记录，最后签字。

7. 配合抢救　手术过程中不能随意离开，应注意手术进展、患者病情变化，如遇危险情况，配合麻醉师对患者实施抢救，如吸氧、输液、输血等。

8. 手术后的整理　送患者回病房后，对手术间进行清理，物归原处，补充用完的物品，空气消毒，检查水、电开关等。

四、手术室护理技术

（一）手术室无菌原则

在手术过程中，所有参加手术的人员必须严格执行一定的无菌操作原则，以保持手术操作的无菌环境。无菌操作原则包括：

(1) 手术开始前，应尽量妥当安置手术所用的一切物品和设备，减少在手术过程中的移动。

(2) 手术开始后，不要打开窗户，不要使用电扇。使用室内空调机时，风口也不能直吹向手术台。

(3) 手术人员穿无菌手术衣、戴无菌手套之后，其肩部以上、腰部以下和背部仍被视为有菌区域，手术人员双手和无菌物品不得与这些区域接触；同样，也不能接触手术台或器械台边缘以下的布单。手术台上使用的手术器械和物品，不能在手术人员的背后传递。

(4) 铺好布单的手术台及器械台属无菌区，其上面放置的手术物品都是无菌的。如果无菌物品已被污染或可疑污染，均应撤离无菌区。坠落至手术台、器械台边缘以下的器械，不得拾回再用。

(5) 在手术中，手套破损或接触到有菌处，应立即更换无菌手套。前臂或肘部触碰到有菌处，应加穿无菌袖套或更换无菌手术衣。无菌布单被水或血液浸透时，应加盖无菌布单。

(6) 在手术中，同侧手术人员如需调换位置时。其中一人先退后一步，与另一人背对背地转身换位；若与对侧手术人员调换位置，应面向手术台绕到对侧；在经过未穿无菌手术衣人员的面前时，应相互让开，以免碰撞污染。

(7) 手术中尽量少说话，咳嗽、打喷嚏时，应将头转离手术台。为防手术人员滴汗，可在其前额部加一无菌汗带。手术人员请他人擦汗时，头应转向一侧。

(8) 巡回护士从无菌容器或无菌包中取无菌物品时，要用无菌持物钳夹取，同时注意其身体应与无菌物、无菌区保持一定距离，并避免前臂跨越无菌区。倾倒无菌溶液时只许瓶口进入无菌区边缘的上空。无菌容器打开后，及时盖好，减少暴露。无菌包中无菌物品一次未取完时，及时包好，并限 4 小时内使用，否则要重新灭菌处理。如果要取出小无菌包内的全部物品时，也可用左手持无菌包，用右手打开外包布，并抓住外包布的四角以裹住左手，稳妥的将包内物品直接递向手术台。凡取出的无菌物品，虽未被使用，也不能再放回无菌容器(包)中。

(9) 手术室严格限制参观人数。凡参观手术的人员，不得靠手术者太近，也不可站得过高，尽量避免在室内走动。

(二) 手术人员的准备

为保证手术室的环境清洁和空气洁净，凡进入手术室的人员必须换鞋、更衣、戴帽子和口罩，参加手术的人员还要进行手臂消毒、穿无菌衣、戴无菌手套。

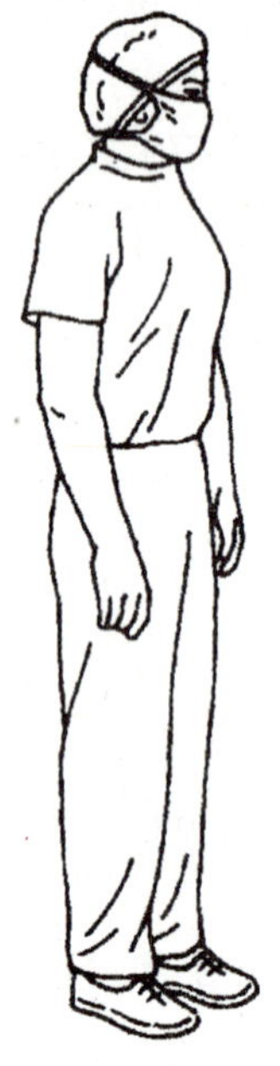

图 5-15 手臂消毒前的准备

1. 一般准备

(1) 修剪指甲。

(2) 着装准备：换手术室准备的洗手衣、口罩、帽子及鞋子。注意：洗手衣应扎入裤中，衣袖卷至肘关节以上 10cm(图5-15)。

2. 消毒手臂 目的是去除双手和前臂皮肤表面的细菌，简称外科洗手。常用的方法有碘伏擦手法，传统的方法有肥皂刷手法，随着新型消毒液的不断问世，消毒手臂的方法也在不断地发生改变，但原则只有一个，就是灭菌效果越来越好，操作越来越简单。

(1) 肥皂水刷手法。

1) 先将双手及前臂用肥皂和清水洗净。

2) 用消毒毛刷蘸取消毒肥皂液刷洗双手及手臂，从指尖到肘上 10cm。刷洗时，把每侧手臂分成从指尖到手腕、从手腕至肘及肘上臂 3 个区域依次刷洗，每一区域的左、右侧手臂交替进行。刷手时尤应注意甲缘、甲沟及指蹼等处。刷完一遍，指尖朝上肘向下，用清水冲洗手臂上的肥皂水。然后，另换一消毒毛刷，同法进行第 2、3 遍刷洗，共约 10 分钟。

3) 将手臂用折成三角形的无菌小毛巾从指尖至肘部擦干，每侧手臂用一面，擦过肘部的毛巾不可再擦手部，以免污染。

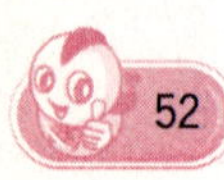

4) 将双手及前臂浸泡在 75%乙醇溶液桶内 5 分钟，浸泡范围至肘上 8cm 处。若乙醇过敏，可改用 1∶1000 苯扎溴铵溶液浸泡，也可用 1∶5000 氯己定溶液浸泡 5 分钟。

5) 浸泡消毒后，保持拱手姿势待干，双手不得下垂，不能接触未经消毒的物品，否则需重新浸泡消毒(图 5-16)。

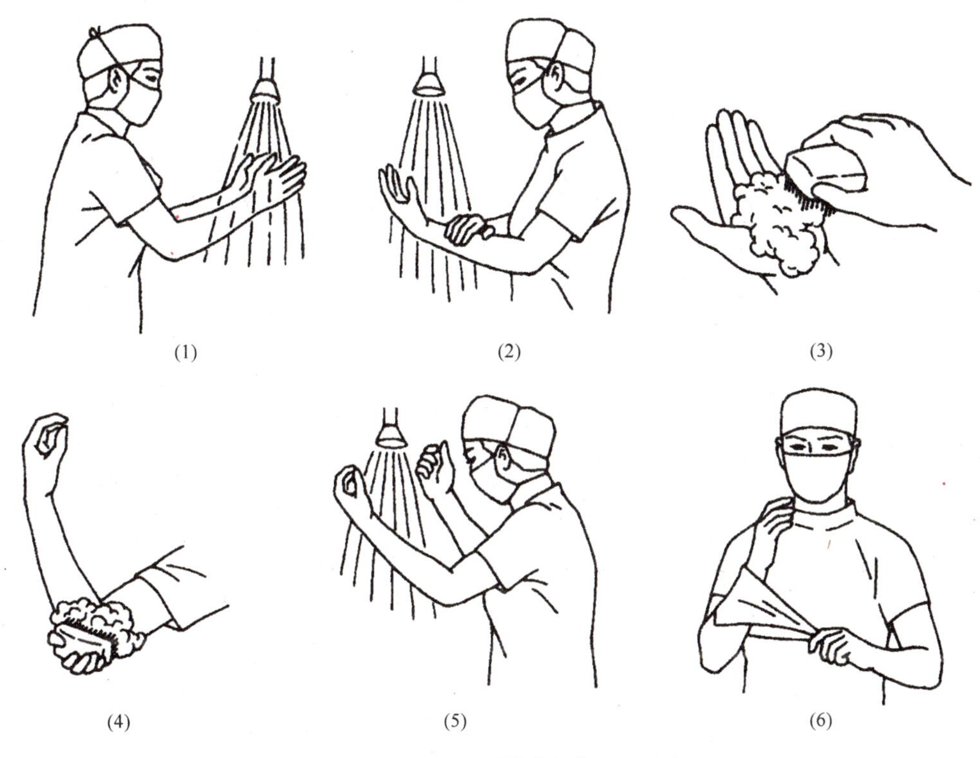

图 5-16　刷手步骤

(2) 碘伏刷手。

1) 按传统肥皂水刷手法刷洗双手、前臂至肘上 10cm，约 3 分钟。清水冲净，用无菌巾擦干。

2) 用浸透 0.5%碘伏的纱布，从一侧手指尖向上涂擦直至肘上 8cm 处，同法涂擦另一侧手臂，注意涂满，时间为 3 分钟。换纱布再擦一遍。保持拱手姿势，自然干燥。目前应用的消毒液品种还有很多，如碘尔康、活力碘等，使用方法基本相同。

(3) 灭菌王刷手法。

1) 用肥皂水洗净双手、前臂至肘上 10cm，用清水彻底冲净。

2) 用蘸灭菌王 3～5ml 的消毒毛刷刷手、前臂至肘上 10cm，3 分钟，流水冲净，用无菌毛巾擦干。

3) 用蘸满灭菌王的纱布涂擦，从手指尖到肘上 8cm 处，自然待干。

3. 穿无菌手术衣　目的是进一步减少手术人员手臂上的细菌与患者伤口接触的机会(图 5-17)。

(1) 洗手后，拱手姿势走到无菌台前，取无菌手术衣 1 件，退到比较空旷的地方(前面无障碍物就行)，圆领对向自己。

（2）提起衣领两角，把衣服放下抖开，将衣服轻轻向上抛起，两手五指并拢伸直，对准袖笼迅速准确插入，双手向前伸直，不能高过肩，低于腰，超过腋前线。

（3）巡回护士在身后协助提拉手术衣的里面，使穿衣者的手伸出袖口外，巡回护士系好后面的衣带，穿衣者微屈上身，双手交叉提起腰带，巡回护士在其身后接过腰带并系好，穿衣者双手回到胸前，保持拱手姿势。注意巡回护士协助穿衣时，不能接触手术衣的外面。

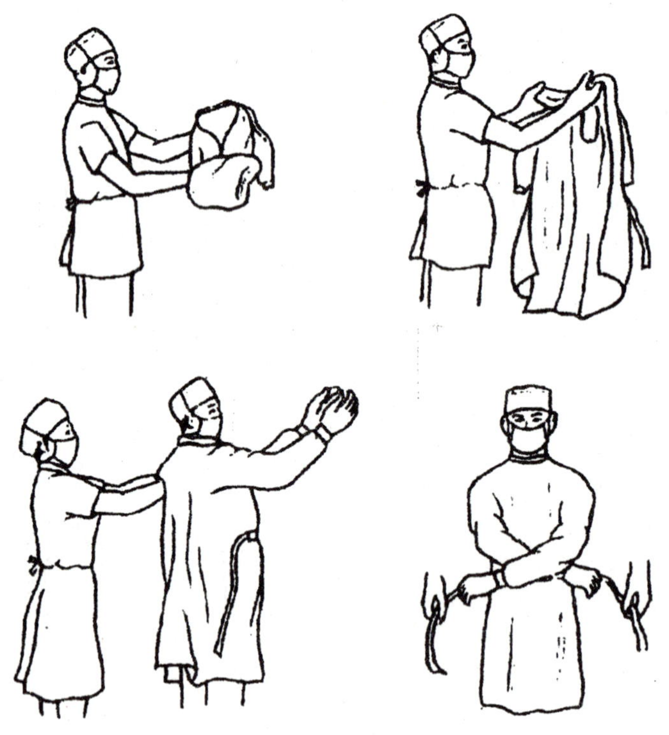

图 5-17　穿手术衣

4. 戴无菌手套（图 5-18）

（1）穿无菌手术衣后，拱手姿势走到无菌台前，要求巡回护士提供一双适合自己手大小的无菌手套，取出滑石粉，轻轻抹在手掌、手指、指间、手背。

（2）捏住手套的反折端，打开手套检查是否是一对，且方向是否正确、无误。

（3）一手捏住手套反折面，一手对准五指插入，戴了手套的四指（大拇指除外）插入另一手套的反折下，没戴手套的手、五指对准手套插入，整理手套的反折部分，盖住袖口。

注意戴手套的原则是：没戴手套的手不能接触手套的外面，戴了手套的手不能接触手套的里面。

5. 穿全遮盖式手术衣及戴手套　目前许多医院已使用全遮盖式手术衣（又称遮背式手术衣），它有三对系带：领口一对系带；左襟背部与右襟内侧腋下各一系带组成一对；右襟宽大，能包裹术者背部，其上一系带与左腰部前方的腰带组成一对。

（1）同传统方法穿上无菌手术衣，双手向前伸出袖口外，巡回护士协助提拉系好两对系带，即领口的一对系带和左襟背部与右襟内侧腋下的一对系带。

（2）按常规戴好无菌手套。

（3）术者解开腰间活结（由包裹术者背部的右襟带子与左腰带结成）。

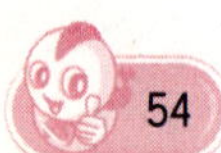

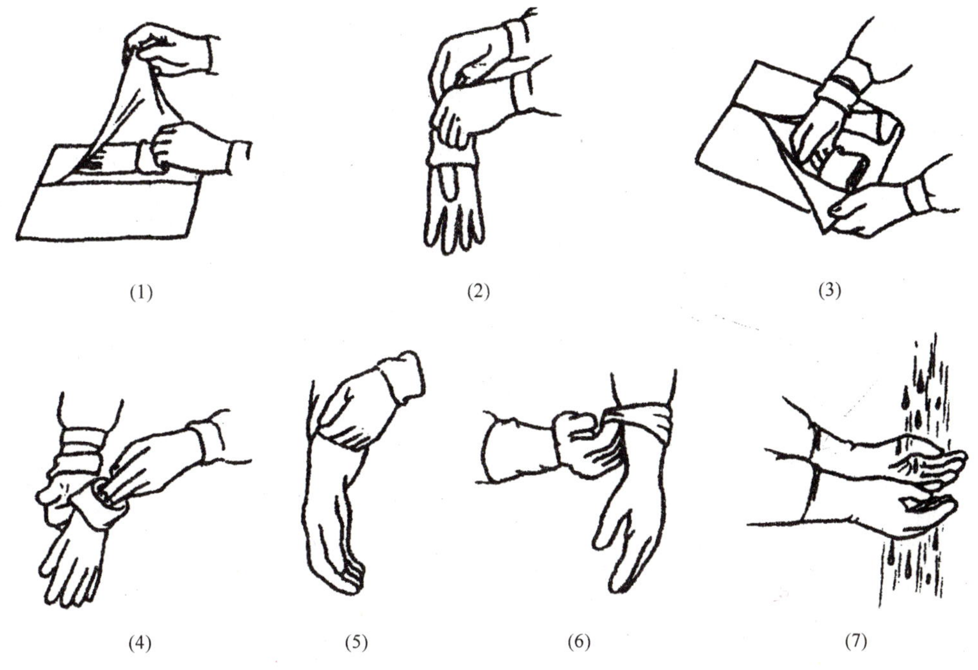

图 5-18　戴无菌手套

(4) 由巡回护士用无菌持物钳夹取右襟上的带子，由术者后面绕到前面或术者旋转身体，使手术衣右襟遮盖背部左襟，将带子交术者与左腰带一起系结于左腰部前。

6. 连台手术更衣法　无菌性手术完毕，手套也未曾破损，若须连续进行另一台手术时，可按下列程序更换手套与手术衣。

(1) 洗净手套上的血渍，在巡回护士协助下先脱手术衣，后脱手套。注意皮肤不与手术衣、手套外面接触。

(2) 以流水冲去手上的滑石粉，用无菌毛巾揩干后，浸泡在 70%乙醇溶液中 5 分钟。

(3) 重新穿无菌手术衣戴无菌手套。

注意若先做的是感染手术，需连台手术时，必须按常规重新刷洗手。

穿好了无菌手术衣、戴好了无菌手套者，双手必须置于胸前，保持拱手姿势，必要时可放入胸前的保护袋里。此时的绝对无菌区域为：肩以下，腰以上，两侧腋前线以前及双手、前臂。

（三）器械台布置与管理

1. 手术器械台要求　手术器械桌要求结构简单、坚固、轻便及易于清洁消毒，有轮可推动；桌面四周有栏边，栏高 4～5cm，防手术器械滑落。一般分为大、小两种。准备无菌桌时，应根据手术的性质及范围，选择不同规格的器械桌。使用时铺上 4～6 层无菌巾，即可在其上面摆置各种无菌物品及器械(图 5-19)。

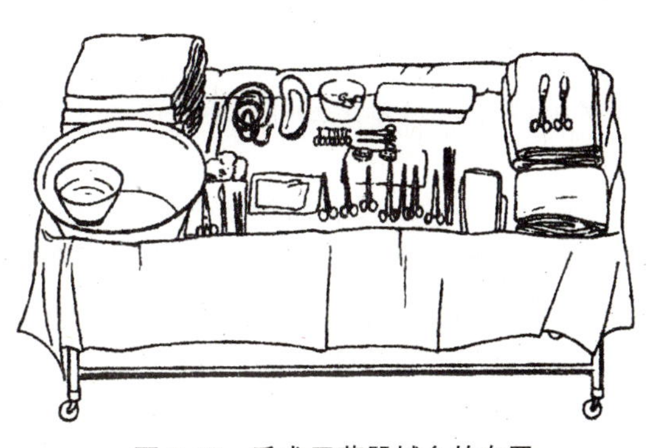
图 5-19　手术无菌器械台的布置

2. 铺无菌器械台的步骤　巡回护士

把手术包放于器械桌上，用手打开包布的外层（双层无菌布），只接触包布的外面，由里向外展开，保持手臂不跨过无菌区。用持物钳打开第 2 层包布。手术护士刷手后，可用手打开第 3 层包布。铺在桌面上的无菌布单共厚 6 层，无菌单应垂下桌面不少于 30cm。手术护士穿好无菌手术衣及戴无菌手套后，将器械按使用先后顺序及类别整齐排列在无菌桌上。

3. 使用无菌台原则

(1) 铺好备用的无菌桌超过 4 小时后不能再用。

(2) 凡垂落桌缘平面以下物品应视为已污染，必须重新更换。

(3) 术中污染的器械、用物不能放回原处。如术中接触胃肠道等已污染的器械应放于弯盘内，勿与其他器械接触。如有水或血渗湿者，应及时加盖无菌巾以保持无菌效果。

(4) 手术开始后，该无菌桌仅对此手术患者是无菌的，桌上器械物品不许用于其他患者。

(5) 手术护士应及时清理无菌桌上器械及用物，以保持无菌桌清洁、整齐、有序，并及时供应手术人员所需的器械及物品。

4. 器械托盘为高低可调的长方形托盘，盘面为 48cm×33cm，横置于患者适当部位之上。如为胸部手术，则托盘横过骨盆部位；颈部手术，则置于头部以上。在手术准备时摆好位置，手术区铺单时用双层手术单包盖妥当，其上再铺手术巾，为手术时放置刀、剪、钳等常用器械和物品之用。

五、患者手术时的安全护理要点

（一）接送患者原则

1. 接送患者一律用手术室专用平车。外科手术科室平车接送至手术室非限制区，由手术室专用平车将患者接送出入手术室，并注意安全。

2. 接送患者要严格查对科别、姓名、性别、年龄、病室号、病床号、住院号、诊断、手术名称及部位、麻醉方法等，无误后送患者于指定手术间的手术台上。

3. 患者进入手术室后必须戴清洁帽、换鞋等，巡回护士要认真做好核查和麻醉前的准备工作，同时加强患者心理准备，减轻其焦虑、恐惧等心理反应，以配合手术的顺利进行。做好患者病历、X 线片、物品等交接手续。

4. 手术结束后，待生命体征平稳、病情允许时将患者送回到病房，并与病房护士交接术后注意事项，输液、输血情况，病历及随带物品等手续。

护理警示

目前临床上因为手术室护士接送患者查对不严出现的护理事故比较多，接错了手术患者、暴露错了手术部位等等。因此，护士应意识到严格查对患者的重要性，把手术室差错事故降至最低。

（二）手术体位的安置

患者到达手术室后，首先根据麻醉需要摆体位，并协助麻醉医师进行麻醉操作，麻醉后根据手术需要摆体位并固定，暴露术野，等待手术人员对其皮肤进行消毒。

安置手术体位时应考虑以下要求：①患者安全舒适，骨隆突处要衬海绵垫或其他软垫，以免压迫性损伤。②按手术要求，充分暴露手术野。③不影响呼吸和循环功能，在胸、腹下面放置软垫时，垫与垫之间要留一定空间。④避免神经、血管受压，上肢外展不得超过 90°，以免损伤臂丛神经；下肢要注意保护腓总神经。⑤便于麻醉和病情监测。

1. 仰卧位　为最常见的体位（图 5-20）。

(1) 水平仰卧位：常用于腹部手术。患者仰卧；两臂用中单固定在体侧；头部置软枕；膝

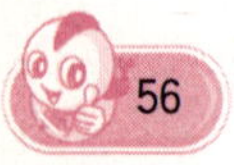

部用较宽固定带固定，膝下放一软枕；足跟部用软垫保护(图 5-20)。

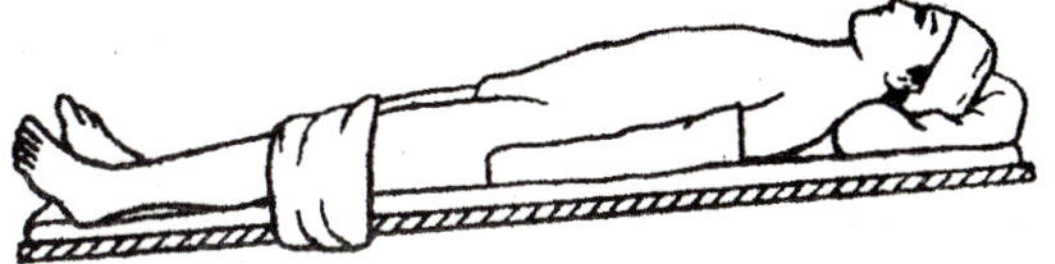
图 5-20　腹部手术仰卧位

(2) 乳房手术：患者仰卧位，手术侧靠近台边；肩胛下垫以卷折的中单；上臂外展，置于臂托上；对侧上肢用中单固定于体侧；其余与水平仰卧位相同(图 5-21)。

(3) 颈部手术：取头过伸仰卧位：患者仰卧位；手术台躯干部抬高 10°～20°，头板适当下落；颈后垫以圆枕，双肩下垫一肩垫，使头颈向后仰或转向健侧；其余与水平仰卧位相同(图 5-22)。

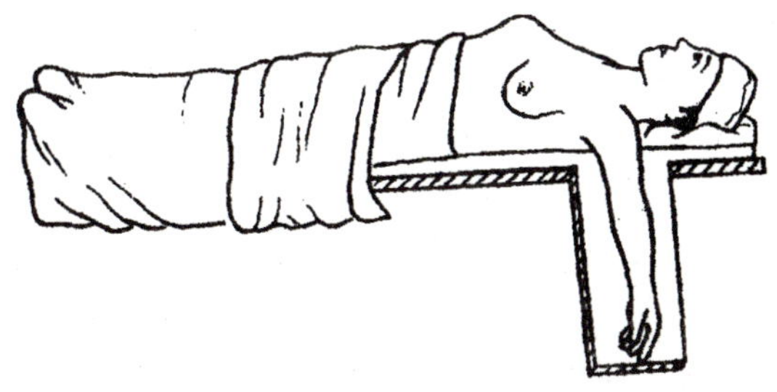
图 5-21　乳房手术仰卧位

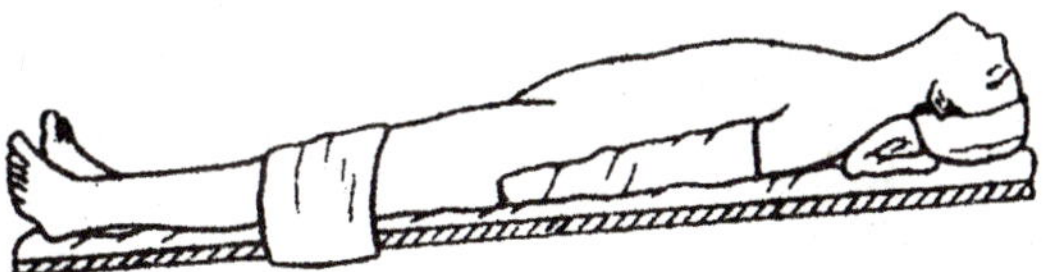
图 5-22　颈部手术仰卧位

2. 侧卧位

(1) 胸部手术：患者健侧侧卧 90°；背部、胸部、腋下各垫一软枕；两手伸直固定在托手架上；多数需上面一腿屈曲 90°，下面一腿伸直，两腿间用软枕垫妥；髋部及膝部以固定带固定(图 5-23)。

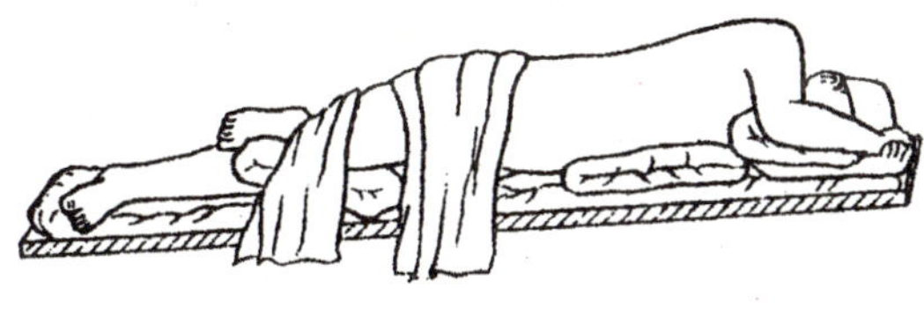
图 5-23　胸部手术卧位

(2) 肾部手术：患者健侧侧卧 90°，肾区对准手术台腰桥；两手臂伸展，固定在托手架上；腰部垫软枕，将手术台桥架摇起，上面一腿伸直，下面一腿屈曲 90°，两腿间用软枕垫平；将头尾部适当摇低，使腰部抬高便于手术野暴露明显；臀部及腘窝处用固定带约束(图 5-24)。

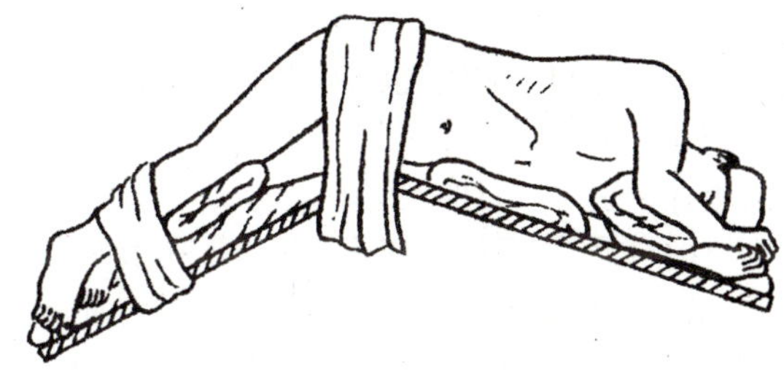
图 5-24　肾部手术卧位

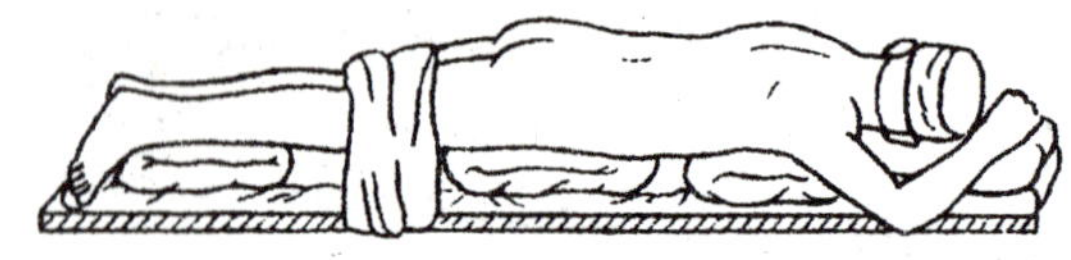

图 5-25　俯卧位

3. 俯卧位　用于脊柱及其他背部手术。患者俯卧，头转向一侧或支撑于头架上；在胸上部、耻骨及髂棘处各放大小合适的软枕，使患者腹部不接触床面，减轻对胸腹部压迫；患者双臂半屈，置于头旁；小腿、足背垫一软枕，使踝关节自然下垂，腘窝部用固定带固定；手术床的头、足端均摇低使胸椎间隙拉开，充分暴露术野(图 5-25)。

4. 膀胱截石位　适用于会阴部、尿道、肛门部手术。患者仰卧，臀部位于手术床尾部摇折处，臀下及手术台摇折下垂部覆以橡皮单，必要时在臀下放一小枕，以便手术操作；患者换上裤套，两腿分放在两侧腿架上，腘窝部垫以软垫，外用扎脚带固定(图 5-26)。

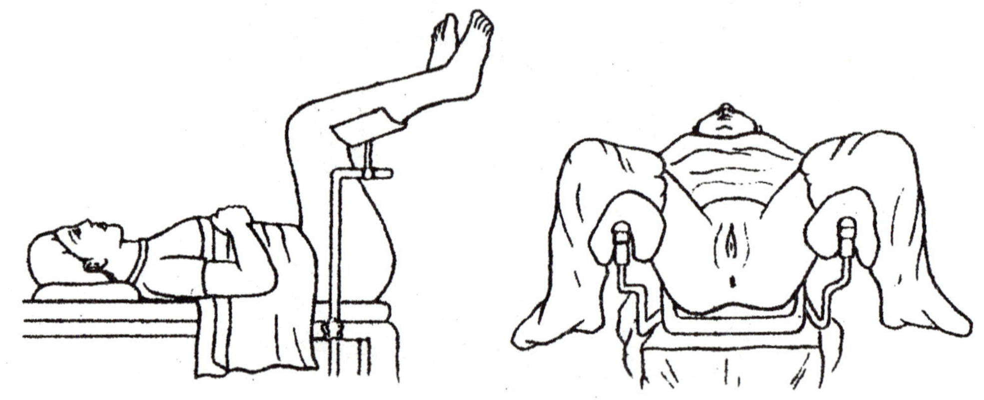

图 5-26　膀胱截石位

（三）患者手术区皮肤消毒

此项工作一般由第一助手或低年资医师担任，但护士应熟悉消毒的范围与方法，以协助并监督医师完成此项工作。

具体操作如下：先检查暴露范围够不够，手术区皮肤有无破损、感染，如正常，即进行消毒。消毒者洗手后不穿无菌手术衣，站立于患者的右侧，消毒钳取蘸满药液的纱布两块，右手持消毒钳以切口为中心，向四周涂擦，污染或感染部位手术则从四周向中心涂擦。消毒的范围应包括手术切口周围大于 15cm 的区域。消毒完毕准备铺单。

注意事项：①消毒时要稍微用力。②消毒皮肤不能留有空白，如有空隙，应及时补上，不能消毒完了再补。③消毒者的手及消毒纱布不能接触患者的衣物或其他物品。

（四）手术区铺单法

此项工作多由第一助手和术者共同完成，也可由器械护士协助完成。具体操作如下：

1. 铺无菌巾　手术区皮肤消毒后，由第一助手和器械护士铺盖无菌巾，第一助手接过器械护士传递的第 1 块无菌巾铺于手术切口的相对不洁区或手术区的下侧(注意折边朝下)，接过第 2 块无菌巾铺于第 1 块的对侧，同理折边朝下，第 3 块一般铺对侧(铺单者的对侧)，第 4 块铺自己一侧，最后在切口的四周用巾钳将无菌巾固定。这时消毒铺单者去泡手或再次消毒手臂，穿衣戴手套，准备手术。铺单由其他同台参加手术人员继续进行。

2. 铺中单　中单有两块，一般由术者操作。先拿一块，看好单边，单边对准切口的一边(多为下边)，左手托起布单，右手翻开布单并找出布单的另一端，交给对面的助手，两人同时

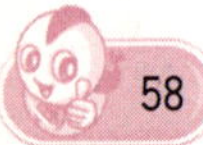

找到并抓住布单的两个角(注意保护手不被污染)，把布单展开，同法铺另一端(多为上端)的中单。

3. 铺大单　也叫洞单。先看好洞单的方向，箭头所指多为头端，将洞单置于切口上方一半的位置，左手托起，右手找到洞单的另一端交给对侧的助手，两人同时翻开布单并找到布头，注意保护手，一般先展开下端，再展开上端，铺单完毕。

注意事项：严格无菌操作，戴了手套的手和没戴手套的手不能接触，铺下的布单只能向外移动，铺对侧的无菌巾不能从切口上方飘过，切口大小要适宜，手不能碰到其他物品。

第 3 节　手术后护理工作

案例5-3

患者，男性，58 岁，有 20 余年吸烟史，因胃癌而接受手术治疗，手术后出现发热、呼吸和心率加快，右侧胸部叩诊呈实音。

问题：1. 该患者术后可能发生了什么并发症？

2. 针对该患者目前情况，护士应该如何改善其肺通气功能障碍？

一、概　　述

自患者手术完毕回病房到患者出院这一时期的护理叫术后护理。这一时期的护理重点是评估手术对患者生理活动的影响程度，预防和及时发现并处理并发症，尽可能减轻患者的躯体不适，促使早日康复。

二、护 理 评 估

(一) 术中情况

了解患者实施了何种麻醉、手术，术中出血、输液、输血情况，有无意外发生等。

(二) 身体状况

1. 全身情况　目前患者神志、面色、生命体征、尿量等情况怎样。

2. 局部情况　伤口敷料是否干燥、引流管来自何处，固定是否牢靠，何时开通，引流物的量、性状及颜色等。

3. 术后不适及潜在的并发症　伤口疼痛的程度如何，有无恶心、呕吐、腹胀及尿潴留，有无出血、感染征兆。

4. 心理-社会状况　了解患者及家属对术后恢复的期望值，对康复知识的掌握程度等。

三、护 理 问 题

1. 不舒适　疼痛、腹胀、恶心等，与手术创伤、体液平衡紊乱有关。

2. 焦虑　对手术预后及术后不适的担心。

3. 体液不足　与术中体液丢失、术后呕吐、禁食有关。

4. 清理呼吸道无效　与伤口痛不敢咳嗽，痰液黏稠有关。

5. 营养失调：低于机体需要量　与手术创伤、术后禁食有关。

6. 潜在并发症　出血、感染等。

四、护理措施

患者进手术室后，即应按麻醉种类、手术的大小安排床位并铺好床，准备患者回房后所需物品，如吸氧、吸痰、吸引及监护装置等。待患者送回病室后，要轻柔而平稳地搬移至病床上，注意避免引流管脱出，然后接上各种引流管。做好保暖工作，在患者尚未清醒或麻醉未消失前，不要贴身放热水袋取暖，以免烫伤。病室应保持安静，尽量少干扰患者休息。

（一）一般护理

1. 体位　先根据手术后麻醉方法安置体位。

(1) 全麻未清醒患者取去枕平卧位，头偏向一侧，便于口腔分泌物或呕吐物流出，以防止误吸导致患者窒息或吸入性肺炎。

(2) 蛛网膜下腔麻醉患者应去枕平卧6～8小时，以防止腰麻后头痛。

(3) 硬膜外麻醉患者应平卧4～6小时，因手术后常有血压波动。

待麻醉反应消失后，可根据手术部位及治疗要求调整体位：

1) 颈、胸部手术患者取高半坐卧位，便于呼吸及有效引流。

2) 腹部手术患者取低半坐卧位或斜坡卧位，有利于改善呼吸、循环和腹腔炎性渗出物积聚于盆腔。

3) 颅脑手术患者将头端抬高15°～30°，呈头高脚低斜坡卧位，有利于静脉回流，减轻脑水肿。

4) 脊柱手术患者可取俯卧位或仰卧位。患者将根据治疗要求而定。

2. 保证有效的引流

(1) 妥善固定引流管，防止移位和脱落。

(2) 保持引流通畅，引流管切勿扭曲、压迫、阻塞。

(3) 观察并记录引流液的量、性状和颜色。

(4) 每天更换引流接管及引流瓶1次，应注意无菌操作。

(5) 掌握各类引流管的拔管指征、时间及方法。

1) 一般切口胶片引流条在术后1～2天拔出。

2) 烟卷引流条4～7天拔出。

3) 腹腔引流物术后5～7天拔出。

3. 促进切口愈合　手术后应注意观察伤口有无渗血、渗液、敷料脱落以及伤口有无感染等情况。若敷料脱落和污染，应及时更换。若伤口疼痛明显，有红肿、渗液多，应及时通知医生，采取理疗、抗感染、换药等早期处理。

4. 指导早期活动　对手术后患者，原则上都应鼓励早期床上活动，或争取在早期下床活动。早期活动可增加肺通气量，改善全身血液循环，促进切口的愈合，有助于减少腹胀和尿潴留的发生。早期下床活动，应根据患者的耐受程度，逐步增加活动量。在患者已清醒、麻醉作用消失后，即手术当日就应鼓励在床上活动，如深呼吸，四肢主动活动及间歇翻身等。手术后第1～2日开始，就可试行离床活动。先坐在床沿上，作深呼吸和咳嗽，再在床旁站立，并稍作走动，然后逐步增加活动范围、次数和时间。凡是休克、心力衰竭、严重感染、出血等重症患者和极度虚弱的患者，以及施行某种有特殊固定、有制动要求的手术患者，均不应过早离床活动。

5. 饮食和营养　患者开始饮食的时间应根据手术部位、麻醉种类和肠蠕动恢复情况决定。

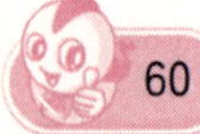

(1) 非腹部手术、局部麻醉、全身反应较轻或无明显反应，手术后即可进食。

(2) 蛛网膜下腔麻醉和硬脊膜外腔麻醉者术后 6 小时可根据需要适当进食。

(3) 全身麻醉者，应待麻醉清醒，无恶心、呕吐反应，方可进食；全麻大手术后亦可在手术次日进食。

(4) 腹部手术尤其是胃肠手术后，一般需禁食 2～3 日，待肠蠕动恢复、肛门排气后可开始进少量流食，逐步增加到全量流食；一般在术后第 5～6 日可进半流食，7～9 日可以过渡到软食，术后 10～12 日开始普食。开始进食早期，应避免服用牛奶、薯类和糖类等胀气食物。

(5) 食管手术后为预防吻合口瘘，禁食时间要求较长。

（二）消除焦虑等心理反应

针对患者的不良心理状态，提供个体化的心理支持，给予心理疏导和安慰，以增强战胜疾病的信心。要求医护人员经常访视患者，给予患者术后健康指导等。

（三）病情监测

1. 全身情况

(1) 血压、脉搏、呼吸：一般手术后 6～8 小时内每小时测 1 次；大型手术每 15～30 分钟测 1 次，直至病情稳定后 1 小时测量 1 次。

(2) 体温：术后 1～3 天有低热，但一般不超过 38℃，无需特殊处理，如体温过高（>39℃）则表示感染，应查找原因，以便及时处理。

(3) 尿量：是反映肾功能的一个重要指标，每小时尿量少于 50ml 应及时处理。

2. 局部情况　伤口敷料是否干燥、疼痛是否逐渐减轻，有无炎症反应，引流是否通畅，引流量有多少、性质如何，这些问题护士查房时应经常过问。必要时查看，有异常时及时报告，及时处理。

（四）配合治疗护理

1. 术后不适的护理

(1) 发热：由于术后创伤的反应，患者体温略升高，一般不会超过 38℃，称为外科热，术后 2～3 天恢复正常。超过了 39℃，一般应采取物理降温，也可采用药物降温。对于感染所引起的高热，应采取相应的措施，如引流切口，应用抗生素等。

(2) 疼痛：麻醉期过后，大多数患者均感伤口疼痛，术后 24 小时内最为剧烈，2～3 日后逐渐减轻，应向患者解释疼痛的原因及规律，影响睡眠与进食时，可遵医嘱给予止痛剂，告其胸腹压增高时注意保护伤口，情况异常时查看伤口是否包扎过紧，有无感染、血肿形成等。

(3) 恶心、呕吐：全麻后的患者较常见，护理的措施是：

1) 患者呕吐时，将患者头偏向一侧，并及时清除呕吐物。

2) 呕吐频繁者应查明原因，并进行相应处理，部分患者需给予镇静、止吐药物以减轻症状。

(4) 腹胀：腹部手术较常见，与麻醉、腹腔内炎症，肠梗阻、低血钾等因素有关。护理措施是：

1) 鼓励早期活动，促进肠蠕动。

2) 局部热敷、按摩。

3) 胃肠减压——插胃管或肛管。

4) 必要时遵医嘱用药。

(5) 尿潴留：对尿潴留的患者，如病情许可，可以通过改变体位或协助患者坐起、站立排尿。在下腹部按摩、热敷，给患者听流水声诱导排尿，用止痛剂镇痛，针刺关元、中极、足三里，或者注射刺激膀胱壁层肌收缩药物卡巴胆碱，均可促进患者自行排尿。以上措施无效后，则应在严格无菌操作下进行导尿。如果尿量多于500ml者，应留置导尿管1～2天，如考虑到前列腺增生或术中可能损伤骶丛神经则应在手术前即留置导尿管。

2. 术后并发症预防和护理

（1）术后出血：常于术后24小时内发生。伤口出血可试行加压包扎；出血量少、表现轻微可用止血药物治疗；活动性出血，均需再次手术止血。体腔内出血患者一旦确诊，多需在补充血容量的同时，行手术止血。

（2）切口感染：多发生于感染性手术患者及抵抗力较差的患者，与手术室的无菌条件、手术人员的无菌技术亦有一定的关系。多从术后3～5日开始，伤口逐渐出现红、肿、压痛或有波动感；伴体温升高、脉率加快及白细胞计数增高等全身表现。预防的关键是：

1）严格无菌操作技术。

2）增强患者的抗病能力。

3）遵医嘱正确合理应用抗生素。若发现切口感染，在炎症早期，应勤换敷料、局部理疗、遵医嘱有效使用抗生素等控制炎症；若形成脓肿，应及时切开引流，必要时可拆除部分缝线或放置引流管引流脓液。

（3）肺不张与肺部感染：见于气管插管全麻后、胸腹部手术后或术前、术中感冒者，因呼吸道分泌物增多，伤口痛不敢用力咳嗽或术后全身情况差、无力排痰等。护理措施：呼吸道感染暂缓手术，术前戒烟，术中注意保护患者以免受凉，术后鼓励咳嗽排痰，必要时翻身、拍背，痰液黏稠时雾化吸入，2～3次/天，黏痰堵塞咳痰不畅时吸痰，必要时用抗生素。

（4）泌尿系统感染：防止和尽早处理尿潴留是预防泌尿系统感染最有效措施。对泌尿系统感染的具体治疗包括：

1）应用有效抗生素治疗，可根据药物敏感试验选择用药。

2）鼓励患者多饮水，保持每日尿量在1500ml以上。

3）留置导尿管者，应严格遵守无菌技术，避免继发感染。

（5）下肢深静脉血栓形成及血栓性静脉炎：血栓性静脉炎多发生于术后长期卧床，活动少或肥胖患者。患者出现下肢静脉发红、变硬，有明显触痛，常伴体温升高。护理措施是：

1）遵医嘱使用溶栓剂及抗凝剂。

2）严禁局部按摩，以防血栓脱落。

3）遵医嘱静脉输入低分子右旋糖酐或复方丹参溶液，以降低血液黏稠度，改善微循环局部严禁按摩，以防血栓脱落引起栓塞，同时监测凝血功能。

五、健 康 指 导

（1）根据患者不同的心理状态给予指导，教会患者自我调节、自我控制，以保持良好的心态、乐观的情绪。

（2）对术后实施的各项护理措施做好解释工作，使患者明确目的。

（3）让患者在理解意义的前提下，学会简单的缓解不适和预防并发症的方法，经常督促及检查患者执行情况，如深呼吸，有效咳嗽、咳痰。

（4）在无禁忌的情况下，鼓励和具体指导患者早期活动。

（5）告知出院后继续用药的注意事项。

（6）必要时复查。

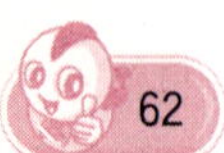

小结

围手术期包括手术前期、手术中期和手术后期 3 个阶段。

1. 手术前的护理的重点是术前全面评估患者情况，并且做好常规术前准备：呼吸道、胃肠道和皮肤准备及手术日晨工作，使手术的危险性降至最低限度。

2. 掌握手术室器械护士和巡回护士的职责。

3. 重点掌握手术人员的术前无菌准备和患者术前无菌准备。

4. 手术后护理的重点是加强监测，加强对术后不适和术后并发症的处理和护理，积极做好健康教育工作。

自测题

A_1/A_2 型题

1. 手术日晨的准备工作不正确的一项是( )
   A. 有活动假牙要取下
   B. 手术前均要灌肠
   C. 嘱患者排尿
   D. 根据不同情况给予术前用药
   E. 女患者要注意有否月经来潮
2. 择期手术是针对( )
   A. 危及生命的疾病
   B. 需立即进行的手术
   C. 紧急进行以挽救生命的手术
   D. 有充分时间完善术前准备的疾病
   E. 应在尽可能短的时间内手术的疾病
3. 胃肠道疾病患者手术当日清晨准备的特点是( )
   A. 禁食，禁饮　B. 心理安抚
   C. 肌内注射镇静剂　D. 留置导尿管
   E. 留置胃肠减压
4. 术日晨护理错误的是( )
   A. 清晨测生命体征
   B. 女患者月经来潮时，应延期手术
   C. 患者发热、血压高时，应通知医生
   D. 进手术室后取下义齿、眼镜、手表等
   E. 手术所需药品随患者一同带入手术室
5. 手术前患者最常见的心理反应为( )
   A. 否认生病　B. 拒绝面对现实
   C. 情绪波动　D. 担心手术效果
   E. 依赖性增加
6. 术前患者的呼吸道准备应做到( )
   A. 术前 2 天戒烟
   B. 术前 2 小时戒烟
   C. 术前 2 周戒烟
   D. 胸部手术者训练胸式呼吸
   E. 腹部手术者训练腹式呼吸
7. 择期手术患者胃肠道准备正确的是( )
   A. 术前 4 小时禁食禁饮
   B. 术前 6 小时禁食禁饮
   C. 术前 8 小时禁食禁饮
   D. 术前 10 小时禁食禁饮
   E. 术前 12 小时禁食，4 小时禁饮
8. 女性患者，20 岁，外伤后怀疑脾破裂，伴休克，须立即手术，由门诊直接送入手术室，在医师和麻醉师看患者的同时，巡回护士应首先处理的是( )
   A. 给患者吸氧　B. 手术区备皮
   C. 准备手术器械　D. 摆好患者体位
   E. 输液、抽血配血
9. 患者，女性，33 岁，因胃部肿块而入院待手术治疗，术前检查时发现其血浆清蛋白<30g/L，其主要危害是术后易并发( )
   A. 出血　B. 感染
   C. 休克　D. 尿潴留
   E. 电解质紊乱
10. 患者，女性，33 岁，因卵巢肿瘤而入院待手术治疗，其不必要的手术前准备是( )
    A. 术前 12 小时禁食
    B. 术前 4 小时禁饮
    C. 术前 3 天作好充分肠道准备
    D. 术前不限制饮食种类
    E. 术晨排便
11. 需要洗手护士与巡回护士应共同完成的工作为( )

A. 清点器械　B. 安置手术体位
C. 传递器械　D. 术中观察病情
E. 术后清洗器械

12. 某护士，23 岁，毕业后第 1 次上台手术，担任巡回护士，台上急用剪刀 1 把，下列操作正确的是(　　)
A. 由苯扎溴铵消毒盘中夹出递给洗手护士
B. 由苯扎溴铵消毒盘中取出交给手术者
C. 由苯扎溴铵消毒盘中取出交给第一助手
D. 由苯扎溴铵消毒盘中夹出，灭菌等渗盐水冲洗后交给洗手护士
E. 由苯扎溴铵消毒盘中夹出，灭菌等渗盐水冲洗后交给手术者

13. 手术后患者发生深静脉血栓时，护理措施错误的是(　　)
A. 抬高患肢　B. 制动患肢
C. 按摩患肢　D. 禁止患肢静脉输液
E. 遵医嘱溶栓治疗

14. 患者，女性。急诊在硬膜外麻醉下行胆囊切除术，术后用平车护送患者入病房。患者术后第 2 天，主诉伤口疼痛，应采取何种体位(　　)
A. 端坐位　B. 半坐卧位
C. 仰卧屈膝位　D. 头高脚低位
E. 左侧卧位

15. 患者，女性，54 岁，结肠手术后第 4 天出现腹胀伴阵发性绞痛，肠鸣音亢进，应警惕(　　)
A. 尿潴留　B. 肠麻痹
C. 肠梗阻　D. 切口感染
E. 切口裂开

A_3/A_4 型题

(16、17 题共用题干)

患者，男性，29 岁，因甲状腺功能亢进症行甲状腺大部分切除术后 10 小时。

16. 此期间病情观察重点是高度警惕(　　)
A. 术后出血　B. 切口感染
C. 切开裂开　D. 尿路感染
E. 深静脉血栓形成

17. 当患者出现呼吸困难、烦躁，甚至窒息时，应立即(　　)
A. 采血化验　B. 床旁抢救
C. 联系手术　D. 安抚患者
E. 联系 CT 检查

(董小文)

第6章

外科患者营养代谢支持的护理

第1节　概　　述

一、外科患者代谢特点及营养需求

1. 多种外科疾病都可导致患者不能进食或进食不足，此时，机体靠动用自身的营养储备来补充能量，但体内糖类的储存很有限，禁食24小时后，肝糖原即被耗尽，肌糖原仅被肌肉本身利用，体内葡萄糖的来源转由体内蛋白质的糖异生供给，而蛋白质只与体内一定的功能结构相有关，没有单纯作为能源储备的机体蛋白。机体需要一个过程，方能利用脂肪供能，减少蛋白质的糖异生，因此，如在禁食早期每日静脉给予100g葡萄糖，将大大减少蛋白质的糖异生，同时还能防止脂肪代谢所引起的酮症。

2. 创伤或感染时，机体表现为高代谢和分解代谢，体内蛋白质分解加速，尿氮增加；脂肪动用加快，体重减轻，严重时能量需求可增加100%～200%。

3. 外科患者营养状况不良，将增加手术的危险，影响术后的愈合，所以有必要根据患者的营养状况进行营养支持。而现代的营养支持不再是单纯的营养供应，而是治疗疾病的关键措施之一。

二、营养代谢支持途径

营养支持的方法可分为肠内营养和肠外营养两种。

1. 肠内营养　肠内营养(EN)支持系指经口或管饲提供患者所需营养素的一种方法。消化道功能正常，需短期肠内营养支持者，如无禁忌，应以口服为主；消化道功能基本正常，但病情严重不能或不愿进食者，可采用管饲，如鼻饲，胃造口、空肠造口管饲等。

管饲饮食包括：①液化饮食：用正常膳食加工混合并捣碎成匀浆而制成，如牛奶、鱼、肉、水果、蔬菜等，属于有渣自然饮食。②要素饮食：为人工配制的含各种分子水平的营养液，不需消化或很少消化即可吸收，属于无渣饮食，可保持肠道的清洁，近年来临床上应用广泛。

2. 肠外营养　肠外营养(PN)系指口服或管饲有困难，或消化与吸收功能障碍的患者，通过静脉途径提供人体代谢所需要的营养素。当患者被禁食，所需营养素全部经静脉途径提供时，称之为全胃肠外营养(TPN)。

(1) 输注途径：估计需要TPN时间较短(2周内)者，可通过周围浅静脉穿刺滴注提供营养；如需长期的TPN支持者，可采用深静脉途径(常用的穿刺途径为锁骨下静脉或颈内静脉)插管，24小时缓慢连续滴注。

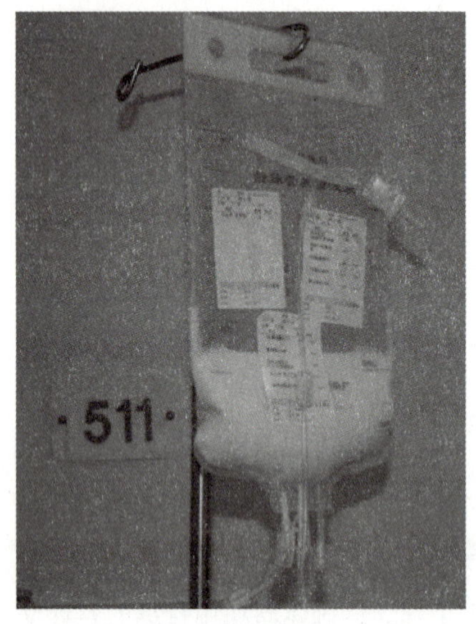

图 6-1　肠外营养液

(2) 常用的营养液:①葡萄糖溶液:易被组织利用,是最基本的能源底物。每天葡萄糖总量为 300～400g,占总能量的 50%～60%。②脂肪乳剂:亦为重要的能源底物,由三酰甘油、乳化剂和添加剂构成。供给量为成人每天 1～2g/kg,占总能量的 20%～30%。③复方氨基酸:含人体合成蛋白质所必需的 8 种氨基酸和部分非必需氨基酸,是肠外营养配方中的唯一氮源,是生命中不可缺少的物质。④维生素:提供人体日需要量的复方制剂,按其溶解性可分为水溶性和脂溶性两大类,前者包括 B、C 族维生素和生物素等,后者包括维生素 A、维生素 D、维生素 E、维生素 K。⑤微量元素:因需要量小,仅禁食超过 1 个月者才需补充。如铁、铜、锌、碘、锰等。⑥无机盐:多用 10% NaCl、10% KCl、10%葡萄糖酸钙、25% $MgSO_4$(图 6-1)。

第 2 节　外科患者营养代谢支持的护理

一、概　　述

营养支持(NS)是指在饮食摄入不足或不能进食的情况下,通过肠内或肠外途径补充人体必需营养素的方法。外科患者的营养支持包括肠内营养(EN)和肠外营养(PN)。

二、护理评估

(一) 健康史

评估患者是否存在下述情况:①消化道梗阻、出血或腹部手术等不能正常进食。②严重创伤、严重感染、大面积烧伤等高代谢性疾病。③恶性肿瘤、放疗及化疗等消耗性疾病。

(二) 身心状况

1. 躯体表现

(1) 体重下降:体重低于标准体重 15%以下。

(2) 营养不良性水肿。

(3) 贫血征象。

(4) 肱三头肌皮皱厚度低于标准 10%。

(5) 上臂肌肉周径低于正常人标准 10%以上。

2. 心理-社会状况　患者及家属对营养支持重要性和必要性的认知不足,以及患者经济状况对营养支持费用的承受能力将加重患者焦虑不安的情绪。

(三) 辅助检查

(1) 血清蛋白低于 35g/L。

(2) 转铁蛋白低于 2.0g/L。

(3) 周围血液中的淋巴细胞计数<2×10^9/L。

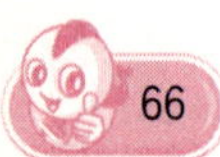

(4) 延迟型皮肤过敏试验反应低下。

(5) 氮平衡测定呈负氮平衡。

(四) 治疗要点与反应

消化道功能正常,需短期肠内营养支持者,应以口服为主;消化道功能基本正常,但病情严重不能或不愿进食者,可采用管饲,如鼻饲,胃造口、空肠造口管饲等;口服或管饲有困难,或消化与吸收功能障碍的患者,通过静脉途径提供人体代谢所需要的营养素,即采取肠外营养。

三、护理问题

1. 营养失调:低于机体需要量　与摄入不足或分解代谢增强有关。

2. 潜在并发症　腹泻、误吸、体液失衡、感染、气胸、空气栓塞、血栓性静脉炎等。

四、护理措施

(一) 心理护理

护士应耐心解释管饲或静脉穿刺肠外营养支持的重要性、必要性及安全性,以减轻患者的恐惧感,便于配合治疗和护理,同时还应告之肠外营养支持的费用相对较高,以得到他们的理解,作好经济上的准备。

(二) 一般护理

营养不良患者往往体质较弱,应卧床休息;同时免疫力较低,因此,应定期翻身,并鼓励深呼吸,协助患者有效咳嗽、排痰,以防压疮及肺部感染的发生。

(三) 管饲患者的护理

1. 妥善固定饲管,注意观察鼻饲管有无扭转、折叠、受压以保持通畅。

2. 每次输注营养液前后,均应用温开水或生理盐水冲洗管道,如是连续输注,应每隔 4 小时冲洗导管 1 次,以保持通畅、清洁。

3. 要素饮食营养液应在无菌条件下配制,容器要消毒,现用现配,存放时应放置于 4℃以下冰箱内,并于 24 小时内用完。输注营养液应保持 38～40℃,过烫可能灼伤胃肠道黏膜,过冷则刺激胃肠道,引起肠痉挛、腹痛或腹泻。

4. 保持口腔、鼻腔或胃肠造口处清洁。一般管饲导管 3～5 天更换 1 次。

5. 注意输注速度和浓度　一般由小量、低浓度、低速度开始。一般情况下,营养液的量应从 250～500ml/d 开始,根据胃肠道适应程度逐步递增,在 5～7 日内逐渐达到全量 2000ml。浓度由 12%逐渐增加到 25%。输注速度由 40ml/h 起,逐步增加至 100～120ml/h。以输液泵控制滴速更佳。出现恶心、呕吐、腹痛、腹胀、腹泻等症状时应注意调整输注浓度和速度,必要时可暂停输注,以缓解不良反应。

6. 注意预防和及时处理误吸　年老体弱及昏迷患者应特别注意防止误吸,根据饲管种类及患者情况,选择合适的体位,病情允许时可采用半卧位,输注完毕后维持体位半小时。及时监测胃潴留量,当残留量大于 150ml 时,应延迟输入 2 小时,以防胃潴留引起反流而导致误吸。一旦患者突然出现呛咳、呼吸困难或咳出类似营养液时,应想到有喂养管移位导致误吸的危险,应立即停止输注,患者取侧卧位,并将床头放低,鼓励和刺激患者咳嗽,以自行排出吸入物,并及时报告医生采取辅助器械清除误吸物。准确记录出入量,定期测体重,定期检测相关指标,如血糖、电解质、肝肾功能等,避免或及时发现高钠、高氯、氮质血症、高血糖或非酮症性高渗性高血糖性昏迷等并发症。

（四）肠外营养患者的护理

1. 营养液应在无菌条件下配制，保存于4℃冰箱内，并在24小时内输完。适当控制输液速度，一般以每小时不超过200ml、均匀滴入为宜。同时应注意观察，患者一旦出现突然尿量增多、神志改变，应疑有非酮症性高渗性高血糖性昏迷，应立即报告医生，以便及时处理。最好使用输液泵输注。

2. 静脉导管护理　①每日在无菌条件下消毒静脉穿刺部位并更换敷料，观察局部有无红肿、分泌物等感染征象，一旦发生，应及时拔除导管。②妥善固定导管，避免导管受压、扭曲或滑脱。③在无菌操作下每天更换与静脉导管相连的输液装置1次，输液装置连接要牢固，防止液体中断、滴空和连接脱落，以免造成空气栓塞。④避免经导管输入药液、血液，同时也不得通过导管采血、测压等。

3. 密切观察及记录　准确记录24小时液体的出入量。定期观察生命体征及意识状态。定期监测血糖、尿素氮、肝肾功能、电解质等指标，及时发现并发症。

4. 常见并发症的观察及处理

(1) 穿刺、插管时损伤性并发症：可出现气胸、血胸、空气栓塞等。因此，一旦出现胸闷、胸痛、呼吸困难、出血甚至休克时，护士必须及时发现并报告医生，积极配合医生给予相应处理。

(2) 导管性感染：由操作时污染、导管留置过久、患者抵抗力低下引起，在静脉营养过程中患者一旦出现不明原因的寒战、发热、烦躁时应考虑此并发症，可先行细菌培养，一旦确诊应立即拔除静脉导管，并予以积极抗感染治疗。

(3) 代谢性并发症：①非酮症性高渗性高血糖性昏迷：常见原因是短时间内输入过量高渗的葡萄糖及胰岛素相对不足。患者出现血糖升高、渗透利尿、脱水、神志改变，严重时可有昏迷。一旦出现上述现象应遵医嘱积极纠正脱水，停输葡萄糖溶液及含有大量葡萄糖的营养液，并加入适量胰岛素，使血糖水平逐渐下降。②低血糖症：由应用胰岛素后突然停输高渗性葡萄糖溶液或营养液中胰岛素含量过多所致。患者可出现低血糖、冷汗、心率加快、面色苍白、四肢湿冷、乏力、昏迷、血压下降、休克甚至死亡。一经证实，立即静脉注射高渗葡萄糖或含糖溶液即可缓解。③其他：如低血钾、高磷低钙血症、高血脂、肝损害等，应及时调整营养液配方。

五、健康指导

(1) 告知患者及家属营养不良产生的原因及对机体的危害，使患者充分认识到营养支持的重要性和必要性。

(2) 如病情允许，尽可能鼓励患者经口进食，并依病情需要和患者口味适当调节饮食。

(3) 告知患者及家属肠内、外营养时主要的注意事项及护理配合。

小结

1. 营养支持(NS)是指在饮食摄入不足或不能进食的情况下，通过肠内或肠外途径补充人体必需营养素的方法。外科患者的营养支持包括肠内营养(EN)和肠外营养(PN)。

2. 肠内营养(EN)支持系指经口或管饲提供患者所需营养素的一种方法，主要指管饲饮食。肠外营养(PN)系指通过静脉途径提供人体代谢所需要的营养素。

3. 护理的重点是加强管饲患者的护理和肠外营养患者的护理。

自测题

A_1 型题

1. 保存要素饮食的要求是(　　)
   A. 4℃冰箱中保存 24 小时
   B. 常温下保存 24 小时
   C. 8℃冰箱中保存 1 周
   D. 0℃冰箱中保存 48 小时
   E. 12℃冰箱中保存 48 小时
2. 无菌条件下配制的要素饮食冷藏时间不超过(　　)
   A. 2 小时　　B. 4 小时
   C. 8 小时　　D. 12 小时
   E. 24 小时
3. TPN 最严重的代谢并发症是(　　)
   A. 高钾血症　　B. 低钾血症
   C. 肝功能异常　　D. 高渗性非酮性昏迷
   E. 高血糖
4. 关于外科营养,正确的是(　　)
   A. 营养状态差的患者首先考虑肠内营养
   B. 肠外营养完善使其可以替代肠内营养
   C. 肠瘘的患者应首选肠内营养
   D. 肠外营养较肠内营养安全、并发症少
   E. 肠外营养可使消化道处于休息状态,可保护胃肠道的结构和功能
5. 不需要管饲饮食的患者是(　　)
   A. 手术后不能张口进食者
   B. 拒绝进食者
   C. 昏迷患者
   D. 高热患者需补充高热量流食时
   E. 晚期食管癌患者
6. 以下最适用于要素饮食的是(　　)
   A. 短肠综合征　　B. 严重烧伤
   C. 坏死性胰腺炎　　D. 急性肾功能衰竭
   E. 肝功能衰竭
7. 禁忌使用鼻饲法的患者是(　　)
   A. 昏迷　　B. 食管下段静脉曲张
   C. 破伤风　　D. 口腔手术
   E. 人工冬眠

(闵晓松)

第7章

外科感染患者的护理

无论是在战争年代，还是在和平时期，外科感染发生率均较高，尤其在外科领域中最为常见，约占所有外科疾病总数的1/3～1/2。外科感染若不及时预防和治疗，轻者可引起组织细胞坏死、化脓，严重者可致残，甚至并发脓毒血症而危及患者的生命。护士应充分认识外科感染的严重性，正确指导患者及时预防和治疗外科感染。

案例7-1

患者，男性，20岁，农民工。在工地上工作时，不慎砸伤右足，未能引起足够重视。近2天来，右足出现肿痛，行走困难，并有脓液流出，现到医院就医。

问题：1. 患者应该看哪一科(是内科还是外科)？为什么？

2. 作为一名护士，如何协助医生处理患者受伤的足？

第1节 概　　述

外科感染一般是指需要手术治疗的感染性疾病和发生在创伤或手术治疗的感染。外科感染的特点是：①感染多数与创伤或手术有关；②感染多数为几种细菌引起的混合感染；③感染的局部症状和体征明显而突出；④易引起组织坏死、化脓，组织结构破坏；⑤一般药物不能控制，常需要手术或换药处理。

一、病因与分类

（一）病因

引起外科感染的常见致病菌有以下几种：

1. 金黄色葡萄球菌　革兰染色阳性，常存在于人的鼻腔、咽部和皮肤及其附属器上。它能产生溶血素、杀白细胞素和血浆凝固酶等，可引起疖、痈、脓肿、伤口感染、骨髓炎等多种感染，是引起外科感染的主要致病菌。该菌引起感染的特点是易引起局限性组织坏死、化脓，其脓液黄色、稠厚、不臭，可引起全身化脓性感染及转移性脓肿。

2. 链球菌　革兰染色阳性，大多寄生在口、鼻、咽部和肠腔内，能产生溶血素、透明质酸酶、链激酶等，可破坏纤维素所形成的脓肿壁，使感染容易扩散。常引起淋巴管炎、急性蜂窝织炎、败血症等。其脓液稀薄，量多，粉红色。

3. 大肠埃希菌(大肠杆菌)　革兰染色阴性，寄居于肠道内，对维生素K的合成有重要作用。其单独致病力并不强，常与其他厌氧致病菌一起引起混合感染，如阑尾周围脓肿、化脓性腹膜炎等。单独感染时，其脓液不臭，混合感染时，其脓液稠厚、灰白色、有恶臭或粪臭。

4. 铜绿假单胞菌(绿脓杆菌)　革兰染色阴性，常存在于肠道和皮肤上，它对大多数抗生

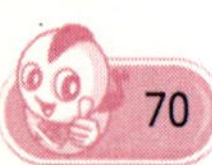

素不敏感，故成为继发感染的重要致病菌，特别是大面积烧伤的创面感染；有的也能引起败血症。脓液呈淡绿色，有特殊的甜腥味。

5. 脆弱拟杆菌　为革兰染色阴性的专性厌氧菌，常存在于口腔和肠腔内。常与其他需氧和厌氧菌一起形成混合感染，是阑尾炎穿孔所致腹膜炎和胃肠手术感染的主要致病菌。在临床分离的厌氧菌中，脆弱拟杆菌占70%～80%。脓液的特点是有恶臭，有产气性，涂片可见革兰染色阴性杆菌，但普通培养无细菌生长。

6. 变形杆菌　革兰染色阴性，常存在于肠道和前尿道，是急性腹膜炎、泌尿生殖系及烧伤创面感染的主要致病菌之一，对大多数的抗生素有耐药性。脓液具有特殊的恶臭。

（二）分类

1. 按致病菌种类和感染性质分类

(1) 非特异性感染：又称化脓性感染或一般感染，占外科感染的大多数，是由常见的化脓性致病菌引起的，如疖、痈、急性阑尾炎、急性淋巴结炎、急性腹膜炎等。常见的化脓性致病菌有金黄色葡萄球菌、乙型溶血性链球菌、大肠杆菌、变形杆菌、绿脓杆菌等。感染可以由一种细菌引起，也可以由几种细菌共同引起。有化脓性感染的共同特征，即红、肿、热、痛和功能障碍。

(2) 特异性感染：是指由一些特殊的病原菌引起的、具有一定临床特征的感染。如结核病，破伤风，气性坏疽等。其特点是同一种病由相同的病原菌引起，其病理过程、临床表现、防治措施各有特点。

2. 按病程分类

(1) 急性感染：病变以急性炎症为主，进展较快，一般病程3周以内。

(2) 慢性感染：病程超过2个月或更久的感染。

(3) 亚急性感染：病程介于3周与2个月之间的感染。

3. 按感染发生的情况分类　可分为原发性感染、继发性感染、混合感染、二重感染、条件感染和医院内感染等。

二、发病机制与转归

外科感染的发生，90%以上是由化脓性细菌引起，但与侵入人体内致病菌的数量、致病力以及机体抵抗力有关。下列因素将促使外科感染的发生：①致病因素：当侵入机体内的致病菌数量多、致病力强时则容易引起感染。②机体局部抵抗力：局部皮肤、黏膜屏障作用遭到破坏，组织坏死、异物、血肿及局部血液循环障碍，均有利于细菌入侵和生长繁殖而引起感染。③机体全身抵抗力：当患者免疫功能紊乱（如年老体弱、近期使用免疫抑制剂、营养不良等），全身抗感染能力下降，在较大的手术、创伤、器械检查后，可引起感染。

外科感染的病程演变与结局主要取决于机体的免疫抵抗力、致病菌的致病力、感染部

> 链接
>
> **二重感染、条件感染和医院内感染**
>
> 二重感染（菌群交替症或菌群失调症）是指由于长期应用大量广谱抗生素，使敏感的细菌受到抑制或消失，对药物不敏感或耐药的菌群乘机大量繁殖，在原感染灶或身体其他部位造成新的感染。
>
> 条件感染又称机会感染，是指原为非致病菌或致病力很低的病原菌，由于数量增多和毒力增大或机体抵抗力下降，乘机侵入体内引起的感染。
>
> 医院内感染是指患者在医院治疗过程中所发生的一切感染（呼吸、泌尿系感染，创伤、手术后感染等）。

位，以及治疗、护理措施是否恰当等诸多因素。

1. 炎症局限　当人体抵抗力占优势，治疗措施及时和有效时，可使炎症局限化，完全吸收消散或形成脓肿。小脓肿可被机体自行吸收，较大的脓肿破溃或经手术切开引流后肉芽组织增生而形成瘢痕愈合。

2. 转为慢性感染　当人体抵抗力与致病菌毒力处于相持状态，感染病灶可被局限，转为慢性感染，但其病灶内仍有致病菌，一旦人体抵抗力下降，致病菌可再次生长繁殖，慢性感染随时都可能急性发作。

3. 感染扩散　致病菌毒性大、数量多或机体抵抗力低下时，感染难以被控制，可迅速向四周扩散或侵入淋巴系统、血液循环，而引起严重的全身性感染。

第2节　常见浅表软组织和手部化脓性感染患者的护理

一、浅表软组织和常见手部化脓性感染

（一）疖

疖是单个毛囊及其所属皮脂腺的急性化脓性感染，常扩展到皮下组织，致病菌多为金黄色葡萄球菌。局部皮肤擦伤、皮肤不洁、环境温度较高和机体抗感染能力下降都可导致疖的发生。常发生于毛囊和皮脂腺丰富的部位，如头、面、颈部、背部、腋部及会阴部等。多个疖同时或反复发生在身体各部，称为疖病。多见于营养不良的小儿或糖尿病患者。

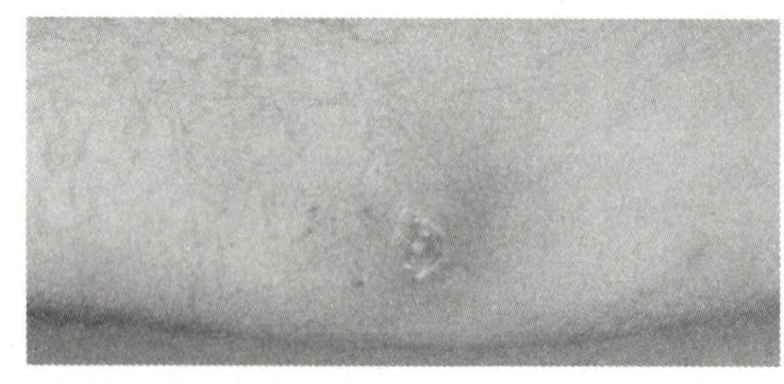

图7-1　疖

1. 临床表现　初起局部皮肤出现红、肿、痛的小结节，以后逐渐增大呈锥形隆起。数日后，结节中央因组织坏死可变软，出现黄白色小脓栓（头）（图7-1）。脓栓破溃后，脓液流出，炎症逐渐消退而痊愈。

疖一般无明显全身感染中毒症状。发生于面部"危险三角区"内的疖（上唇疖和鼻疖），如被挤压或处理不当，感染容易沿内眦静脉和眼静脉进入颅内的海绵状静脉窦，引起化脓性海绵状静脉窦炎。表现为眼部及周围组织红、肿、疼痛、寒战、高热、头痛和昏迷，甚至危及患者的生命。

2. 处理原则　疖早期可以采用热敷或超短波、红外线等物理疗法，或外敷鱼石脂软膏或中草药，促使炎症结节消退。已形成脓头时，应避免挤压，以免引起感染扩散，可在其顶部涂聚维酮碘或石炭酸。有脓肿形成时，应及时切开引流。面部疖或有全身症状的疖和疖病，需用足量的抗生素控制感染，并注意休息，适当补充维生素，并加强营养支持。

（二）痈

痈是多个相邻的毛囊及其所属皮脂腺或汗腺的急性化脓性感染，或由多个疖融合而成。痈的发生与皮肤不洁、局部擦伤和机体抵抗力低下有关。致病菌多为金黄色葡萄球菌，多见于免疫功能低下的老年人和糖尿病患者。常发生在皮肤韧厚的项部和背部。感染一般从一个毛囊底部开始，然后沿皮下深筋膜向四周扩散，再向上侵及周围的毛囊群而形成多个"脓头"的痈。

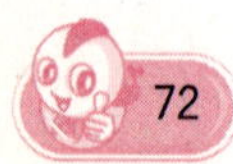

1. 临床表现　早期局部呈现一片红肿浸润区，略隆起，质地坚韧，界限不清，在中央部的表面有多个脓栓，破溃后呈蜂窝状（图 7-2）。随后，中央病变破溃后形成呈“火山口”样的蜂窝状溃疡，同时伴有区域淋巴结肿大和疼痛。患者多伴有明显的全身症状，如寒战、发热、头痛、食欲不振和周身不适等。痈易引起全身化脓性感染，甚至危及患者生命。发生在唇部的痈称为唇痈，唇痈易引起口唇极度肿胀、张口困难，严重者容易并发颅内感染（海绵状静脉窦炎）而危及生命。

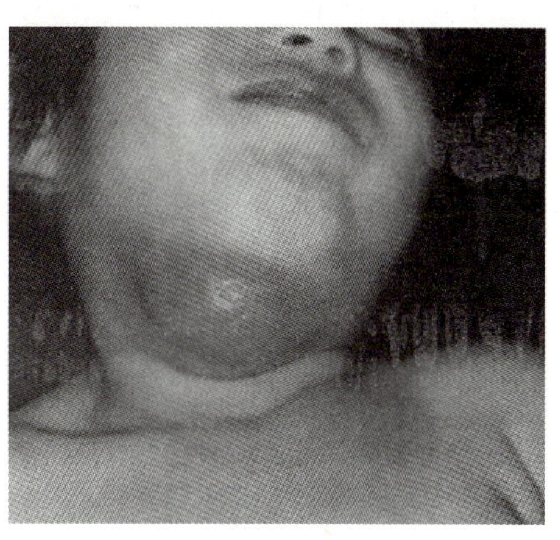

图 7-2　痈

2. 处理原则　卧床休息，加强营养，及时给予足量和有效的广谱抗生素以控制感染，有糖尿病者应控制血糖。局部的早期治疗与疖相同。如红肿范围大，中央部坏死组织多，或全身症状严重，常需手术治疗，手术一般用“＋”或“＋＋”字形切口，切口长度要超越炎症范围少许，深达筋膜，清除坏死组织，伤口内用盐水纱布或碘伏纱布填塞止血，并每天换药。皮肤缺损较多的，可待肉芽组织生长后植皮。一般唇痈不宜手术，可外敷药物，待自行愈合。

（三）急性蜂窝织炎

急性蜂窝织炎是指发生在皮下、筋膜下、肌间隙或深部疏松结缔组织的急性弥漫性化脓性感染。致病菌主要是溶血性链球菌，其次为金黄色葡萄球菌及大肠杆菌或其他类型链球菌，也可为厌氧菌。常因皮肤和软组织损伤后感染引起，也可由局部化脓性感染灶直接扩散或经淋巴、血液播散而致。由于致病菌产生的溶血素、透明质酸酶和链激酶等的作用，加之受感染的组织较疏松，感染扩展迅速，不易局限，且与周围正常组织无明显界限。

1. 临床表现　常因致病菌的种类和毒力、患者全身状况、感染原因、感染部位及深浅不同而各异。表浅急性蜂窝织炎，局部红肿、疼痛、边界不清并向四周蔓延，中央部位常因缺血而发生坏死，若病变部位的组织疏松则疼痛较轻。深部组织的急性蜂窝织炎，局部红肿多不明显，但有局部组织水肿和深压痛，多伴有寒战、高热、头痛、乏力、食欲不振、白细胞计数升高等全身症状。一些特殊部位，如口底、颌下及颈部等处的急性蜂窝织炎，可致喉头水肿和压迫气管，引起呼吸困难，甚至窒息。

2. 处理原则　早期中、西药局部湿热敷、理疗，局部制动、休息，抬高患肢，全身应用有效抗生素。如已形成脓肿，应及时切开引流。口底、颌下及颈部等处的急性蜂窝织炎，应尽早行切开减压手术，以防喉头水肿和气管压迫的发生。

（四）新生儿皮下坏疽

新生儿皮下坏疽，又称新生儿蜂窝织炎，是一种特殊类型的蜂窝织炎，是发生在新生儿时期的急性化脓性感染，致病菌为金黄色葡萄球菌。新生儿皮肤发育不成熟，其屏障作用、防御能力差及全身抵抗力低下，常因尿、粪浸渍和皮肤擦伤而引起。其主要的病理变化是皮下组织广泛坏死，病情发展迅速，并可引起败血症。

1. 临床表现　本病多发生在新生儿易受压的背部或腰骶部。早期，患儿以发热、哭闹、拒食为主要表现，局部皮肤红硬而肿，边缘不清，并迅速扩大，病变区中央呈暗红色，皮肤与皮下组织分离，触之变软，有漂浮感。晚期，皮下组织和皮肤发生广泛坏死而脱落，严重者可并发支气管肺炎、肺脓肿和败血症。

2. 处理原则　一旦明确诊断，应采取多处切开引流为主的综合性治疗，切口一般需作5～7处，每个切口长约1cm。如有坏死，应随时将坏死皮肤及皮下组织切除。术后加强换药，保持引流通畅，待肉芽组织生长后，及早作植皮手术。全身应用广谱抗生素，加强全身营养支持和皮肤护理。

（五）丹毒

丹毒是由β-溶血性链球菌引起的皮肤及其网状淋巴管的急性炎症。好发于下肢和面部。致病菌为β-溶血性链球菌。常因皮肤损伤、足癣、鼻窦炎、口腔溃疡等皮肤黏膜破损而引起。其特点包括起病急、蔓延快、不化脓、易传染和易反复等。

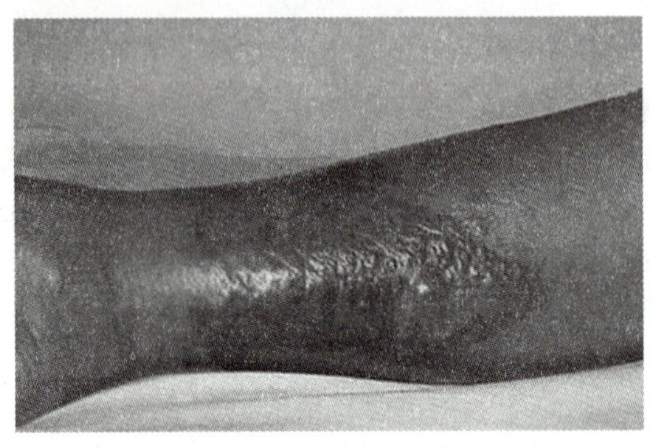

图7-3　丹毒

1. 临床表现　起病急，发病开始便有寒战、发热、头痛、全身不适等全身症状。局部皮肤鲜红，稍隆起，中央淡，周围深，边界清楚（图7-3）。手指轻压褪色，除去压力后很快恢复鲜红。局部有烧灼样疼痛，有的出现张力性水疱，邻近淋巴结常肿大、触痛，一般不化脓。如下肢丹毒反复发作，可引起下肢淋巴管堵塞，导致淋巴性水肿，甚至发展为“象皮肿”。

2. 处理原则　患者应休息，抬高患肢。局部用50%硫酸镁溶液湿热敷，全身应用青霉素等抗感染。本病有接触传染性，需床边隔离，接触患者后必洗手消毒；凡与病变处接触的敷料、衣褥等均应消毒灭菌，以防医源性传染。及时治疗引起丹毒的相关疾病，如皮肤损伤、足癣、鼻窦炎、口腔溃疡等，以防复发。

（六）急性淋巴管炎和淋巴结炎

急性淋巴管炎是指致病菌经破损的皮肤、黏膜或其他感染病灶侵入淋巴管，引起淋巴管及其周围组织的急性炎症。若急性淋巴管炎波及其所属淋巴结时，可引起急性淋巴结炎。两者病因相同，致病菌多为乙型溶血性链球菌和金黄色葡萄球菌，可来源于口咽部炎症、足癣、皮肤损伤以及各种皮肤、皮下化脓性感染灶。

1. 临床表现　急性淋巴管炎分深、浅两种。浅层淋巴管炎，常在原发病灶的近侧出现一条或多条红线，硬而有压痛。深层淋巴管炎无红线，但患肢肿胀，有压痛。两者均有畏寒、发热、头痛、乏力、食欲不振等全身症状。

急性淋巴结炎，初期表现为局部淋巴结肿大、疼痛和压痛，与周围组织分界清楚，表面皮肤正常。若病情发展时，可引起淋巴结周围炎，局部出现红、肿、热、痛，甚至形成脓肿。全身症状多较明显。

2. 处理原则　积极治疗原发感染病灶；应卧床休息，制动并抬高患肢，局部热敷、理疗或外敷药物等，及时应用有效的抗生素，以促进炎症消退。一旦形成脓肿，应及早切开引流。

（七）脓肿

脓肿是急性感染后，组织或器官的病变组织发生坏死、液化后形成局限性脓液积聚，并有一完整的脓壁者。致病菌大多为金黄色葡萄球菌。脓肿常继发于各种化脓性感染，如急性蜂窝织炎、急性淋巴结炎及疖、痈等，或经血液循环或淋巴播散而致，少数可发生于软组织损伤后的感染。

1. 临床表现　脓肿分为深、浅两种。浅表脓肿，局部隆起，有红、肿、热、痛等典型表现，与正常组织分界较清，压之剧痛，有波动感；深部脓肿，局部红肿和波动感多不明显，但局部有疼痛和压痛。在压痛最明显处，用粗针穿刺，抽出脓液，即可确诊。小而浅的脓肿，多无明显的全身表现。大而深的脓肿，常出现明显的全身表现，如发热、头痛、乏力、食欲不振和白细胞计数升高等。B 超有助于脓肿的诊断。对穿刺或切开引流所得的脓液，需常规作细菌培养和药物敏感试验，指导正确选用有效的抗生素。

2. 处理原则　脓肿一经确诊，应及时切开引流。切口应足够大，位置要低，同时安放引流管，以利于充分引流。手术后每天换药，直到脓腔消失，创口愈合。

（八）甲沟炎

甲沟炎是甲沟或其周围组织的化脓性感染。多因甲沟周围的轻微刺伤、过度修剪指甲或撕扯皮肤倒刺等损伤引起，致病菌主要为金黄色葡萄球菌。

1. 临床表现　早期，指甲一侧甲沟皮肤出现红、肿、痛，一般无全身症状，多数可自行或经治疗后消散，部分感染可逐渐蔓延至整个指甲周围组织而引起化脓，形成半环形脓肿。晚期，感染可波及甲下，形成甲下脓肿，则疼痛剧烈，可使指甲与甲床分离。如处理不及时或不当，可发展为慢性甲沟炎或慢性指骨骨髓炎(图 7-4)。

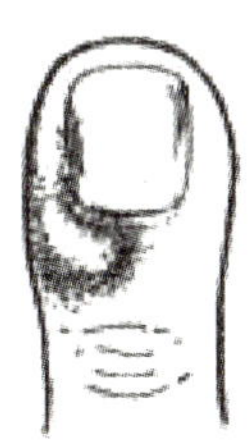
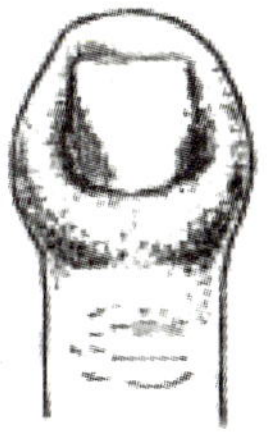
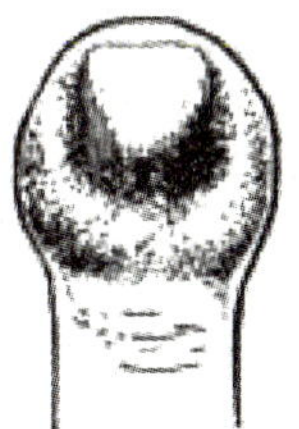

图 7-4　甲沟炎

2. 处理原则　早期可用热敷、理疗、药物外敷，促使病灶消退或局限，适当应用抗生素。形成脓肿者，可行甲沟纵行切开引流术。如为甲下积脓，应行拔甲术。

（九）脓性指头炎

脓性指头炎是指手指末节掌面皮下组织的急性化脓性感染。多因手指刺伤引起。致病菌多为金黄色葡萄球菌。

1. 临床表现　起病初，患指尖有针刺样疼痛，以后组织肿胀、张力增高，疼痛加剧。当指动脉受压时，疼痛转为搏动性跳痛，患肢下垂时疼痛加剧，剧痛常使患者坐卧不安，彻夜难眠。一般指头红肿不明显，但张力较高，轻触指尖即引起剧痛。多伴有发热、不适等全身症状。晚期，大部分组织缺血坏死，神经末梢由于受压缺血而麻痹，疼痛反而减轻，但这并不表示病情好转。若治疗不及时，常可引起指骨缺血性坏死，形成慢性骨髓炎。

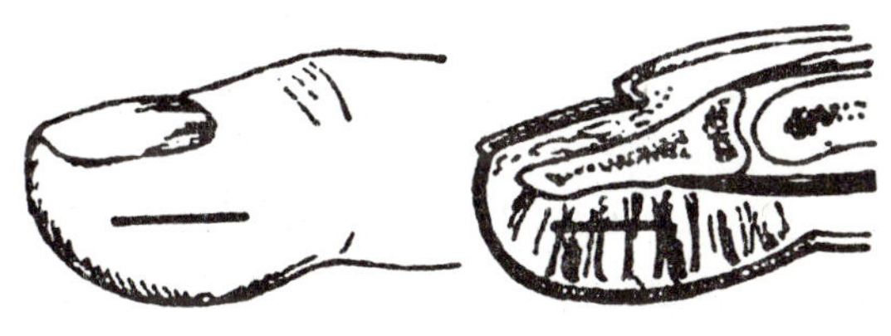

图 7-5　脓性指头炎切口

2. 处理原则　注意休息，加强营养，抬高患肢，局部理疗，外敷药物，全身应用有效的抗生素。如治疗无明显好转或出现搏动性跳痛时，应及早切开减压引流(图 7-5)，减轻指端压力，不可等待波动感出现才手术，以免发生末节指骨缺血坏死。

二、浅表化脓性感染患者的护理

（一）护理评估

1. 健康史

(1) 一般情况：患者的年龄、性别、发育、营养状况、工作和生活环境，以及个人卫生习惯等。

(2) 感染发生的情况：患者有无皮肤黏膜受损、组织器官创伤，有无局部感染病灶等引起化脓性感染发生的因素。

(3) 既往史：患者既往有无免疫缺陷、营养不良、贫血、慢性疾病(癌症、糖尿病)及慢性传染病等易患化脓性感染的疾病及既往有无化脓感染病史。

(4) 用药及治疗情况：近期有无使用糖皮质激素、化疗药物及放射治疗等使机体抵抗力下降的因素。

2. 身心状况

(1) 躯体表现。

1) 局部表现：化脓性感染一般具有感染共同特征，即局部出现红、肿、热、痛、功能障碍。若处理不及时或不当，可引起组织坏死、化脓，形成脓肿。需了解患者感染部位、范围、性质、有无脓肿形成、是否具有传染性等。

2) 全身表现：与患者感染程度有关。感染轻者可无全身表现。感染较重者可出现发热、头痛、乏力、周身不适、食欲减退等，白细胞计数增加及核左移。严重感染者可引起脓毒症、感染性休克和多器官功能衰竭而导致患者死亡。因此，对于严重化脓性感染或严重创伤的患者，应注意全身症状和生命体征的变化，警惕有无败血症和感染性休克存在。

(2) 心理-社会状况：化脓性感染往往起病急、病情重、发展快，加上发热、疼痛、功能障碍等，患者易出现失眠、哭泣、烦躁、焦虑、恐惧等心理反应。当发生全身化脓性感染时，患者会产生恐惧不安，唯恐离开亲人，预感到死亡的威胁。

3. 辅助检查

(1) 血常规检查：白细胞计数和中性粒细胞比例常增高。

(2) 血生化检查：可了解患者有无水、电解质和酸碱平衡失调。

(3) 血液、脓液细菌培养：可确诊致病菌及指导选用有效的抗生素。必要时，应作厌氧菌培养。

(4) 影像学检查：B超、X线、CT、MRI等检查，可了解感染病灶部位及范围，有无脓肿形成。

(5) 其他检查：检测血浆蛋白、尿糖、空腹血糖，以了解患者有无营养不良、低蛋白血症和糖尿病等慢性疾病。

4. 治疗要点与反应　治疗原则是消除感染的病因，去除脓液和坏死组织，加强全身支持治疗，增强机体的抗感染和修复能力。较轻或范围较小的浅部感染，可局部热敷、理疗、外敷药物等；感染较重、范围较大或感染较深者，应给予有效的抗生素并加强支持治疗。脓肿形成者，应及时切开引流。

（二）护理问题

1. 体温过高　与感染后毒素及坏死组织的吸收有关。

2. 疼痛　与感染有关。

3. 焦虑或恐惧　与疼痛不适、病情恶化、对治疗丧失信心有关。

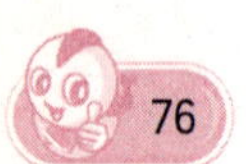

4. 营养失调　与营养摄入不足及高代谢状态有关。

5. 潜在并发症　败血症、感染性休克、呼吸困难或窒息、化脓性海绵窦炎等。

6. 知识缺乏　与缺乏保健知识有关。

（三）护理措施

1. 心理护理　向患者及家属介绍外科感染疾病的有关预防知识及治疗方法，针对患者的情绪和心理变化，采取相应的护理措施，同时关心、体贴、安慰和鼓励患者，帮助患者树立战胜疾病的信心，积极配合治疗和护理。

2. 病情观察　定时观察和监测患者意识、血压、呼吸、脉搏、体温及血常规检查结果。重点观察局部感染病灶的变化和全身感染中毒症状的变化，警惕有无颅内感染、脓毒症、转移性脓肿、感染性休克的发生。若发现异常情况，应立即报告医生，及时处理。

3. 局部疗法的护理

(1) 局部制动和休息：能减轻疼痛和肿胀，有利于炎症局限化。肢体感染时，可抬高患肢，必要时加以固定，以利于静脉和淋巴的回流和减少局部充血，从而减轻肢体肿胀和疼痛。

(2) 药物外敷：早期局部可外敷鱼石脂软膏、金黄膏，或用25%～50%硫酸镁溶液湿热敷等，这些药物可促进局部血液循环，有利于炎症的消退和局限化。有伤口或创面感染者，应给予局部清洁和换药。

(3) 物理疗法：炎症早期，可予以局部热敷、红外线、超短波等物理治疗，以改善局部血液循环，促进炎症吸收、消退或局限。

(4) 切开引流后的护理：化脓病灶如已行切开引流，应注意伤口敷料是否湿透、有无出血，并及时更换敷料，保持敷料清洁固定。手术切口应处最低位，以利脓液引流。注意观察切口的引流情况，一般脓肿切开引流后，疼痛减轻、体温下降、全身情况好转；若疼痛不减轻、体温下降不明显、引流出的脓液甚少、全身情况无明显好转，常提示引流不畅，应及时报告医生，并配合医生处理。

4. 全身疗法的护理

(1) 支持疗法的护理：保证患者充足的休息，给予高蛋白、高热量、高维生素、易消化饮食。必要时遵医嘱补液，维持水、电解质及酸碱平衡。对于严重感染的患者，遵医嘱给予患者少量多次输新鲜血，以增强机体抗感染能力。全身感染中毒症状明显的患者，也可考虑使用糖皮质激素，以改善患者一般情况，减轻中毒症状，但糖皮质激素有使感染扩散的危险，因此使用时需大剂量、短疗程，同时给予足量有效抗生素，并注意观察。

(2) 对症护理：发热患者要绝对卧床休息，体温过高者，可予以物理或药物降温；体温过低者，应注意保暖；疼痛剧烈时，遵医嘱给予镇静、止痛药剂。

(3) 加强基础护理：对生活不能自理的患者，应做好口腔、皮肤及一般生活护理。

(4) 使用抗生素治疗的护理：抗生素是防治外科感染疾病的主要方法之一，临床应用广泛。使用时，应充分了解抗生素的性质、使用方法、药物的配伍禁忌及其不良反应。

1) 使用原则：①对感染较轻或较局限的感染，一般可不用抗生素；②根据各种致病菌引起感染的一般规律、临床特点、脓液性状来判断致病菌的种类，选择合适的抗生素；③最好能根据脓液或血液细菌培养和药敏试验，选择有效的抗生素；④使用窄谱抗生素有效的，不用广谱抗生素；单独使用有效的就不要联合应用，以免发生二重感染；⑤对有严重感染或败血症的患者，应早期、联合、足量、有效使用抗生素；⑥有几种同样抗生素可供选择时，应选择药源充足、价廉和副作用小的抗生素。

2）给药方法：给药的途径有口服、肌内注射、静脉注射或静脉滴注。轻者可口服或肌内注射，严重或全身感染者必须静脉注射或滴注，最好采用分次静脉注射的方法给药。不论何种给药途径，均需按时给药，以保证有效的血药浓度。在用药过程中，应注意观察治疗效果，如体温明显下降，局部感染症状明显减轻则表明治疗有效；若使用抗生素3天后，效果不明显者，应报告医生，以便及时更换药物。一般在感染被控制，体温恢复正常后3～4天即可停药。严重感染则需要在体温正常后维持用药1～2周。如需要抽血做血培养及抗生素敏感试验者，最好在寒战、高热时抽血，阳性率较高。切勿在静脉滴注抗生素时抽血，否则培养可能会出现假阴性。在采取标本时，注意无菌操作，防止人为污染。

3）预防不良反应：抗生素的不良反应有过敏反应、毒性反应、二重感染及细菌的耐药性等。①过敏反应：如青霉素可引起过敏性休克，使用前必须询问有无过敏史，认真作好皮肤过敏试验。②毒性反应：在某些抗菌药物中比较突出，如链霉素可损伤第8对脑神经引起永久性神经性耳聋；氨基糖苷类对肾有损害作用；氯霉素对骨髓造血系统有抑制作用，可致再生障碍性贫血等。因此，在用药过程中，要密切观察，发现异常反应，应立即报告医生，及时处理或停药。③二重感染：在长期大量使用广谱抗生素时可导致二重感染发生。④细菌的耐药性：长期、不规律、剂量不足地使用抗生素可使细菌产生耐药性，所以要正确指导患者用药。

4）联合用药：联合应用抗生素的目的是为了提高疗效、降低药物的剂量及副作用，并延缓或防止出现耐药菌株。一般应限于两种药物的联合，并根据联合敏感试验的结果来选择抗生素。以后再根据临床疗效或药物敏感试验来调整药物的种类，但应避免过频调换抗生素。联合用药时，应注意药物配伍禁忌，一般宜采用分次、分别静脉给药，避免两种以上的药液混合使用而降低疗效。

链接

沉痛的教训

国内一家著名的大医院曾竭尽全力抢救过一位25岁的年轻男性患者，但最终患者死于严重感染。经尸体解剖发现患者体内存在大量超级耐药菌，而目前使用的抗生素对它不起作用，最终患者因严重感染无药可治而死亡。患者为什么会感染超级耐药菌呢？原来患者因工作的原因经常在外面吃饭，常担心饭的卫生状况，故每次饭后都要吃抗生素，结果10个月后的某一天患者身上突然长了许多脓疱，并伴有高热、咳嗽、咳脓痰、神志不清等而入院治疗，医院虽全力抢救，但最终还是没有挽救其年轻的生命。专家和学者一致认为：导致超级耐药菌产生的根本原因是长期、大量、不合理使用抗生素导致普通细菌发生变异而迅速产生耐药性，而由超级耐药菌引起的感染，抗生素无法杀灭或控制。

（四）健康指导

向患者及家属宣教引起化脓性感染的原因，增强患者的自我保健意识，注意个人和环境卫生，做好皮肤的清洁和保健，减少感染机会；加强劳动保护，预防组织创伤发生；指导患者经常锻炼身体，增强体质，提高机体抵抗力；加强宣教工作，若有损伤和感染，应及时治疗；积极治疗足癣、糖尿病、营养不良等慢性疾病；面部有疖肿的患者了解不可挤压的道理。

第3节　全身化脓性感染患者的护理

一、概　　述

全身化脓性感染是指致病菌侵入人体血液循环，并在体内生长繁殖、产生毒素引起的严

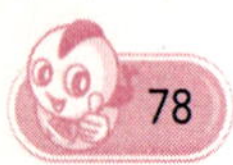

重的全身感染中毒症状，通常指脓毒症和菌血症。脓毒症是指伴有因感染引起的全身性炎症反应，如体温、循环、呼吸等明显改变的外科感染的统称。在脓毒症的基础上，血培养检出致病菌者，称为菌血症。

（一）病因

致病菌数量多、毒力强，机体抵抗力低下是引起全身化脓性感染主要的病因。因此，外科患者的全身化脓性感染常继发于严重创伤后的感染、各种化脓性感染和长期深静脉留置导管感染，如大面积烧伤创面感染、开放性骨折、急性弥漫性腹膜炎、严重胆道感染、长期留置中心静脉导管易并发导管性感染等。

（二）分类

根据引起全身化脓性感染致病菌的不同，可分为：①革兰阴性杆菌脓毒症；②革兰阳性球菌脓毒症；③厌氧菌脓毒症；④真菌性脓毒症。

（三）病理生理

全身化脓性感染对机体的损害不仅是由致病菌引起，而且还因其内毒素、外毒素等毒性物质及其介导的多种炎症介质所致。这些炎性介质适量时可起到防御作用，过量时则可引起全身炎症反应综合征，导致组织、脏器受损和功能障碍，严重者可致感染性休克和多器官障碍综合征。

二、护理评估

（一）健康史

评估患者年龄、营养状况和各种化脓性感染灶的感染部位、性质及程度，了解患者有无严重创伤、营养不良、贫血及慢性消耗性疾病，是否长期体内留置导管、长期使用抗生素、免疫抑制剂、激素及化疗药物等。引起全身化脓性感染常见的致病菌有大肠杆菌、铜绿假单胞菌、金黄色葡萄球菌、脆弱拟杆菌及真菌等。

（二）身心状况

1. 躯体表现　全身化脓性感染发病特点是起病急、病情重、发展快。

(1) 共性表现：①全身症状：有寒战、高热（体温可高达 40～41℃）或体温不升、头痛、头晕、面色苍白或潮红、出冷汗。②消化道症状：可有食欲减退、恶心、呕吐、腹胀、腹泻。③呼吸和循环系统症状：呼吸急促或困难，心率增快，脉搏细速。严重者可出现感染性休克、多器官功能衰竭。④神经系统症状：神志淡漠或烦躁不安、谵妄甚至昏迷。⑤其他：代谢紊乱、不同程度的代谢性酸中毒和肝肾损害，可有肝、脾肿大，严重者有黄疸、皮下出血或瘀斑等。⑥可有原发感染病灶的表现。

(2) 个性表现

1) 菌血症：起病急骤，在突然的寒战后，出现体温高达 40～41℃的高热，呈稽留热型；皮肤、眼结膜和黏膜常出现瘀斑、瘀点及出血点；血液细菌培养常为阳性；一般不出现转移性脓肿。

2) 脓毒症：寒战、高热呈阵发性；间歇期间体温可正常，故呈弛张热型；病程多呈亚急性或慢性；寒战、高热时采血送细菌培养可为阳性；可发生转移性脓肿。

2. 心理-社会状况　全身化脓性感染由于起病急、病情重、发展快，多数患者和家属常有焦虑和恐惧等心理反应，有的患者甚至会产生悲观、失望情绪，失去治疗信心。

（三）辅助检查

1. 血常规检查　白细胞计数显著增高，常在 $(20～30)\times10^9/L$ 以上，可有明显的核左移，

出现中毒颗粒。少数患者白细胞计数正常或稍低。

2. 尿常规检查　部分患者尿中可出现蛋白、血细胞、管型和酮体等。

3. 血培养　寒战、高热时血液细菌培养为阳性。血培养阳性是确诊全身化脓性感染的重要依据。

4. 血生化检查　可有水、电解质和酸碱平衡紊乱；肝、肾功能可有不同程度的受损。

5. 其他　可进行B超、X线、CT等检查，以帮助了解感染病灶部位及范围，有无转移性脓肿。

（四）治疗要点与反应

早期及时应用足量有效抗生素控制感染；及时正确处理原发感染病灶；加强全身支持治疗，增强患者抗感染能力；对症治疗，预防并发症。

三、护理问题

1. 焦虑、恐惧　与发病突然、病情严重等有关。

2. 体温过高　与致病菌毒素及坏死组织吸收入血有关。

3. 疼痛　与感染病灶有关。

4. 营养失调　与患者营养摄入减少，分解代谢增加有关。

5. 潜在并发症　感染性休克、多器官功能衰竭。

四、护理措施

（一）一般护理

1. 卧床休息　提供一个安静、舒适的环境，保证患者充分休息和睡眠。

2. 加强基础护理　做好口腔、皮肤等生活护理，保持皮肤清洁干燥，预防压疮。

3. 饮食与营养　给予患者高蛋白、高热量、高维生素、易消化的饮食，不能进食者，可给予静脉补液、鼻饲或全胃肠外营养来提供足够的营养。

（二）心理护理

全身化脓性感染的患者，由于病情较重，护士应关心和体贴患者。注意与患者及家属的交流，及时了解患者的情绪变化；针对患者和家属的顾虑，做好耐心细致的解释和安慰工作，消除患者及家属的顾虑，帮助患者树立战胜疾病的信心，能积极主动地配合治疗和护理。

（三）病情观察

严密观察患者的神志，密切监测患者生命体征的变化，及时发现病情变化。对于严重感染或严重创伤的患者，要密切注意全身症状和生命体征的变化，如患者突然出现寒战、高热，一般情况迅速恶化，要警惕脓毒症的可能。如患者出现神志淡漠、嗜睡、血压下降，甚至出现消化道出血，常提示有感染性休克的存在。如发现异常，应立即报告医生，并配合医生及时给予相应处理。

（四）配合治疗护理

1. 抗感染治疗的护理　遵医嘱，及时、准确应用大量有效抗生素控制感染。

2. 氧疗的护理　保持呼吸道通畅，吸氧，以提高组织器官氧浓度。

3. 支持治疗的护理　纠正水、电解质和酸碱平衡紊乱，严重感染者可给患者少量多次输入新鲜血液或蛋白。全身感染中毒症状明显者，可给予激素治疗来减轻患者全身中毒症状。有休克者，应配合医生积极抗休克治疗。

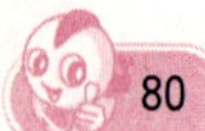

4. 处理原发感染病灶的护理　积极配合医生处理原发感染病灶。若行脓肿切开引流者,应保持引流的通畅。观察切口渗出情况,及时更换敷料,保持局部清洁、干燥。

5. 对症护理　疼痛剧烈者,可遵医嘱给予镇痛剂。高热患者,应给予物理降温或按医嘱应用药物降温,以降低机体代谢消耗。

6. 及时做血培养　在患者寒战、高热发作时,协助医生采血做血细菌或霉菌培养,以利于确定致病菌,为治疗提供重要依据。

五、健 康 指 导

全身化脓性感染多为继发性感染,应及早发现和处理原发感染病灶;平时注意个人日常卫生,保持皮肤清洁,加强饮食卫生,避免肠源性感染;及时治疗引起全身抵抗力下降的相关疾病;指导患者坚持锻炼,加强营养,增强机体抗感染能力;注意劳动保护,避免创伤。若发生创伤者,应及时正确处理,预防感染。

第 4 节　特异性感染患者的护理

一、破伤风患者的护理

案例7-2

患儿,6 岁,因玩耍时左足不小心被生锈的铁钉刺伤,被母亲紧急送到医院,其母亲焦急地询问医生:小孩会不会患破伤风?

问题:1. 什么是破伤风?

2. 破伤风的发生应具备哪些条件?

3. 其伤口如何处理?

4. 是否需要打破伤风预防针?

破伤风是指破伤风杆菌侵入人体伤口后生长繁殖、产生毒素所引起的一种急性特异性感染。

(一) 病因

破伤风杆菌为革兰阳性厌氧芽胞杆菌,广泛存在于泥土及人畜的粪便中,其菌体易被杀灭,但芽胞的抵抗能力强,需煮沸 30 分钟或高压蒸气灭菌 10 分钟才可将其杀灭。破伤风杆菌及其毒素不能侵入正常的皮肤和黏膜,故破伤风均发生在开放性损伤后。任何开放性损伤,如烧伤、开放性骨折、火器伤、动物咬伤,甚至细小的木刺或锈钉刺伤及严重污染的擦伤等,均可引起破伤风。也可发生于新生儿脐带处理不当,孕、产妇不洁的人工流产或分娩所致的破伤风。

破伤风杆菌侵入伤口后并非一定发病,厌氧环境是导致破伤风发病的主要因素。因此,当伤口窄而深、局部缺血、坏死组织多、异物残留、引流不畅,并混有其他需氧细菌感染而造成伤口缺氧时,才有利于破伤风杆菌的生长繁殖,而发生破伤风。此外,患者全身抵抗力下降,也是破伤风发生的原因之一。

(二) 病理生理

破伤风杆菌只在伤口的局部生长繁殖,其产生的外毒素才是引起破伤风的主要原因。因此,破伤风是一种毒血症。破伤风杆菌产生的外毒素有痉挛毒素和溶血毒素两种。痉挛毒素是引起破伤风症状的主要毒素。痉挛毒素从感染局部产生，经血液循环和淋巴系统到达脊髓前角灰质或脑干的运动神经细胞核，使运动神经细胞失去正常的抑制性，引起横纹肌紧张性收缩或阵发性痉挛。溶血毒素引起局部组织坏死和心肌损害，并能影响交感神经而引起大汗、血压升高及心率加快等。

（三）护理评估

1. 健康史 询问患者有无开放性损伤史，了解伤口污染程度、深度、开口大小及伤口处理情况。了解近期有无人工流产、产后感染或新生儿脐带是否严格消毒等病史。

2. 身心状况

(1) 躯体表现

1) 潜伏期：破伤风的潜伏期一般为6～12天，少数患者可在伤后1～2天发病，最长的可在伤后数月或数年发病。新生儿破伤风一般在断脐后7天左右发生，故俗称“七日风”。一般潜伏期越短，症状越严重，预后越差。

2) 前驱症状：患者症状表现不典型，主要表现为全身乏力、头痛、头晕、烦躁不安、打呵欠、咀嚼肌紧张和酸胀等。一般持续12～24小时。

3) 典型症状：典型的表现是在肌肉紧张性收缩的基础上，出现阵发性痉挛。最先受累的肌群是咀嚼肌，随后依次为面部表情肌、颈项肌、背腹肌、四肢肌，最后是膈肌。最初症状是咀嚼不便，典型症状是张口困难、牙关紧闭、苦笑面容、颈项强直、角弓反张，最后膈肌和肋间肌受影响而出现呼吸困难或窒息。

在肌肉持续紧张性收缩的基础上，任何轻微的刺激，如声响、光线、震动、触摸或饮水等，均可诱发阵发性痉挛。痉挛发作时，患者大汗淋漓、口吐白沫、口唇发绀、呼吸急促、流涎、磨牙、头频频后仰、手足抽搐不止。每次发作持续数秒至数分钟不等，间歇期长短不一。发作时患者神志清醒，表情十分痛苦。发作频繁者，常提示患者病情严重。病程一般为3～4周。如积极治疗，不发生特殊的并发症者，自第2周起症状会逐渐缓解，但肌紧张和反射亢进可持续一段时间。

4) 并发症：强烈的肌肉痉挛可造成肌肉断裂、骨折、舌咬伤、坠床等。膀胱括约肌痉挛可引起尿潴留。膈肌和呼吸肌痉挛可致呼吸困难或窒息。肌痉挛、大量出汗及饮水不足可致水、电解质和酸碱平衡失调，严重者可发生心力衰竭。破伤风患者死亡的主要原因是窒息、心力衰竭、肺部感染和营养障碍等并发症。

案例7-3

患者，男性，30岁，农民工。10天前，在工地上右足不慎被生锈的铁钉刺伤，未能引起足够的重视，没有及时正确处理伤口。2天前开始出现张口不便，继而张口困难，牙关紧闭，1天前出现四肢阵发性抽搐入院治疗。

问题：1. 该患者患的是什么疾病？
2. 该疾病是如何发生的？
3. 该患者主要的护理诊断有哪些？
4. 护理的重点工作在哪些方面？
5. 此疾病可以预防吗？如何预防？

(2) 心理-社会状况：破伤风发病突然、起病急、病情重，患者无心理准备，且反复阵发性肌肉痉挛发作常使患者感到极度痛苦，加之肌肉痉挛可引起进食困难、呼吸困难甚至窒息等，患者常产生焦虑、紧张、恐惧甚至濒死感；隔离治疗可使患者产生孤独无助感和悲伤感。

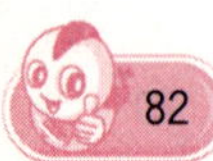

3. 辅助检查

(1) 血常规检查：合并肺部感染时，可有白细胞计数升高、中性粒细胞比例升高。

(2) 血生化检查：可有水、电解质和酸碱平衡失调。

(3) 渗出物检查：伤口渗出物作涂片检查可发现破伤风杆菌。

4. 治疗要点与反应　破伤风的治疗原则包括清除毒素的来源(如清除伤口内的异物和坏死组织)，中和游离的毒素，控制和解除痉挛，保持呼吸道通畅，防治并发症等。

(四) 护理问题

1. 焦虑、恐惧　与病情危重、反复发作、担心预后有关。

2. 有窒息的危险　与持续性喉头和呼吸肌痉挛、误吸、痰液堵塞气道有关。

3. 有受伤的危险　与强烈的肌肉痉挛有关。

4. 营养失调　低于机体需要量，与肌肉痉挛消耗、能量摄入不足有关。

5. 有体液不足的危险　与肌肉痉挛性消耗和大量出汗有关。

6. 潜在并发症　窒息，肺部感染，心力衰竭。

(五) 护理措施

1. 一般护理

(1) 减少外界刺激，避免诱发因素：患者住单间隔离病房，由专人护理。病房应安静，室内光线均匀柔和，避免强光照射。医护人员要做到走路、说话轻巧、低声，使用器具无噪音。治疗及护理操作应敏捷，尽量集中在镇静剂使用后 30 分钟内进行。严禁探视患者。

(2) 加强基础护理，防止意外和并发症：破伤风患者生活多不能自理，需加强口腔护理、皮肤护理及预防压疮护理等。加强安全防范措施，防止意外发生，必要时使用床栏防止患者坠床；抽搐发作时，需用牙垫防止舌咬伤。床旁常规准备气管切开包等急救物品、药品，以便及时处理一些严重的并发症，如呼吸困难、窒息等。

(3) 严格隔离消毒制度：破伤风具有传染性，应严格执行隔离消毒措施，以防疾病传播。医护人员进入病房时要穿隔离衣、戴口罩、帽子、手套；身体有伤口者不能进入病室内工作；所有器械及敷料均需专用，器械使用后应先浸泡消毒 1 小时以上，清洗后高压蒸汽灭菌处理，用后的敷料应立即焚烧，尽可能使用一次性的材料物品。患者的用品和排泄物均应严格消毒处理，防止交叉感染。

2. 心理护理　注意加强与患者沟通，多安慰和鼓励患者，帮助患者消除焦虑、恐惧的心理状态，树立战胜疾病的信心，积极主动配合治疗和护理。

3. 病情观察　密切观察患者的生命体征、意识、尿量等变化，详细记录抽搐发作的次数、持续时间、伴随症状及治疗效果，加强心肺功能的监测，及时发现窒息、肺部感染、心力衰竭等并发症，并协助医生处理。

4. 配合治疗护理

(1) 伤口护理：配合医生施行清创术，彻底清除坏死组织及异物，并用 3%过氧化氢或 1∶5000高锰酸钾溶液冲洗和湿敷。伤口敞开，并充分引流。

(2) 中和游离毒素：使用破伤风抗毒素中和游离毒素，早期应用，越早效果越好。遵医嘱首次使用破伤风抗毒素 2 万～5 万 U 加入 5%葡萄糖溶液 500～1000ml 内，静脉缓慢滴入，以后每日 1 万 U～2 万 U 静脉滴入，持续 3～6 日。或用人体破伤风免疫球蛋白 3000～6000U，深部一次性肌内注射。

(3) 控制和解除痉挛：是治疗护理破伤风患者最重要的措施，故遵医嘱使用镇静、解痉药。病情较轻者，可使用一般镇静剂、安眠药，如地西泮、苯巴比妥钠、10%水合氯醛等。病情较重者，则可使用冬眠Ⅰ号（氯丙嗪、哌替啶、异丙嗪），用药过程中应严密观察呼吸和血压的变化。抽搐频繁者，且用上述药物仍不能控制者，可在气管切开及人工辅助呼吸的条件下，遵医嘱使用硫喷妥钠和肌松剂（琥珀胆碱、筒箭毒碱、粉肌松）等。

（4）保持呼吸道通畅：吸氧，对病情较重者，应及早作气管切开，及时清除呼吸道分泌物，保持呼吸道通畅，预防或减少肺部并发症的发生，必要时可行人工辅助呼吸，并做好气管切开的护理。

（5）抗感染：遵医嘱首选青霉素，既可抑制破伤风杆菌，又能控制其他细菌感染。

（6）加强营养支持治疗：给予患者高热量、高蛋白、高维生素的易消化饮食。不能进食者，可给予鼻饲或肠外营养（TPN）。遵医嘱静脉补液，纠正水、电解质及酸碱平衡。

（六）健康指导

1. 预防　尽管破伤风的治疗和护理较为困难，但破伤风是可以预防的。故应加强破伤风宣传教育工作，增强对破伤风的认识。注意劳动保护，避免创伤；及时正确处理伤口；普及科学接生；及时正确地免疫注射，提高机体抵抗力。

2. 免疫注射　①自动免疫：通过注射破伤风类毒素作为抗原，刺激机体产生抗体，从而达到免疫的方法。一般是在健康时施行，是目前最可靠、最有效、最经济的预防方法。②被动免疫：被动地补充破伤风抗体达到免疫的方法。一般在受伤后施行，适用于以前未接受过主动免疫者。伤后 12 小时内，经彻底清创后，皮下或肌内注射破伤风抗毒素（TAT）1500U，伤口污染严重或受伤超过 12 小时，剂量可加倍。成人与儿童剂量相同。破伤风抗毒素是马血清制剂，含有异种蛋白，可致过敏反应。注射前必须询问有无过敏史，并做常规过敏试验。皮内试验阳性者，必须采用脱敏法注射。人体破伤风免疫球蛋白是由人体血浆中免疫球蛋白提纯而成。剂量为 250U，作深部肌内注射，病情需要时可加倍。此药无血清过敏反应，不需要作过敏试验，其免疫效能比破伤风抗毒素大 10 倍多，是一种理想的免疫制剂。

护考链接

患儿，男，5 岁，玩耍时右足不慎被生锈的铁钉刺伤。

1. 患儿易患下列哪种疾病

A. 疖　B. 痈　C. 丹毒　D. 破伤风　E. 败血症

2. 为了预防该病的发生，最可靠和最有效的预防方法是

A. 应用大剂量青霉素　B. 注射丙种球蛋白　C. 注射干扰素

D. 注射破伤风类毒素　E. 注射破伤风抗毒素

3. 该患儿注射的预防剂量为

A. 成人剂量的 1/4　B. 成人剂量的 1/3　C. 成人剂量的 1/2

D. 与成人剂量相同　E. 应根据患儿的体重计算注射剂量

点评：①患儿被生锈的铁钉刺伤，其伤口深而窄，造成厌氧环境有利于破伤风杆菌的生长繁殖而容易导致破伤风的发生。②伤后预防破伤风最可靠和最有效的方法是注射破伤风抗毒素（TAT），实施被动免疫。③伤后预防破伤风，注射破伤风抗毒素（TAT）的剂量，成人与儿童剂量相同，均为 1500U。

二、气性坏疽患者的护理

气性坏疽是指由梭状芽胞杆菌引起的一种以肌坏死或肌炎为特征的急性特异性感染。此类感染发展迅速，如不及时处理，患者常丧失肢体，甚至危及生命。

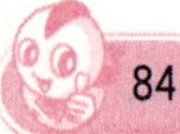

（一）病因

气性坏疽致病菌为革兰阳性梭状芽胞杆菌，主要包括产气荚膜梭菌、水肿杆菌、腐败杆菌和溶组织杆菌等。常为多种致病菌的混合感染。该类致病菌只能在无氧环境生存，其芽胞抵抗力非常强，广泛存在于泥土和人、畜的粪便中。气性坏疽发生必须具备 3 个条件：①致病菌侵入伤口，尤其是肌肉丰富的下肢和臀部；②伤口缺氧环境；③人体抵抗力低下。

（二）病理生理

致病菌在伤口内生长繁殖，产生多种酶和外毒素，引起组织细胞坏死、渗出、产生恶性水肿和具有恶臭的硫化氢气体等。大量外毒素和坏死组织产物被吸收，可引起严重的毒血症，甚至感染中毒性休克和多器官功能衰竭。

（三）护理评估

1. 健康史　询问患者有无开放性损伤史，评估伤口有无引起局部缺氧因素，如局部肌肉组织广泛严重挤压伤、重要血管操作、长时间使用止血带或石膏包扎过紧等；受伤史及损伤的部位、深度和面积等；了解伤口的污染程度、深度、大小，是否及时彻底清创、引流是否通畅等。

2. 身心状况

(1) 躯体表现：潜伏期一般为 1～4 天，常在伤后 3 天发病，最短可伤后 6～8 小时，最长至伤后 6 天发病。

1) 局部症状：早期患肢出现沉重感，有包扎过紧或疼痛感。随后伤处出现胀裂样剧痛，难以忍受，一般镇痛剂不能缓解。局部肿胀明显，呈进行性加剧，有明显压痛。伤口周围皮肤肿胀、苍白、发亮，迅速变为紫红色，进而变为紫黑色，并出现大小不等的水疱。轻轻挤压伤口周围皮肤，常可扪及捻发感，常有气泡从伤口溢出，并有稀薄、恶臭的浆液性或血性液体流出。伤口内肌肉坏死，呈暗红或土灰色，失去弹性，刀割时肌纤维不收缩，也无出血。

2) 全身表现：患者神志清楚，但全身软弱无力、表情淡漠或烦躁不安，常伴有恐惧或欣快感，并出现高热、脉速、呼吸急促、皮肤以及口唇苍白、大量出汗和进行性贫血等。晚期患者可出现严重的全身感染中毒症状，甚至发生感染中毒性休克及多器官功能衰竭等。

(2) 心理-社会状况：因本病起病突然、病情进展迅速、发展快，需隔离治疗，甚至可能有截肢或死亡的危险，加之患者有严重的全身不适和伤处剧痛，而镇痛剂效果又不明显，故患者常有焦虑、恐惧、悲观、失望等心理反应。

3. 辅助检查

(1) 血常规检查：可有白细胞计数及中性粒细胞比例升高，红细胞和血红蛋白降低。

(2) 血生化检查：可有水、电解质和酸碱平衡失调。

(3) 渗出物检查：伤口渗出物作涂片检查可见大量革兰阳性粗大梭菌。厌氧菌培养可见梭状芽胞杆菌。

(4) X 线检查：可见伤口肌群间有气体，即可肯定诊断。

4. 治疗要点与反应　彻底清创是防治创伤后气性坏疽最好、最可靠的方法。治疗原则包括：抗休克、紧急手术（多处切开，清除一切坏死组织及异物，必要时截肢）、应用大量有效抗生素、高压氧治疗、全身支持疗法及对症治疗等。

（四）护理问题

1. 疼痛　与局部创伤、感染及肿胀有关。

2. 组织完整性受损　与组织感染、坏死有关。

3. 自我形象紊乱　与失去部分组织、肢体有关。

4. 体温过高　与细菌感染、坏死组织及毒素吸收有关。

5. 潜在并发症　感染性休克。

（五）护理措施

1. 一般护理

（1）严格隔离消毒：患者住单人隔离病室，室内准备好各种抢救物品及药品。严格执行接触性隔离制度，医护人员进入病房时要穿隔离衣、戴口罩、帽子、手套；身体有伤口者不能进入病室内工作；所有器械及敷料均需专用，患者用过的器械等高压灭菌处理，患者的一切用品及排泄物都要严格隔离消毒，患者的敷料予以焚烧。尽可能使用一次性的材料物品及器具。

（2）加强基础护理，防止并发症：气性坏疽的患者生活多不能自理，需加强口腔护理、皮肤护理及预防压疮护理等。

2. 心理护理　对患者要富有同情心，注意加强与患者沟通，多安慰和鼓励患者，帮助患者减轻焦虑、恐惧的心理状态；做好耐心细致的解释工作，帮助患者适应身体变化，树立战胜疾病的信心，积极主动配合治疗和护理。对截肢的患者，鼓励患者树立生活的勇气，正确面对现实，帮助患者训练生活自理能力。

3. 病情观察　需专人护理，严密监测患者意识、体温、脉搏、呼吸和血压等生命体征的变化；注意观察全身症状和局部表现的变化，及时发现异常，报告医生，并协助医生处理。

4. 配合治疗护理

（1）伤口护理：对切开或截肢后的敞开伤口，应用3%的过氧化氢溶液或1∶5000高锰酸钾冲洗和湿敷，及时更换敷料。

（2）疼痛护理：及时遵医嘱应用镇痛剂，必要时可给予麻醉性镇痛剂。也可用心理治疗的方法，如聊天、娱乐及精神放松等，以缓解疼痛。对截肢后出现幻觉疼痛者，应给予耐心解释，解除其忧虑和恐惧。对扩大清创或截肢者，协助患者变换体位，以减轻因外部压力和肢体疲劳引起的疼痛。

（3）高压氧治疗的护理：高压氧治疗可抑制厌氧菌的生长繁殖，控制感染的扩散，对接受高压氧治疗的患者，需注意观察每次氧疗后伤口的变化。

（4）应用抗生素药物护理：治疗气性坏疽首选大剂量青霉素静脉滴注，故应遵医嘱及时、准确、合理应用抗生素，同时注意药物的毒性反应和过敏反应。

（5）全身支持治疗护理：鼓励协助患者进食高蛋白、高热量、高维生素、易消化的食物。少量多次输新鲜血液，纠正水、电解质及酸碱失衡。对于禁食者，给予鼻饲或全胃肠外营养，补充机体所需营养，提高机体抵抗力。

（六）健康指导

加强劳动保护，避免受伤；伤后应及时正确处理伤口并及时就诊；指导患者进行患肢按摩、理疗及功能锻炼的方法，促进患肢功能尽快恢复；指导截肢伤残者，正确安装、使用义肢和适应肢体功能训练，帮助恢复自理能力；如有不适，应及时到医院就医。

小结

外科感染一般是指需要手术治疗的感染性疾病和发生在创伤或手术治疗后的感染。外科感染按致病菌种类和病变性质可分为特异性感染和非特异性感染。非特异性感染又称化脓性感染，由常见的化脓性致病菌引起。其主要局部表现为红、肿、热、痛及功能障碍。全身表现可见发热、头痛、乏力、周身不适、食欲减退等，白细胞计数增加及核左移。严重感染者可引起败血症、感

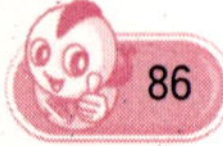

小结

染性休克和多器官功能衰竭而导致患者死亡。局部治疗的方法有热敷、理疗、外敷药物等；全身治疗的方法为使用有效的抗生素、加强支持治疗及对症治疗。脓肿形成者，应及时切开引流。在护理外科感染患者时，应加强病情观察，做好心理护理，协助医生做好相关检查，配合医生进行局部治疗及全身疗法的护理等。加强外科感染的宣传教育工作，预防外科感染的发生。

特异性感染是指由一些特殊的病原菌引起的、具有一定临床特征的感染。主要有破伤风、气性坏疽等。破伤风是破伤风杆菌侵入伤口，生长繁殖，产生外毒素引起的一种急性特异性感染。主要以肌肉持续性收缩和阵发性痉挛为主要症状。而气性坏疽则是梭状芽胞杆菌引起的一种以肌肉组织坏死或炎症为特征的急性特异性感染。特异性感染通常具有传染性，在护理时严格执行消毒隔离制度，注意患者的心理护理，加强病情的观察，配合医生做好伤口、营养支持、抗感染及对症治疗的护理。做好健康指导工作，积极预防特异性感染的发生。

自测题

A_1/A_2 型题

1. 下列具有传染性的非特异性感染是(　　)
   A. 疖　　B. 痈
   C. 丹毒　　D. 破伤风
   E. 急性蜂窝织炎
2. 发生破伤风感染是由于(　　)
   A. 吃了被破伤风杆菌污染的食物
   B. 劳动时皮肤污染了污泥
   C. 破伤风患者通过空气传播
   D. 受伤后破伤风杆菌侵入伤口内
   E. 经昆虫媒介的传染
3. 危险三角区的疖挤压可能发生的并发症是(　　)
   A. 败血症
   B. 毒血症
   C. 急性化脓性海绵状静脉窦炎
   D. 面部蜂窝织炎
   E. 急性化脓性脑膜炎
4. 预防外科感染不正确的是(　　)
   A. 增强机体抵抗力
   B. 防止损伤
   C. 严格无菌操作
   D. 及时正确地处理伤口
   E. 经常服用抗菌药
5. 患者，男性，30 岁，足部被钉子刺伤后发生破伤风，出现肌肉阵发性痉挛，控制痉挛的最主要护理措施是(　　)
   A. 住单人隔离病室
   B. 限制亲属探视
   C. 避免声、光刺激
   D. 定时使用镇静剂
   E. 静脉滴注破伤风抗毒素
6. 诊断浅表脓肿的可靠方法是(　　)
   A. 局部压痛　　B. 波动试验
   C. 体温升高　　D. 局部疼痛
   E. 局部红肿
7. 患者，男性，25 岁，因颈部蜂窝织炎入院。患者颈部肿胀明显，病情观察护理中应特别注意下列哪项变化(　　)
   A. 呼吸　　B. 体温
   C. 神志　　D. 血压
   E. 吞咽
8. 预防气性坏疽最好的措施是(　　)
   A. 应用足量有效的抗生素
   B. 多次少量输入新鲜血
   C. 注射气性坏疽抗毒血清
   D. 污染伤口彻底清创
   E. 应用高压氧治疗
9. 患者，男性，18 岁，左臂部注射后疼痛、肿胀 6 天，伴高热、头痛、乏力、食欲不振，现准备切开引流，其必备的依据是(　　)
   A. 局部肿胀严重　　B. 穿刺抽出脓液
   C. 局部压痛明显　　D. 血象明显升高
   E. 血培养阳性
10. 患者，男性，30 岁。右下肢急性蜂窝织炎伴全身化脓性感染，需作血培养，最佳抽血时机是(　　)

A. 用退热药后
B. 发热的间歇期
C. 寒战、高热时
D. 静脉滴注抗生素时
E. 抗生素输入完后

A_3 /A_4 型题

(11～13 题共用题干)

患者，男性，35 岁。小腿被刀刺伤后出现全身肌肉强直性收缩，阵发性痉挛，诊断为破伤风。

11. 易导致患者死亡的常见原因是(　　)
    A. 休克
    B. 窒息
    C. 肺部感染
    D. 肾衰竭
    E. 脱水、酸中毒及营养障碍
12. 与控制肌肉痉挛无关的护理措施是(　　)
    A. 保持病室安静
    B. 护理措施要集中进行
    C. 按时遵医嘱使用镇静剂
    D. 避免损伤
    E. 避免强光
13. 破伤风发作时的处理，下列哪项最为重要(　　)
    A. 彻底清创，引流伤口
    B. 及早使用破伤风抗毒素
    C. 控制和解除痉挛
    D. 给予大剂量青霉素
    E. 加强营养支持

(张　德)

第8章

损伤患者的护理

损伤在生产、生活中相当多见，人的一生可能会遇到这样或那样的损伤，轻的如跌倒引起的擦伤、磕碰引起的挫伤等，重的如骨折、内脏器官损伤等。人体受到各种致伤因子的作用均可导致损伤，如机械性的创伤、高温的烧伤、低温的冻伤以及生物性损伤等，损伤是外科护理学的重要组成部分。

第1节　创伤患者的护理

案例8-1

患者，52岁，2小时前在回家的路上被车撞伤腹部，左上腹痛，心慌，出汗，查体：神志清，精神紧张，面色苍白，左上腹压痛，腹肌紧张，反跳痛不明显，肠鸣音减弱，血压：80/50mmHg，腹腔穿刺抽出不凝固的血液。

问题：1. 患者此时应采取何种体位？

2. 目前患者最主要的护理问题是什么？

一、概　　述

按致伤因子不同，损伤可分为机械性损伤、物理性损伤、化学性损伤和生物性损伤。其中最常见的是机械性损伤，又称创伤，为机械性致伤因子造成的人体组织结构连续性破坏和功能障碍。

（一）病因与分类

机械性损伤按皮肤、黏膜的完整性分为两大类：

1. 闭合性损伤　损伤处皮肤或黏膜完整者。多由钝性暴力所致，如挫伤、扭伤、挤压伤、爆震伤等。

(1) 挫伤：是最常见的软组织创伤，为钝器或钝性暴力引起。受力面积较大，未使皮肤破损但可使抗裂强度较小的皮下脂肪、小血管、肌肉组织等发生损伤，表现为局部皮肤青紫、肿胀或血肿。

(2) 扭伤：外力作用使关节超过正常的活动范围，造成关节囊、韧带、肌腱或肌肉撕裂破坏，肢体恢复平衡后关节随即复位，但软组织损伤需经一段时间才能痊愈。

(3) 挤压伤：巨大重物较长时间挤压所致。受伤面积很大，皮肤虽未破裂，但大范围的皮下组织和肌肉组织均受挤压，压力解除后当即出现广泛出血、血栓形成、组织坏死，引起以急性肾衰竭为主的综合征，即挤压综合征。

(4) 爆震伤：又称冲击伤，是由爆炸产生的高压和变速的冲击波所致。体表多无明显损害，而含气体或液体较多的胸腔、腹腔内脏、耳鼓膜可发生出血、破裂或水肿等。

2. 开放性损伤　损伤处皮肤或黏膜遭到破坏，由深部组织与外界相通，如擦伤、刺伤、切割伤、裂伤、撕脱伤、火器伤等。

(1) 擦伤：粗糙物与受伤部位表面发生切线运动所致的表皮损伤，创面常有少量血液成分渗出和轻度的炎症反应。

(2) 刺伤：尖锐而细长的器具穿入组织所致。由于尖端与体表的接触面积较小，不用很大的力即可穿入深部组织，伤口较深，可能伤及多层组织或内脏器官，易并发感染，尤其是厌氧菌感染。

(3) 切割伤：为边缘锐利的物体切割所致。伤口边缘整齐，多呈线性，对非接触的组织一般无损伤，故切断的血管不易收缩，出血较多。

(4) 裂伤：钝器打击造成皮肤和皮下组织断裂，创缘多不整齐，周围组织破坏较重。

(5) 撕脱伤：人体某部位皮肤受强作用力牵拉所致。如人体某部位卷入运转的机器或车轮等，暴力作用强，损伤严重。伤口多呈不规则，皮肤和皮下组织与深部组织撕脱、断裂，可有大片创面暴露，污染严重。

(6) 火器伤：子弹、弹片击中或意外的爆炸、事故所致，伤口大小、形状和深浅不一，伤口污染较严重，常有异物存留。

（二）病理

1. 伤口修复过程　可分为3个阶段：

(1) 纤维蛋白充填期：局部炎症性渗出，伤口内形成纤维蛋白网。此期的功能是止血和封闭创面。

(2) 细胞增生期：新生毛细血管与成纤维细胞构成肉芽组织，再合成胶原纤维，同时上皮细胞增生覆盖，使伤口愈合。

(3) 组织塑形期：肉芽组织退化变成胶原纤维为主的瘢痕组织，再吸收软化。

2. 影响伤口愈合的因素　包括年龄、感染、异物存留及失活组织过多、慢性疾病、血液循环障碍、营养状况、局部制动不够、类固醇激素等。

二、护理评估

（一）健康史

询问受伤原因，询问受伤时间、部位、姿势，询问处理经过，伤后经过哪些处理、什么时间处理的、怎样处理的。

（二）身心状况

1. 躯体表现

(1) 局部表现：伤后均有疼痛、肿胀、瘀斑、功能障碍等，开放性损伤可见伤口及出血。

1) 疼痛：其程度与创伤部位、范围、轻重、炎症反应强弱有关。伤处活动时疼痛加剧，制动时减轻，一般在伤后2～3天逐渐缓解，若疼痛不减轻甚至加重表示可能并发感染。但严重创伤并发休克时，患者常不述疼痛，内脏损伤所致的疼痛常定位不确切。

2) 局部肿胀：为受伤局部出血、渗出所致。部位表浅者可出现皮下瘀斑、肿胀或血肿；组织疏松和血管丰富的部位肿胀尤为显著。严重肿胀可致局部组织或远端肢体血供障碍，出现远端苍白、皮温降低等。

3) 功能障碍：疼痛可限制运动，组织结构的破坏可直接造成功能障碍。如骨折或关节

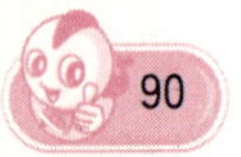

脱位的肢体不能正常运动；脑外伤后发生意识障碍；肠穿孔后腹膜炎引起呕吐、腹胀、肠麻痹等。

4）伤口或创面：为开放性创伤所共有的。其形状、大小、深度因致伤原因和暴力大小而不一致，有出血或血块，还可能有异物存留。

(2) 全身表现：严重创伤时注意是否有体温升高，如果体温在 38℃左右，为吸收热，是正常反应。如果体温过高，多因颅脑损伤及并发感染所致；观察患者面色是否苍白，同时注意检查脉搏、血压、呼吸的改变，留意是否出现脉搏加快、血压下降、呼吸变快等休克征象。

2. 并发症　创伤病程演变过程中，可能会出现一些潜在的并发症，如休克、挤压综合征、多系统器官功能衰竭、伤口及其他部位感染等。

3. 心理-社会状况　由于对突发的创伤无心理准备，对于疼痛、出血等症状过度紧张，尤其担心创伤后遗留身体的伤残，给自己和家庭的经济、生活带来困难，患者常焦虑、恐惧不安甚至绝望。

（三）辅助检查

1. 血、尿常规　血常规、红细胞比容可提示贫血、出血情况及感染情况；尿常规可提示泌尿系损伤。

2. 影像学检查　X 线、B 超、CT、MRI 可提示创伤的部位和程度，解释躯体活动障碍情况。

3. 试验穿刺　胸腔、腹腔穿刺，可了解体腔内的损伤情况。有内出血时，可导致体液不足，甚至休克。有空腔器官穿孔时，有严重感染的危险。

（四）治疗要点与反应

1. 急救处理　急救要求做到快速判断、快速抢救、及早转送。

2. 全身疗法　主要包括积极抗休克、保护器官功能、加强营养支持、对开放性创伤应使用有效的抗生素，预防继发性感染，并常规注射破伤风抗毒素预防破伤风等。

3. 局部疗法

(1) 闭合性创伤的处理：小范围的软组织挫伤后早期局部冷敷，以减少组织内出血和肿胀，24 小时后改用热敷和理疗，有利于吸收和炎症消退。血肿较大者，须在严格无菌操作下穿刺抽吸并加压包扎。疑有胸、腹腔脏器损伤、颅脑损伤等，给予相应的检查和治疗。

(2) 开放性伤口的处理：污染伤口应行清创术，愈早愈好，使其转变为清洁伤口，一期缝合，争取一期愈合。感染伤口须经引流、换药和肉芽组织形成，逐渐达到二期愈合。

三、护理问题

1. 疼痛　与组织损伤、肿胀等有关。

2. 皮肤完整性受损　与开放性创伤有关。

3. 体液不足　与出血、体液丢失有关。

4. 躯体移动障碍　与肢体损伤等严重创伤有关。

5. 恐惧　与机体创伤及强大的精神刺激有关。

护考链接

患者，女，28 岁，走路时不小心扭伤脚踝，为防止皮下出血和组织肿胀，在早期应选用

A. 局部按摩　　B. 冰袋冷敷

C. 红外线理疗　　D. 放热水袋

E. 湿热敷

分析：软组织扭伤后早期应局部冷敷，以减少组织内出血和肿胀，故选择 B。

四、护理措施

（一）急救护理

必须首先救治危及生命的紧急情况，如心跳、呼吸骤停，立即行心肺复苏术；窒息应及时清除口咽部的分泌物、积血、异物，必要时行气管插管，有条件时可行气管切开术；大出血者可采取加压包扎止血法，对四肢大血管出血可临时使用止血带止血；开放性及张力性气胸可采取加压包扎变开放性气胸为闭合性气胸，张力性气胸应穿刺减压；休克者及时扩充血容量，去除病因。其他急救还包括：

1. 包扎伤口　减少出血和细菌污染。如有内脏脱出，禁止现场还纳，可用盆、碗等盅形物覆盖，妥善包扎。

2. 骨折固定　就地取材作临时简易固定，以避免搬运过程中再损伤，并可减轻疼痛，便于转运。

3. 及时转送　经急救处理后，待伤情稳定，应由专人护送到相关医院作进一步治疗。运送途中应尽量保持平稳，注意止痛、保暖、补充液体，以防止休克。

（二）生活护理

1. 重视创伤患者营养的供给　强调高蛋白、高维生素、高热量的饮食。不能经口进食者，选用肠内或肠外途径给予营养支持。

2. 体位和局部制动　严重创伤所致休克患者，应取头和躯干部抬高20°～30°、下肢抬高15°～20°仰卧中凹位。颅脑损伤，如无休克、昏迷可采取头高足低斜坡卧位，减轻颅内压力。胸部损伤，可取高半坐卧位，有利于呼吸和循环。腹部损伤，可采取低半坐卧位，可以减轻疼痛，有利于呼吸和循环，可使腹腔渗液局限于盆腔。脊柱四肢的损伤，应在明确骨折或脱位后给予适当的复位、固定和制动，以利于缓解疼痛，促进修复。脊柱创伤者应平卧硬板床。四肢伤者应抬高患肢，减轻疼痛和肿胀。

（三）严密观察病情

对于重度损伤和多处复合损伤的患者，应密切观察病情，如神志、面色、脉搏、血压、呼吸、尿量、尿色等变化，并作出详细记录。观察病情应全面、细致，尤其是头、胸、腹部损伤，有时虽合并重要器官损伤，但早期表现可能并不明显，如观察疏漏，可导致严重后果。发现异常改变，应及时告知医生，以便得到及时处理。

（四）配合治疗护理

1. 软组织挫伤的护理

(1) 局部制动，以减轻疼痛，可避免继发出血和加重损伤。

(2) 早期冷敷，以减少渗血和肿胀。后期改用热敷，促进吸收。

(3) 药物应用，可酌情应用消肿止痛、活血化瘀的中西药物，促进功能恢复。

(4) 病情稳定后，可配合应用理疗、按摩和功能锻炼等。

2. 开放性伤口的护理　清洁伤口可经消毒后配合医生直接缝合。沾染伤口应在最短的时间内(一般不超过6～8小时)及时清创缝合。感染伤口应在引流、换药等处置后逐渐达到二期愈合。伤口处理中，应注意无菌操作；对感染伤口也是如此，以防交叉感染；对污染较重或感染较重者，可根据伤情遵医嘱选择适当的抗生素；对窄而深、局部缺血缺氧及异物存留的伤口应行TAT皮试，常规预防性注射。

3. 水、电解质、酸碱平衡紊乱的护理　严重损伤时常有血液及组织液的大量丢失，严重

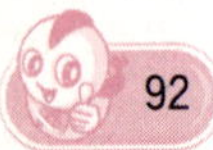

时可导致低血容量休克的发生。因此，应迅速建立静脉输液通路，根据病情遵医嘱选择平衡盐溶液、生理盐水、血浆、代血浆或全血。严重挤压伤的患者，血钾会明显增高，导致心率失常或心脏骤停，应注意监测血钾和心电图的变化。严重的创伤，多发生酸中毒，可通过补液或遵医嘱应用碱性药物给予纠正。

（五）心理护理

护士应保持镇静的态度，详细解释各种处理措施，为患者提供个体化的心理支持；给予心理疏导和安慰；帮助其面对压力，缓解其焦虑、恐惧的心理；以稳定的情绪配合治疗和护理。

五、健康指导

(1) 宣传劳动保护、安全生产、遵守交通规则的知识，避免意外损伤。

(2) 一旦发生创伤，无论自己感觉病情轻重都应及时就诊，以免延误病情。

(3) 鼓励患者加强营养，保持乐观心境。

(4) 说明功能锻炼的必要性，防止因制动引起关节僵硬、肌肉萎缩等并发症。

第 2 节　烧伤患者的护理

案例8-2

患者，男，43 岁，体重 60kg。2 小时前劳动中不慎被水烫伤，左上肢、双下肢皮肤出现大小水疱，疼痛明显，水疱破裂后创面为红色或红白相间，血压 80/60mmHg，脉搏 116 次/分。

问题：1. 请初步评估患者烫伤的面积及深度。

2. 目前最主要的护理问题是什么？

3. 观察补液效果最简单、有效的方法是什么？

一、概　　述

（一）病因与分类

烧伤是由各种致热因子引起的损伤，如热力、电流、放射线以及某些化学物质等。热力烧伤主要包括火焰、热液、热蒸气、热金属等引起的烧伤，在临床上最常见。

（二）病理

高温作用于人体后，不同层次的细胞因蛋白质变性和酶失活发生变质、坏死，造成局部组织细胞的损害。临近组织的毛细血管发生充血、渗出、通透性增加；同时机体反应可释放出多种生物活性物质，引起烧伤局部的炎症反应和一系列全身反应。

二、护理评估

（一）健康史

直接或间接了解患者烧伤源的特点，是干热、湿热、强电还是化学品等致伤。了解接触的时间与方式；有无浓烟和化学刺激物吸入；是否伴有颅内、胸、腹器官的复合伤；评估有无危及生命的情况；了解烧伤后的自救或急救处理的情况。

（二）身心状况

1. 烧伤程度的评估

(1) 烧伤面积的计算(图 8-1)：①手掌法。以患者一个手掌的面积(五指并拢)为体表面

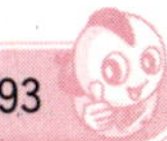

积的1%,用于小面积烧伤的测量。②新九分法。根据我国人体特点,将人体面积分为11个9%与1个1%来估算烧伤面积的方法(表8-1)。

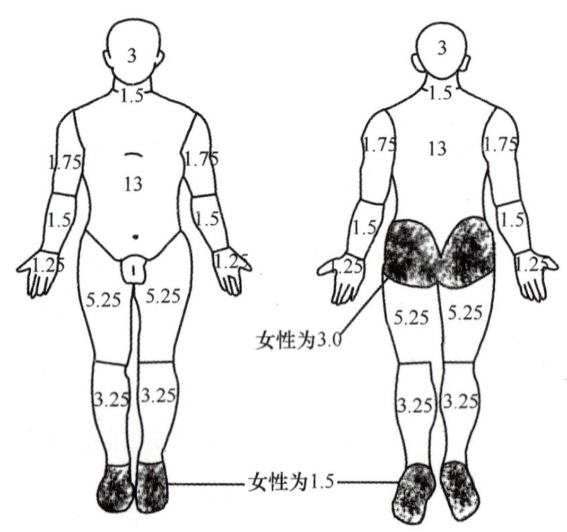

图8-1 成人体表面积计算

表8-1 烧伤面积新九分法

部位	成人各部位面积(%)	小儿各部位面积(%)
头颈	9×1=9(发部3 面部3 颈部3)	9+(12-年龄)
双上肢	9×2=18(双手5 双前臂6 双上臂7)	9×2
躯干	9×3=27(腹侧13 背侧13 会阴1)	9×3
双下肢	9×5+1=46(双臀5 双大腿21 双小腿13 双足7)	46-(12-年龄)

(2) 烧伤深度的估计:采用三度四分法,即Ⅰ度、Ⅱ度(浅Ⅱ度、深Ⅱ度)、Ⅲ度烧伤(表8-2)

表8-2 烧伤深度的评估

分度	损伤深度	临床表现	愈合过程
Ⅰ度(红斑)	表皮层	红、肿、热、痛、烧灼感、无水疱	3~5日后痊愈,无瘢痕
浅Ⅱ度(水疱)	真皮浅层	水疱大,疱皮薄,创底肿胀潮红,剧痛	2周左右愈合,无瘢痕,可有色素沉着
深Ⅱ度(水疱)	真皮深层	水疱较小,疱皮厚,创面红白相间,或可见网状栓塞血管,感觉迟钝	3~4周可愈合,有瘢痕
Ⅲ度(焦痂)	全层皮肤或皮下组织肌肉和骨骼	无水疱,蜡白或焦黄,皮革状,甚至炭化,感觉消失	2~4周后,焦痂自然分离,形成肉芽组织

(3) 烧伤程度判断:①轻度烧伤,Ⅱ度烧伤面积小于9%;②中度烧伤,Ⅱ度烧伤面积10%~29%,或Ⅲ度烧伤面积小于9%;③重度烧伤总面积30%~49%,或Ⅲ度烧伤面积10%~19%,或Ⅱ度、Ⅲ度烧伤面积虽不够上述面积,但已发生休克、呼吸道烧伤或较严重的复合伤;④特重烧伤,烧伤总面积大于50%,或Ⅲ度烧伤面积大于20%,或已有严重并发症。

2. 病程分期评估 根据烧伤后病理生理变化及临床演变过程,病程一般分为3期。

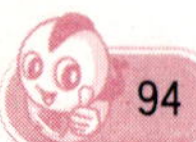

(1) 休克期:主要发生在伤后 48 小时以内。本期的病理变化为毛细血管通透性增加,大量血浆外渗至组织间隙及创面,引起有效循环血量锐减,导致低血容量性休克的发生。体液从血管渗出,伤后 2～3 小时最快,8 小时达到高峰,随后逐渐减缓,一般伤后 48 小时起,组织水肿液开始回吸收。休克是烧伤早期的主要死亡原因,应给予重视。

(2) 感染期:伤后 48 小时开始,创面及组织中渗液回吸收,此阶段细菌、毒素和其他有害物质也同时被吸收至血液中,引起烧伤早期的全身性感染。大量细菌在创面下生长繁殖,其毒素释放入血,称为烧伤创面脓毒症。伤后 2～3 周,焦痂开始大片溶解脱落,创面暴露,细菌可侵入血液循环,是烧伤全身性感染的又一高峰期。伤后 1 个月后,若较大创面经久不愈,加之机体抵抗力低下,也可发生全身性感染。感染是烧伤患者死亡的另一主要原因。

(3) 修复期:组织烧伤后,在炎症反应的同时,创面已开始修复。轻度烧伤多能自行修复,深Ⅱ度烧伤依靠残存皮肤组织和上皮修复,Ⅲ度烧伤依靠皮肤移植修复。

3. 心理-社会状况　对于突发的意外烧伤无心理准备,严重者还会导致外表形象紊乱、畸形甚至致残,会给患者身体、心理、经济上造成极大的压力,甚至影响家庭稳定和今后的社会活动。因此患者会出现烦躁、焦虑不安、恐惧、不合作,甚至对生活失去信心。

(三) 辅助检查

对于重度烧伤,常规作血、尿常规及生化检查,监测肾、心、肺、肝功能,注意防止重要器官功能的衰竭。

(四) 治疗要点与反应

轻度烧伤,主要是处理创面和防止局部感染。中度以上烧伤,应防止低血容量性休克。

1. 创面处理　保护烧伤区,防止或尽量清除外源性污染,促进创面尽早愈合,尽量减少瘢痕所致的功能障碍和畸形。处理创面的措施包括彻底清创,根据情况选用包扎或暴露疗法,必要时去痂植皮。

2. 防治休克　中度以上烧伤,应及早采取补液疗法,维持有效循环血量的稳定,防止低血容量性休克,防治多系统器官功能障碍综合征。

3. 治疗局部和全身感染　创面局部和全身应用有效的抗生素,同时提高患者免疫力。

三、护理问题

1. 疼痛　与烧伤创面及局部炎症反应有关。
2. 皮肤完整性受损　与烧伤所致皮肤破坏有关。
3. 体液不足　与大量体液渗出,血容量减少有关。
4. 恐惧　与烧伤现场刺激、自身形象破坏、畸形等有关。
5. 营养失调:低于机体需要量　与高分解代谢、摄入不足有关。
6. 潜在并发症　休克、感染。

四、护理措施

(一) 急救护理

1. 迅速脱离热源　迅速卧倒,滚动或跳入水池以熄灭火焰,互救时可用水淋,或用棉被、毛毯等非易燃品覆盖,隔绝空气,阻止燃烧。

2. 防止进一步损伤　制止患者奔跑、呼叫或用双手扑打,防止呼吸道及手烧伤。

3. 避免再损伤　灭火后迅速用凉水冲淋或浸泡,以减少疼痛,带走余热,伤处衣着不宜

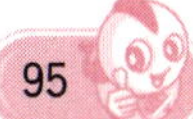

剥脱，要剪开取下。

4. 保护创面　用清洁布单、衣服等覆盖或包扎创面，减少污染。

5. 镇静止痛　安慰患者保持情绪稳定，无其他严重复合伤时酌情使用地西泮、哌替啶等镇静止痛。

6. 保持呼吸道通畅　尤其对呼吸道烧伤者，可行气管切开、吸氧。

7. 注意有无复合伤　对心跳呼吸骤停、窒息、大出血、开放性气胸、休克等优先抢救。

8. 严格掌握转送时机　转送时要求呼吸道通畅，休克基本控制，途中继续输液。

（二）生活护理

加强营养，给予高蛋白、高热量、高维生素饮食。烧伤患者往往食欲差，应耐心鼓励，根据其饮食习惯改变烹调技术，量从少到多，逐步增加。口服有困难者可通过胃肠内和肠外静脉等多种途径给予营养补充。使用烧伤专用翻身床或气垫床，保护骨隆突处。严格无菌操作，接触患者时应戴无菌手套。床单、治疗巾、罩布等均需灭菌。定时消毒病室空气，保持室温在28～32℃，相对湿度在50%～60%。做好疼痛的对症处理，严禁探视。

（三）配合治疗护理

1. 休克期的护理　大面积烧伤早期(24～48小时内)，由于渗出较多，常引起低血容量性休克。迅速开放静脉，建立有效的周围或中心静脉通路，尽快恢复有效的循环血量，是护理工作的中心。

(1) 补液量计算：伤后第一个24小时补液量：晶体和胶体液＝烧伤面积(Ⅱ、Ⅲ度)×体重×1.5ml(儿童1.8ml，婴儿2.0ml)，外加生理需要量补水2000ml(儿童70～100ml/kg，婴儿100～150ml/kg)。伤后第二个24小时晶体和胶体液为第一个24小时的一半，外加生理需要量。

(2) 补液种类：通常晶体和胶体的比例为2∶1，特重烧伤比例为1∶1。晶体液首选平衡盐溶液，胶体液首选血浆，生理需要量用5%或10%葡萄糖溶液。

(3) 补液的方法：①先晶后胶、先盐后糖：先输晶体液，输入一定量后再输一定的胶体液和5%葡萄糖溶液，然后以此重复使用。晶体液首选平衡盐液，其次选等渗盐水等。胶体液首选血浆，也可用右旋糖酐、羟乙基淀粉等血浆代用品。深度烧伤大量红细胞损害时，也可选用部分全血。②先快后慢：第一个24小时补液量的一半在前8小时内输入，后16小时输入其余1/2量。

(4) 补液的观察：①尿量：是判断血容量是否充足简便而可靠的指标，成人尿量应均匀地维持在每小时30～40ml，低于20ml应加快补液，高于50ml则应减慢。②应保持患者安静、清醒，脉搏＜100次/分而有力，面色苍白逐渐转红润，肢端逐渐温暖，收缩压回升在90mmHg以上，脉压30mmHg以上，CVP正常。

2. 清创护理　在休克基本控制后，先用清水擦拭洗净创面周围皮肤，再用0.1%苯扎溴铵溶液清洗创面，去除异物，用无菌纱布轻轻擦干，完整的水疱多予以保留，明显剥脱且污染的疱皮应去除。处理创面时动作应轻柔，根据病情需要遵医嘱给予适当的止痛剂。

3. 创面护理

(1) 包扎疗法的护理：包扎有利于保护创面，减少污染，有利引流，减轻疼痛。适用于小面积肢体烧伤、门诊患者及病房条件较差的住院患者。包扎后，每日要检查绷带有无松脱、有无浸湿或大小便污染，如果发现应及时更换，以防感染。应注意观察肢端血液循环情况，如出现疼痛、麻木、青紫、皮温降低，应将绷带适当放松。深度创面包扎后3～4天更换敷料。浅度创面宜在1周更换敷料，但如果患者出现高热、疼痛、创面有臭味或脓性渗出时，应及时更换敷料。包扎后患肢应抬高，保持功能位。

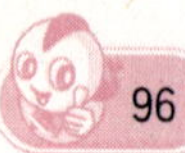

(2) 暴露疗法的护理:将创面直接暴露于温暖干燥的环境中,有利于观察创面,创面渗液逐渐干燥形成痂壳,可保护创面,不利于细菌繁殖,同时又可减少换药的痛苦,适用于大面积、头、面部及会阴部烧伤。护理中应注意观察,早期应随时用无菌敷料吸净创面渗液,并外用磺胺嘧啶银等抗菌药物。痂皮形成后,应注意其深部有无感染、化脓,如有感染应立即去痂引流。注意创面不宜用甲紫、红汞等,以免影响创面观察,也不宜乱用抗生素,以免引起细菌耐药,感染不好控制。

(3) 切痂、植皮的护理:做好手术前后的准备及护理。

(4) 感染创面的护理:常见的致病菌为金黄色葡萄球菌、绿脓杆菌。如果患者出现明显的体温升高、疼痛加重、创面色泽灰暗、渗出增多呈脓性,甚至出现草绿色脓汁,创面有臭味,说明有创面感染,应及时告知医生。感染一旦发生,应遵医嘱早期、足量、联合应用抗生素控制感染。加强营养,必要时少量多次输新鲜血液,以提高自身的免疫力。创面选用湿敷、半暴露、局部浸泡或全身浸浴等方法充分引流脓汁,去除坏死组织,待感染控制后,肉芽生长良好时,配合医生及时植皮。

(四) 心理护理

加强交流沟通,用爱心和同情心博得患者的信任;帮助患者面对现实,解除其对意外烧伤的恐惧;鼓励其树立信心;同时耐心解释各种护理措施的意义,以期得到患者的配合;尤其对于颜面、四肢烧伤遗有瘢痕、畸形或功能障碍的患者,更要加强心理康复,采用心理疏导的方法,指导患者正确对待伤残。

五、健康指导

(1) 教会防火、灭火、火灾逃生自救的常识。

(2) 指导或协助康复期患者做好功能锻炼,最大限度地恢复躯体的功能。

第 3 节　毒蛇咬伤患者的护理

一、概　述

人被毒蛇咬伤后,毒液通过毒牙注入体内,引起局部及全身中毒症状。按蛇毒性质不同分为 3 类:①神经毒为主,如金环蛇、银环蛇;②血液毒为主,如竹叶青、五步蛇;③混合毒,如蝮蛇、眼镜蛇等。

二、护理评估及护理要点

(一) 致病因素

了解蛇咬伤的情况,是什么情况下被蛇咬伤,描述一下蛇的形态,以判断蛇的性质,如果牙痕为一排或两排细牙痕,一般多为无毒蛇咬伤;如果仅有一对较大而深的牙痕,则多为毒蛇咬伤。

(二) 身体状况

询问伤处是否发麻、疼痛、出血不多、麻木范围是否向近心端蔓延,同时是否引起头晕、眼花、眼睑下垂、语言不清、肢体瘫软、吞咽困难、胸闷、呼吸困难、血压下降,以及是否出现肢体瘫痪、呼吸循环衰竭。以上多为神经毒引起的表现。询问伤处是否剧痛、肿胀、出血不止,全身是否有发热、广泛出血，如皮下广泛瘀斑，咯血、呕血、便血和血尿等，以及是否出现休克、心力衰竭或急性肾衰竭。以上多为血液毒引起的表现。如果兼有以上两者的表现，多为混合毒所致。

（三）护理要点

1. 嘱患者保持镇静，伤肢制动，现场立即绑扎咬伤的近心端，松紧度以阻止静脉和淋巴回流为宜。清创后和服用蛇药半小时后可解除绑扎；用生理盐水、0.05%的高锰酸钾或3%过氧化氢冲洗伤口；用手逆行推挤使部分毒液排出，也可用吸乳器或拔火罐的方法将伤口内毒液吸出；伤口深者可切开少许皮肤或以三棱针平刺皮肤，促进排毒；也可采用局部降温的方法，将伤肢浸于冷水中(4～7℃)3～4 小时，后改用冰袋，维持 24～36 小时，以减轻疼痛及减少毒素吸收速度；降低毒素中酶的活力和局部代谢。此外，胰蛋白酶有直接分解蛇毒的作用，可用作局部封闭。

2. 遵医嘱应用有效的蛇药，有条件者应用抗蛇毒血清。

第4节　伤口护理

一、清　创　术

清创术是处理开放性损伤最重要、基本、有效的手段，是一种外科基本手术操作。通过清创，可以使污染创口变为清洁创口，争取达到一期缝合及一期愈合。伤口初期处理的好坏，对伤口愈合、受伤部位组织的功能和形态的恢复起决定性作用。

（一）适应证

清创术适用于伤后 8 小时以内的开放性伤口。头、面部或伤口污染轻、坏死组织少、局部血运丰富、早期已包扎并使用抗生素者，时间可适当推迟，延长至伤后 12 小时，甚至 24 小时。如伤口污染重或超过 8～12 小时，可清创后暂不缝合，敞开引流，观察 24～48 小时，根据情况延期缝合。

（二）患者准备

(1) 清创前须对患者进行全面检查，如有休克，应先抢救，患者全身情况平稳后争取时间进行清创，遇大出血情况，须在快速扩容的同时进行紧急清创止血。

(2) 注意是否有颅、胸、腹部严重损伤，应优先给予处理。对于四肢的开放性损伤，应注意是否同时合并骨折。

(3) 如伤口较大、污染严重或时间较长，应酌情应用抗生素预防感染。

(4) 对于污染较重的开放性伤口，应常规注射破伤风抗毒素，预防破伤风。

（三）物品准备

持针器、镊子、血管钳、手术刀、手术剪、缝合针、缝线、纱布、绷带、引流条、生理盐水、70%乙醇溶液、3%过氧化氢溶液等。

（四）麻醉的选择

较小、较浅的伤口可采用局部浸润麻醉；上肢清创可采用臂丛神经阻滞麻醉；下肢清创可采用硬膜外麻醉；较大复杂而严重的清创甚至可选用全麻。

（五）清创步骤

1. 清洗去污　用无菌纱布覆盖伤口，创伤局部毛发较多者先剃毛，有油污可用汽油、松

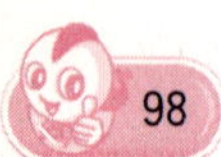

节油或乙醚脱尽，用软毛刷蘸消毒皂水刷洗皮肤，用外用生理盐水冲净创口周围皮肤。揭去覆盖伤口的敷料，用大量生理盐水反复冲洗，然后擦干。

2. 消毒铺巾　皮肤用碘酊、乙醇常规消毒，铺无菌巾、换手套、穿无菌手术衣。

3. 伤口处理　检查伤口，逐层切开皮肤、皮下组织、深筋膜，充分显露创口深部，不留任何隐蔽的创袋，消除血凝块和异物，切除失活组织和明显挫伤的创缘组织，伤口内彻底止血，伤口周围皮缘不整齐者切除0.2～0.3cm，随时用无菌盐水冲洗、观察。如有粉碎性骨折，应尽量保留骨折片；已与骨膜游离的小骨片则应予清除。

4. 缝合伤口　清创后再次用生理盐水清洗伤口，更换手术单、器械和术者手套，按组织层次缝合创口。可根据伤口污染程度、损伤情况及清创实施的时间决定伤口是一期缝合，还是延期缝合。清洁伤口可一期缝合；清创较早(不超过6～8小时)，污染较轻的伤口可一期缝合；大而深的伤口，在一期缝合时应放置引流条；污染重的或特殊部位不能彻底清创的伤口，可敞开观察3～5天，无感染征象再延期缝合。伤口覆盖无菌敷料，胶布固定。

护考链接

患者，女，12岁。头部不慎被玻璃割破，出血多，压迫止血11小时来医院急诊就诊，伤口长2cm，边缘整齐、清洁，处理方法应为

A. 按感染伤口处理　　B. 清创后一期缝合　　C. 清创后延期缝合
D. 冲洗后缝合　　E. 清创后不予缝合

分析：头部局部血运丰富、伤口边缘整齐、污染轻，清创缝合时间可适当推迟，延长至伤后12小时，故选择B。

二、换　药

换药又称更换敷料，用于处理创伤伤口、术后伤口、感染性伤口及溃疡窦道等。换药应严格遵循外科无菌原则，是外科的一项基本技术。

（一）换药的目的

观察和了解伤口情况；保持创口清洁及引流通畅；控制感染；保护伤口肉芽组织和新生上皮；促进伤口愈合。

（二）换药室工作制度

(1) 换药室须有专人负责管理。

(2) 工作人员进入换药室应衣帽整齐、戴口罩换药，操作前、后均应洗手。

(3) 严格区分无菌区与污染区，无菌物品、清洁物品与污染物品应分别放在固定位置，界线清楚，不得混放。

(4) 严格遵守无菌技术原则。换药顺序应为：先换无菌伤口，后换感染伤口，特殊感染者不得在换药室换药。

(5) 各种无菌敷料、纱布、棉球由容器内取出后不可再放回原处。污染或已用过的敷料须放入桶内，不得随意乱扔。感染性敷料应放在黄色防渗的污物袋内，及时焚烧处理，污物桶定时清洁消毒。

(6) 每次换药完毕，整理用物，放置在固定位置。

(7) 坚持每日清洁地面，湿式清扫，桌面用500mg/L含氯消毒剂擦拭，每日紫外线照射2次。消毒物品(包括换药碗、敷料、引流条、针、线等)、浸泡消毒液每月抽样培养1～2次，空气

细菌培养每月1次，报告单留存备查。

表8-3　换药室常用外用药

用途	常用药液
皮肤消毒	70%乙醇、2.5%碘酊、0.5%～1%碘伏
一般创面	等渗盐水、凡士林纱布
脓腔及创面冲洗	0.5%碘伏、0.1%氯己啶(洗必泰)
肉芽水肿	3%氯化钠、30%硫酸镁
感染创面湿敷	0.1%依沙吖啶、硼酸
厌氧菌感染创面	3%过氧化氢、0.02%高锰酸钾
皮肤感染尚未破溃	金黄散、10%～20%鱼石脂

（三）常用外用药剂用途（表8-3）

（四）常用物品

持物钳、敷料镊、止血钳、剪刀、刀柄、刀片、探针、无菌敷料、乳胶手套、弯盘、换药碗、污物桶等。

（五）换药方法

1. 换药前准备

(1) 介绍换药环境：换药最好在换药室内进行，如必须在病室内换药，换药前半小时室内不可打扫，以屏风适当遮挡，光线不足时用立灯照明。

(2) 患者准备：换药时必须做好耐心的解释工作，说明换药的目的、过程和可能引起的不适，以取得患者的理解和配合。换药时体位以患者舒适、创口能充分暴露并便于操作为宜。

(3) 换药人员准备：按无菌操作原则，换药前戴好口罩、帽子，穿好工作服，每次换药前用肥皂清洁洗手。

(4) 物品准备：视创口大小、深浅而定。一般伤口准备无菌治疗碗2只，无齿镊2把，酒精棉球、盐水棉球数个，分置于治疗碗两侧，不要混在一起；干纱布若干块。有的伤口还应准备引流物、手术剪、血管钳、探针等。然后将另一空治疗碗覆盖在盛有物品的治疗碗上。有时还需准备一弯盘，盛放污染敷料，随带胶布、绷带、棉签等物品。

2. 换药操作步骤　一般的换药包括以下3个步骤：揭去创口沾染敷料→清理创口→覆盖无菌敷料并包扎固定。

(1) 揭去原有沾染敷料：撕去胶布时由外向内，动作轻柔，以免损伤皮肤，引起疼痛。外层敷料用手揭去，内层敷料用镊子轻轻去除。如遇内层敷料与创面粘贴紧密时，可用生理盐水浸湿软化，使敷料与创面分离后，顺伤口的长轴方向慢慢取下敷料，如有少量渗血，取棉球压迫片刻即可止血。

(2) 创口的清洁、消毒和处理：是换药操作中的关键步骤。要用双手执镊操作法，右手镊子可直接接触伤口，左手镊子从换药碗中夹取灭菌物品，递给右手镊，两镊不可相碰。先以乙醇棉球消毒伤口周围皮肤两次，以生理盐水棉球轻轻拭去伤口内分泌物，然后根据伤口情况作其他适当处理。

(3) 覆盖无菌敷料并包扎固定：用70%乙醇溶液再次消毒创口周围皮肤，以无菌敷料覆盖。无渗出时敷6～8层纱布，最后用胶布或绷带固定。胶布固定时，粘贴方向应与皮纹平行。

3. 换药后整理　换药完毕，了解患者感受，给予安慰鼓励。帮助患者取舒适安全卧位，整理床单，换下的敷料倒入污物桶。用2%戊二醛溶液或0.1%苯扎溴铵浸泡1～2小时，然后重新消毒、灭菌备用。特殊感染(破伤风、绿脓杆菌感染、气性坏疽)敷料应焚毁，器械做特殊处理。

（六）不同伤口的换药处理

1. 缝合创口　术后2～3天更换敷料，并仔细观察伤口，如无异常，用乙醇棉球消毒伤口及周围后覆盖敷料并固定，直至拆线。

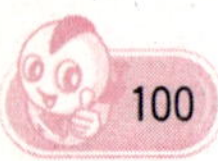

2. 浅部肉芽创面　健康的肉芽组织鲜红色，呈颗粒状，分泌物少，触之易出血，创缘有一圈新生上皮，以生理盐水纱布或凡士林纱布覆盖即可；肉芽过度生长，高出创缘者，用手术剪将其剪平，以无菌棉球压迫止血，或用 10%～20%硝酸银烧灼；肉芽水肿者，肉芽组织表面光滑晶亮、淡红色，触之不易出血，可用 3%～5%氯化钠溶液湿敷。

3. 浅表感染伤口　脓液稀薄而量多者，用 0.1%依沙吖啶或 0.02%呋喃西林纱布湿敷；脓液稠厚而坏死组织多者则以优琐溶液为佳。

4. 脓腔伤口　安置导管用生理盐水，优琐溶液或 0.5%PVP 碘溶液冲洗脓腔，脓液吸净后置入引流物，应放到接近脓腔底，同时应保持引流通畅。

小结

机械性损伤分为开放性损伤和闭合性损伤。伤后的身心改变常有疼痛、肿胀、功能障碍、创面或伤口，严重时可有发热、脉快、血压下降、呼吸变快等改变。开放性伤口应及时清创、缝合、预防感染；闭合性损伤应注意深部组织的损伤。烧伤患者伤情的判断应首先了解烧伤面积、深度及严重程度，同时应注意生命体征及精神神志、尿量的改变。护理中应注意加强患者的营养，加强创面的护理，注意补液的方法和补液的观察，以防休克，及时发现和处理感染等并发症，力争早日愈合。恢复期应注意康复锻炼。毒蛇咬伤后应加强现场急救。清创术应注意掌握清创时机；换药应严格执行无菌原则。

自测题

A_1 /A_2 型题

1. 按新九分法计算双上肢表面积是(　　)
   A. 18%　　B. 27%
   C. 46%　　D. 9%
   E. 37%
2. 会引起关节功能障碍的损伤是(　　)
   A. 扭伤　　B. 刺伤
   C. 裂伤　　D. 挤压伤
   E. 挫伤
3. 患者，男，42 岁，意外造成多种损伤，现场首先要处理的是(　　)
   A. 腹部损伤　　B. 休克
   C. 窒息　　D. 股骨干开放性骨折
   E. 胸部损伤
4. 处理肉芽水肿创面可选用(　　)
   A. 3%氯化钠　　B. 2%硝酸银
   C. 0.01%苯扎溴铵　　D. 0.02%呋喃西林
   E. 3%过氧化氢
5. 患儿，男，6 岁，被开水烫伤胸腹部，局部水泡形成，伴剧烈疼痛，其烧伤深度为(　　)
   A. 深Ⅱ度　　B. 浅Ⅱ度
   C. Ⅰ度　　D. Ⅲ度
   E. Ⅱ-Ⅲ度的移行深度
6. 下列哪种损伤虽已 12 小时，清创后仍可一期缝合(　　)
   A. 上肢撕脱伤　　B. 背部火器伤
   C. 面部切割伤　　D. 小腿裂伤
   E. 下肢刺伤
7. 患者，男，24 岁，因铁棍致头皮裂伤，清创术可延长时限为(　　)
   A. 16 小时内　　B. 24 小时内
   C. 12 小时内　　D. 72 小时内
   E. 20 小时内
8. 下列哪项属于闭合性损伤(　　)
   A. 裂伤　　B. 火器伤
   C. 剥脱伤　　D. 擦伤
   E. 爆震伤
9. 局部红肿，干燥，无水疱，患者感烧灼样疼痛，属于(　　)
   A. 浅Ⅱ度烧伤　　B. 深Ⅱ度烧伤
   C. Ⅰ度和浅Ⅱ度烧伤　　D. Ⅲ度烧伤
   E. Ⅰ度烧伤
10. 烧伤局部水疱较小，创面苍白，可见网状血管，患者没有明显疼痛感，属于(　　)
   A. 浅Ⅱ度烧伤　　B. Ⅰ度和浅Ⅱ度烧伤

C. Ⅰ度烧伤　　D. Ⅲ度烧伤
E. 深Ⅱ度烧伤

11. 错误的换药操作是(　　)
A. 用盐水棉球轻轻拭去伤口和内分泌物
B. 用手揭去外层敷料和内层敷料
C. 75%乙醇棉球消毒伤口周围皮肤
D. 两把镊子分别接触伤口和换药碗
E. 胶布粘贴方向与肢体长轴垂直

12. 闭合性损伤的早期处理,错误的是(　　)
A. 抬高患肢　　B. 局部制动
C. 热敷　　D. 止痛
E. 加压包扎

13. 易引起血管、神经、肌腱断裂的损伤是(　　)
A. 裂伤　　B. 扭伤
C. 切割伤　　D. 挤压伤
E. 刺伤

14. 男性患者,45岁,左手被砸伤2小时,左手肿胀,皮肤完整,可见青紫斑,压痛明显,X线检查未见骨折,其受伤类型为(　　)
A. 扭伤　　B. 裂伤
C. 挤压伤　　D. 擦伤
E. 挫伤

15. 在损伤的现场进行以下急救哪项有错误(　　)
A. 严密观察生命体征
B. 迅速将患者移出现场
C. 做简要的全身检查
D. 对休克患者首要措施是立即送医院抢救
E. 注意观察有无神志、瞳孔变化

16. 大面积烧伤患者补液,应在第1个8小时内快速输入总量的一半,是因为(　　)
A. 毛细血管扩张　　B. 疼痛剧烈
C. 尿量过多　　D. 创面渗出最快
E. 促进毒素排出

17. 为预防急性肾衰竭,哪种外伤患者应从静脉输入碱性溶液以碱化尿液(　　)
A. 肾挫伤　　B. 头皮撕脱伤
C. 肋骨骨折　　D. 前臂裂伤
E. 大腿挤压伤

18. 浅Ⅱ度烧伤的创面特点是(　　)
A. 灼痛、红斑、无水疱
B. 不痛、焦痂、有树枝状栓塞血管
C. 痛觉迟钝、水疱、创面红白相间
D. 剧痛、水疱、创面红肿
E. 不痛、水疱较小、创面红肿

19. 某女下楼时不慎致踝关节扭伤,2小时后来医院就诊。应如何处理(　　)
A. 用热水泡脚　　B. 局部用冰袋
C. 局部按摩　　D. 冷热敷交替
E. 局部用热水袋

20. 控制烧伤感染的关键措施是(　　)
A. 密切观察病情
B. 及时足量快速输液
C. 维持病室内适宜的温度和湿度
D. 早期大量应用有效抗生素
E. 正确处理创面

21. 对肉芽组织观察时,下列哪项是正常的肉芽组织(　　)
A. 表面光滑晶亮　　B. 粉红色
C. 分泌物多　　D. 质软色灰暗
E. 触之易出血

22. 深Ⅱ度烧伤的损伤深度至(　　)
A. 皮肤全层
B. 表皮角质层
C. 真皮浅层
D. 真皮深层,有附件残留
E. 表皮生发层

23. 头面部烧伤急救时应特别注意(　　)
A. 早用TAT,预防破伤风
B. 及时清创
C. 保护创面,避免感染
D. 保持呼吸道通畅
E. 预防休克

24. 应首先换药的伤口是(　　)
A. 乳腺腺瘤手术伤口　B. 肠瘘伤口
C. 切割伤伤口　　D. 急性阑尾炎伤口
E. 胃手术伤口

25. 一烧伤患者,体重50kg,其烧伤面积Ⅰ度10%,Ⅱ度30%,Ⅲ度10%,输液时除生理需要量外,第一个24小时应补胶体液和晶体液约(　　)
A. 3500ml　　B. 2500ml
C. 4500ml　　D. 4000ml
E. 3000ml

26. 患者,男,43岁,大面积烧伤,护士嘱咐患者应用的饮食是(　　)

A. 高热量、低脂肪　B. 低蛋白、高维生素
C. 高蛋白、高热量　D. 高脂肪、高热量
E. 高维生素、高脂肪

27. 清创术最好在伤后什么时间进行(　　)
A. 6～8 小时　B. 24 小时内
C. 12～14 小时　D. 10～12 小时
E. 8～10 小时

28. 患者，男性，30 岁，大面积烧伤 6 小时，转送途中输液 1000ml。入院后监测 CVP(中心静脉压)4cmH_2O(0.39kPa)，血压 80/60mmHg，尿量 20ml/h，四肢厥冷，呼吸急促。以上表现提示(　　)
A. 周围血管收缩　B. 肾功能不全
C. 心功能不全　D. 肺功能不全
E. 血容量不足

29. 烧伤后发生休克的最主要原因是(　　)
A. 精神刺激
B. 大量水分蒸发
C. 创面剧烈疼痛
D. 大量血浆自创面外渗
E. 大量组织坏死分解产物吸收

30. 烧伤后休克期通常持续的时间为(　　)
A. 48 小时　B. 72 小时
C. 60 小时　D. 36 小时
E. 24 小时

31. 患者，男性，36 岁，大面积烧伤 8 小时，已静脉输液 3000ml，判断其血容量是否补足的简单、可靠指标是(　　)
A. 中心静脉压　B. 血压
C. 尿量　D. 呼吸
E. 脉搏

32. 伤口换药最主要的目的是(　　)
A. 促进肉芽组织生长　B. 观察伤口变化
C. 保持引流通畅　D. 控制局部感染
E. 促进伤口愈合

A_3/A_4 型题

(33、34 题共用题干)

患者，男性，28 岁，被沸水烫伤，左上肢、颈部、胸腹部、双足和双小腿均为水疱，有剧痛；右手掌焦痂呈皮革样，不痛；面部红斑，表面干燥。并发生低血容量性休克。

33. 估计该患者Ⅱ度烧伤面积为(　　)
A. 54%　B. 49%
C. 58%　D. 45%
E. 39%

34. 输液护理中，判断血容量已补足的简便、可靠依据是(　　)
A. 脉搏在 120 次/分以下
B. 收缩压在 12kPa 以上
C. 中心静脉压在 0.59kPa(6cmH_2O)以上
D. 安静，肢端温暖
E. 尿量 30ml/h 以上

(35、36 题共用题干)

患儿，2 岁，体重 15kg。在家玩耍时不慎打翻开水瓶，双下肢被开水烫伤后皮肤出现大水疱，皮薄，疼痛明显，水疱破裂后创面为红色。

35. 该患儿的烧伤面积为(　　)
A. 36%　B. 40%
C. 50%　D. 24%
E. 55%

36. 有开放性伤口者伤后注射破伤风抗毒素 1500U，最佳时间为(　　)
A. 48 小时内　B. 36 小时内
C. 72 小时内　D. 12 小时内
E. 24 小时内

(闵晓松)

第9章

肿瘤患者的护理

肿瘤对人类健康和生命的威胁巨大。它和心血管疾病已成为世界范围内导致死亡的前两位原因。癌症已成为一个全球性公共健康问题，近 30 年，癌症发病数以年均 3%～5%的速度递增，3/4 新增病例发生在新兴工业国家及发展中国家，中国作为最大的发展中国家，肿瘤防治的形势也颇为严峻。护士应认真学习肿瘤的相关知识，以便经过我们的努力，加强肿瘤的预防，及时发现并早期评估，提高治愈率，通过有效的护理提高患者的生活质量。

案例9-1

患者，35 岁，教师。洗浴时偶尔发现右乳房肿块，经医生明确诊断为乳腺癌。患者得知结果后，极度震惊，不相信医生的诊断，四处求医确诊，以致不能及时治疗。

问题：1. 如何对患者进行有效的心理护理，以便取得信任，及时配合治疗？

2. 化疗时为防止静脉炎发生，静脉给药应该注意哪些问题？

一、概　　述

肿瘤(tumor)是机体正常细胞在内、外各种致瘤因素的长期作用下，过度增殖及异常分化所形成的新生物。新生物形成后，不因病因消除而停止增生。按肿瘤细胞生物学特性和肿瘤对人体器官结构和功能的影响不同，一般分为良性肿瘤和恶性肿瘤两大类，其中恶性肿瘤已经成为人类死亡的主要原因之一。

（一）病因

1. 致癌因素(外源因素)

(1) 物理因素：如电离辐射、紫外线长期照射等。

(2) 化学因素：人类生活环境里的化学致癌物，如环境污染的致癌化学物质、食物中过多的亚硝胺类、多环芳香烃类及霉变玉米、花生所含的黄曲霉素等。

(3) 生物因素：主要包括病毒和寄生虫。如乙肝病毒和原发性肝癌有关，乳头瘤病毒与宫颈癌有关，EB 病毒和鼻咽癌有关。

2. 促癌因素(内源因素)

(1) 遗传因素：肾母细胞瘤、视网膜母细胞瘤等已被证实为遗传性肿瘤。家族性结肠息肉病、乳腺癌、胃癌等表现出遗传易感性。

(2) 内分泌因素：激素水平异常是诱发肿瘤的因素之一，如乳腺癌与雌激素水平异常有关。

(3) 免疫因素：先天或后天免疫缺陷者易患恶性肿瘤，如艾滋病等。

(4) 其他因素：如心理、社会因素，饮食习惯等。

（二）分类

根据肿瘤的形态学和生物学特征，肿瘤分为良性肿瘤和恶性肿瘤两大类。良性肿瘤一般

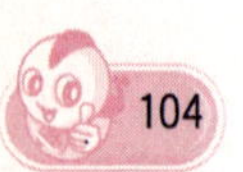

称为“瘤”，如脂肪瘤、纤维瘤等。恶性肿瘤来自上皮组织者称为“癌”，如肺癌、胃癌等；来自间叶组织者称为“肉瘤”，如骨肉瘤。胚胎性肿瘤常称“母细胞瘤”，某些恶性肿瘤仍沿用传统名称，称为“瘤”或“病”，如恶性淋巴瘤、白血病等。

（三）病理

细胞学上，良性肿瘤和正常细胞相似，少有核分裂象，恶性肿瘤则有去分化或不典型增生，表现为浸润生长伴转移。

1. 恶性肿瘤的发生发展　包括癌前期、原位癌和浸润癌 3 个阶段。癌前期上皮增生明显，伴有不典型增生；原位癌指限于上皮层内的癌，没有突破基底膜向下浸润，常见于鳞状上皮或移行细胞被覆的部位，是早期癌；浸润癌则突破基底膜向周围组织浸润、发展、破坏和侵蚀周围组织的正常机构。

2. 肿瘤细胞的分化　恶性肿瘤的分化程度不同，恶性程度也不一。高分化（Ⅰ级）细胞接近正常，恶性程度低；低分化（或未分化、Ⅲ级）细胞核分裂象多，恶性程度高；中分化（Ⅱ级）恶性程度介于两者之间。

3. 转移途径　恶性肿瘤具有转移的特点。转移方式有 4 种：直接蔓延、淋巴转移、血行转移和种植转移。其中以淋巴转移最为常见。

二、护理评估

（一）健康史

了解患者生活、职业中有无相关接触史、暴露史及感染史；有无长期吸烟、酗酒及其他不良饮食习惯；有无相关的癌前期病变；家族中有无肿瘤病史；有无其他导致患者免疫力低下的疾病；有无经历巨大精神刺激或抑郁等相关促癌因素。

（二）身心状况

> **链接**
>
> **癌前病变**
>
> 癌前病变本身不是恶性肿瘤，是具有发展成为恶性肿瘤潜在可能性的良性疾病。如大肠腺瘤、子宫颈糜烂、慢性萎缩性胃炎、溃疡性结肠炎、皮肤慢性溃疡、黏膜白斑等。

1. 躯体表现

(1) 局部表现

1) 肿块：体表或浅在的肿瘤，肿块常是首发症状。是患者就诊的主要原因，也是诊断肿瘤的重要依据。良性肿瘤增长较慢，边界清楚，表面光滑，易于推动；恶性肿瘤增长快，边界不清楚，表面凸凹不平，不易推移。位于深部或内脏的肿块不易触及，当肿瘤引起压迫、阻塞或破坏所在器官而出现症状时，方能发现。

2) 疼痛：由于肿瘤生长，所在器官的包膜或骨膜膨胀牵张、空腔器官梗阻或肿瘤晚期浸润神经丛等引起，是恶性肿瘤中晚期常见症状。可出现持续性隐痛、刀割样疼痛、放射性剧痛等，空腔脏器肿瘤引起梗阻时，可出现阵发性绞痛。良性肿瘤无疼痛或较少疼痛。

3) 溃疡：恶性肿瘤生长迅速，血供不足，继发坏死或感染，可形成溃疡。其特点为边缘隆起，基底高低不平，分泌物恶臭，易出血。

4) 出血：恶性肿瘤自身溃破或蚀破血管，可发生出血。体表肿瘤出血可直接发现；体内肿瘤少量出血表现为血痰、黏液血便或血性白带；大量出血表现为呕血、咯血、血尿或便血等。若癌肿侵犯浆膜可引起血性渗出，如血性腹水、胸腔积液。

5) 梗阻：肿瘤达到一定体积可阻塞或压迫空腔脏器，引起梗阻症状。良性和恶性肿瘤都可能影响呼吸道、胃肠道、胆道或泌尿道的通畅性，引起呼吸困难、肠梗阻、黄疸或尿潴留等，

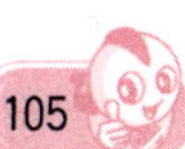

由恶性肿瘤引起的梗阻发展较快。

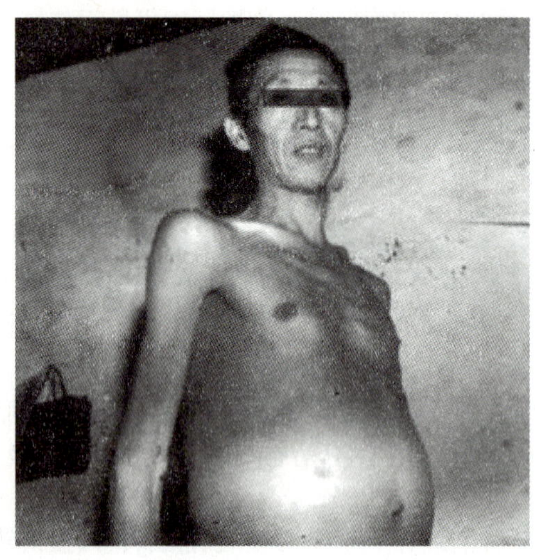

图 9-1　恶病质

6) 转移症状：见于恶性肿瘤中晚期。经淋巴转移，可扪及区域淋巴结肿大；随血行转移可有相应症状，如转移至骨出现病理性骨折，转移至肝出现肝大；直接蔓延至临近器官或种植转移引起相应的表现，如肺癌可引起胸腔积液、胃癌和肝癌可引起腹水等。

(2) 全身表现：通常多数良性肿瘤和恶性肿瘤早期无全身表现。恶性肿瘤中晚期可出现乏力、消瘦、低热、贫血等恶病质表现(图 9-1)。

(3) 恶性肿瘤的分期

1) 临床分期：依据肿瘤是否有转移、邻近器官受累情况和患者全身情况，可将肿瘤分为早、中、晚 3 期：早期，瘤体小，局限于原发部位，无转移，无明显临床症状，患者一般情况好；中期，肿瘤增大，侵犯邻近组织器官，有区域淋巴结转移而无远处转移，出现不同程度的症状和体征，一般情况尚好；晚期，肿瘤巨大，肿瘤常广泛侵及周围或邻近器官，有区域淋巴结转移或远处转移，有严重的临床症状和体征，患者一般情况差。

2) TNM 分期：由国际抗癌联盟(UICC)制定的，依据临床表现和病理检查结果进行恶性肿瘤的分期。T 表示原发肿瘤，无原发肿瘤为 T0，有原发肿瘤，依其大小分为 T1、T2、T3、T4。N 表示淋巴结，无淋巴结转移为 N0，有淋巴结转移，依其转移范围分为 N1、N2、N3。M 表示远处转移，无远处转移为 M0，有远处转移为 M1。TMN 的不同组合，即确定肿瘤不同的分期。

2. 心理-社会状况　恶性肿瘤患者，在得知病情后，心理通常都会出现以下几个反应过程：

(1) 震惊否认期：当得到病情的确切诊断后，患者先表现为震惊、不言不语、淡漠、呆滞，继之表现为不相信诊断结果，要求复查，甚至辗转多家医院反复检查，希望前期诊断是错误的。这是患者面对癌症的打击所产生的保护性心理反应，但持续时间长易延误治疗。

(2) 愤怒期：当患者对现实状况已经认同后，随之表现出愤怒、悲哀、烦躁的情绪，进而拒绝治疗或故意为难家属和医护人员，以发泄心中的情绪。

(3) 磋商期：此时期的患者已经接受了现实情况，并表现出很强的求生欲望，有很好的依从性，易接受他人的劝慰，有良好的配合行为。

(4) 抑郁期：当病情反复、痛苦增加后，患者预感到生的希望渺茫，意志严重消沉，甚至有自杀的倾向。

(5) 接受期：患者经过激烈的内心挣扎，对预后能够接受，心境变得平和，通常不愿多说话。

(三) 辅助检查

1. 常规化验　血、尿、便常规检查的异常结果可为肿瘤的诊断提供线索。

2. 酶学检查　肿瘤组织中某些酶活性可增高；如肝癌、骨肉瘤患者的碱性磷酸酶活性增高；前列腺癌时酸性磷酸酶可升高；肝癌、恶性淋巴瘤乳酸脱氢酶不同程度地升高。

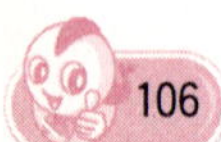

3. 免疫学检查　癌细胞可以出现新的抗原物质。

(1) 甲胎蛋白(AFP):如原发性肝癌患者血清中 AFP 增高,是肝癌最有诊断价值的指标,在我国用于肝癌的普查。

(2) 癌胚抗原(CEA):结肠癌患者血清中 CEA 增高,作为大肠癌术后监测和预防复发的手段。

(3) 其他:如胃癌的胃液硫糖蛋白(FSA)、胃癌相关抗原(GCAA)等,也可作为诊断参考。

4. 影像学检查

(1) X 线透视和摄片:常用于肺肿瘤、骨肿瘤、邻近肺部和侵及骨组织的其他肿瘤。

(2) 造影检查:采取静脉注射、口服、经内镜插管或选择性血管插管等方法造影,如消化道钡餐或钡剂灌肠造影、肾盂静脉造影、口服胆道造影、十二指肠纤维内镜下胆道与胰管逆行性造影等。

(3) 电子计算机断层扫描(CT):能清楚地显示实质性器官肿块的位置、大小,帮助判断肿块的性质,对颅内肿瘤与腹腔内实质脏器肿瘤的早期发现及定位很有意义。

(4) 磁共振(MRI):可多方向断层摄影,图像分辨率高,广泛用于脑、肝、胰、肾及软组织肿瘤的诊断。

(5) 超声波检查:方法简便,安全而无损伤,临床广泛应用于肝、胆、胰、脾、肾、甲状腺、乳腺、子宫和卵巢等疾病的诊断和肿瘤定位,对鉴别囊性或实性肿块有价值;超声多普勒可精确了解肿瘤的血供情况。

(6) 放射性核素扫描:放射性核素通过口服或注射进入人体后,积聚于某些脏器或肿瘤,然后通过扫描机或 γ 射线照相机在体外追踪其分布情况,成为检查肿瘤的重要方法。常用的放射性核素有碘-131、锝-99m、锶-87 等。有的放射性核素分布于正常组织,肿瘤在扫描图上显示放射性稀疏呈“冷区图像”;有的放射性核素分布于肿瘤细胞组织内多于正常组织,肿瘤在扫描图上显示放射密集区呈“热区图像”。临床上常用于甲状腺肿瘤、肝肿瘤、骨肿瘤、脑肿瘤等基本的诊断。

(7) 远红外热像检查:恶性肿瘤局部代谢及血供丰富,局部表面温度高于正常组织,运用远红外线摄影所示图像可以判断肿瘤的性质,如乳癌、甲状腺癌的诊断。

5. 内镜检查　凡属空腔脏器或位于某些体腔的肿瘤大多可用相应的内镜检查,内镜有金属制和纤维光束两类,常用于鼻咽、喉、气管支气管、食管、胃肠、胆道、胰管、膀胱、肾、腹腔、阴道、宫颈等部位的检查。通过内镜可窥视肿瘤的肉眼改变,同时还可以取组织或细胞进行病理学检查,是多数肿瘤诊断的首选方法。对小的病变可以做摘除治疗。

6. 病理检查　确定肿瘤性质的最主要依据。包括细胞学与组织学两部分。

(1) 细胞学检查:采取各种方法取得瘤细胞,如用浓集法收集痰、胸腔积液、腹水内的肿瘤脱落细胞;用拉网法收集食管和胃的脱落细胞;用穿刺法或超声导向穿刺法取得比较深在的瘤细胞,进行细胞学检查。

(2) 活体组织检查:通过内镜钳取肿瘤组织或施行手术切取肿瘤组织进行活体组织检查。该检查有一定的损伤,可能致使恶性肿瘤扩散,因此,应在术前短期内或手术中进行。

(四) 治疗要点与反应

肿瘤的治疗方法有手术、放射线、化疗药物、免疫及中医治疗等,应根据肿瘤性质、发展程度和全身状态而选择。多数恶性肿瘤应以综合治疗最佳。良性肿瘤及临界性肿瘤以手术切除为主，恶性肿瘤早期或原位癌绝大多数可行切除术消除瘤组织，必要时辅以放射治疗等方法。恶性肿瘤已有转移，但仅局限于近区淋巴结时，以手术切除为主，辅以放射和抗癌药物治疗。恶性肿瘤已有广泛转移或有其他原因不能彻底切除者，可行姑息性手术，根据患者情况采取放射线、中西药物和免疫等疗法。

1. 手术治疗　是治疗恶性肿瘤最有效的手段，尤其对早、中期恶性肿瘤为首选方法。常用手术种类有：

(1) 根治性手术：切除范围包括癌肿所在器官大部分或全部，连同一部分周围组织和区域淋巴结整块切除。例如，典型的乳癌根治术应切除全乳房、腋下和锁骨下淋巴结、胸大肌和胸小肌以及乳房邻近的其他软组织。

(2) 姑息性手术：对晚期的癌肿，病变广泛、有远处转移或患者全身状况差不允许根治切除者采用，以减轻痛苦，维持营养，延长生命。如胃窦部癌引起幽门梗阻并有远处转移者，可行胃空肠吻合以缓解胃潴留，维持进食及营养。

(3) 扩大根治术：在原根治术的基础上，适当扩大切除附近器官及区域淋巴结，现临床少用。

2. 化学治疗　又称化学抗癌药治疗。临床上对绒毛膜上皮癌、急性淋巴细胞白血病、恶性淋巴瘤等化疗效果较好；对其他恶性肿瘤，化疗可辅助手术。按其作用机制分为 5 类：

(1) 细胞毒类：烷化剂类，由其氮芥基团作用于 DNA 和 RNA、酶、蛋白质，导致细胞死亡。如氮芥、卡莫司汀(卡氮芥)、环磷酰胺等。

(2) 抗代谢类：对核酸代谢物与酶结合反应有相互竞争作用，影响与阻断了核酸的合成。如氟尿嘧啶、甲氨蝶呤、阿糖胞苷等。

(3) 抗生素类：有抗肿瘤作用，如放线菌素 D(更生霉素)、丝裂霉素、阿毒素、柔红霉素等。

(4) 生物碱类：主要干扰细胞内纺锤体的形成，使细胞停留在有丝分裂中期。如长春新碱、长春碱、羟基树碱等。

(5) 激素类：能改变内环境而影响肿瘤生长，有的能增强机体对肿瘤侵害的抵抗力。常用的有他莫昔芬(三苯氧胺)、己烯雌酚、黄体酮、丙酸睾酮、甲状腺素、泼尼松及地塞米松等。

(6) 其他：不属于以上诸类，如甲基苄肼、羟基脲、*L*-门冬酰胺酶、顺铂、卡铂、抗癌锑等。

3. 放射治疗　恶性肿瘤的主要治疗方法之一。放射源的种类有：放射性核素射线；X 线治疗机和各种加速器产生的不同能量的 X 线；各类加速器产生的电子束、质子束、其他重粒子等。放射线的照射方法有：体外照射，各种治疗机距患者有一定距离；体内照射：放射源直接置入被治疗的组织。

各种肿瘤对放疗的敏感性不同，归纳起来可分为 3 类：①高敏感肿瘤：淋巴造血系统肿瘤、精原细胞瘤、肾母细胞瘤等低分化瘤；②中敏感肿瘤：大多数鳞癌及一部分未分化癌，如乳腺癌、肺癌等；③低敏感肿瘤：如大多数腺癌、软组织及骨肉瘤等。

4. 免疫治疗　分为非特异性免疫疗法和特异性免疫疗法两类。前者如接种卡介苗、短棒状杆菌，以及应用干扰素、白细胞介素等。后者如接种瘤苗、肿瘤免疫核糖核酸等。

5. 中医中药治疗　用中药补益气血、调理脏腑，配合化疗、放疗或手术后治疗，可减轻副作用和患者痛苦，提高患者生存质量。

三、护理问题

1. 焦虑、恐惧　与担心麻醉、术中危险、术后器官功能丧失、生活方式改变、医疗费用承受能力以及预后未测、死亡威胁等有关。

2. 营养失调：低于机体需要量　与摄入减少、消耗过多、手术及放、化疗影响进食进饮有关。

3. 疼痛　与肿瘤导致的溃疡、出血、感染、侵犯神经干或神经末梢、手术创伤有关。

4. 有组织完整性受损的危险　与放疗反应、化疗的毒副作用等有关。

5. 潜在并发症　感染、静脉炎等。

四、护理措施

（一）心理护理

1. 以高度的同情心和责任感，赢得患者的信赖，鼓励患者说出内心感受和最关心的问题，耐心倾听，针对具体情况积极疏导、鼓励，打消患者的消极情绪，树立战胜疾病的信心，以便积极配合治疗和护理。解释手术前、手术中和手术后的有关问题，以便患者和家属了解、理解。

2. 肿瘤患者可经历一系列的心理变化：①震惊期：最好的护理是非语言的陪伴，给予患者安全感，允许其有一定时间接受现实。不阻止其发泄情绪，但要小心预防意外事件发生。坦诚肯定地回答患者的疑问，减少患者怀疑及逃避现实的机会。同时鼓励患者家属在情感上给予理解、生活上给予关心，使之有安全感。②愤怒期：护士应尽量让患者表达想法，宣泄情感，表现出严肃且关心的态度。向家属说明患者愤怒的原因，给予患者宽容和理解，注意安全，适时陪伴。③磋商期：护士应加强对患者及家属的健康教育，维护患者的自尊、尊重患者的隐私，积极引导，减轻压力。④抑郁期：护士应利用恰当的非语言沟通技巧对患者表示关心和抚慰，鼓励患者发泄情绪，减轻心理压力。鼓励家人陪伴，避免患者独处，预防意外事故发生。⑤接受期：护士应尊重患者意愿，尽量满足患者的需要。

（二）一般护理

1. 能进食者，依患者的饮食口味，给予高蛋白、高维生素、高糖类、清淡、易消化饮食，鼓励多饮水。不能进食或进食不足者，遵医嘱给予胃肠内或胃肠外营养。

2. 帮助患者有效地深呼吸、咳嗽，协助患者翻身及下床活动。

3. 保持床铺清洁、平整、干燥，身体受压处垫气垫、定时按摩等防止压疮形成。

（三）配合治疗护理

1. 手术治疗患者的护理

(1) 术前护理：加强心理护理和生活护理，常规术前准备。

(2) 术后护理：与围手术期患者的护理相同，但肿瘤患者应注意以下特点：

1) 术后患者常可因功能障碍、器官缺失或治疗无望而出现悲观失望、情绪恶劣，这时应耐心地做好心理护理，稳定其情绪，树立战胜疾病和伤残的信心。

2) 在饮食方面，应给予高蛋白、高热量、高维生素的食物。

3) 应循序渐进地进行功能锻炼。先做些简单、省力的动作，如在床上翻身、起坐等，以后逐渐增加强度和时间，必须根据各人的情况，由护理者帮助或配合进行，以便尽早进行重建器官和残疾的自理训练。

2. 疼痛护理

(1) 认真观察患者对疼痛的感受，仔细检查疼痛的部位，以判断疼痛的严重程度和规律，以便给予适当护理。

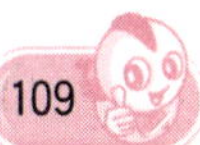

(2) 为患者提供安静舒适的环境，安置舒适体位，通过和患者交流、聊天或听喜欢的音乐，分散患者的注意力，以减轻疼痛。

(3) 告知患者止痛剂的使用原则和副作用。遵医嘱按照“三阶梯止痛”方案应用止痛剂。

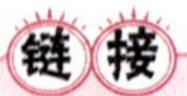

恶性肿瘤止痛三阶梯原则

1～4级为轻度疼痛，患者虽有痛感但可忍受，能正常生活；5～6级为中度疼痛，患者疼痛明显，不能忍受，影响睡眠；7～10级为重度疼痛，疼痛剧烈，不能入睡，可伴有被动体位或自主神经功能紊乱表现。

第一阶梯轻度疼痛，给予非阿片类(非甾类抗炎药)加减辅助止痛药，常用药物包括对乙酰氨基酚、阿司匹林、芬必得(布洛芬缓释胶囊)等；第二阶梯中度疼痛，给予弱阿片类加减非甾类抗炎药和辅助止痛药，常用药物有可待因、布桂嗪、曲马朵等；第三阶梯重度疼痛，给予阿片类加减非甾类抗炎药和辅助止痛药，常用药物有吗啡片、美施康定(吗啡控释片，可直肠给药)等。

3. 放疗患者的护理

(1) 在放疗前应做好心理护理，使患者对放疗有所了解，避免紧张、恐惧情绪，加强营养调配，改善局部情况，避免感染，在患者身体状况能够耐受后，才开始进行放疗。

(2) 放疗前做好定位标志，保持照射区皮肤清洁干燥，防止破损；照射野内的组织器官进行必要的辅助治疗和护理，如头颈部照射前，请口腔科医师为患者洁齿、治疗或拔出短期内难以治愈的龋齿。

(3) 放射反应的护理

1) 全身反应的护理：①骨髓抑制：一般在放疗后第2周开始出现，主要表现为白细胞、血小板降低。因此，每周查血象1次，如白细胞低于$3.0\times10^9/L$、血小板低于$80\times10^9/L$时，应暂停放疗，并遵医嘱给予升血药物，必要时输入新鲜的血液或成分输血。同时应注意防止感染和出血，如口腔要保持卫生，饭后睡前要用柔软牙刷刷牙，用力不可过猛；对衰弱的患者，鼓励做深呼吸，协助翻身、拍背、有效的咳嗽，预防肺部感染；及时发现有无皮肤黏膜及消化道、泌尿道出血。②胃肠道反应：患者常表现为食欲不振、恶心、呕吐、腹泻、腹痛等。因此，应注意调理饮食，以清淡少油的流食或软食为主，进食困难者可采取少量多餐的方式，保证营养的摄入，严重者配合药物治疗，如适当应用止吐剂和胃黏膜保护剂。③神经系统反应：主要表现为乏力、头晕、头痛、嗜睡或失眠等。主要采取对症处理方法，患者卧床休息，给予镇静、安定剂。

2) 局部反应的护理：①皮肤反应：分为3度：一度为红斑，称干反应，一般不做治疗，可自然消退，有烧灼感和刺痒感时，可涂0.2%薄荷淀粉、炉甘石洗剂或羊毛脂以收敛止痒；二度为充血、水肿、水疱，有渗出和糜烂，称湿反应，对湿性皮炎应采取暴露方法，避免合并感染，可用抗生素油膏、冰片蛋清，需要时用甲紫外擦；三度为皮肤萎缩、变薄、毛细血管扩张、水肿及色素沉着等，无需特殊处理。总之，在皮肤护理上应注意保持照射野皮肤清洁干燥，清洗时应注意勿用碱性较强的肥皂，也不要用力擦洗照射部位，毛巾要柔软，擦洗时要拧干，应穿柔软的棉质衣服，避免照射野皮肤受机械性刺激。②黏膜反应：口腔黏膜可出现充血、疼痛、唾液减少、口干等症状，可用盐水或漱口液含漱；每日3次或4次。对放射性鼻炎可用鱼肝油、复方薄荷油滴鼻；对放射性喉炎可用蒸汽吸入，必要时加抗生素于溶液中；对放射性眼炎可用氯霉素眼药水和四环素泼尼松软膏。

护理警示

目前临床上使用的抗肿瘤药物大多数属于细胞毒类，在杀伤癌细胞的同时，也会影响正常细胞的生长及繁殖，化疗药给皮肤、黏膜、眼睛及全身带来的损伤已得到证实。护士在使用抗肿瘤化疗药物过程中，如果不注意全面的自身防护，则有引起职业性损伤的潜在危险。因此，护士应意识到遵照操作规程的重要性，护理操作过程中采取有效的防护手段，做好自身防护，把在化疗药物使用中引起的职业性损伤降到最低，保护自身健康。

4. 化疗患者的护理

(1) 在化疗前做好心理护理，应向患者做好解释工作，消除紧张心理，并介绍药物性质、毒副反应，边注射边询问，提示患者出现明显疼痛等不良反应时应及时向医护人员报告，防止出现严重后果。

(2) 局部毒性反应护理

1) 组织坏死：如果注射部位刺痛、烧灼或水肿，提示药液外漏(图 9-2)。一旦发现药液外渗，应立即停止给药，回抽溢出的药液，局部注入解毒剂，如氮芥、丝裂霉素溢出可用硫代硫酸钠，长春新碱外漏时可采用碳酸氢钠。漏液部位冷敷 24 小时，也可配合硫酸镁湿敷直到症状消失，切忌热敷，以免加重组织坏死。

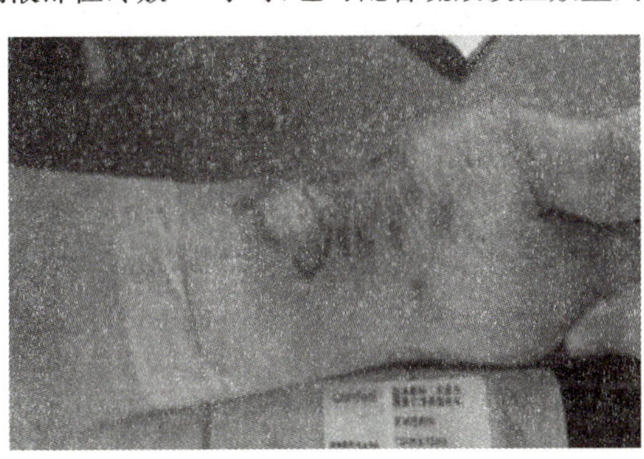

图 9-2　化疗药导致的组织坏死

2) 血栓性静脉炎：是由于药物对静脉的刺激引起。静脉穿刺一般由远心端血管向近心端，左右臂交替使用，避免同一部位反复穿刺，推药过程反复抽回血，以确保针在血管内。药物稀释宜淡，静脉注射宜缓，注射抗癌药前，先推注生理盐水 5～10ml以确保针头在静脉内，推注完毕，再注入生理盐水 5～10ml，以减轻药物对血管壁的刺激。拔针前回吸少量血液在针头内，然后迅速拔针，用无菌棉球压迫穿刺部位 3 分钟。一旦出现血栓性静脉炎，立即停止相关静脉给药，行热敷、硫酸镁湿敷或理疗等。

(3) 全身毒性反应护理

1) 骨髓抑制：是最严重的毒性反应，护理同放疗骨髓抑制的护理。

2) 消化道反应：常引起严重的胃肠道症状，轻者表现为恶心、呕吐、食欲减退、口腔溃疡，重者可出现腹痛、腹泻，甚至肠黏膜坏死脱落或肠穿孔。上述反应出现的时间、程度与患者体质有关，大多数患者在用药后 3～4 小时出现，应注意观察。恶心、呕吐时采取舒适的卧位，鼓励患者做深呼吸，必要时给予止吐剂。注意口腔清洁，化疗前后勿大量进食，饮食宜清淡，饭后不要马上卧床。

3) 皮肤黏膜的损害：化疗药物常引起口腔黏膜反应，表现为充血、水肿、炎症及溃疡形成，轻者用华素片含化，选用复方硼砂溶液或 1%过氧化氢含漱即可；口腔溃疡伴剧痛者，溃疡面涂锡类散或冰硼散，并用 2%利多卡因喷雾止痛；进食困难者，可用吸管吸取流质饮食，必要时可采取胃肠外营养支持。合并真菌感染者，用 3%碳酸氢钠漱口并用制霉菌素液含漱。部分抗肿瘤药物可引起皮炎，应预先告诉患者，并嘱咐患者发现皮肤异常要及时报告医护人员，出现瘙痒时不要搔抓，以免继发感染，局部可涂擦炉甘石洗剂止痒。

4) 肝、肾损害：肝损害表现为黄疸、肝大、转氨酶增高；肾损害可出现血清肌酐升高或蛋白尿，甚至急性肾衰竭。出现肝、肾损害，应停止化疗，并遵医嘱给予相应处理，如用环磷酰胺

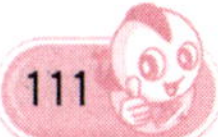

时，嘱患者多饮水，使尿液稀释；使用大剂量甲氨蝶呤时，适量服用碳酸氢钠以保持尿液的碱性等。

5）脱发：向患者解释化疗引起的脱发是一种暂时的现象，一般发生在用药后1～2周，2个月内最明显，化疗停止后头发会自行长出。一旦发生脱发，注意头部防晒，避免用刺激性洗发液，可建议女性患者戴假发或帽子，以消除患者的不良心理刺激。

护考链接

患者，肺癌术后行化疗治疗，请问化疗期间，最主要观察患者什么变化？

A. 脱发程度　　B. 食欲不振
C. 恶心呕吐　　D. 皮肤损害
E. 血白细胞和血小板计数

分析：肿瘤患者化疗期间，最主要的副作用是骨髓抑制，故应注意观察血白细胞和血小板计数减少情况，以便及时发现处理。

五、健康指导

1. 建立健全肿瘤三级预防网络　一级预防，即病因预防，加强宣传，普及防癌的相关知识，减少可能的致癌因素，降低癌肿的发生。二级预防，即早发现、早诊断、早治疗。如高发人群定期普查，治疗癌前期病变，一旦确定肿瘤应及时有效地治疗等。三级预防，即康复预防，以提高生存质量、减少痛苦及延长寿命。

2. 定期随访　一般治疗后第1个月要随访，治疗后最初3年，至少每3个月随访1次，以后每半年随访1次，5年以后可每年随访1次。如有不适或医生特别交代则提前复查。根据肿瘤不同，随访的年限也有差别，要根据该肿瘤的复发、转移特点决定。

小结

1. 肿瘤是机体正常细胞在内、外各种致瘤因素的长期作用下，过度增殖及异常分化所形成的新生物。一般分为良性肿瘤和恶性肿瘤两大类。
2. 肿瘤的产生与外界环境因素及机体内部因素改变的影响有关。
3. 临床表现为肿块、疼痛、溃疡、出血、梗阻、转移等。晚期可出现恶病质表现。
4. 治疗上以手术治疗为主，配合化疗、放疗、免疫治疗、中医中药治疗等综合措施。
5. 护理上，在常规的心理护理和一般护理的基础上，着重加强手术、放疗、化疗的护理。

自测题

A_1/A_2 型题

1. 恶性肿瘤的病理特点不包括（　　）
A. 破坏所在器官　　B. 细胞分化成熟
C. 生长较快　　D. 浸润性生长
E. 常发生转移

2. 可作为肿瘤定性诊断的检查是（　　）
A. CT　　B. B超
C. X线造影　　D. MRI
E. 病理检查

3. 下列有关恶性肿块特征的描述不正确的是（　　）
A. 边界不清楚　　B. 表面高低不平
C. 早期不出现疼痛　　D. 质地坚硬
E. 固定、不活动

4. 恶性肿瘤患者化疗期间白细胞降至3×10^9/L，首先应（　　）
A. 加强营养　　B. 减少用药量
C. 少量输血　　D. 服用升白药
E. 暂停用药

5. 恶性肿瘤的TNM分期法中N表示（　　）
A. 预后情况　　B. 淋巴结
C. 恶性程度　　D. 原发肿瘤
E. 远处转移

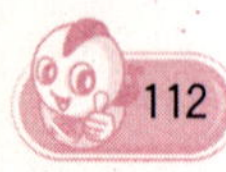

6. 可用于原发性肝癌普查的方法是(　　)
A. CT　　B. B 超
C. X 线造影　　D. MRI
E. AFP 测定

7. 恶性肿瘤最早出现的常见症状是(　　)
A. 疼痛　　B. 肿块
C. 出血　　D. 溃疡
E. 梗阻

8. 有关放疗区域皮肤的护理,不正确的是(　　)
A. 保持清洁干燥　　B. 每日用肥皂水清洗
C. 避免摩擦　　D. 避免日光照射
E. 不可热敷

9. CEA 在下列哪种肿瘤中较多见(　　)
A. 食管癌　　B. 胃癌
C. 肠癌　　D. 肝癌
E. 肺癌

10. 恶性肿瘤向邻近器官侵犯的主要方式为(　　)
A. 直接蔓延　　B. 淋巴管播散
C. 血管播散　　D. 种植播散
E. 接触播散

11. 普查原发性肝癌最简单有效的方法为(　　)
A. B 超检查　　B. AFP 定性检查
C. 肝脏 CT 检查　　D. 肝脏 MRI
E. 放射性核素显像

12. 患者,女性,38 岁。急性粒细胞性白血病,行静脉注射化疗药物后,立即出现注射部位疼痛、肿胀。护士应考虑(　　)
A. 化疗药物反应
B. 化疗药液漏出血管外
C. 高渗性药液刺激血管壁所致
D. 化疗药物过敏
E. 血栓性静脉炎

A_3 /A_4 型题

(13～15 题共用题干)

患者,男性,42 岁。反复脓血便半年,每天3～4 次,在当地曾按"慢性痢疾"治疗无明显效果。近 20 天出现腹胀,伴阵发腹痛。查体:消瘦,腹稍胀,柔软,下腹轻压痛,右下腹可扪及一肿块,质较硬,尚可活动。

13. 首选的辅助检查是(　　)
A. 大便细菌培养　　B. CT
C. 钡餐检查　　D. 纤维结肠镜检查
E. B 超

14. 该患者确诊为结肠癌,通常患者最早出现的心理变化是(　　)
A. 震惊、否认　　B. 抑郁
C. 烦躁、愤怒　　D. 淡定自若
E. 接受事实,寻求帮助

15. 此时患者最主要的护理问题是(　　)
A. 疼痛　　B. 营养失调
C. 焦虑、恐惧　　D. 自我形象紊乱
E. 知识缺乏

(闵晓松)

第10章

颅脑疾病患者的护理

随着现代化高速运输迅速发展，颅脑外伤的发生率不断上升，而致残率和致死率皆高于其他各部位的创伤。有些颅脑损伤的患者，就医时护理评估不重，随着病情的发展，可突然急剧恶化，预后可有头痛、头昏等后遗症，甚至成为植物状态(即植物人)。此外，据调查统计，脑血管病、肿瘤和心脏病已经成为中国人生命的三大杀手。脑血管病的致死危险性排在所有疾病的首位，它具有高死亡率、高致残率、高复发率的特征。这些患者在发病急性期都会出现颅内压增高的表现。为了减少病死率和致残率，护士应熟练掌握颅内压增高的护理评估和护理措施。在护理颅脑损伤及脑血管疾病患者时，要持有认真、慎重、积极主动的工作态度。

第1节　颅内压增高患者的护理

案例10-1

患者，45岁，3天前因车祸伤及头部，头痛、呕吐逐渐加重。用力咳嗽后突然不省人事，体检：患者呈昏迷状态，左侧瞳孔散大，对光反应消失，眼底视乳头水肿，右侧肢体瘫痪，呼吸、血压不稳。

问题：1. 如何进行病情评估？

2. 应立即采取的急救护理措施是什么？

3. 为进一步明确病情，给患者进行腰穿是否得当？

一、概　　述

颅内压是指颅腔内容物对颅腔壁所产生的压力，颅腔内容物主要有脑组织、脑脊液、脑内血液。一般以脑脊液的静水压代表颅内压力。成年人正常颅内压为70～200mmH_2O (0.7～2.0kPa)，儿童正常颅内压为50～100mmH_2O(0.5～1.0kPa)。由于各种病因(如颅脑损伤、脑肿瘤、脑出血和脑积水等)导致颅内压持续在200mmH_2O(2.0kPa)以上，可引起头痛、呕吐、视神经乳头水肿等相应的临床表现时，称为颅内压增高。根据病变发展的急缓，可分为3类：急性、亚急性和慢性颅内压增高。

二、护理评估

(一) 健康史

颅腔内血流量增加、脑脊液分泌增加或脑组织的体积增大是造成颅内压增高的基本原因。

1. 颅腔内容物的体积增大　脑组织体积增大：如各种原因引起的脑水肿，是最常见的原因。脑脊液的分泌和吸收失调：如脑积水。脑血流量或静脉压的持续增加：如颅内静脉回流受阻等。

2. 颅内占位性病变　常见于各种颅内血肿、脑肿瘤、脑脓肿及各种肉芽肿等，致使颅内空间相对缩小。

3. 颅腔容积缩减　如狭颅畸形、颅底凹陷症、颅骨大面积凹陷骨折、颅骨异常增生症、向内生长的颅骨骨瘤等。

（二）身体状况

1. 头痛　是最早出现并且是最常见的症状。程度轻重不一，以早晨或晚间较重。部位多在额部及颞部，可从项枕部向前方放射至眼眶。以胀痛和撕裂痛多见，常呈搏动性，咳嗽、排便、用力、弯腰或低头时均可使头痛加重。

2. 呕吐　头痛剧烈时，出现呕吐，呕吐后头痛可稍缓解。常呈喷射状，与进食无直接关系，可伴有恶心。严重时可导致水、电解质紊乱。

3. 视乳头水肿　视乳头水肿是颅内压增高的重要客观体征，常为双侧性。表现为视乳头充血水肿，边缘模糊不清，中央凹陷消失，视网膜静脉怒张等。若视乳头水肿长期存在，则视盘颜色苍白，视力减退，视野向心性缩小，称为视神经向心性萎缩。此时，即使颅内压增高得以解除，视力恢复也不理想，甚至继续恶化而失明。

头痛、呕吐、视乳头水肿是颅内压增高的典型表现，称为颅内压增高“三主征”。

4. 生命体征变化　早期出现代偿性血压升高、脉搏缓慢有力，呼吸深慢（二慢一高），称为 Cushing（库欣）反应。病危状态时则血压下降、脉搏细速、呼吸不规则甚至呼吸停止，终因呼吸、循环衰竭而死亡。

5. 意识障碍　急性颅内压增高时常有进行性意识障碍。出现嗜睡、反应迟钝，严重者可出现昏睡、昏迷。慢性颅内压增高的患者，往往神志淡漠、反应迟钝，症状时轻时重。

6. 脑疝　由于颅内压增高超过一定限度，脑组织可从高压力区向低压力区移位，致脑组织、血管及脑神经等受压，有时被挤入硬脑膜的间隙或孔道，从而产生一系列严重临床症状和体征。脑疝是颅内压增高的严重后果，常见的有小脑幕切迹疝、枕骨大孔疝（图 10-1）。

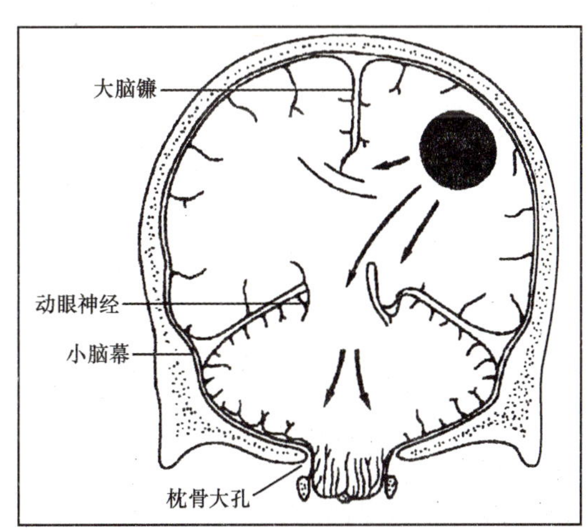

图 10-1　小脑幕切迹疝及枕骨大孔疝

（1）小脑幕切迹疝：又称颞叶沟回疝，是颞叶的海马回、沟回通过小脑幕切迹向幕下移位（图 10-1）。颅内压增高的基础上出现嗜睡、昏迷。患侧瞳孔短暂缩小，随病情进展逐渐散大，对光反射减弱或消失。病变对侧肢体瘫痪，腱反射亢进，病理反射阳性。生命体征紊乱，体温可高达 41℃以上或体温不升、心率减慢或不规则、血压忽高忽低、呼吸不规则，终因呼吸、循环衰竭而死亡。

（2）枕骨大孔疝：又称小脑扁桃体疝，小脑扁桃体及延髓经枕骨大孔被挤向椎管内。患者剧烈头痛，频繁呕吐，颈项强直。生命体征紊乱出现较早，意识障碍出现较晚，瞳孔可忽大忽小。延髓呼吸中枢受压，早期即可突发呼吸骤停而死亡。

7. 其他　头昏、复视、头皮静脉怒张、猝倒等。小儿患者可有头颅增大、前囟饱满、颅缝增宽或分裂。头皮和额眶部浅静脉扩张。

（三）辅助检查

1. 腰椎穿刺　通过腰椎穿刺可测量颅内压，同时可作脑脊液检查。但颅内压明显增高的患者禁用，有引起枕骨大孔疝的危险。

2. CT　CT是对颅内占位性病变进行定性与定位诊断的首选检查方法。

3. MRI　在CT不能确诊的情况下，可行MRI检查，以进一步确诊。

4. X线检查　可显示颅内压增高征象，如颅缝增宽、指状压迹增多、蝶鞍扩大、颅骨的局部破坏或增生等；小儿可见颅缝分离。

5. 脑血管造影　主要用于疑有脑血管畸形或动脉瘤等疾病的病例。数字减影血管造影使得脑血管造影术的安全性大大增高，且图像更清晰，可提高疾病的检出率。

护考链接

患者，女，68岁，患颅内压增高症，头痛逐渐加重，行腰椎穿刺脑脊液检查后突然呼吸停止，双侧瞳孔直径2mm，以后逐渐散大，血压下降，可能出现的病情是

A. 小脑幕切迹疝　B. 枕骨大孔疝

C. 大脑镰下疝　D. 脑干缺血

E. 脑血管意外

分析：当颅内压明显增高时，给患者做腰穿可致小脑扁桃体经枕骨大孔向椎管内移位，压迫延髓呼吸中枢，突然发生呼吸骤停，故可能出现的病情是枕骨大孔疝。

（四）治疗要点与反应

1. 病因治疗　手术去除占位病变，如手术切除颅内肿瘤，清除颅内血肿，控制颅内感染和防治各类脑水肿等。是治疗颅内压增高的根本疗法。

2. 一般处理　密切观察病情，及时发现问题并及时处理；限制液体摄入量，应用脱水剂、糖皮质激素、冬眠低温疗法等减轻脑水肿，以达到降低颅内压的目的；给予氧气吸入，必要时行气管切开以保持呼吸道通畅。

3. 对症治疗

（1）高渗利尿剂的应用：对病因不明、意识清楚或颅内压增高程度较轻者，先选用口服药；意识障碍或颅内压增高症状较重者，则宜选择静脉输入高渗利尿剂。

（2）脑脊液体外引流：为缓解症状，在颅内压监护下可经脑室缓慢放出少许脑脊液。

（3）颅减压术：小脑幕切迹疝时采用颞肌下减压术、枕骨大孔疝时采用枕肌下减压术，这些方法称为外减压术；开颅手术中可能会遇到脑组织肿胀膨出，此时可将部分非功能区脑叶切除，以达到减压目的，称为内减压术。

（4）其他：应用激素减轻脑水肿，采用冬眠低温疗法或应用巴比妥降低脑组织耗氧，增加脑组织对缺氧的耐受；给予镇痛剂减轻疼痛，但禁用吗啡以防抑制呼吸中枢而致患者死亡；给予镇静剂减轻烦躁；给予抗癫痫药物治疗抽搐发作；辅助过度通气以降低动脉血二氧化碳分压从而减少脑血流量等。

三、护理问题

1. 清理呼吸道无效　与意识障碍有关。

2. 头痛　与颅内压增高有关。

3. 营养失调：低于机体需要量　与频繁呕吐、长期不能进食等有关。

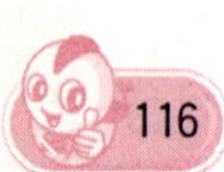

4. 有体液不足的危险　与频繁呕吐、长期不能进食等有关。

5. 潜在并发症　脑疝。

四、护理措施

（一）心理护理

同情理解患者，对于意识清醒患者，讲解疾病有关知识以缓解紧张情绪或恐惧心理。改善患者心态，让患者更好地配合治疗护理工作。

（二）一般护理

1. 体位　最合理的体位是将床头抬高 15°～30°，有利于脑水肿的消退和颅内压降低，昏迷患者应注意头偏向一侧，防止误吸。

2. 保持呼吸道通畅和吸氧　昏迷状态患者或呼吸不畅者，可行气管切开，并作气管切开护理，及时吸痰保持呼吸道通畅。给予氧气吸入，增加脑组织供氧。

3. 饮食与输液　维持合理营养 颅内压增高患者应保证热量、蛋白质、维生素等基本营养素的摄取以补充能量的消耗。清醒患者可给予普通饮食，但要限制钠盐的摄入。频繁呕吐者应暂行禁食以防止发生吸入性肺炎。

4. 加强生活护理　适当保护患者，避免意外伤害。昏迷躁动不安者切忌强制约束，以免患者挣扎导致颅内压增高。

（三）配合治疗护理

1. 密切观察病情　密切观察病情有利于及时发现问题，为抢救赢得时间。一般每 15～30 分钟观察 1 次，病情稳定后可适当延长。

(1) 观察患者意识状态：意识障碍程度可直接反映脑损伤轻重，意识障碍评估对判断伤情和预后估计十分重要。意识状态的评估方法有意识障碍分级法和 Glasgow 昏迷分级评分法。

1) Glasgow 昏迷分级评分法：Glasgow 昏迷分级评分法有 3 方面的指标，包括睁眼反应、言语反应和运动反应(表 10-1)。

表 10-1　Glasgow 昏迷评分标准

睁眼反应	得分	语言反应	得分	运动反应	得分
正常睁眼	4	回答正确	5	遵嘱动作	6
呼唤睁眼	3	言语错乱	4	能定位	5
刺痛睁眼	2	含混不清	3	肢体躲避	4
无反应	1	能发声	2	肢体屈曲	3
		无反应	1	肢体过伸	2
				无反应	1

评判标准：最高分为 15 分，表示意识清楚，低于 8 分为昏迷，最低分为 3 分。评分越低，表示意识障碍越严重。Glasgow 昏迷评分法缺乏瞳孔和生命体征的观察，因此应动态进行评分。

2) 意识障碍分级法：把意识状态分为 5 级，包括意识清醒、意识模糊、浅昏迷、昏迷和深昏迷(表 10-2)。

表 10-2 意识状态分级

项目	清醒	模糊	浅昏迷	昏迷	深昏迷
语言刺激	反应灵敏	迟钝	无	无	无
疼痛刺激	反应灵敏	不灵敏	迟钝	无防御	无
生理反射	正常	正常	正常	减弱	无
大小便失禁	能	有时不能	不能	不能	不能
配合检查程度	能	尚能	不能	不能	不能

表 10-3 脑不同部位损伤时的瞳孔变化

损害部位	瞳孔变化	对光反射
顶盖区	瞳孔居中等大小	对光反射消失
丘脑下部、前部	瞳孔缩小	有对光反射
中脑动眼神经出口	双瞳孔扩大	无对光反射
中脑背中央网状区	瞳孔稍扩大边缘不规则	无对光反射
脑桥	针尖样	对光反射时有时无
延髓	单侧缩小	无对光反射

(2) 瞳孔观察：瞳孔观察对于早期发现脑疝有较好作用。小脑幕切迹疝时瞳孔先小后大，对光反射迟钝或消失。双侧瞳孔散大、对光反射消失是脑疝晚期或脑干缺氧的表现(表 10-3)。

(3) 观察生命体征：当颅内压增高出现急性脑受压时，早期表现为脉搏缓慢，每分钟少于 60 次，呼吸深慢，血压升高，应引起重视。晚期失代偿时表现为脉搏细速、血压下降、呼吸缓慢甚至不规则，可出现叹息样呼吸，此为病情危重表现。

(4) 观察症状：观察头痛的部位、性质、持续时间及诱发头痛加重的因素，做好记录。头痛剧烈且伴有频繁呕吐常为颅内压急剧增高的表现，应警惕患者发生脑疝的可能。观察呕吐的频次、呕吐物的量和性质，并记录以帮助判断患者出、入液量情况。观察患者视力情况，如出现阵发性黑曚、视力障碍时应迅速报告，及时进行降低颅内压处理以防止失明。

(5) 观察肢体活动和癫痫发作情况：对判断病变部位具有重要意义。伤后一段时间出现一侧肢体运动障碍且进行性加重，则应考虑幕上血肿引起小脑幕切迹疝的可能。对有癫痫发作的患者，应注意观察抽搐开始发生的部位和发展顺序并详细记录，以利诊断和处理。

(6) 观察药物不良反应：高渗性脱水剂的使用必须与监测出、入液量和血浆渗透压相结合，防止过分脱水导致低血容量和血液浓缩的高渗状态，防止出现相关并发症，如高渗性高血糖非酮症性昏迷、肾衰竭等。

2. 合理用药及补液 应用脱水剂，最常用 20% 甘露醇 250ml，于 15～30 分钟内滴完，每日 2～4 次。应用肾上腺皮质激素防治脑水肿，常用地塞米松 5～10mg，每日 2～3 次。记录出、入液量，监测电解质和酸碱平衡，控制输液量，输液速度不宜过快，一般情况下，成人每日补液量 1500～2000ml，等渗盐水不超过 500ml，保持每日尿量不少于 600ml，以免发生危险。

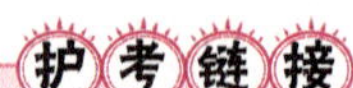

某患者发生车祸后，以“颅脑外伤，颅内压增高”收住入院，对于颅内压增高患者每日液体的入量不宜超出

A. 1000ml B. 1500ml

C. 2000ml D. 2500ml

E. 3000ml

分析：颅内压增高患者主要的治疗护理措施是用甘露醇降低颅内压，减轻脑水肿，如果每天输液量过多，则会加重脑水肿，所以输液量不应超过 2000ml。

3. 防止颅内压骤然升高 保持大便通畅，患者不能用力排便，不可作高压灌肠，必

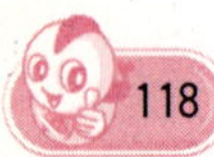

要时可使用缓泻剂。保持安静和情绪稳定。保持呼吸道通畅，必要时及早行气管切开。

4. 脑疝的急救与护理　脑疝是颅内压增高引起的严重并发症，可危及生命。一旦确诊，则应争分夺秒进行抢救。保持呼吸道通畅并吸氧，立即使用 20% 甘露醇 200～400ml 加地塞米松 10mg 静脉快速滴入，呋塞米 40mg 静脉注射，以暂时降低颅内压，同时作好手术前准备。枕骨大孔疝发生呼吸骤停，立即气管插管进行辅助呼吸，同时行脑室引流，并紧急开颅去除病因或做减压术等姑息性手术降低颅内压。

5. 脑室引流的护理

(1) 妥善固定：引流管及引流瓶固定在床头，引流管要高于侧脑室平面 10～15cm 以维持正常颅内压。

(2) 控制引流：引流量每日不超过 500ml 为宜。

(3) 保持引流通畅：避免引流管受压折叠，若引流管阻塞，可挤压引流管或严格无菌操作下轻轻向外抽吸，切不可向内注入生理盐水冲洗。

(4) 严格无菌：预防逆行感染，每天更换引流袋时先行夹住引流管。脑脊液浑浊提示感染。

(5) 拔管指征：引流时间一般为 1～2 周，开颅术后不超过 3～4 天。拔管前 1 天应试行抬高引流瓶(袋)或夹闭引流管 24 小时，目的是了解脑脊液循环是否通畅，观察有否颅内压再次升高的表现，如果患者出现头痛、呕吐等颅内压增高症状，应立即放低引流瓶(袋)或开放夹闭引流管，并立即通知医生。拔管时先夹闭引流管，以免管内液体逆流引起感染。

6. 冬眠低温疗法的护理　将患者安置在单人房间，室温以 18～20 ℃为宜。先按医嘱给予冬眠药物半小时，机体御寒反应消失，进入昏睡睡眠状态，方可用物理降温。降温以每小时下降 1 ℃为宜，体温降至肛温 32～34℃为理想，在降温期间不宜翻身或移动身体，防止发生直立性低血压。冬眠低温疗法时间一般为 3～5 天，冬眠期间观察患者的御寒反应、意识、瞳孔及各项生命体征的变化。若收缩压低于 100mmHg，脉搏超过 100 次 / 分，呼吸慢而不规则时则应中止冬眠治疗。停止治疗时先停物理降温，再逐渐停用冬眠药物。

7. 对症护理

(1) 遵医嘱用药：观察患者头痛情况，给予镇痛剂，禁用吗啡、哌替啶；烦躁患者给予镇静剂；抽搐患者给予抗癫痫药。

(2) 呕吐：应预防呕吐物误入气管，防止发生吸入性肺炎，加强口腔护理。

> **链接**
>
> **冬眠低温疗法注意**
>
> “先用后停”，即先用药物降温后用物理降温，复温时先停物理降温后停药物降温。

(3) 尿潴留：经诱导刺激无效后行导尿术。大小便失禁者应注意保持会阴部清洁干燥，防止发生会阴部湿疹、皮炎及糜烂。

五、健康指导

(1) 讲解颅内压增高的有关知识以缓解患者紧张情绪。

(2) 嘱患者尽量避免颅内压骤然增高，以防加重病情。

(3) 有侧脑室引流、颅内压监测的患者，告知患者和家属有关知识及简单护理方法。

(4) 告知患者和家属记录 24 小时出、入液量的目的，协助护理人员工作。

(5) 嘱患者及时诉说不适，如头痛加剧、视力变化等，以利及时发现危情。

第2节　头皮损伤患者的护理

一、概　　述

颅脑损伤发生率在全身各部位损伤中占第二位，仅次于四肢损伤，但其病死率和致残率均居首位，多见于交通、工矿等事故，自然灾害，高处坠落，跌倒、爆炸、火器伤及各种锐器、钝器对头部的伤害，常与身体其他部位的损伤复合存在。颅脑损伤包括头皮损伤、颅骨骨折与脑损伤，三者既可单独发生，也可合并存在。颅脑损伤的预后取决于脑损伤程度及其处理效果。头皮损伤在颅脑损伤中最常见，是因外力作用使头皮的完整性受损或皮内发生改变，分为头皮血肿、头皮裂伤和头皮撕脱伤。

二、护理评估

（一）健康史

引起头皮损伤的原因主要有3种：①钝器击伤致使头皮血肿和头皮裂伤；②锐器可致头皮裂伤；③机械力牵扯使头皮发生撕脱，导致头皮撕脱伤。

（二）身体状况

1. 头皮血肿　可分为皮下血肿、帽状腱膜下血肿和骨膜下血肿3种（表10-4）。

表10-4　3种头皮血肿的身体状况

血肿类型	皮下血肿	帽状腱膜下血肿	骨膜下血肿
血肿位置	皮下组织	帽状腱膜与骨膜之间	骨膜与颅骨之间
血肿范围	小而局限	大而广泛	仅限于一块颅骨
血肿硬度	周边较硬，中央软	有明显波动感	张力大，波动不明显

2. 头皮裂伤　可由锐器或钝器打击造成。裂伤的形态或数目不一，创口大小与深浅各异，患者可有组织缺损。由于头皮血管丰富，出血较多，不宜自行停止，可引起失血性休克。

3. 头皮撕脱伤　是最严重的头皮损伤，多因发辫受机械力牵扯，将连同帽状腱膜在内的大块或全部头皮撕脱，使骨膜或颅骨外板暴露，创面大、出血多，患者常处于休克状态。

（三）辅助检查

1. 血常规检查　大量失血的患者血红蛋白及红细胞比容下降，继发感染时白细胞计数升高。

2. CT、X线检查　了解有无脑损伤和颅骨骨折等并发症。

（四）治疗要点与反应

1. 头皮血肿　伤后早期24小时内先给予冷敷，24小时后热敷。小的血肿加压包扎，可自行吸收，较大的血肿可在无菌条件下穿刺抽出积血，再加压包扎，儿童注意抗休克，警惕颅内血肿并存。

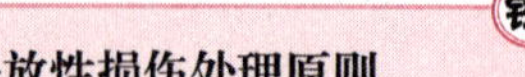

链接

开放性损伤处理原则

争取早期清创缝合抗感染。清创的最佳时间是伤后6～8小时，如果伤后早期应用抗生素、创面污染轻、头面部血运丰富抗感染能力强的伤口，可以延长清创时间至伤后12～24小时或更长时间。

2. 头皮裂伤　处理时应着重检查有无颅骨和脑损伤，如发现有脑脊液或脑组织外漏，须按开放性脑损伤处理。针对头皮裂伤加压包扎止血、清创缝合。此外，应注意以下事项：①检查伤口深处有无骨折或碎骨片；②头皮血

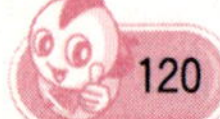

供丰富，清创缝合时限可允许放宽至 24 小时。

3. 头皮撕脱 急救时用无菌敷料覆盖创面，加压包扎止血，同时使用抗生素和止痛药物。将撕脱的头皮用无菌巾包裹，随患者速送医院，在压迫止血、防治休克、清创、抗感染的前提下，采用显微外科技术行小血管吻合、头皮原位缝合。不完全撕脱者，争取在伤后 6～8 小时内进行清创缝合。

三、护理问题

1. 恐惧 与头皮损伤出血较多有关。

2. 急性疼痛 与损伤有关。

3. 潜在并发症 失血性休克、感染等。

四、护理措施

（一）心理护理

头皮损伤出血较多者易产生恐惧心理，应给予精神和心理上的支持，使患者明确疾病的有关知识，并进行有效沟通，寻求最有效的应付紧张、恐惧的方法。

（二）一般护理

严重头皮损伤的患者，安置在安静整洁的环境，加强营养支持，促进愈合。保持二便通畅，严重的患者予以吸氧。密切观察病情，监测神志、生命体征和尿量，注意有无休克及颅脑损伤的发生。

（三）配合治疗护理

1. 疼痛的护理 遵医嘱给予镇静剂、镇痛剂，以缓解患者紧张、减轻疼痛。但对合并脑损伤者，应禁用吗啡类药物。

2. 并发症的护理 头皮裂伤、头皮撕脱伤的患者遵医嘱常规使用抗生素。处理伤口时，严格遵守无菌操作原则以防感染的发生。建立静脉输液通道，及时输液预防休克。此外，观察头皮血肿有无增大，头皮裂伤创口有无渗血、渗液，头皮撕脱伤缝合后有无皮瓣坏死等。保持敷料完整、干燥。

五、健康指导

（1）加强对患者安全意识和交通规则的宣教。

（2）讲解头皮损伤的有关知识，请患者配合治疗和护理。

（3）对于严重头皮撕脱伤患者，加强心理护理，鼓励患者树立正确的人生观，克服悲观消极情绪。

第 3 节 颅骨骨折患者的护理

案例10-2

患者，34 岁，车祸 7 小时后入院。血压 130/90mmHg，呼吸 12 次/分，脉搏有力，75 次/分，双眼眶青紫瘀斑，鼻腔有血性液体流出，视力有所下降。

问题：1. 概括该患者的病情评估。

2. 为何不能为患者作腰穿检查？

3. 该患者的护理措施有哪些？

一、概　　述

颅骨骨折指受暴力作用所致颅骨结构改变。可引起脑膜、脑、血管和神经损伤，可合并脑脊液漏、颅内血肿、颅内感染等并发症。根据骨折部位分颅盖骨折与颅底骨折；按骨折形态分线形、凹陷性和粉碎性骨折；按骨折处是否与外界相通分开放性骨折与闭合性骨折。

二、护理评估

（一）健康史

询问健康史时重点注意受伤具体原因，动力因素，意识状况，生命体征等。颅骨骨折者往往提示伤者受暴力较重，合并脑损伤概率较高。其临床意义并不在于颅骨本身，而是了解有无颅腔内各种组织的损伤及并发症等。

（二）身体状况

1. 颅盖骨折

(1) 线形骨折：发生率最高，常合并头皮损伤。如未伤及脑组织，除了外表可见的伤口和X线片上可见骨折线外，并不会出现其他症状。

(2) 凹陷性骨折：成人凹陷性骨折多为粉碎性骨折，婴幼儿可呈“乒乓球样骨折”。大的凹陷性骨折可触及，小的凹陷性骨折易与头皮下血肿相混淆。凹陷性骨折面积过大或过深，压迫皮层功能区，会产生相应的脑受压症状、体征或颅内压增高症。骨折部位的切线位X线片，可显示骨折陷入颅内的深度。CT扫描可了解骨折情况及有无合并脑损伤。

2. 颅底骨折　颅底骨折多为强烈间接暴力引起，常为线性骨折，常伴有硬脑膜破裂，引起脑脊液外漏而成为开放性骨折。脑脊液漏是诊断颅底骨折最可靠的临床表现。确诊可借助CT检查。颅底骨折分颅前窝、颅中窝、颅后窝，根据局部淤血部位和脑脊液存在的情况，可判断骨折的部位（表10-5）。

表10-5　颅底各部位骨折特点

骨折部位	淤血部位	脑脊液漏	脑神经损害
前颅窝	眼睑、球结膜（熊猫眼、兔眼）	鼻漏	Ⅰ、Ⅱ对脑神经
中颅窝	颞部耳后，乳突皮下	耳漏	Ⅶ、Ⅷ对脑神经
后颅窝	咽后壁，乳突后，枕部皮下	无	Ⅸ～Ⅻ对脑神经

（三）辅助检查

1. X线检查　颅盖骨折主要靠颅骨X线摄片确诊，同时可显示凹陷性骨折片陷入颅内的深度。

2. CT检查　有助于了解骨折情况和有无合并脑损伤。

（四）治疗要点与反应

1. 颅盖骨折

(1) 线形骨折：不需特殊处理，但应警惕是否合并脑损伤；当骨折线通过脑膜血管沟或静脉窦所在部位时，更应警惕硬脑膜外血肿的发生；骨折线通过气窦者可导致颅内积气。

(2) 凹陷性骨折：如位于脑重要功能区表面，存在脑受压或凹陷直径大于5cm、深度达1cm者，应手术整复或摘除碎骨片。颅骨缺损可在伤后半年左右做颅骨成形术。开放性颅骨骨折应及时手术清创并给予抗生素预防感染。

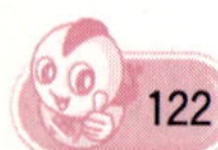

2. 颅底骨折　颅底骨折本身无特殊处理，重点是防治颅内感染。出现脑脊液漏时即属开放性损伤，应使用 TAT 及抗菌药预防感染，大部分脑脊液漏在伤后 2 周内可自愈。若 4 周以上仍未愈合，应手术修补硬脑膜。若视神经受骨折片压迫，应立即手术减压。

三、护 理 问 题

1. 急性疼痛　与损伤有关。
2. 有感染的危险　与脑脊液外漏有关。
3. 潜在并发症　颅内出血、颅内压增高、颅内低压综合征。

四、护 理 措 施

（一）心理护理

向患者和家属解释病情以缓解紧张、恐惧心理，配合治疗。

（二）一般护理

1. 体位　患者取半坐位，头偏向一侧，维持特定体位至停止脑脊液漏后 3～5 天。

2. 密切观察　密切观察意识状态、瞳孔大小和形状的变化、生命体征、肢体活动等情况，及早发现继发性损伤的存在并及时处理。加强口腔护理。

3. 加强营养　提高抗感染能力。大量脑脊液外流可引起剧烈头痛、眩晕、呕吐、厌食、反应迟钝、脉搏细弱、血压偏低等症状，患者常诉头部抬高或端坐时头痛加重，维持体液平衡补充大量水分后可缓解。

> **链接**
>
> **护理体位**
>
> 护理下列患者时均应取患侧卧位：①脑脊液漏；②胸膜炎；③咯血；④碎石术后；⑤全肺切除术后患侧 1/4 卧位。

（三）配合治疗护理

1. 疼痛的护理　遵医嘱应用镇静剂、镇痛剂，减轻患者疼痛与不适。

2. 脑脊液漏的护理

(1) 置患者半卧位，头偏向患侧，促使漏口早闭。

(2) 清洁、消毒外耳道或鼻前庭，每日 2 次，切忌棉球过湿，以防液体逆流入颅内。

(3) 禁忌挖耳、抠鼻，不可堵塞或冲洗耳鼻腔及从耳鼻腔滴药，禁忌从鼻腔吸痰、吸氧或插胃管。

(4) 避免用力咳嗽、擤涕和打喷嚏，以免鼻窦或乳突气房内的空气被压入或吸入颅内，导致气颅和感染。禁忌作腰椎穿刺。

(5) 密切观察有无颅内感染征象，监测体温，每日 4 次，直至脑脊液漏停止后 3 天 。绝大多数漏口会在伤后 7～14 天内自行愈合，如超过 1 个月漏口不闭者，可考虑手术修补，护理人员应协助作好术前准备。

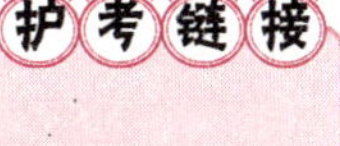

> 下列关于颅前窝骨折患者的护理措施错误的是
>
> A. 昏迷者床头抬高 30°，患侧卧位　　B. 禁止腰椎穿刺　　C. 避免用力咳嗽、擤鼻涕
>
> D. 禁忌堵塞鼻腔　　E. 用抗生素溶液冲洗鼻腔
>
> **分析：**颅底骨折的患者，骨折本身无需特殊处理，护理的重点在于防止颅内感染，如果用药液冲洗鼻腔可使流出的脑脊液逆流入颅内引起感染。

3. 并发症的护理　密切观察患者有无颅内继发性损害，颅骨骨折可同时伴有脑组织和血管的损伤，引发癫痫和颅内出血。颅底骨折由于造成损伤的暴力常常较大，可伴有不同程度的脑损伤，并很可能继发脑水肿和颅内血肿，较大的血肿可引起脑疝危及生命。有脑脊液漏的患者推迟颅内压增高症状的出现，且一旦出现，情况危急，抢救困难。因此，颅骨损伤的患者应同时注射破伤风抗毒素和抗生素以预防感染的发生。

五、健 康 指 导

(1) 加强安全意识和交通规则的宣教。

(2) 讲解颅骨骨折有关知识，请患者配合治疗和护理。

(3) 颅骨缺损者，避免局部碰撞。伤后半年左右可作颅骨成形术。

(4) 颅底骨折的患者，严格遵守医护人员的护理程序，防治颅内感染。

第 4 节　脑损伤及颅内血肿患者的护理

案例10-3

患者，34 岁，因讨债与人发生冲突，被人用铁器击伤头部，伤后立即出现昏迷，送往医院途中清醒，主诉头痛剧烈，并发生呕吐，入院后又进入昏迷状态，无脑脊液漏。血压 140/95mmHg，脉搏 68 次/分，呼吸 10 次/分，右侧瞳孔直径 6mm，左侧瞳孔 2mm，左侧肢体无自主运动。

问题：1. 评估该患者的病情。

2. 入院后立即用何种药物进行急救？

3. 针对该患者的护理措施有哪些？

一、概　　述

脑损伤是指脑膜、脑组织、脑血管以及脑神经的损伤。按伤后脑组织与外界相通与否可分为开放性脑损伤和闭合性脑损伤。按病理改变的先后发展又可分为原发性脑损伤和继发性脑损伤。原发性脑损伤指暴力作用于头部时立即发生的脑损伤，其症状或体征是在受伤当时立即出现，并不再继续加重，主要有脑震荡、脑挫裂伤。继发性脑损伤指受伤一段时间后出现的脑损伤病变，其症状或体征不是在受伤当时出现而是在受伤后一段时间出现，且有进行性加重趋势，或受伤当时已出现的症状或体征在伤后呈进行性加重趋势，主要有脑水肿和颅内血肿。脑水肿继发于脑挫裂伤；颅内血肿因颅骨、硬脑膜或脑的出血而形成。

二、护 理 评 估

（一）健康史

开放性脑损伤多由锐器或火器造成，伴有头皮裂伤、颅骨骨折和硬脑膜破裂，有脑脊液漏。闭合性脑损伤一般为头部接触较钝物体或间接暴力所致，少伴有头皮或颅骨损伤，无脑脊液漏。造成闭合性脑损伤的机制较复杂，简单概括为两种作用力造成：①接触力：物体与头部直接碰撞，可导致局部脑损伤；②惯性力：惯性力来源于受伤瞬间头部的减速或加速运动，使脑在颅内急速移位，与颅壁相撞、与颅底摩擦以及受大脑镰、小脑幕从而导致多处或弥散性脑损伤。

（二）身体状况

1. 脑震荡　脑震荡是最常见的轻度原发性脑损伤。表现为一过性脑功能障碍，无肉眼可

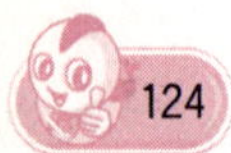

见的病理改变。主要表现是受伤当时立即出现短暂的意识障碍，可为神志不清或昏迷，常为数秒或数分钟，一般不超过半小时。清醒后大多不能回忆受伤当时乃至伤前一段时间内的情况，这种记忆缺失称为逆行性遗忘。较重者在意识障碍期间可出现皮肤苍白、出汗、血压下降、心动徐缓、呼吸浅慢、肌张力降低、各种生理反射迟钝或消失等表现，但随意识恢复很快恢复正常。恢复期患者仍可感头痛、头昏、恶心、失眠、心悸等，短期内自行缓解。神经系统检查，无阳性体征。

2. 脑挫裂伤　常见的原发性脑损伤之一，是脑组织实质性损伤，轻者仅有脑皮质或其深部组织点状出血或静脉淤血，重者有脑组织挫裂、严重出血、水肿等。主要临床表现有：

(1) 意识障碍：脑挫裂伤最突出的症状。于受伤当时立即出现，程度和持续时间与脑挫裂伤的程度和范围直接相关，多数在半小时以上，重症者可长期持续昏迷。

(2) 局灶症状与体征：受伤当时立即出现与伤灶相应的神经功能障碍或体征，如失语、锥体束征、肢体抽搐或偏瘫等。

(3) 头痛与恶心、呕吐：可能与颅内压增高、自主神经功能紊乱或外伤性蛛网膜下隙出血有关，后者尚可有脑膜刺激征、脑脊液检查有红细胞等表现。

(4) 颅内压增高与脑疝：为继发脑水肿和颅内血肿所致，使早期的意识障碍和瘫痪程度有所加重，或意识好转、清醒后又模糊，同时可有血压升高、心率减慢、瞳孔不等大以及锥体束征等表现。

3. 颅内血肿　颅内血肿按血肿的来源及部位可分为硬脑膜外血肿、硬脑膜下血肿及脑内血肿等。按血肿引起颅内压增高或早期脑疝症状所需时间，可分为急性型、亚急性型和慢性型 3 型。3 天内者为急性型，3 天以后到 3 周以内为亚急性型，超过 3 周为慢性型。

(1) 硬脑膜外血肿：多见于颅盖部，主要与颅骨骨折有关，多为急性血肿，出血来源以脑膜中动脉最常见，少数由静脉窦或板障出血形成亚急性或慢性硬脑膜外血肿，最常发生于颞区(图 10-2)箭头示脑移位，脑疝形成，脑干受压。

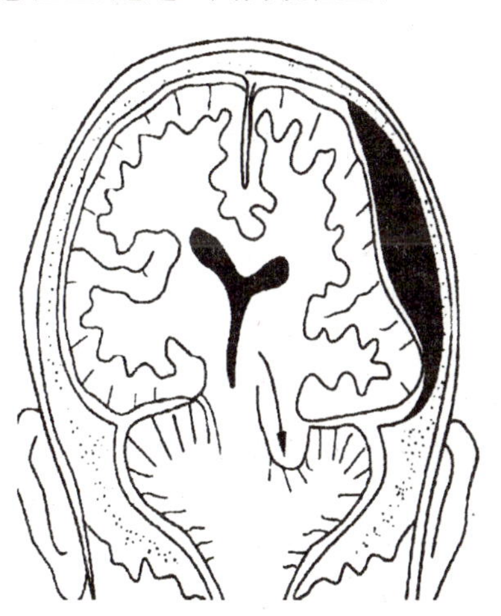

图 10-2　硬脑膜外血肿

硬脑膜外血肿患者可出现意识障碍、瞳孔变化、锥体束征及生命体征的变化等。①意识障碍：可有 3 种类型：a. 有中间清醒期或好转期，伤后立即昏迷，然后清醒或好转一段时间后再出现昏迷。此期时间长短取决于血肿形成的时间与原发性脑伤的轻重；b. 意识障碍持续进行性加重，昏迷进行性加重，见于原发性脑损伤严重者；c. 少数血肿是在无原发性脑损伤或脑挫裂伤甚为局限的情况下发生，早期无意识障碍，终因血肿引起脑疝出现意识障碍。②瞳孔变化：小脑幕切迹疝早期患侧动眼神经因牵扯受到刺激，患侧瞳孔可先缩小，对光反应迟钝；随动眼神经和中脑受压，该侧瞳孔进行性扩大、对光反应消失、上睑下垂，对侧瞳孔亦随之扩大。③锥体束征：早期出现一侧肢体肌力减退，如无进行性加重表现，可能是脑挫裂伤的局灶体征。如果稍晚出现或早期出现而有进行性加重，则考虑为脑疝或血肿压迫运动区所致。脑疝晚期可出现去皮质强直。④生命体征变化：常表现为进行性血压升高、心率减慢和体温升高。发生枕骨大孔疝时出现呼吸循环障碍，最终可因呼吸循环衰竭而死亡。

(2) 硬脑膜下血肿：指出血积聚于硬脑膜下腔，是颅内血肿最常见者，多见于脑皮质血管破裂出血，流至硬脑膜下腔所致。可分为急性和慢性。①急性硬脑膜下血肿：表现类似硬脑膜外血肿，意识障碍进行性加深，而无中间清醒期或意识好转期。急性颅内压增高症状明显，脑疝症状出现较快。②慢性硬脑膜下血肿：颅内压增高症状出现慢；有局灶症状和体征，如轻偏瘫、失语和局限性癫痫等；有脑萎缩、脑供血不全症状，如智力障碍、记忆力减退等。

(3) 脑内血肿：浅部脑内血肿的部位多数与脑挫裂伤的好发部位一致，少数与凹陷骨折的部位相应；深部脑内血肿多见于老年人，血肿位于白质深部。临床表现以进行性意识障碍为主，与急性硬脑膜下血肿相似。其意识障碍过程受原发性脑损伤程度和血肿形成速度影响，由凹陷骨折所致者，可能有中间清醒期。

（三）辅助检查

1. CT　是颅脑外科最常用检查方法，诊断准确，对于确立头部外伤部位、种类有重要价值。脑震荡患者 CT 检查无异常情况。

2. X 线检查　能显示颅骨骨折部位。

3. MRI　对慢性血肿的诊断优于 CT。

（四）治疗要点与反应

首先处理危及生命的情况，如大出血、休克、窒息等。脑震荡无需特殊处理，卧床休息 1～2 周，镇静剂对症治疗，多能恢复正常。脑挫裂伤一般应保持呼吸道通畅，防治脑水肿，加强营养支持和对症处理。出现脑疝征象时，需手术治疗。脑损伤的处理重点是处理继发性脑损伤，特别是颅内血肿的早期发现和处理。监测病情变化，一旦出现手术指征及时手术，常采用的手术方式有开颅血肿清除术、钻孔探查术、去骨瓣减压术、脑室引流术、钻孔引流术等。开放性脑损伤原则上应尽早行清创缝合术。

三、护理问题

1. 焦虑　与缺乏脑震荡相关知识、担心疾病预后有关。

2. 清理呼吸道无效　与脑损伤后意识不清有关。

3. 营养失调：低于机体需要量　与脑损伤后高代谢、呕吐、高热等有关。

4. 潜在并发症　颅内压增高、脑疝、蛛网膜下隙出血、癫痫发作、消化道出血、感染等。

四、护理措施

（一）心理护理

缓解患者焦虑情绪，给患者讲解疾病的相关知识，加强心理护理，使其正确认识疾病。头痛患者，适当给予止痛药。

（二）一般护理

1. 体位　意识清醒者，抬高床头 15°～30°斜坡卧位，以利脑静脉回流，减轻脑水肿。昏迷患者取侧卧位或侧俯卧位。

2. 加强营养　严重脑损伤可致分解代谢增强，代谢改变严重而持久，使血糖增高、乳酸堆积、负氮平衡，加重脑水肿。应采取高糖、高维生素、高蛋白饮食。昏迷患者，肠外营养支持。每天输液 1500～2000ml，其中生理盐水 500ml。3 天仍不能进食者，可经鼻胃管补充营养，应控制盐和水的摄入量。

3. 降低体温　高热能加重脑组织缺氧，应及时予以降温。

4. 躁动的护理　查明原因及时排除，切勿轻率给予镇静剂，对躁动患者不可强加约束，以免颅内压进一步增高。

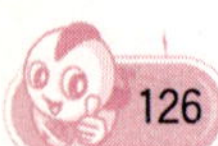

（三）配合治疗护理

1. 保持呼吸道通畅　保障患者气体交换，及时清除分泌物、血块、呕吐物，呕吐时将头转向一侧以免误吸；深昏迷患者取侧卧位或侧俯卧位，口咽腔放置通气管。发生误吸或短时不能清醒者，应尽早行气管切开；必要时使用呼吸机辅助呼吸。

2. 严密观察病情

（1）意识状态：分别对患者睁眼、语言、运动 3 方面的反应进行评分，再累计得分。最高为 15 分，总分低于 8 分为昏迷状态。分数越低表明意识障碍越严重（表 10-1）。

（2）生命体征：先测呼吸，再测脉搏，最后测血压。

（3）瞳孔：伤后立即出现一侧瞳孔散大，是原发性动眼神经损伤所致；伤后瞳孔正常，以后出现一侧瞳孔先缩小后散大，对光反射减弱或消失，是小脑幕切迹疝；如果双侧瞳孔时大时小，变化不定对光反射消失，伴有眼球运动障碍，提示脑干损伤；双侧瞳孔散大、对光反应消失、眼球固定，伴深昏迷或去大脑强直，多为临终的表现。

（4）锥体束征：伤后一段时间出现或继续加重的肢体偏瘫，同时伴有意识障碍和瞳孔变化，多为小脑幕切迹疝压迫中脑的大脑脚，损害其中的锥体束纤维所致。

3. 降低颅内压　遵医嘱按时使用脱水剂、肾上腺皮质激素、冬眠低温疗法等减轻脑水肿，降低颅内压。

4. 防止颅内压骤然增高　避免躁动、呼吸道梗阻、剧烈咳嗽、癫痫发作等。

5. 对症治疗的护理　蛛网膜下隙出血可有头痛、发热、颈项强直表现，遵医嘱给予药物对症处理。或病情稳定、排除颅内血肿及脑疝后，协助医生行腰椎穿刺，放出血性脑脊液，癫痫者可用地西泮控制抽搐。消化道出血可因应激性溃疡所致，遵医嘱补充血容量、停用激素，使用止血和减少胃酸分泌的药物。脑损伤患者因意识不清或肢体功能障碍可发生关节挛缩和肌萎缩，应保持患者肢体功能位，防止废用综合征。此外，保持患者皮肤清洁干燥，定时翻身，防止压疮。保持室内适宜的温度和湿度，湿化气道。遵医嘱预防性应用抗生素，防止感染的发生。已发生感染的，选用有效足量的抗生素治疗。

五、健康指导

（1）加强对患者安全意识和交通规则的宣教。

（2）讲解脑损伤的有关知识，请患者配合治疗和护理。对恢复过程中出现头痛、耳鸣等症状的患者给予解释和安慰，使患者树立战胜疾病的信心。

（3）外伤后癫痫患者，不可单独外出以防意外发生。症状完全控制后坚持服用抗癫痫药 1～2 年，逐步减量停药。

（4）脑损伤后遗症有恢复的可能，应鼓励患者树立信心和正确的人生观，克服悲观消极情绪，保持心态平稳，采取适当治疗措施进行功能训练，促进功能恢复。

小结

颅内压增高是各种原因如脑血管疾病、脑肿瘤、脑外伤等引起的颅内压持续超过 200mmH_2O 时出现的症状。对颅内压增高症的处理，根本上要解决引起颅内压增高的原发性疾病。护理的重点是密切观察患者的病情，并及时协助医生正确处理，减轻脑水肿，降低颅内压，防治脑疝。对颅脑损伤患者，应正确评估颅骨骨折和颅内血肿病情类型，采取正确的护理措施，减少伤残和死亡。不管是何种颅脑疾病，出院患者的护理主要针对引起颅内压增高的不同疾病，采取不同的健康指导并给予患者心理支持、关心体贴，指导患者随诊。

自 测 题

A_1/A_2 型题

1. 急性硬脑膜外血肿患者意识障碍的典型表现是(　　)
   A. 短暂昏迷　　B. 中间清醒期
   C. 持续昏迷　　D. 昏迷程度时重时轻
   E. 昏迷进行性加重
2. 诊断颅底骨折最可靠的临床表现是(　　)
   A. 意识障碍　　B. 头皮皮下出血
   C. 脑脊液漏　　D. 颅底骨凹陷
   E. 脑脊液含血
3. 枕骨大孔疝不同于小脑幕切迹疝的临床表现是(　　)
   A. 头痛剧烈　　B. 呕吐频繁
   C. 意识障碍　　D. 呼吸骤停出现早
   E. 血压升高,脉缓有力
4. 急性颅内压增高患者典型的生命体征表现是(　　)
   A. 脉快,呼吸急促　　B. 脉快,血压降低
   C. 脉快,血压高　　D. 脉慢,呼吸慢,血压高
   E. 脉慢,血压低
5. 通过改善毛细血管通透性降低颅内压的治疗方法是(　　)
   A. 脱水治疗　　B. 过度换气
   C. 激素治疗　　D. 冬眠低温治疗
   E. 脑室穿刺外引流术
6. 小脑幕切迹疝患者瞳孔变化及肢体瘫痪的特点是(　　)
   A. 病变同侧瞳孔变化及同侧肢体瘫痪
   B. 病变同侧瞳孔变化及对侧肢体瘫痪
   C. 病变对侧瞳孔变化及同侧肢体瘫痪
   D. 病变对侧瞳孔变化及对侧肢体瘫痪
   E. 双侧瞳孔变化及对侧肢体瘫痪
7. 下列关于颅前窝骨折患者的护理错误的是(　　)
   A. 床头抬高 15～30cm　　B. 禁止腰椎穿刺
   C. 用抗生素溶液冲洗鼻腔
   D. 禁忌堵塞鼻腔　　E. 枕部垫无菌巾
8. 颅内压增高患者每日液体的入量不宜超出(　　)
   A. 1000ml　　B. 1500ml
   C. 2000ml　　D. 2500ml
   E. 3000ml
9. 下列关于冬眠低温治疗期间的护理叙述错误的是(　　)
   A. 冬眠期间不宜翻身或移动体位
   B. 通常体温降至 32～34℃
   C. 收缩压低于 80mmHg 应停止给药
   D. 降温前先给患者使用冬眠药物
   E. 复温时应先停止使用冬眠药物
10. 男性患者,30 岁。车祸中头部受撞击,昏迷 2 小时,躁动不安,曾呕吐 2 次,喷射性。错误的处理是(　　)
    A. 抬高床头 15～30cm
    B. 给予吸氧
    C. 保持呼吸道通畅
    D. 甘露醇快速静脉滴注
    E. 肌内注射吗啡
11. 女性患者,41 岁。头部外伤后昏迷约 20 分钟,苏醒 2 小时后又再次昏迷,首先考虑(　　)
    A. 急性硬脑膜外血肿
    B. 急性硬脑膜下血肿
    C. 急性脑内血肿
    D. 急性帽状腱膜下血肿
    E. 颅骨骨膜下血肿
12. 患者,34 岁。因头部外伤昏迷入院,查体额部皮肤擦伤,20 分钟后清醒,无神经系统病理体征,生命体征均正常。未做特殊处理 2 周后恢复出院,该患者是(　　)
    A. 颅内血肿　　B. 头皮血肿
    C. 脑挫裂伤　　D. 脑震荡
    E. 脑疝
13. 患者,45 岁。因车祸致颅内血肿,患者昏迷,瞳孔不等大,光反射迟钝,患者可能出现了哪种并发症(　　)
    A. 颅内感染　　B. 脑疝
    C. 脑水肿　　D. 癫痫
    E. 肺水肿
14. 患者,43 岁。上班途中被自行车撞倒,右侧颞部着地,当时昏迷 20 分钟,醒后轻微头痛,四肢活动自如,次日头痛加重、呕吐数次伴嗜睡前来就诊,最佳处理方法是(　　)
    A. 给予镇痛处理

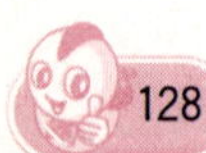

B. 给予止吐处理
C. 给予镇痛、激素药物
D. 口服利尿药
E. 静脉输入脱水利尿药物

15. 患者，男性，28 岁。自高处坠下，额部着地，双眼眶青紫瘀斑，鼻腔有血性液体流出，视力有所下降。该患者的病情评估为(　　)
A. 鼻出血　　B. 颅前窝骨折
C. 脑挫伤　　D. 颅中窝骨折
E. 眼球损伤

A_3 /A_4 型题

(16～18 题共用题干)

女性患者，24 岁。不小心坠楼跌伤头部，诉头痛、头晕。检查生命体征正常，右耳流血性液体，嘴角向左侧歪，有听力障碍。

16. 首先考虑的诊断为(　　)
A. 颅盖骨折　　B. 颅前窝骨折
C. 颅中窝骨折　　D. 颅后窝骨折
E. 脑内血肿

17. 损伤的脑神经是(　　)
A. 嗅神经、面神经　　B. 听神经、视神经
C. 外展神经、听神经　　D. 面神经、听神经
E. 动眼神经

18. 该患者的护理措施错误的是(　　)
A. 抬高床头 15°～30°
B. 观察瞳孔和生命体征
C. 用无菌盐水冲洗耳道
D. 避免咳嗽、打喷嚏
E. 按时使用抗生素

(19、20 题共用题干)

患者，56 岁。头部外伤后昏迷 1 小时，曾呕吐多次，入院时血压 150/75mmHg，脉搏 61 次/分，呼吸 12 次/分，考虑诊断“脑挫裂伤”给予非手术治疗。

19. 为了降低颅内压主要应用哪种措施(　　)
A. 保持呼吸道通畅
B. 应用甘露醇
C. 抬高床头 15～30cm
D. 限制每日输液量
E. 吸氧，物理降温

20. 为了防止脑疝，应重点观察的内容是(　　)
A. 血压、脉搏、尿量
B. 压迫眶上神经的反应
C. 瞳孔、肢体活动
D. 呼吸、体温、血压
E. 意识、肌张力、病理反射

(21～23 题共用题干)

患者，因交通事故致伤，昏迷 3 小时后入院，患者处于昏迷状态，呼之不应，按压眶上神经有反应，左侧瞳孔散大，对光反射迟钝，入院第 2 天，血压 20/13.3kPa，脉搏缓慢有力，呼吸深而慢，时而躁动、呕吐，按压眶上神经无反应，左侧瞳孔散大，对光反射消失，右侧肢体瘫痪，病理反射阳性。

21. 该患者的主要病症最可能是下列哪项(　　)
A. 颅骨骨折并硬脑膜外血肿
B. 脑挫裂伤继发颅内血肿
C. 脑震荡合并硬脑膜外血肿
D. 颅骨骨折并发脑疝
E. 水肿引起的颅内高压

22. 对该患者的护理措施错误的是(　　)
A. 密切注意生命体征变化
B. 立即作腰穿放出适量脑脊液以降低颅内压
C. 取侧卧位或侧卧俯位
D. 限制水钠入量
E. 作好紧急手术准备

23. 若进行手术治疗，则手术后护理中最重要的是哪一项(　　)
A. 脱水疗法及冬眠低温疗法的护理
B. 常规观察体温、脉搏、呼吸、血压、意识及瞳孔变化
C. 如有躁动给予相应处理
D. 注意维持患者的水、电解质及酸碱平衡
E. 防止并发症

(周雅清)

第11章

颈部疾病患者的护理

甲亢是内分泌系统的多发病和常见病。随着经济的发展，人们工作节奏明显加快，甲亢的发生率也明显增加，据报道，目前甲亢的发病率为 0.5%～1%，其中女性为 4.1%、男性为 1.6%。甲状腺肿瘤发病率占内分泌系统首位，有报道称自然人群中 1/3 人口的甲状腺有各类疾病，其中 10%为甲状腺肿瘤。而甲状腺肿瘤中 5%～10%为甲状腺癌，据统计与摄入过多的碘盐、环境污染、遗传、工作压力大等因素有关系。

链接

甲 状 腺

甲状腺是人体最大的内分泌腺，呈"H"型，由两个侧叶和峡部构成。约半数可见锥体叶。侧叶位于喉与气管的两侧，下极多数位于第 4～5 气管软骨环之间，峡部多数位于第 2～4 气管软骨环的前面。甲状腺侧叶的背面有甲状旁腺，可调节钙、磷代谢。内侧毗邻喉、咽、食管。在甲状腺后面的下方，喉返神经与甲状腺下动脉交叉通过，喉上神经的内、外支经过甲状腺上动脉入喉内(图 11-1)。

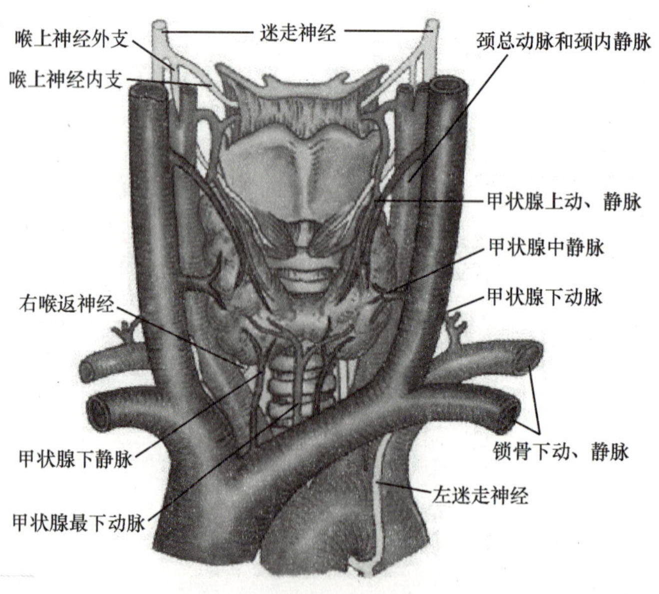

图 11-1　甲状腺神经血管分布

第1节　甲状腺功能亢进症患者的护理

案例11-1

患者，女性，40岁。甲状腺肿大1年，近半年性情急躁，食欲亢进，明显消瘦，怕热、多汗，胸闷、心悸，伴有突眼。入院后体检：甲状腺呈对称性肿大，质软，随吞咽上下移动，两眼突出，双手震颤，腺体上极可闻及血管杂音。心率120次/分，血压130/80mmHg。诊断为原发性甲亢，拟行甲状腺大部切除术。

问题：1. 如何评估当前患者甲亢的程度？

2. 提出患者术前主要的护理诊断问题。

3. 手术前准备碘剂的目的是什么？应该如何准备？

一、概　　述

甲状腺功能亢进症（hyperthyroidism）简称甲亢，是指由多种病因导致甲状腺激素分泌过多引起的临床综合征。

（一）病因

甲亢的病因尚未完全明确，普遍认为是一种与遗传有关的自身免疫性疾病，精神刺激、病毒感染、过度劳累及严重应激等因素对发病可能也有影响。

（二）分类

1. 原发性甲亢　最常见，尤其是毒性弥漫性甲状腺肿（Graves病，简称GD），以20～40岁女性多见，腺体肿大为弥漫性，两侧对称，可伴有突眼，故又称为“突眼性甲状腺肿”。

2. 继发性甲亢　较少见，常继发于结节性甲状腺肿的甲亢，发病年龄多在40岁以上，腺体呈结节状肿大，两侧多不对称，多无突眼，容易发生心肌损害。

3. 高功能腺瘤　少见，指具有自主分泌甲状腺激素的甲状腺腺瘤，无突眼。其发病与腺瘤本身自主性分泌紊乱有关。

二、护理评估

（一）健康史

1. 了解患者家族中有无本病的发病史、有无其他自身免疫性疾病史。

2. 询问发病前有无精神刺激、感染、创伤或其他强烈应激等情况发生。

3. 对怀疑继发性甲亢或高功能腺瘤者，应了解有无结节性甲状腺肿及甲状腺腺瘤等病史；有无相关用药史和手术史。

（二）身体状况

1. 躯体表现

（1）甲状腺激素分泌过多症候群：①高代谢综合征：患者常有疲乏无力，怕热多汗，皮肤温暖而湿润，双手常有细数颤动等高代谢现象。②精神、神经系统：神经过敏、焦躁易怒、多言好动、失眠不安、注意力分散、记忆力下降等精神神经症状。③心血管系统：表现为心悸、气促、心动过速（常在90～120次/分）、脉压增大（常大于40mmHg），在静息或睡眠时心率仍增快是甲亢的特征性表现之一。④消化系统：食欲亢进、消瘦，大便频繁，腹泻。⑤女性月经减少或闭经。

(2) 甲状腺肿大：原发性甲亢者甲状腺肿大并不显著，两侧呈对称性弥漫性肿大；继发性甲亢的甲状腺肿大明显，常为不对称性、结节性肿大；高功能腺瘤者常为局部结节性肿大，结节周围的甲状腺组织呈萎缩改变。各种甲亢肿大的甲状腺可随吞咽动作上下移动、表面光滑、无压痛；甲亢严重者腺体可触及震颤和听到连续性收缩期增强的血管杂音，为本病的重要特征。甲状腺肿大明显者可见邻近器官压迫症状：气管受压可致呼吸困难；食管受压可见吞咽困难；喉返神经受压可出现声音嘶哑；颈交感神经节(链)受压可致 Horner 综合征，表现为受压同侧面部无汗、眼球内陷、上睑下垂及瞳孔缩小等(图 11-2)。

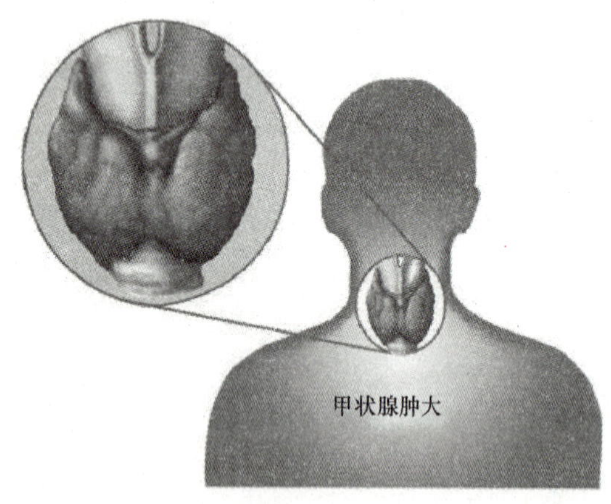

图 11-2 甲状腺功能亢进表征

(3) 突眼征：可分为单纯性和浸润性两种。GD 患者有 1/4～1/2 伴有眼征，其中突眼为重要且较特异的体征。

(4) 甲状腺危象：是甲亢急性恶化时的严重表现。①主要诱因：应激状态、感染、手术准备不充分、^{131}I 治疗反应；严重的躯体疾病、精神创伤等诱发。②表现为高热(体温>39℃)，心率快(140～240 次/分)，常伴有心房颤动或扑颤、烦躁、呼吸急促、厌食、恶性、呕吐、腹泻、大汗淋漓，继而嗜睡、谵妄或昏迷，休克，伴有心力衰竭、肺水肿。

2. 心理-社会状况　甲亢患者常处于精神紧张、情绪易激动、急躁易怒状态，受到不良刺激后更明显，对他人言行和周围事物敏感多疑，甚至有幻觉、狂躁等精神异常现象。由于情绪不稳定，患者在检查、治疗、护理等活动中出现不协调或不依从行为。患者也可因甲状腺肿大、突眼等外形改变，造成患者自我形象紊乱。

(三) 辅助检查

1. 基础代谢率(BMR)测定　用基础代谢率测定器测定较可靠。但常简便地选择清晨患者起床前(安静、空腹时)测定脉率和血压(mmHg)，按公式：基础代谢率 BMR%＝脉率＋脉压－111，这种方法虽简单，但不适用于心率失常的患者。基础代谢率正常值为＋10%，＋20%～＋30%为轻度甲亢，＋30%～＋60%为中度甲亢，＋60%以上为重度甲亢，约 95%甲亢患者增高。因影响基础代谢率测定结果的因素较多，故近年来临床多已停止此项测定。

2. 血清甲状腺素测定　甲亢最有意义的检查为血清 T_3、T_4 增高。①血清游离甲状腺素(FT_4)及游离三碘原氨酸(FT_3)，FT_4/FT_3 均直接反应甲状腺功能状态。游离甲状腺素能直接反映甲状腺功能。②血清总甲状腺素(TT_4)是判断甲状腺功能最基本的筛选指标，正常值 74～146mmol/L。③血清总三碘原氨酸(TT_3)为早期 GD 治疗中疗效观察及停药后复发的敏感指标，也是诊断 T_3 型甲亢的特异指标。

3. 甲状腺摄^{131}I 率测定　诊断甲亢符合率达 90%。正常甲状腺 24 小时摄^{131}I 量为人体摄入总量的 30%～40%。若 2 小时摄^{131}I 量超过总量的 25%，或 24 小时超过总量的 50%，或吸^{131}I 高峰较早出现，都可提示有甲亢。

4. 其他　颈部 X 线吞钡透视或摄片可显示气管、食管有无受压变形或移位；喉镜检查确

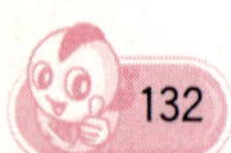

定声带功能；B 超有利于分析甲状腺形态、腺体内结节数量，并可区分实质性或囊性结节；核素扫描可评估甲状腺肿块良、恶性的倾向；心电图可反映心脏有无异常；血清钙磷测定有助于分析术后手足抽搐的原因。

甲亢的主要治疗方法有 3 种，应根据不同情况选用。

(1) 抗甲状腺药物治疗：通过抑制甲状腺激素的合成，具有一定的免疫抑制作用。

(2) 放射性^{131}I 治疗：利用亢进的甲状腺组织高度摄碘能力及^{131}I 所释放的 β 射线对甲状腺组织自我毁损效应，减少甲状腺激素的分泌。

(3) 手术治疗：甲状腺大部切除术是目前治疗甲亢最常用而有效的方法，长期治愈率达 95%以上(图 11-3)。手术治疗指征：①继发性甲亢或高功能腺瘤；②中度以上的原发性甲亢；③腺体较大伴有压迫症状，或胸骨后甲状腺肿等类型的甲亢；④抗甲状腺药物或^{131}I 治疗后复发者或长期坚持用药困难者。青少年患者、病情较轻及老年或伴有其他严重疾病患者不宜手术。主要缺点是有一定的手术并发症，约有 5%的患者术后甲亢复发，偶尔也可致甲状腺功能减退。

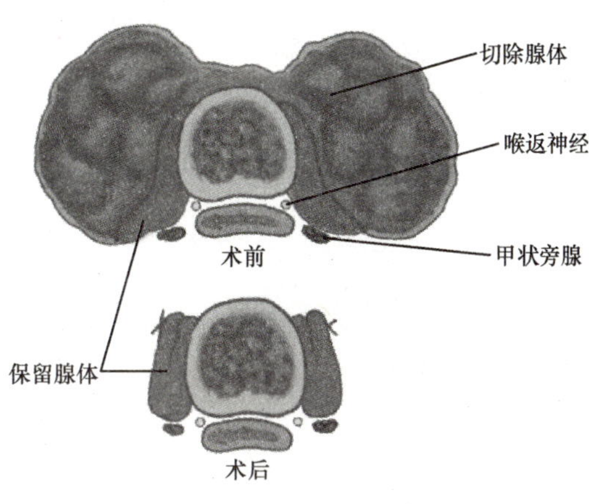

图 11-3　甲状腺大部切除术的范围

常见术后并发症如下：

(1) 呼吸困难和窒息：术后最危急的并发症。多发生在术后 48 小时内。临床表现为进行性呼吸困难、烦躁、发绀，甚至窒息。常见原因：①切口内出血形成血肿压迫气管；②手术创伤或气管插管引起喉头水肿；③肿大的甲状腺长期压迫气管，使气管软化术后引起气管塌陷；④双侧喉返神经损伤致声带处于内收状态，声门关闭。

(2) 喉返神经损伤：主要为手术操作直接损伤引起，如切断、缝扎或牵拉过度等；少数由血肿压迫或瘢痕组织牵拉而引起。损伤的后果与损伤的性质(永久性或短暂性)和范围(单侧或双侧)有关。一侧喉返神经损伤会引起声嘶；两侧喉返神经损伤会发生两侧声带麻痹，引起失音或呼吸困难，甚至窒息。

(3) 喉上神经损伤：多因切断或集束结扎所致。若损伤喉上神经外支(运动支)，会使环甲肌麻痹，引起声带松弛，患者音调降低；损伤喉上神经内支(感觉支)，患者喉部黏膜感觉障碍，在进食，特别是饮水时，容易误吸而诱发反射性呛咳(图 11-4)。

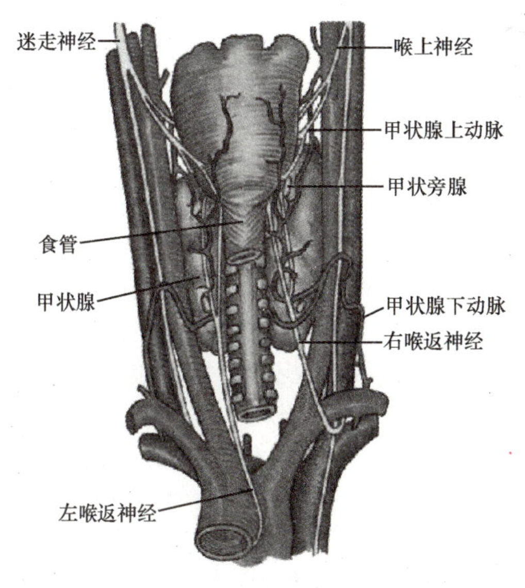

图 11-4　甲状腺神经分布

护考链接

患者，女性，33岁，甲状腺大部切除术后2天，突然出现呼吸困难，颈部迅速肿大，口唇发绀，下列哪一项与甲状腺手术后呼吸困难和窒息无关

A. 急性喉头水肿　　B. 伤口内出血压迫　　C. 双侧喉上神经损伤

D. 双侧喉返神经损伤　　E. 气管软化塌陷

分析：甲状腺手术后最危险的并发症是呼吸困难和窒息。多发生在术后48小时内，常见原因有：出血及血肿压迫、喉头水肿 、气管塌陷、双侧喉返神经损伤。

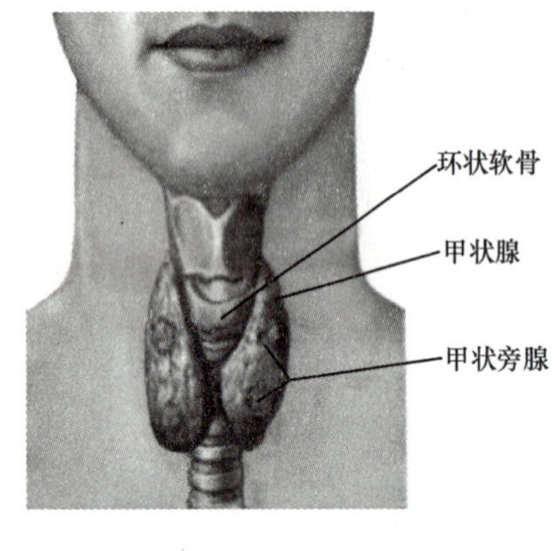

图11-5　甲状旁腺解剖

(4) 甲状腺危象：是甲亢手术治疗后危及生命的并发症之一。多数发生于术后12～36小时内。常危及患者生命，应及时予以抢救治疗。其发生与术前准备不充分、甲亢症状未控制、肾上腺皮质功能减退及手术应激等有关。

(5) 手足抽搐：手术时误伤甲状旁腺或其血液供应受损，导致具有升高和维持血钙水平的甲状旁腺激素不能正常分泌，血钙下降，神经、肌肉的应激性增高。多在2～3天出现，多数患者症状轻而短暂，仅有面部或手足的强直感或麻木感；重者每日多次面肌和手足疼痛性痉挛，甚至喉、膈肌痉挛而窒息死亡(图11-5)。

三、护理问题

1. 焦虑　与担心手术及预后等有关。

2. 营养失调：低于机体需要量　与机体高代谢状态下营养摄入相对不足有关。

3. 自我形象紊乱　与甲状腺切除术后手术瘢痕影响外观有关。

4. 潜在并发症　呼吸困难和窒息、喉返神经损伤、喉上神经损伤、甲状腺危象、手足抽搐等。

四、护理措施

(一) 手术前护理

1. 一般护理　保持环境安静、通风，室温凉爽；鼓励患者术前进食，每日需供给5～6餐；给予高热量、高蛋白和高维生素(尤其是复合维生素B)及矿物质食物，勿进食高纤维食物。忌食含碘丰富的食物，忌饮咖啡、浓茶等刺激性饮料，以免加重中枢神经兴奋。鼓励肾功能正常者多饮水，2000～3000ml/d，以补充出汗、呼吸加快等额外丢失的水分。在病情还没有控制之前，不要参加剧烈的体育锻炼和重体力活动。患者怕热多汗，应随时更换汗湿的衣服及床单防止感冒。术前指导患者进行手术体位的练习(将软枕挂于肩部，保持头低颈过伸位)，以利术中手术野的暴露。

2. 治疗配合　护士应遵医嘱正确指导甲亢患者作好术前药物准备，是术前降低基础代谢率的重要环节，也是甲亢术前最重要的护理措施。通常先用硫脲类抗甲状腺药物控制症状，待甲亢症状基本控制后，即改服2周碘剂，再行手术。抗甲状腺药物能使甲状腺肿大、充血及粘连，增加手术的难度和危险，因此，不能单独用于术前准备。服药期间定期复查血象：白细胞$<3\times10^9$/L、粒细胞$<1.5\times10^9$/L，出现肝脏损害应停药。

(1) 碘剂的作用：抑制蛋白水解酶，从而使得甲状腺激素(T_3、T_4)不能从储存状态的甲状腺球蛋白上分解释放出来，达到控制基础代谢率的作用；同时，碘剂能减少甲状腺血流量，使腺体变小变硬，有利于手术。

(2) 碘剂使用方法：常用碘剂为复方碘化钾溶液(又称 Lugol 液)，用法是每日 3 次，每次 3 滴开始，逐日每次增加 1 滴至每次 16 滴时维持至手术日。碘剂使用理想效果一般不超过 2～3 周，逾期不手术者，其碘剂抑制甲状腺素释放的能力下降，使甲亢症状加重。因此术前准备要有预见性，如避开月经期。碘剂具有刺激性，可在饭后凉开水稀释服用，或把碘剂滴在饼干、面包片上吞服，以减少对口腔和胃黏膜的刺激。

(3) 特殊情况：用硫氧嘧啶类药物副作用较大，对碘过敏或经上述药物治疗后，心率仍在 90 次/分，可改用普萘洛尔作术前准备。每 6 小时口服 1 次，每次 20～60mg，连用 4～7 日脉率降至正常水平时，便可施行手术，因其半衰期小于 8 小时，术前 1～2 小时再口服 1 次。术后应继续口服 4～7 日。术前不用阿托品，以免引起心动过速。

完成术前准备的指标是：脉率稳定在 90 次/分以内；BMR 低于＋20％以下；患者情绪稳定；睡眠良好，体重增加。

3. 心理护理　向患者介绍手术的意义及手术前配合事项，引导患者说出潜在的焦虑，指导患者认识情绪与疾病的关系，化解引发焦虑的因素。对于精神过度紧张、失眠患者，可遵医嘱给予镇静、催眠药。

(二) 手术后护理

1. 一般护理

(1) 体位：患者回病室后取平卧位，血压平稳后取半卧位，以利于呼吸和伤口引流。

(2) 引流：保持引流通畅，注意引流液的量及性质，引流管或引流橡皮片一般于术后 24～48 小时拔除。

(3) 保持呼吸道通畅：床边常规备气管切开包、氧气筒、吸痰设备(或中心供氧、吸引设备)及急救药品，指导和鼓励患者深呼吸、有效咳嗽，必要时行超声雾化吸入，帮助其及时排出痰液，以免痰液阻塞气管。

(4) 饮食与营养：术后 6 小时患者清醒、无呕吐可给予少量温或凉水；若无误咽、呛咳等不适，可进较温流质饮食，避免过热饮食刺激腺体充血、出血，少食慢咽；术后第 2 日开始半流质饮食并逐步过渡到软食；若患者因疼痛不愿进食，可在进食前 30 分钟给予止痛剂。

2. 病情观察　密切注意患者生命体征、发音情况、进食时有无呛咳及切口敷料和引流等情况；加强巡视观察，一旦发现并发症，立即通知医生，并配合急救(图 11-6)。

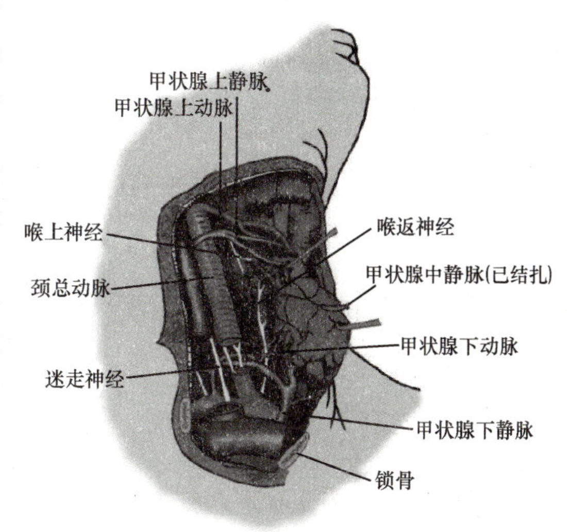

图 11-6　甲状腺手术后并发症的解剖基础

3. 治疗配合

(1) 呼吸困难和窒息：一旦发现呼吸困难，立即判明原因，采取果断措施，保持呼吸道通畅。切口内血肿压迫所致呼吸困难者，颈部肿胀，引流口大量鲜血渗出，应在床旁拆除缝线，敞开切口，迅速去除血肿，必要时做床旁气管切开，再急送手术室彻底止血。

护考链接

患者，甲亢术后，患者出现颈部迅速肿大，呼吸困难，应采取的首要措施为

A. 立即输氧　　B. 立即给予呼吸兴奋剂　　C. 立即颈部冰敷

D. 立即口服碘化钾 2ml　　E. 立即拆线，清除积血，送手术室止血

分析：甲状腺大部切除术后多由血肿形成、喉头水肿、气管软化导致呼吸困难和窒息，故应立即拆线，清除积血，送手术室止血。

1）安静休息：绝对卧床休息，要求病房安静，室温稍低，避免一切不良刺激；烦躁不安者，遵医嘱给予镇静剂。

2）吸氧：持续低流量氧气吸入。

3）抑制甲状腺激素的释放：遵医嘱口服复方碘化钾溶液 3～5ml，紧急时可用 10%碘化钠 5～10ml 加入 10%葡萄糖液 500ml 中静脉滴注。

4）降低周围组织对儿茶酚胺的反应：遵医嘱应用 β 受体阻滞剂，如普萘洛尔 20～80mg 口服，每 4～6 小时 1 次；危急病例可用普萘洛尔 5mg，加入 5%葡萄糖液 100ml 静脉滴注。

5）调节应激反应：氢化可的松 300mg/d，分次静脉滴注。

6）其他：协助控制原发诱因；发热者以物理降温为主，必要时遵医嘱进行人工冬眠降温；遵医嘱补液与营养，维护患者代谢平衡。病情一般 36～72 小时好转，1 周左右恢复。

（2）喉返和喉上神经损伤：术后鼓励患者发音，注意有无嘶哑、音调降低或失音；了解有无喉返神经损伤；观察有无呛咳等现象的发生，评估喉上神经功能是否正常。一侧喉返神经损伤经理疗，可由健侧代偿，在 3～6 个月内好转。喉上神经损伤者应取坐位或半坐位进食，试给半流质或干食，吞咽不可过快，尤其在饮水时避免误咽，一般经理疗后可自行恢复。双侧喉返神经损伤后，如出现严重呼吸困难，应立即配合气管切开，并做好相应的护理。

（3）手足抽搐：应限制摄入含磷较高的瘦肉、蛋黄、乳品等，减少钙的排出。多吃绿叶蔬菜、豆制品和海味等高钙低磷食物。轻者指导患者口服钙剂，并同时服用维生素 D_2 或 D_3；症状较重者，服用双氢速甾醇（DT_{10}），可迅速提高血钙，但应每周测血钙或尿钙 1 次，随时调整用药剂量，以防止高血钙及并发泌尿系结石。手足抽搐时，立即静脉缓慢推注 10%葡萄糖酸钙 10ml，可重复使用。

（4）术后遵医嘱继续服用复方碘化钾溶液，每日 3 次，每次 15 滴，逐日每次减少 1 滴，至每次 3 滴停止。

4. 心理护理　术后与患者进行耐心细致的沟通和交流，了解患者的心理状态，给予适当的解释和安慰；关心患者术后的康复过程，采取措施缓解术后不适及并发症，引导患者调整心态，积极配合治疗和护理。

五、健康指导

1. 情绪指导　患者自我控制情绪，合理地安排工作和休息，避免过度紧张和劳累。合理营养与膳食，保证营养素摄入，促进康复。

2. 药物指导　说明甲亢术后继续服药的重要性并督促执行。教会患者正确服用碘剂的方法。

3. 功能锻炼　切口未愈合前，嘱患者活动时头、肩、颈同时运动。

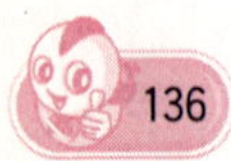

4. 随诊和复查　注意有无甲亢复发或甲状腺功能减退的症状，定期门诊复查。

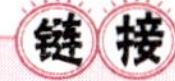

甲亢患者忌食含碘食物

原因如下：①碘是甲状腺合成甲状腺激素的重要原料之一；②甲亢患者的甲状腺对碘的生物利用能力较正常人明显增高；③正常机体摄入过多的含碘食物后会将过剩的碘排出体外，产生过量的甲状腺激素。由此可见，甲亢患者应尽可能忌用任何含碘食物和药物。食物中以海产品的含碘量最高，其中尤以海带、海蜇、紫菜、苔条和淡菜为甚，同时甲亢患者还应慎用碘酒、含碘喉片、含碘造影剂等药物。

第 2 节　甲状腺肿瘤患者的护理

一、概　　述

甲状腺肿瘤分良性和恶性两类。良性肿瘤多为腺瘤；恶性肿瘤以癌为主，肉瘤极为少见。

甲状腺腺瘤（thyroid adenoma）病理上可分为滤泡状腺瘤和乳头状囊性腺瘤两种，以前者多见，患者常为女性，年龄常在 40 岁以下。甲状腺腺瘤有引起甲亢（发生率约为 20%）或恶变（发生率约为 10%）的可能，应积极治疗。

甲状腺癌（thyroid carcinoma）约占全身恶性肿瘤的 1%，女性多于男性。按组织学形态分为乳头状癌、滤泡状癌、未分化癌、髓样癌 4 类。

二、护理评估

（一）健康史

注意患者的年龄、性别，了解有无结节性甲状腺肿等甲状腺疾病史；有无相关疾病的家族史；是否有放射碘治疗史。

（二）身体状况

1. 甲状腺腺瘤　早期多无自觉症状，常在他人提示下发现颈部增粗，相应部位多可触及单发腺瘤结节，呈圆形或卵圆形，局限于一侧腺体内，质地较周围甲状腺组织稍硬，表面光滑，边界清楚，无压痛，随吞咽上下活动。腺瘤一般生长缓慢，但乳头状囊性腺瘤有时可因囊壁血管破裂，发生囊内出血而迅速增大。继发甲亢者可有相应表现。

2. 甲状腺癌　多为腺体内单发肿块，质硬、表面高低不平、边界不清，增长较快，吞咽时肿块活动度差。晚期可压迫气管、食管、神经等出现呼吸困难、吞咽困难、声音嘶哑（喉返神经受压）、Horner 综合征（颈交感神经节受压）等压迫症状，并可有颈淋巴结肿大等转移症状。不同病理类型，其临床特点各异（表 11-1）。

表 11-1　各类甲状腺癌的临床特点

病理类型	好发年龄	性别	各类型	恶性程度	临床特点	治疗	预后
乳头状癌	20～40 岁	女性	60%	低	多单发，生长缓慢，以颈部淋巴转移为主	手术为主	较好
滤泡状癌	50 岁	女性	20%	中	多单发，发展较快，经血行转移为主	手术为主	较差

续表

病理类型	好发年龄	性别	各类型	恶性程度	临床特点	治疗	预后
未分化癌	老年	男性	15%	高	发展迅速、弥漫性肿大，可经淋巴或血行转移	手术为主	很差
髓样癌	中年	相仿	5%	中	常有家族史，可分泌降钙素致血钙降低等，可经颈淋巴和血行转移	手术为主	较好

（三）心理-社会状况

患者初识病情后，常担忧肿块的性质和预后，表现出惶恐不安；女性患者也往往为颈部伤口瘢痕对自我形象的影响而焦虑。

（四）辅助检查

1. 放射性^{131}碘或^{99m}锝扫描　比较甲状腺结节与周围正常组织放射性密度的差异。密度较正常组织高者为热结节；相等者为温结节；较正常弱为凉结节；缺乏密度显示者为冷结节。甲状腺癌多为冷结节且边缘模糊。

2. 细针穿刺细胞学检查　穿刺结节抽吸、涂片，诊断正确率可达80%以上。

3. 其他检查　B超检查甲状腺肿块的大小、位置、数目、毗邻关系；X线检查了解有无气管移位受压；实验室检查了解甲状腺功能、血清降钙素等变化有助于甲亢、髓样癌的诊断。

（五）治疗要点及反应

甲状腺腺瘤患侧腺体大部分手术切除是唯一的治疗手段。甲状腺癌争取早期手术切除患侧腺体全部、峡部及健侧腺体大部分，甚至全腺体切除；如有淋巴结转移者应行颈部淋巴结清扫术。未分化癌转移早、恶性程度高，手术治疗不能提高生存率，宜采用放射线外照射治疗。

三、护理问题

1. 焦虑　与担忧疾病预后及颈部瘢痕有关。

2. 潜在并发症　呼吸困难和窒息、喉返神经损伤、喉上神经损伤、手足抽搐、甲状腺功能减退。

四、护理措施

甲状腺肿瘤患者的护理与甲亢、肿瘤患者的护理措施基本相同。如无甲亢，则不需要术前碘剂等药物准备。

五、健康指导

甲状腺全切除，需终身依赖外源性甲状腺激素，注意加强肿瘤患者心理护理；颈淋巴结清扫术后，在切口愈合后即应加强颈部和肩关节的功能锻炼，并随时保持患侧上肢高于健侧的体位，以防肩下垂；教会患者颈部自行体检的方法，并定期门诊复查甲状腺功能。健康检查时不要忽视对甲状腺的检查，以预防和及早发现甲状腺癌，甲状腺癌治疗后应定期到医院复查，并坚持10年以上，以监测有无复发和转移。

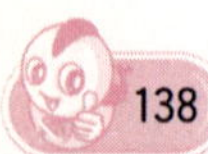

第 3 节　常见颈部肿块患者的护理

一、概　　述

颈部肿块在临床上较为多见，是颈部肿瘤、炎症、先天性疾病等常见体征，为颈部或非颈部疾病的共同表现。其中恶性肿瘤占相当比例。

（一）病因分类

1. 肿瘤　有原发性和转移性肿瘤两类。前者有甲状腺癌、恶性淋巴瘤、涎腺瘤等；后者原发病灶常位于口腔、鼻咽部、甲状腺、肺、纵隔、乳房、胃肠道和胰腺等处恶性肿瘤。

2. 炎症　包括急性、慢性淋巴结炎、淋巴结核、涎腺炎、软组织化脓感染等。

3. 先天性畸形　甲状腺舌管囊肿或瘘、胸腺咽管囊肿或瘘、囊状淋巴管瘤（囊状水瘤）、颏下皮样囊肿等。

（二）常见颈部肿块

除甲状腺肿块外，常见颈部肿块有以下 5 类：

1. 慢性淋巴结炎（chronic lymphadenitis）　临床常见，多继发于头、面、颈部炎症病灶。肿大的淋巴结常散见于颈侧区或下颏下区，多如绿豆至蚕豆样大小，较扁平，硬度中等，表面光滑，能推动，有轻度压痛或无压痛。本身不需治疗，其治疗重点在于原发炎症病灶的处理。

2. 颈部淋巴结结核（tuberculous lymphadenitis of neck）　初起无疼痛，进行性肿大，累及单侧或双侧颈深淋巴结以及腮部、枕骨下、颌下与锁骨上淋巴结，病期常为 1～3 个月或更长。呈多颗淋巴结肿大、散在性、可推动。随疾病发展可融合成团块、固定、不能推动，最后干酪样坏死，形成寒性脓肿，破溃后流出豆渣或米汤样脓液。可采用全身抗结核疗法，少数局限性可推动且淋巴结较大者，可以手术切除。形成寒性脓肿而未破溃者，可拟行穿刺抽脓并注入抗结核药物，已破溃形成慢性窦道者，可行病灶刮除术，并加强换药。

3. 甲状舌管囊肿（thyroglossal cyst）　系未完全退化闭锁的甲状腺舌管所形成的先天性畸形。甲状腺舌管通常在胎儿 6 周左右自行闭锁，如退化不全，则形成先天性囊肿，感染破溃后成为甲状舌管瘘。当囊肿内积液增到一定程度才引起注意，多见于 15 岁以下儿童，男性为女性的 2 倍。常位于颈部中线、舌骨下直径约 1～2cm 的圆形肿块，表面光滑无压痛，有囊性感，能随吞咽或伸、缩舌而上下移动为其特征。感染破溃后即形成瘘管，瘘管可向上延伸，经久不愈。手术治疗时必须将囊肿或瘘管连同舌骨中段完整切除，并切除舌骨上方与其相邻的肌肉，直达舌根部，以免复发。

4. 恶性淋巴瘤（malignant lymphoma）　包括霍奇金病和非霍奇金病，是来源于淋巴组织的恶性肿瘤。多见于男性青壮年，肿大淋巴结常先出现于一侧或两侧的颈侧区，散在、稍硬、无压痛、活动度尚可，以后肿大的淋巴粘连成团，生长迅速，腋窝、腹股沟淋巴结和肝脾肿大，并有不规则的高热。血常规检查对诊断有一定帮助，但明确诊断需依靠淋巴结的病理检查。以放、化疗为首选治疗方法。

5. 转移性肿瘤（metastatic tumor）　约占颈部恶性肿瘤的 3/4，在颈部肿块中，发病率仅次于慢性淋巴结炎和甲状腺疾病。其原发癌灶多数在头颈部（如鼻咽癌、甲状腺癌）的转移；其次来源于乳腺、肺、纵隔、食管、胃肠等脏器。经早发现、早诊断、早治疗可改善患者预后。

二、护理措施

涉及颈部手术者参见本章第1、2节，转移性肿瘤应兼顾原发性肿瘤的护理。

小结

甲状腺功能亢进症是因甲状腺激素分泌过多引起机体神经系统、循环系统、消化系统、心血管系统等多系统的一系列高代谢症候群以及高兴奋症状和眼部症状。甲状腺肿瘤分为良性肿瘤和恶性肿瘤，以肿块为其主要表现，需通过病理检查确诊。甲状腺癌的病理类型较多，不同病理类型的肿瘤的临床表现、治疗方法及预后等差异较大。乳头状腺癌占甲状腺恶性肿瘤的60%以上，以手术治疗为主，治疗预后好。以上3种疾病手术后，可出现呼吸困难和窒息、喉返神经损伤、喉上神经损伤、甲状旁腺损伤等并发症，为避免其发生，要充分作好术前准备和术后护理工作，才能保证患者如期康复。

自测题

A_1/A_2 型题

1. 关于甲亢术后护理，哪项不正确(　　)
   A. 患者清醒，血压平稳给予半卧位
   B. 床旁备气管切开包
   C. 鼓励患者咳痰
   D. 继续服用碘剂，方法同术前
   E. 定时测体温、血压、脉搏、呼吸
2. 甲状腺性甲亢中最多见的是(　　)
   A. 多结节性毒性甲状腺肿
   B. 弥漫性甲状腺肿（Graves病）
   C. 毒性腺瘤
   D. 甲状腺癌
   E. 碘甲亢
3. 甲状腺功能亢进手术时机必须选择在(　　)
   A. 甲状腺功能基本正常
   B. 患者健康状况良好
   C. 患者体温正常
   D. 肿大的甲状腺缩小
   E. 无其他重要器官疾病
4. 甲状腺功能亢进患者手术前，为抑制甲状腺素的释放，并使腺体缩小变硬，常用的药物是(　　)
   A. 丙基硫氧嘧啶　　B. 甲巯咪唑
   C. 普萘洛尔　　D. 氟哌啶醇
   E. 复方碘化钾溶液
5. 患者，女性，30岁，甲状腺大部切除术后5小时，突然出现呼吸困难，颈部迅速肿大，口唇发绀，当班护士紧急处理应采取(　　)
   A. 立即输氧　　B. 注射呼吸兴奋剂
   C. 立即颈部冰敷　　D. 人工辅助呼吸
   E. 立即拆线，敞开伤口
6. 甲亢术后出现声音嘶哑的原因是(　　)
   A. 喉痉挛　　B. 一侧喉返神经损伤
   C. 喉上神经损伤　　D. 甲状腺切除过多
   E. 甲状腺危象
7. 对甲亢患者术前准备后，须达到以下哪项要求方可手术(　　)
   A. 甲状腺变小变硬
   B. 脉搏稳定在90次/分以下
   C. 睡眠好转
   D. 情绪稳定
   E. 体重下降
8. 甲亢患者术前准备最重要的是(　　)
   A. 心理护理
   B. 测定基础代谢率
   C. 抗甲状腺药物和碘剂的应用
   D. 钡餐和心电图检查
   E. 喉镜检查
9. 预防甲状腺大部切除手术后出现甲状腺危象最重要的是(　　)
   A. 充分作好术前准备
   B. 防止损伤甲状旁腺
   C. 尽量多保留甲状腺
   D. 保证残余甲状腺的血液供应
   E. 手术中尽可能少地挤压甲状腺
10. 患者，女，38岁，甲状腺肿大1年，有怕热多汗、心悸现象，乏力，易疲劳。检查：心率100

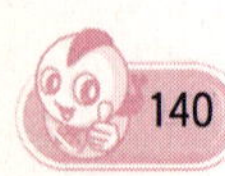

次/分，呼吸22次/分，血压130/70mmHg，双侧甲状腺弥漫肿大，有震颤，眼球稍突，心肺无异常。对诊断最有价值的检查方法是(　　)
A. B超检查　B. CT检查　C. 心电图检查
D. T_3、T_4测定　E. 血清钙、磷测定

11. 患者，37岁，行甲状腺大部切除术后3天，出现手足疼痛，指尖针刺感并有轻微抽搐，护士应备好(　　)
A. 苯巴比妥　B. 碘化钠
C. 氯化钾　D. 葡萄糖酸钙
E. 碳酸氢钠

12. 患者，行甲状腺大部切除手术后，出现失音、呼吸困难，是因为手术损伤了(　　)
A. 单侧喉返神经　B. 双侧喉返神经
C. 喉上神经内支　D. 喉上神经外支
E. 甲状旁腺

13. 患者，女，26岁，甲状腺肿大1年余，有心悸现象、怕热多汗、乏力、易疲劳。检查：心率100次/分，呼吸22次/分，血压130/70mmHg，双侧甲状腺弥漫肿大，有震颤，眼球稍突，心肺无异常。术后不可能出现的并发症是(　　)
A. 呼吸困难　B. 窒息　C. 声嘶
D. 误咽　E. 高血钙

14. 女，40岁，患者以心慌不适，怕热，易饥饿，多汗而就诊。一般检查：甲状腺肿大，双手震颤，突眼，心率120次/分，基础代谢率(BMR)测定为+45%，诊断为甲亢。甲状腺全切术后护士为其讲解服用甲状腺制剂的注意事项，其中不正确的是(　　)
A. 每天按时服药
B. 每年来医院复查1次
C. 药物剂量一旦确定终生不变
D. 出现畏寒、乏力、精神不振等表现及时报告医护人员
E. 出现心慌、多汗、急躁等表现及时报告医护人员

15. 患者，33岁，甲状腺大部切除术后，出现进行性呼吸困难，烦躁不安，发绀，检查发现颈部肿大，切口有大量渗血。该并发症多发生在术后(　　)
A. 24小时内　B. 48小时内　C. 56小时内
D. 72小时内　E. 以上均不是

16. 患者，女性，38岁，因甲状腺功能亢进行甲状腺大部切除术，术后2天内最重要的观察内容是(　　)
A. 体温　B. 呼吸　C. 脉搏
D. 血压　E. 切口

17. 患者，男性，30岁，行甲状腺大部切除术。护士观察到患者术后发音时音调低钝，但饮水时并不出现误咽、呛咳，护士怀疑术中可能损伤了患者的(　　)
A. 喉痉挛
B. 一侧喉返神经损伤
C. 喉上神经内侧支损伤
D. 喉上神经外侧支损伤
E. 声带损伤

18. 患者，男性，58岁，甲状腺功能亢进3年。今日体温突然达40℃，心率150/分，恶心、呕吐、腹泻、大汗淋漓、昏睡。化验FT_3及FT_4显著增高，诊断为甲状腺危象。产生该现象的原因是(　　)
A. 腺垂体功能亢进
B. 感染使代谢增高
C. 大量甲状腺激素释放入血
D. 机体消耗大量甲状腺激素
E. 自主神经功能紊乱

A_3 型题

(19、20题共用题干)

患者，女，28岁，甲状腺肿大2年，有怕热多汗、心悸现象，乏力，易疲劳。检查：心率100次/分，呼吸22次/分，血压17.3/9.3kPa(130/70mmHg)，双侧甲状腺弥漫性肿大，眼球稍突，有震颤，心肺无异常。

19. 对诊断最有价值的检查方法是(　　)
A. T_3、T_4测定　B. B超检查
C. CT检查　D. 心电图检查
E. 血清钙、磷测定

20. 术后不可能出现的并发症是(　　)
A. 呼吸困难　B. 窒息　C. 声嘶
D. 误咽　E. 高血钙

(21、22题共用题干)

患者，男性，42岁，因甲亢做甲状腺大部切除术，术后第3天患者感手足麻木，时有抽搐，但术前检查血钙正常。

21. 该患者的饮食，应限制(　　)
A. 乳品　B. 海味　C. 豆制品

D. 维生素　　E. 绿叶蔬菜

22. 患者抽搐发作时，为解除痉挛，应立即选用（　　）

A. 氯丙嗪　　B. 异丙嗪

C. 口服维生素 D_3　　D. 口服乳酸钙

E. 10%葡萄糖酸钙静脉注射

A_4 型题

（23～25 题共用题干）

患者，女性，36 岁，甲状腺功能亢进。查体：体温 37.2℃，脉搏 110 次/分，血压 128/70mmHg。拟行双侧甲状腺次全切除术，术前按常规服用碘剂。

23. 该患者麻醉前禁用的药为（　　）

A. 阿托品　　B. 苯巴比妥钠

C. 异丙嗪　　D. 芬太尼

E. 普萘洛尔

24. 健康指导应告知患者，术后最危险的并发症是（　　）

A. 甲状腺危象　　B. 手足抽搐

C. 声音嘶哑　　D. 呼吸困难和窒息

E. 一侧喉返神经损伤

25. 向患者解释术前服用碘剂的目的是（　　）

A. 抑制甲状腺激素合成

B. 对抗甲状腺激素作用

C. 抑制甲状腺激素释放

D. 抑制交感神经兴奋

E. 减少心脏损害

（26～28 题共用题干）

患者，女性，39 岁，因重度甲状腺功能亢进入院。行甲状腺次全切除术，术后返病房。

26. 如手术中发生甲状旁腺损伤，护士应采取护理措施除外的是（　　）

A. 口服乳酸钙 2～4g

B. 症状重者可加服维生素 D_3

C. 发作时静脉注射 10%葡萄糖酸钙 10～20ml

D. 每周测量血钙

E. 大量进食瘦肉、蛋黄及乳制品食物

27. 手术后，护士为患者床边准备的急救物品中，最重要的是（　　）

A. 气管切开包　　B. 气管插管

C. 除颤仪　　D. 胸腔穿刺包

E. 止血装置

28. 术后护士在实施护理措施中错误的是（　　）

A. 遵医嘱使用镇痛药

B. 遵医嘱服用复方碘化钾

C. 注意观察切口渗血情况

D. 引流管 72 小时后拔出

E. 全麻后可进少量流质饮食

（29～31 题共用题干）

患者，女性，46 岁。因甲状腺功能亢进症收入院治疗。昨晚受凉后出现高热、咳嗽，遵医嘱给予抗炎药对症治疗。今早出现烦躁不安、大汗淋漓、恶心、呕吐胃内容物 3 次，测体温 39.5℃，脉搏 135 次/分，呼吸 26 次/分，血压 140/90mmHg。

29. 该患者可能发生的病情变化是（　　）

A. 输液反应　　B. 感染性休克

C. 急性肺水肿　　D. 甲状腺危象

E. 低血糖反应

30. 该患者病情变化的主要诱因是（　　）

A. 感染　　B. 焦虑　　C. 睡眠紊乱

D. 未及时服药　　E. 水电解质紊乱

31. 护士应立即采取的护理措施是（　　）

A. 预防和尽快控制感染

B. 将患者安置在安静低温的环境中

C. 口腔护理

D. 坚持治疗，不自行停药

E. 预防压疮

（孙　倩）

第12章

乳房疾病患者的护理

乳房是女性的第二性征器官，是每个女性都非常在意的形象。在现代社会如此快节奏的生活下，很多女性都存在着精神压力大、作息时间不规律、饮食不科学、内分泌失调等情况，这些情况都是女性患乳腺疾病的重要诱因。乳腺癌已经成为女性的第一大杀手，各种资料表明，发病越来越趋于年轻化。护士应该重视对乳腺癌高危人群的健康指导，指导女性做好乳腺癌的三级预防工作。

第1节　急性乳腺炎患者的护理

案例12-1

患者，25岁，10天前剖宫产分娩一个可爱的男宝宝，术后因为家属怕其劳累，一直未持续给孩子吃母乳，多喂以牛奶。近2天来，患者出现畏寒乏力，体温39℃，双侧乳房感觉肿胀疼痛，表面皮肤发红、热及有触痛的硬块。

问题：1. 患者的乳房肿块是什么原因造成的？

2. 患者还能继续哺乳吗？

一、概　　述

急性乳腺炎(acute mastitis)是乳房的急性化脓性感染，是一种常见病。多见于产后哺乳期妇女，尤以初产妇多见。常于产后3～4周发病，致病菌大多为金黄色葡萄球菌。

病因

1. 乳汁淤积　是发病的主要原因。造成的原因可能是乳汁过多、婴儿吸乳较少；乳头发育不良(过小或凹陷)，以致排乳不畅；乳管不通畅也会影响乳汁排出。

2. 细菌自乳头皲裂、破损处侵入　沿淋巴管蔓延至腺叶间或腺小叶的脂肪纤维组织中；也可直接侵入乳腺管，逆行扩散至腺叶或腺小叶内，引起化脓性感染。

护考链接

患者，26岁，1个月前顺产一男婴，乳房肿痛，体温39℃，患侧腋窝淋巴结肿大，压痛，医生诊断为急性乳腺炎，导致该患者发生乳腺炎最主要的原因是什么？

A. 局部抵抗力下降　　B. 乳汁淤积　　C. 乳腺组织发育不良

D. 哺乳次数过多　　E. 乳腺分泌障碍

分析：急性乳腺炎的最主要病因就是乳汁淤积。临床上刚生产后的产妇往往因为怕痛或者认为刚分娩没有乳汁而不认真、持续给婴儿吃母乳，而导致乳汁淤积诱发乳腺炎。

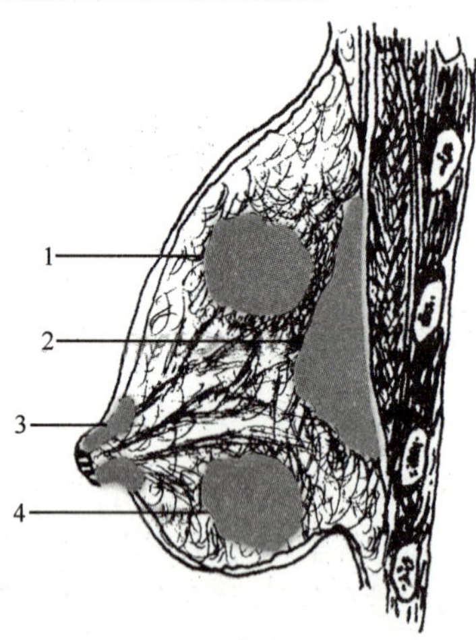

图 12-1　乳房脓肿的不同部位

1. 乳房深部脓肿；2. 乳房后脓肿；3. 乳晕下脓肿；4. 乳房浅部脓肿

二、护理评估

（一）健康史

了解患者有无乳头凹陷、过小或乳管不通畅以及是否乳汁过多等异常情况；患者哺乳是否正常，有无乳头破损或者皲裂。

（二）身心状况

患者患侧乳房胀痛，患处变硬。炎症继续发展，患者有寒战、高热等不适，脉搏加快，患侧乳房呈搏动性疼痛，哺乳时疼痛加剧。检查可见乳房肿胀、皮肤潮红、触痛；常在短期内软化形成脓肿，根据脓肿的位置可分为乳房内脓肿、乳晕下脓肿和乳房后脓肿（图 12-1）。位置较浅则有波动感，表浅的脓肿可自行向外溃破。较深者局部仅有水肿、触痛，穿刺可抽得脓液。患侧腋窝淋巴结肿大，有压痛。

（三）辅助检查

1. 实验室检查　白细胞计数和中性粒细胞比例均升高。

2. 诊断性穿刺　在乳房波动或者压痛最明显的部位进行穿刺，抽到脓液即可确诊。

（四）治疗要点与反应

控制感染，排空乳汁。

1. 一般处理　炎症早期患乳暂停哺乳，排空乳汁；局部热敷或理疗。感染严重或脓肿引流后并发乳瘘，应停止哺乳。

2. 抗生素应用　原则上应早期、足量应用抗生素。首选青霉素类抗生素，也可以根据脓液的细菌培养结果选用。

3. 脓肿形成后应及时切开引流。脓肿切开引流时应注意：切口可呈放射状，以免损伤乳管发生乳瘘；乳晕下脓肿可沿乳晕边缘作弧形切口；乳房后脓肿可在乳房下缘作弓形切口（图 12-2）。

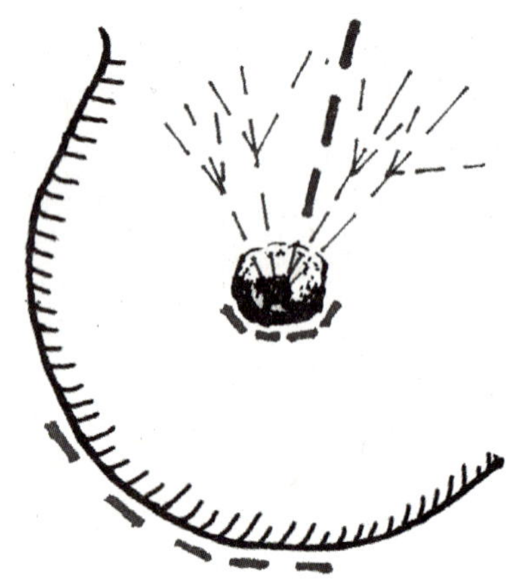

图 12-2　乳房脓肿的切口

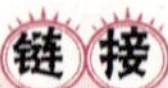

乳房脓肿的切口

应在脓肿最低部位，以乳头为中心，行放射状切口，避免损伤乳腺管以致发生乳瘘。位于乳晕部位的脓肿，应沿乳晕边缘作弧形切口。深在乳房后的脓肿，则沿乳房下皱襞作弧形切口。如脓肿较大而引流不畅者，须作对口引流。切开皮肤和皮下组织后，用止血钳作钝性分离。进入脓腔后撑开，使脓液流出，然后用手指伸入脓腔探查，并分离纤维间隔，必要时向低位扩大切口以防脓液残留；需要时作对口引流。最后冲洗脓腔，放置软橡胶管或香烟引流。如切口有出血，可用油纱布填塞止血，外加灭菌纱布包扎。

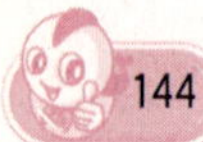

三、护理问题

1. 疼痛　与乳房炎症、脓肿、乳汁淤积有关。

2. 体温过高　与乳房炎症有关。

3. 知识缺乏　缺乏哺乳和预防急性乳腺炎的相关知识。

四、护理措施

（一）心理护理

鼓励患者克服疼痛、生活不便、睡眠不适等问题，尽量满足患者生活上的需要。介绍如何预防乳腺炎的相关知识，以及指导产妇正确哺乳，以保证乳汁的畅通。

（二）一般护理

患者应多休息，注意个人卫生，增加营养，有高热者给予物理降温。关心患者，做好解释工作，减轻患者的心理负担。

（三）配合治疗的护理

1. 及时用吸乳器吸出乳汁，减少乳汁淤积。

2. 局部炎症处理　早期做热敷，每天 3～4 次，每次 20～30 分钟；水肿明显者可用 25% 硫酸镁湿热敷，或理疗。

3. 病情观察　定时测量生命体征，监测血白细胞计数和分类的变化，必要时做血培养及药物敏感试验。

4. 遵医嘱早期使用抗生素控制感染。

5. 局部脓肿切开排脓后，可用宽松的胸罩将两侧乳房托起，以减轻疼痛。保持引流通畅，引流条应放在脓腔最低部位，定时更换切口敷料。遵医嘱给予镇痛药。

五、健康指导

1. 妊娠后期，要保持乳头和乳晕清洁 在孕期经常用温水、肥皂水洗擦乳头、乳晕，以加强皮肤的坚韧；产后每次哺乳前后均需清洗乳头，以保持局部清洁和干燥；乳头内陷者，孕妇应在分娩前 3～4 个月开始矫正。每日清晨或睡觉前可用手指在乳晕处向下压乳房组织，同时将乳头向外牵拉，使之凸出。

2. 哺乳期，要定时哺乳 并使乳汁吸尽，不能吸尽时，应挤尽乳汁，这是预防乳腺炎的关键。

3. 乳头有皲裂或破损时 宜暂停哺乳，并使用吸乳器吸尽乳汁，乳头局部涂抗生素软膏，待伤口愈合后，再行哺乳。

护考链接

患者，女，28 岁，产后 4 周出现体温升高，左侧乳房疼痛，局部红肿，有波动感，最主要的处理措施是（　　）

A. 全身应用抗生素　　B. 托起患侧乳房　　C. 33%硫酸镁湿敷

D. 局部物理疗法　　E. 及时切开引流

分析：虽然以上措施都适合于急性乳腺炎的患者，但是该患者乳房已经有波动感，应及时切开引流。

第2节　乳腺癌患者的护理

案例12-2

患者，51岁，4个月前无意中发现左侧乳房内有无痛性肿块，肿块初起时较小，近1个月来生长较快。到医院体检：两侧乳房大小对称，外形无改变，无乳头溢液，左侧乳房外上象限可扪及一直径为5cm大小的质硬肿块，边界不清，表面不光滑，活动度尚可，同侧腋窝可扪及多个散在可推动的淋巴结。患者非常恐惧，常背着家属流泪。

问题：1. 该患者乳房上的包块是什么？

2. 如何对患者采取心理护理？以及应该给患者怎样的健康指导？

一、概　　述

乳腺癌(breast cancer)是女性最常见的恶性肿瘤之一，据资料统计，发病率占全身各种恶性肿瘤的7%～10%。近几年乳腺癌的发病率呈上升趋势，在部分大城市已经超过子宫颈癌，为女性恶性肿瘤之首。

（一）病因

乳腺癌的病因还没有完全明确，目前公认为与下列因素有关：

1. 雌酮和雌二醇　与乳腺癌的发生有直接关系。本病20岁以前少见，45～50岁发病率较高，绝经以后发病率继续上升，可能与年老雌酮含量升高有关。

2. 家族遗传因素　一级亲属中有乳腺癌病史者，发病危险性是普通人群的2～3倍。

3. 月经初潮年龄　初潮年龄早于12岁者发病的危险性为年龄大于17岁者的2.2倍。绝经年龄大于50岁者较小于45岁的危险性增加。

4. 第一次怀孕年龄　危险性随着初产年龄的推迟而逐渐增高，初产年龄在35岁以后者或40岁以上未孕者，危险性高。

5. 长期口服避孕药者　喜欢高脂肪饮食者及抽烟、酗酒者都会导致乳腺癌发病率的增加。

6. 乳腺良性疾病　多认为，乳腺小叶有上皮高度增生或不典型增生者可能与乳腺癌的发病有关。

7. 环境因素和生活方式　如北美、北欧地区乳腺癌发病率为亚洲地区的4倍。

（二）病理

1. 病理分型

(1) 非浸润性癌：包括导管内癌、小叶原位癌及乳头湿疹样乳癌。此型属早期，预后较好。

(2) 早期浸润性癌：包括早期浸润性小叶癌、早期浸润性导管癌。此型仍属早期，预后较好。

(3) 浸润性特殊型癌：包括乳头状癌、髓样癌、小管癌、鳞状细胞癌、黏液腺癌、腺样囊性癌等。此型一般分化较高，预后尚好。

(4) 浸润性非特殊型癌：包括浸润性小叶癌、浸润性导管癌、硬癌、髓样癌等。此型一般分化较低，预后较上述类型差，并且是乳腺癌中最常见的类型，占70%～80%。

2. 转移途径

(1) 直接浸润：癌细胞沿导管或筋膜间隙蔓延，从而浸润皮肤、胸肌、胸筋膜等周围组织。

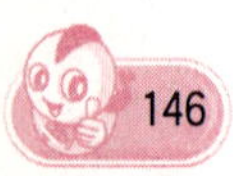

(2) 淋巴转移：癌细胞沿淋巴管浸入同侧腋窝淋巴结，然后浸入锁骨上下淋巴结，再浸入静脉血流而发生远处转移。淋巴转移是乳腺癌最常见的转移方式。

(3) 血运转移：癌细胞可经淋巴途径进入静脉，也可直接浸入血循环而向远处转移。最常见的远处转移部位为肺、骨和肝。

二、护理评估

(一) 健康史

了解患者的月经史、孕育史、哺乳情况、饮食习惯、生活环境等；既往有无患乳房良性肿瘤；有无乳癌家族史。

(二) 身心状况

1. 常见乳腺癌的临床表现

(1) 乳房肿块：早期最常见的表现为患侧乳房无痛性、单发小肿块。患者多在无意中(洗澡、更衣)发现。小的肿块边界清楚，活动度良好，进一步增大时，表面不光滑，质硬，与周围组织分界不很清楚，活动度差。肿块最常见于乳房的外上象限(45%～50%)，其次为乳晕区(15%～20%)和内上象限(12%～15%)。

(2) 乳房外形的改变：随着肿瘤增大，可引起乳房的局部隆起。若癌肿累及 Cooper 韧带，可使其缩短而导致肿瘤表面的皮肤凹陷，称为“酒窝征”(图 12-3)。乳头或乳晕邻近的癌肿因侵入乳管使之缩短，可把乳头牵向癌肿一侧，使乳头扁平、凹陷或者回缩。癌肿继续增大，如皮下淋巴管被癌细胞堵塞，引起淋巴回流障碍，出现真皮水肿，在毛囊处形成点状凹陷，皮肤呈“橘皮样”改变(图 12-4)。

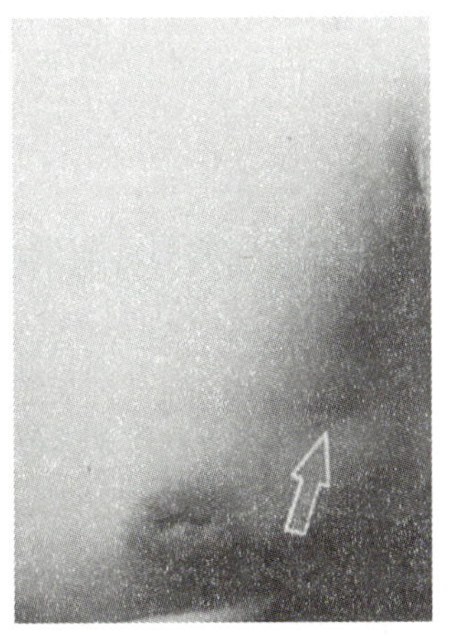

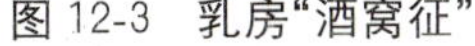

图 12-3　乳房“酒窝征”

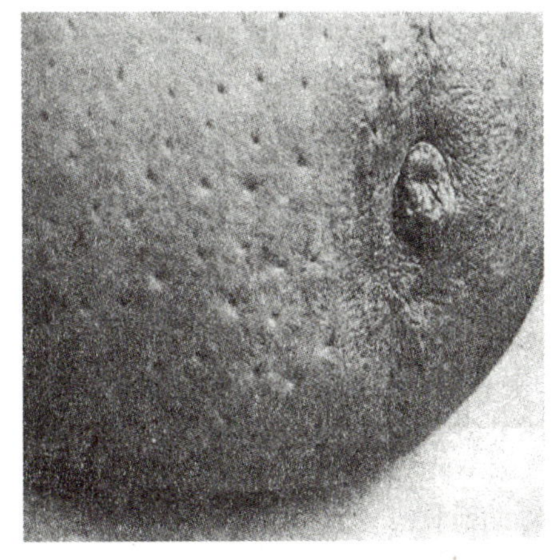

图 12-4　乳房“橘皮征”

(3) 乳腺癌发展至晚期可出现：肿块固定，癌肿侵入胸膜和胸肌时，固定于胸壁而不易推动。癌细胞侵犯大片乳房皮肤时皮肤表面出现多个坚硬小结或条索，呈卫星样围绕原发病灶。结节彼此融合、弥漫成片，可延伸至背部及对侧胸壁，致胸壁紧缩呈铠甲状时，呼吸受限。有时癌肿侵犯皮肤可破溃形成菜花状溃疡，常有恶臭，易出血。

(4) 转移征象

1) 淋巴转移：最初多见于同侧腋窝。肿大淋巴结先是少数散在，质硬、无痛、可被推动，继之数目增多并融合成团，甚至与皮肤或深部组织粘连。

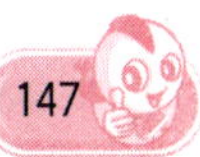

2）血运转移：乳腺癌转移至肺、骨、肝时，可出现相应受累器官的症状。肺转移者可出现胸痛、气急，骨转移者可出现局部骨疼痛，肝转移者可出现肝肿大或黄疸。

2. 特殊类型乳腺癌的临床表现

（1）炎性乳腺癌：多见于年轻女性。表现为患侧乳房皮肤红、肿、热且硬，犹似急性炎症，但无明显肿块。癌肿迅速浸润整个乳房；常可累及对侧乳房。该型乳腺癌恶性程度高，早期即发生转移，预后极差，患者常在发病数月内死亡。

（2）乳头湿疹样乳腺癌：乳头有瘙痒、烧灼感，之后出现乳头和乳晕区皮肤发红、糜烂、潮湿，如同湿疹样，进而形成溃疡；有时覆盖黄褐色鳞屑样痂皮，病变皮肤较硬。部分患者于乳晕区可扪及肿块。该型乳腺癌恶性程度低，发展慢，腋窝淋巴结转移晚。

3. 乳腺癌的临床分期 乳腺癌临床常用两种分期方法：

一是TNM国际分期法：T指原发肿瘤的大小，从小到大依次为T_1、T_2、T_3、T_4；N指局部淋巴结转移的情况，可分为N_0～N_3；M指远处转移的情况，M_0指无远处转移，M_1指有远处转移。

二是临床分期法，根据癌肿的大小、与皮肤或胸肌粘连程度以及腋窝淋巴结转移情况共分4期，即Ⅰ期、Ⅱ期、Ⅲ期、Ⅳ期。

Ⅰ期：肿块完全限于乳腺组织内，直径不超过2cm，与皮肤无粘连，腋窝淋巴结无转移。

Ⅱ期：肿瘤直径为3～5cm，与皮肤有粘连或无粘连，有一定活动度，腋窝有肿大淋巴结，但无融合趋势。

Ⅲ期：肿瘤直径超过5cm，与皮肤有粘连，或与胸肌有粘连，或穿破皮肤，同侧腋窝淋巴结肿大，有融合但可推动。

Ⅳ期：肿瘤广泛侵犯乳腺皮肤，或形成卫星结节，或与胸壁固定，或广泛淋巴结转移，或远处转移。

4. 心理-社会状况 患者面对恶性肿瘤对生命的威胁以及不确定的疾病预后，都会产生紧张恐惧的心理。而年轻女性患者更在意乳房外形的改变，失去女性的象征对她们更是致命的打击。护士应注意评估患者及家属对疾病以及自身形象变化的认知程度和心理承受能力。

护考链接

患者，35岁，偶然发现左乳房肿块，直径约2cm，质较硬，无压痛，与皮肤有少许粘连。左侧腋下可扪及1cm大小肿大的淋巴结。患者入院后，情绪很低落，拒绝和家属以及护士交流。

1. 该患者最可能的诊断是（　　）

A. 乳腺囊性增生病　B. 导管内乳头状瘤　C. 乳房脓肿　D. 乳癌　E. 乳房结核

2. 该患者的临床分期为（　　）

A. Ⅰ期　B. Ⅱ期　C. Ⅲ期　D. Ⅳ期　E. Ⅴ期

3. 该患者目前心理最大的问题是（　　）

A. 对疾病的不确定而担心　B. 对生活的绝望

C. 乳房的缺失导致外形改变　D. 担心工作

E. 担心住院费用过于昂贵

分析：年轻女性，出现乳房的无痛性肿块并伴有腋窝淋巴结肿大，患乳癌的可能性最大；癌肿的直径虽2cm，但有腋窝淋巴结肿大，应诊断为Ⅱ期乳癌；对于35岁的年轻乳癌患者，最大的打击莫过于手术带来乳房外形的缺失。纵观近几年的护考，在乳腺癌的分期都有考点。

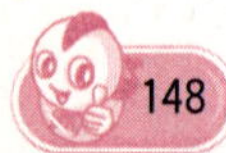

（三）辅助检查

1. 影像学检查

（1）X 线检查：乳房钼靶 X 线摄片可作为乳腺癌的普查方法，是早期发现乳腺癌的最有效方法。可发现乳房内密度增高的肿块影，边界不规则，或呈毛刺状，或见细小钙化灶。

（2）B 超检查：能清晰显示乳房各层次软组织结构及肿块的形态和质地，能显示直径在 0.5cm 以上的乳房肿块。

（3）另外，也可用近红外线扫描或热图像。

2. 病理学检查　是乳癌确诊的方法，它包括细胞学和活组织病理学检查，对疑为乳腺癌者，可用：

（1）细针穿刺肿块：将抽吸出的细胞做细胞学诊断。

（2）用空芯针穿刺肿块：将取出的肿瘤组织条做病理学检查。

（3）完整切下肿块连同周围乳腺组织做快速病理学检查。

（4）有乳头溢液未扪及肿块者可行溢液涂片细胞学检查。

（四）治疗要点与反应

手术治疗为主，辅以化学药物、放射、内分泌、生物等综合治疗措施。

1. 手术治疗　是最根本的治疗方法。手术适应证为 TNM 分期的 0、Ⅰ、Ⅱ期及部分Ⅲ期患者。已有远处转移、全身情况差、主要脏器有严重疾病及不能耐受手术者属手术禁忌。

（1）乳癌根治术：切除整个乳房、胸肌、腋窝及锁骨下淋巴结。适用于晚期乳腺癌中、高位腋窝淋巴结转移或肿瘤浸润胸大、小肌的患者。根治性手术后可能出现皮瓣下积液、皮瓣坏死、患肢上肢肿胀等并发症。

（2）乳癌改良根治术：单纯乳腺切除，同时做腋窝淋巴结清除，术后外观效果较好，目前已成为常用的手术方式。适用于第Ⅰ期乳腺癌。

（3）保留乳房的乳腺癌切除术：手术包括完整切除肿块及腋窝淋巴结清扫。适用于临床Ⅰ期、Ⅱ期患者。

（4）乳癌扩大根治术：在根治术的基础上进行腋下、腋中、腋上以及胸廓内动、静脉和周围淋巴结的清除。

（5）单纯乳房切除：切除整个乳房，包括腋窝部和胸大肌筋膜。

2. 化学药物治疗　是重要的全身性辅助治疗，可以提高生存率。一般主张术后早期应用，治疗期为 6 个月左右，能达到杀灭亚临床转移灶的目的。

3. 内分泌治疗　可降低乳腺癌术后复发及转移，同时可减少对侧乳腺癌的发生率。

4. 放射治疗　属局部治疗手段。可降低Ⅱ期以上患者的局部癌肿。

5. 生物治疗　近年临床上推广应用的曲妥珠单抗注射液，系通过转基因技术，对 C-erB-2 过度表达的乳腺癌患者有一定效果。

三、护理问题

1. 自我形象紊乱　与手术前担心乳房缺失、术后乳房切除影响自我形象与婚姻质量有关。

2. 有组织完整性受损的危险　与留置引流管、患侧上肢淋巴引流不畅、头静脉被结扎、腋静脉栓塞或感染有关。

3. 知识缺乏　缺乏有关术后患肢功能锻炼的知识。

四、护理措施

（一）术前护理

1. 心理护理　应有针对性地进行心理护理，多了解和关心患者，向患者和家属耐心解释手术的必要性和重要性，鼓励患者树立战胜疾病的信心、以良好的心态面对疾病和治疗。取得患者配偶的理解和支持，并能接受患者手术后身体形象的改变。

2. 皮肤准备　术前严格备皮，对手术范围大、需要植皮的患者，除常规备皮外，同时做好供皮区（如腹部或同侧大腿区）的皮肤准备。乳房皮肤溃疡者，术前每天换药至创面好转，乳头凹陷者应清洁局部。

3. 妊娠与哺乳　妊娠期和哺乳期的患者，立即终止妊娠和哺乳，因为激素作用活跃可加速癌肿的生长。

（二）术后护理

1. 一般护理

(1)体位：术后麻醉清醒、血压平稳后取半卧位，以利呼吸和引流。

(2)加强病情观察：术后严密观察生命体征的变化，观察切口敷料渗血、渗液情况，并予以记录。乳癌扩大根治术有损伤胸膜可能，患者若感胸闷、呼吸困难，应及时报告医生，以便早期发现和协助处理肺部并发症，如气胸等。

(3)饮食：患者 6 小时后无麻醉反应可给予正常饮食，注意加强营养补充，以利于患者术后的恢复。

2. 加强伤口护理　保持皮瓣血供良好，手术部位用弹性绷带加压包扎，使皮瓣紧贴胸壁，防止积液、积气。观察皮瓣颜色及创面愈合情况，正常皮瓣的温度较健侧略低，颜色红润，并与胸壁紧贴；观察患侧上肢远端血循环情况，若手指发麻、皮肤发绀、皮温下降、动脉搏动不能扪及，提示腋窝部血管受压，应及时调整绷带的松紧度。绷带加压包扎一般维持7～10 日。

3. 维持有效引流　乳腺癌根治术后，皮瓣常规放置引流管并接负压吸引，以便及时、有效地吸出残腔内的积液、积血，并使皮肤紧贴胸壁，从而有利于皮瓣愈合。护理时应注意：妥善固定引流管，保持有效的负压吸引，保持引流通畅。观察引流液的颜色和量：术后 1～2 日，每日引流血性液约 50～200ml，以后颜色及量逐渐变淡、减少；术后 4～5 日，每日引流液转为淡黄色、量少，即可考虑拔管。若拔管后仍有皮下积液，可在严格消毒后抽液并局部加压包扎。

4. 预防患侧上肢肿胀　患侧腋窝淋巴结切除后导致上肢淋巴回流不畅静脉回流障碍而引起患侧上肢肿胀。护理时勿在患侧上肢测血压、抽血、作静脉穿刺或皮下注射等；平卧时患肢下方垫软枕抬高 10°～15°；半卧位时屈肘 90°放于胸腹部；下床活动时用吊带托或用健侧手将患肢抬高于胸前，需他人扶持时只能扶健侧，以防腋窝皮瓣滑动而影响愈合；避免患肢下垂过久。按摩患侧上肢或进行握拳、屈腕、伸肘运动，以促进淋巴回流。肢体肿胀严重者，可戴弹力袖促进淋巴回流；局部感染者，及时应用抗菌药治疗。

5. 患侧肢体功能训练　术后 24 小时内：活动手指及腕部，可作握拳、伸指、屈腕等锻炼。术后 3 日内：患侧上肢制动，避免外展上臂。术后 4～7 日，可进行肘关节活动，患者可坐起，鼓励患者用患侧手洗脸、刷牙、进食等。术后 1 周皮瓣基本愈合后，开始作肩关节活动，手指爬墙（每天标记高度，逐渐递增幅度，

> **护理警示**
>
> 患者手术后的康复锻炼切记过于急躁：术后 7～10 日内不外展肩关节，不要以患侧肢体支撑身体，以防皮瓣移动而影响创面愈合。

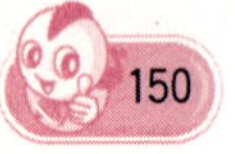

直至患侧手指能高举过头)、梳头(以患侧手越过头顶梳对侧头发、摸对侧耳朵)等的锻炼。指导患者做患肢功能锻炼时应注意锻炼的内容和活动量应根据患者的实际情况而定,一般以每日3~4次,每次20~30分钟为宜;应循序渐进,功能锻炼的内容应逐渐增加。

护考链接

患者,女,28岁,右乳房外上象限可扪及2cm×3cm肿块,质硬,尚能活动,皮肤有橘皮样变,被诊为乳癌。

1. 乳癌的橘皮样改变是由于(　　)

A. 淋巴水肿　B. 低蛋白水肿　C. 静脉水肿　D. 炎性水肿　E. 营养性水肿

2. 乳癌较早转移途径是(　　)

A. 组织液　B. 血液　C. 淋巴　D. 种植转移　E. 直接蔓延

3. 上述患者乳癌根治术后,预防皮下积液及皮瓣坏死的主要措施是(　　)

A. 半卧位　B. 加压包扎伤口　C. 抬高同侧上肢　D. 局部沙袋压迫　E. 引流管持续负压吸引

4. 患者术后出院,给予康复指导,错误的是(　　)

A. 继续功能锻炼　B. 定期乳房自查　C. 按时来院复查　D. 盼子心切,5年内可以妊娠　E. 遵医嘱服药

分析:一个A_3型题可以把乳腺癌的教学大纲中需要掌握的知识都概括进去,必须熟悉乳腺癌的身心评估以及护理措施、健康指导。乳腺癌在护考的时候常以A_3或者A_4型题出现。乳癌的橘皮样改变是由于淋巴水肿。乳癌较早转移途径是淋巴转移,通常转移到同侧腋窝淋巴结。出院指导应告知患者术后5年内应避免妊娠,以免导致乳腺癌复发。

五、健康指导

1. 活动　术后近期避免用患侧上肢搬动、提取重物,继续进行功能训练。

2. 避孕　术后5年内应避免妊娠,以免促使乳腺癌复发。

3. 放疗或化疗　放疗期间应注意保护皮肤,出现放射性皮炎时及时就诊。化疗期间应定期检查肝、肾功能,每次化疗前1天或当天查血白细胞计数,化疗后5~7日复查血白细胞计数,若白细胞计数<3.0×10^9/L,需暂停化疗。放疗、化疗期间因抵抗力低,应少到公共场所,以减少感染机会;加强营养,多食高蛋白、高维生素、高热量、低脂肪的食物,以增强机体的抵抗力。

4. 义乳或假体　提供患者改善自我形象的方法:

(1) 介绍假体的作用和应用。

(2) 出院时暂佩戴无重量的义乳(有重量的义乳在治愈后佩戴,避免衣着过度紧身)。

(3) 根治后3个月可行乳房再造术,但有肿瘤转移或乳腺炎者,严禁假体植入。

5. 乳房自我检查　30岁以上的女性应每月自查乳房1次,宜在月经干净后5~7日进行;绝经后妇女宜在每月固定时间定期到医院体检。40岁以上的妇女、乳房癌术后患者每年行钼钯X线摄片检查,以便早期发现乳腺癌或乳腺癌复发征象。乳房自查方法包括:

(1) 视诊:站在镜前以各种姿势(两臂放松垂于身体两侧、向前弯腰或双手上举置于头后),观察双侧乳房的大小和外形是否对称;有无局限性隆起、凹陷或皮肤橘皮样改变;有无乳头回缩或抬高。

(2) 触诊:仰卧位,肩下垫软薄枕,被查侧的手臂枕于头下,使乳房往前平铺于胸壁。对侧手指并拢平放于乳房,从乳房外上象限开始检查,依次为外上、外下、内下、内上象限,然后

检查乳头、乳晕，最后检查腋窝注意有无肿块，乳头有无溢液。先查健侧，后查患侧。若发现肿块和乳头溢液，应及时到医院作进一步检查。

第 3 节　乳腺囊性增生患者的护理

乳腺囊性增生(简称乳腺病，mastopathy)是乳腺实质的良性增生，又称为慢性囊性乳腺病，是妇女的多发病，常见于中年妇女。本病发生与内分泌障碍有关：一是体内女性激素代谢障碍，尤其是雌、孕激素比例失调；二是部分乳腺组织中女性激素受体异常，使乳房各部分的增生程度不一。

(一) 临床表现

1. 周期性乳房胀痛　疼痛在月经来潮前发生或加重，月经过后减轻或消失。这是乳腺囊性增生最典型的症状。

2. 乳房肿块　在一侧或双侧乳腺内有大小不等、质韧、边界不清的结节性肿块，可推动。

3. 乳头溢液　少数患者可有乳头溢液，呈黄绿色或血性，偶为无色浆液。

(二) 治疗要点

本病一般不做手术治疗，主要是对症治疗。症状明显者，可口服逍遥散、小金丹等中成药。乳腺增生有无恶变的可能尚有争议，应该每隔 2～3 个月到医院复查。对怀疑恶性的病灶，应给予切除并作病理检查。

(三) 护理措施

向患者解释疼痛的原因，消除患者的思想顾虑，保持心情舒畅。指导患者用宽松的乳罩托起乳房，以减轻疼痛，并定期进行乳房的自我检查，以便及时发现恶变。

第 4 节　乳房纤维腺瘤

乳房纤维腺瘤(fibroadenoma)为女性常见的乳房良性肿瘤，好发年龄为 20～25 岁。本病的发生与雌激素作用活跃密切相关。

(一) 临床表现

主要表现为乳房无痛性肿块，多发生于乳房的外上象限，约 75%为单发。肿块增大缓慢，质地坚韧，有弹性，表面光滑，边界清楚，活动度大。月经周期对其影响不大。

(二) 治疗要点

因有恶变的可能，一经确诊应及早手术切除，切下的肿块常规作病理学检查。

(三) 护理措施

告诉患者乳房纤维腺瘤的病因及治疗方法，密切观察肿块的变化，明显增大者及时作好手术切除的准备。

第 5 节　乳管内乳头状瘤

乳管内乳头状瘤(intraductal papilloma)发生在乳管内的良性肿瘤，多见于经产妇，40～50 岁居多。75%发生在大乳管近乳头的壶腹部，瘤体很小，有很多壁薄的血管，极易出血。

(一) 临床表现

患者一般无自觉症状，常因乳头溢液污染内衣而引起注意，溢液可为血性、暗棕色或黄色

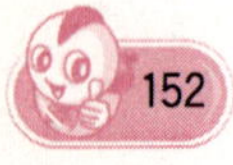

液体。少数患者可在乳晕区扪及较小的肿块，轻压肿块，可排出血性液体。

（二）治疗要点

乳管内乳头状瘤一般属良性，恶变率为6%～8%。因此以手术治疗为主，切下的包块送病理学检查。

（三）护理措施

向患者提供疾病的相关知识，减轻患者的焦虑。术后保持切口敷料清洁干燥，按时回医院复查。

小结

1. 乳房疾病是成年女性的常见病。急性乳腺炎多见于产后3～4周的初产妇。

2. 乳汁淤积是急性乳腺炎的重要原因，防治的关键在于对孕产妇的健康指导，如定期用温水清洗乳头、矫正乳头内陷、按需哺乳。如果脓肿形成则进行切开引流。

3. 乳腺癌常发生于40～60岁绝经期前后的妇女，与雌酮和雌二醇有关；癌肿多见于乳房外上象限，可出现“酒窝征”、“橘皮样”改变，最常发生同侧腋窝淋巴结转移。

4. 乳腺癌早中期患者以手术治疗为主。乳癌术后5年内避免妊娠，定期复查，每个月进行乳房自我检查。

自测题

A_1/A_2 型题

1. 下列哪项不属于急性乳腺炎的临床特点（　　）
   A. 局部红、肿、热、痛　B. 乳头血性溢液
   C. 局部有压痛性肿块　D. 患侧腋窝淋巴结肿大
   E. 白细胞计数增高

2. 关于急性乳腺炎患者的护理，下列不正确的是（　　）
   A. 停止哺乳，人工喂养　B. 用吸乳器吸净乳汁
   C. 局部用硫酸镁湿敷　D. 高热者给予物理降温
   E. 脓肿切开引流术后定时换药

3. 急性乳腺炎早期治疗护理，哪一项是错误的（　　）
   A. 积极排除乳汁　B. 应用抗生素
   C. 切开引流　D. 局部热敷
   E. 局部理疗

4. 预防急性乳腺炎时，哪项措施不妥（　　）
   A. 产前经常用温水清洗乳头
   B. 乳头内陷时应于分娩前3个月开始作矫正
   C. 每次哺乳时乳汁不要全部排空
   D. 哺乳前后应清洗乳头
   E. 避免乳头损伤

5. 乳房外侧的乳腺癌发生转移，易向哪些淋巴转移（　　）
   A. 锁骨下淋巴结　B. 腋窝淋巴结
   C. 锁骨上淋巴结　D. 胸骨旁淋巴结
   E. 肺部淋巴结

6. 下列与乳腺癌发生无关的因素是（　　）
   A. 性激素改变　B. 遗传因素
   C. 饮食习惯　D. 乳房感染
   E. 乳腺癌前病变

7. 年轻的乳腺癌患者，出院前健康教育中哪一项对预防复发最重要（　　）
   A. 加强营养
   B. 参加体育活动增强体质
   C. 5年内避免妊娠
   D. 经常自查乳房
   E. 早期来院检查

8. 患者，25岁，左乳房肿块3年，近2个月生长较快，无痛。体格检查左乳房外上象限肿块大小为3cm×3cm×4cm，可推动，质地硬，边界不清楚，考虑可能为哪一种疾病（　　）
   A. 乳腺癌　B. 乳房结核
   C. 乳房囊性增生病　D. 乳管内乳头状瘤
   E. 乳房纤维腺瘤

9. 张女士，30岁，右侧乳房内有多个结节状肿块，质韧，边界不清，每逢月经来潮前数天自觉两侧乳房胀痛，月经过后疼痛减轻，首先考虑是（　　）
   A. 乳癌　B. 乳房纤维腺瘤

C. 乳管内乳头状瘤　D. 乳房囊性增生病
E. 乳房结核

10. 患者，45岁，发现乳头无痛性溢血性液体，检查未触及肿块，首先考虑的是（　　）
A. 乳房纤维腺瘤　B. 乳癌
C. 乳房囊性增生病　D. 乳管内乳头状瘤
E. 乳房脂肪瘤

A_3 /A_4 型题

（11～14题共用题干）

患者，60岁，右乳房外上方发现肿物1个月，无痛。查体：右乳外上象限触及肿物一个，3cm×3cm×2.5cm，质坚硬，表面不光滑，活动度小，界限不清，右腋下触及3个孤立的淋巴结，质硬。

11. 初步诊断是（　　）
A. 乳腺癌　B. 乳管内乳头状瘤
C. 乳腺囊性增生病　D. 乳头纤维腺瘤
E. 炎性乳癌

12. 为进一步确诊，进行的下列检查中哪项不妥（　　）
A. X线检查　B. 超声检查
C. 红外线扫描　D. 乳头溢液涂片
E. 血清甲胎蛋白

13. 患者如果进行了手术治疗，术后病情平稳应取什么卧位（　　）
A. 平卧位　B. 侧卧位　C. 半卧位
D. 中凹卧位　E. 俯卧位

14. 首选哪种治疗方法（　　）
A. 放射治疗　B. 化学疗法　C. 手术疗法
D. 免疫疗法　E. 中草药疗法

（15～18题共用题干）

患者，45岁，洗澡时偶然发现左乳房肿块，直径约2cm，质较硬，无压痛，与皮肤有少许粘连。左侧腋下可扪及1cm大小肿大的淋巴结。

15. 该患者最可能的诊断是（　　）
A. 乳腺囊性增生病　B. 导管内乳头状瘤
C. 乳房脓肿　D. 乳癌
E. 乳房结核

16. 该患者的治疗方法为（　　）
A. 乳房部分切除术　B. 乳房单纯切除术
C. 乳癌根治术　D. 乳癌改良根治术
E. 乳癌扩大根治术

17. 若该患者术后第3天，右侧手臂出现皮肤发绀，手指发麻，皮温低，脉搏不能扪及。正确的处理是（　　）
A. 继续观察，不需特殊处理
B. 及时调整包扎胸带的松紧度
C. 立即拆除患处包扎胸带
D. 给予吸氧
E. 患处用沙袋加压

18. 若该患者为乳癌根治术后第2天，下列护理措施中不正确的是（　　）
A. 患侧垫枕，抬高患肢
B. 保持伤口引流管通畅
C. 观察患侧肢端的血液循环
D. 指导肩关节的活动
E. 禁止在患侧手臂测血压、输液

（曾学燕）

第13章

胸部疾病患者的护理

创伤是现代社会对人类造成死亡和致残的主要原因。在日常生活中，胸部容易受到损伤，由于这种损伤具有一定的隐蔽性，较肢体损伤更易致命。胸腔内有维持人体呼吸、循环的重要器官，一旦损伤会出现呼吸和循环功能障碍，如及时有效抢救可挽救生命。胸部肿瘤常见食管癌、肺癌，在发达国家和我国大城市中，肺癌的发病率已居男性各种恶性肿瘤的首位，其有效的诊治及护理，是减少并发症和死亡的关键。

案例13-1

患者，43岁，胸部外伤致右侧第6肋骨骨折并发气胸，呼吸极度困难，发绀，检查：脉搏120次/分，血压75/45mmHg，呼吸25次/分，右胸廓饱满，叩诊鼓音，听诊呼吸音消失，气管向左侧移位，颈胸部有广泛皮下气肿等。医生行胸膜腔闭式引流治疗。

问题：1. 造成患者呼吸困难、发绀的最可能的原因是什么？

2. 如在现场，如何急救？

3. 叙述胸膜腔闭式引流的护理措施。

第1节　胸部损伤患者的护理

胸部损伤(chest trauma)无论和平时还是战争时都很常见，根据胸膜腔是否与外界相通，分为闭合性和开放性两类。闭合性损伤多由暴力挤压或钝力撞击胸部所引起，可造成肋骨骨折、气胸、血胸，甚至心脏损伤。开放性损伤多由于利器或火器等穿破胸膜所引起，可导致开放性气胸或血胸，影响呼吸和循环功能，严重者可危及生命。同时累及胸、腹部的多发性损伤称为胸腹联合伤。

一、肋骨骨折

（一）概述

肋骨骨折(rib fracture)在胸部损伤中最常见，常发生于第4～7肋骨。根据骨折后对生理功能的影响可分为2大类：①单根或数根肋骨单处骨折；②多根多处肋骨骨折。

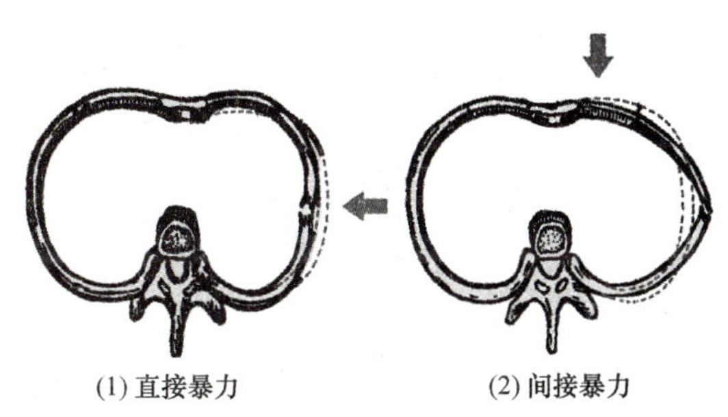

图13-1　肋骨骨折暴力示意

1. 病因　暴力或钝器直接施压胸部，可使该处肋骨向内弯曲而折断，骨折断端易刺破胸膜和肺组织，发生气胸和血胸；胸部前后受挤压的间接暴力，使肋骨中段腋中线附近向外弯曲而折断(图 13-1)。

2. 病理生理　肋骨骨折时,骨折断端可刺破胸膜或肺组织产生气胸、血胸、皮下气肿或引起咯血等。同时,患者因疼痛不敢做深呼吸和有效地咳嗽,使呼吸道分泌物潴留,引起肺炎或肺不张。多根多处肋骨骨折后,因失去完整肋骨的支撑,而出现相应部位胸壁软化,吸气时,胸膜腔内压力增高,软化区胸壁内陷;呼气时,负压减低,软化区胸壁向外凸出;这和其他部位的胸壁活动正相反,称为反常呼吸运动(图 13-2)。如果软化区范围较大,在呼吸时由于胸膜腔内两侧压力不平衡,使纵隔左右摆动,引起机体缺氧和二氧化碳潴留,并影响静脉血回流,严重时可出现呼吸和循环衰竭。

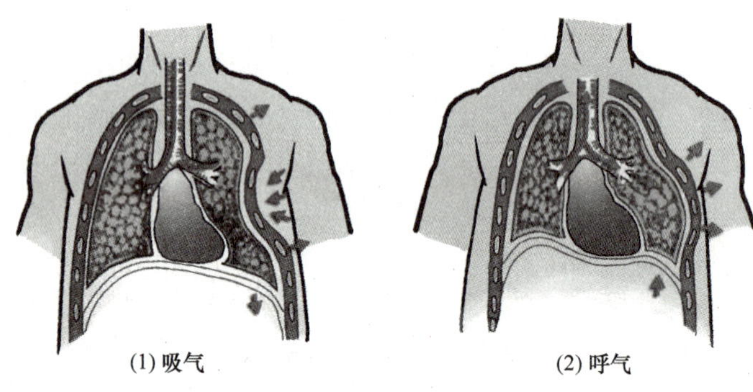

图 13-2　反常呼吸运动示意

(二) 护理评估

1. 健康史　了解患者胸部受伤史。以及引起肋骨骨折的暴力是直接暴力还是间接暴力,造成患者的损伤有所不同。

2. 身体状况　单根或数根肋骨单处骨折主要表现为骨折部位疼痛,在深呼吸、咳嗽或改变体位时加重;局部可有肿胀、压痛、畸形,有时可触及骨擦感(音)。若骨折断端向内移位刺破壁胸膜和肺组织,可产生气胸、血胸等;若刺破肋间血管,可引起大出血。多根多处肋骨骨折伤侧胸壁出现反常呼吸运动及皮下气肿,患者常伴有明显的呼吸困难。

3. 辅助检查　胸部 X 线检查可显示肋骨骨折断裂线或断端错位情况,如并发气胸、血胸可显示相应的肺压缩及胸腔积气、积液情况。

4. 治疗要点及反应　单处肋骨骨折治疗重点是镇痛、固定胸廓和防治并发症。多根多处肋骨骨折治疗的重点是控制反常呼吸,应及早采用包扎固定法或牵引固定法消除反常呼吸运动。开放性肋骨骨折争取尽早彻底清创,骨折内固定,应用抗生素防治感染。

(三) 护理问题

1. 疼痛　与胸部损伤有关。

2. 气体交换受损　与胸部损伤所致多根多处肋骨骨折引起反常呼吸有关。

3. 清理呼吸到无效　与局部疼痛不敢咳嗽等因素有关。

4. 潜在并发症　肺炎、脓胸等。

(四) 护理措施

1. 急救护理　急救时护理人员积极与医生配合,进行及时有效的处理:①以抢救生命为首要原则,给予鼻导管吸氧并迅速建立静脉输液通路。②维持呼吸功能,保持呼吸道通畅,及时清理呼吸道内血液、呕吐物、异物。对咳嗽无力不能有效排痰者可行吸痰术,必要时行气管

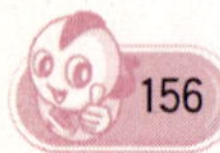

切开。③多根多处肋骨骨折时迅速用厚敷料覆盖胸壁软化区，然后用绷带加压包扎固定，以消除或减轻反常呼吸。如有大面积的胸壁软化区常需做骨折牵引固定术（图 13-3）。

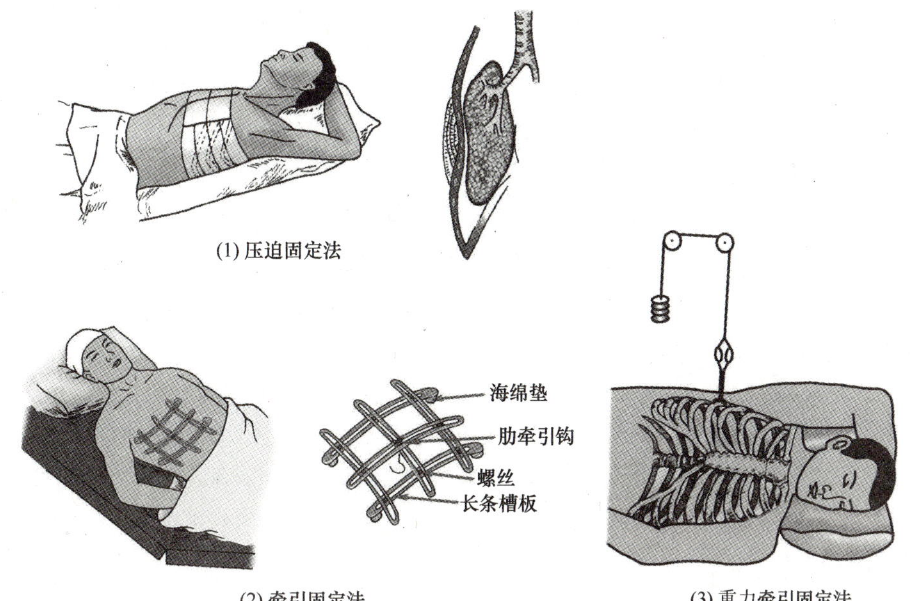

图 13-3　胸壁软化区固定法

护考链接

患者，男性，32 岁，左侧胸部被车撞伤，局部疼痛，呼吸困难，左前胸壁有部分软化区，随呼吸波动，首先应采取的措施是（　　）

A. 应用止疼药物　B. 气管切开给予辅助呼吸　C. 胸壁软化区加压包扎

D. 胸腔穿刺排气减压　E. 开胸手术

分析：急救措施是阻止反常呼吸运动，胸壁软化区加压包扎恢复胸腔完整，纠正病情继续恶化。

2. 病情观察　严密观察生命体征、胸部和腹部体征。注意患者呼吸和血压情况，有无反常呼吸、缺氧发绀、是否合并血气胸等胸部其他损伤。遵医嘱使用抗生素预防肺部并发症。

3. 治疗配合

（1）保持呼吸道通畅：常规给予鼻导管吸氧，鼓励和协助患者有效排痰，及时清除口腔和呼吸道血液，痰液及呕吐物。不能有效排痰或呼吸衰竭者，可采用气管插管或气管切开给氧、吸痰或辅助呼吸，同时观察呼吸频率、节律及幅度。

（2）减轻疼痛：①遵医嘱给予止痛剂或用 1%利多卡因作肋间神经封闭。②患者咳嗽、咳痰时指导患者用双手按压患侧胸壁，减少胸壁的震动以减轻疼痛。③肋骨骨折行胸带或宽胶带固定胸壁（图 13-4），缓解疼痛利于骨折愈合。根据骨折部位和数量，准备 6～7cm 宽、长度超过胸围半径的胶布数条。患者取坐位，在深吸气末，将胶布自后向前，自下而上，依次粘贴在胸部上，使上下胶布呈叠瓦状排列。固定 2～3 周。如对胶布过敏改用多头带包扎胸部。

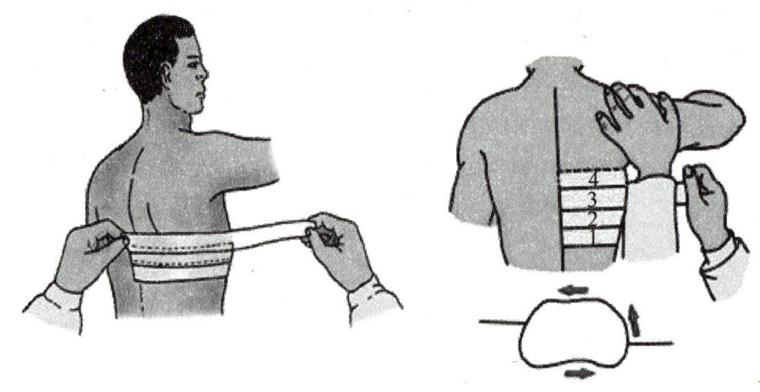

图 13-4　胸壁胶布固定法

链接

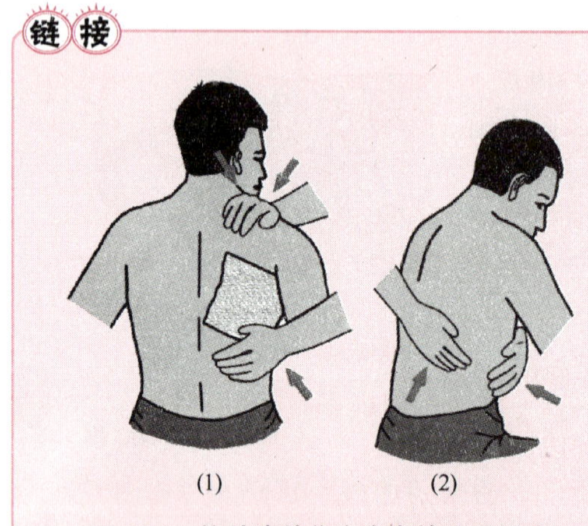

图 13-5　协助胸外伤患者有效咳嗽排痰

协助胸外伤的患者有效咳嗽排痰

①协助者站在患者的健侧，双手环抱在伤口部位，以支托固定胸部的伤口，嘱患者先行深吸气，在患者呼气时略施压力将胸部按下，再让患者用力咳嗽。②协助者站在患者手术侧，一手放在手术侧的肩部上并向下压，另一手置于伤口下托胸部，让患者深呼吸数次后再咳嗽(图 13-5)。③用中单或毛巾舒适地围住胸部，再嘱患者深吸气后用力咳嗽。④卧位时让患者环抱住枕头，于呼气时用力咳嗽略加压力协助胸外伤的患者有效咳嗽排痰。

4. 预防感染　胸部损伤时易导致肺或胸腔感染。护理时应做到：①密切观察体温变化；②遵医嘱合理应用抗生素；③严格无菌操作；④鼓励患者深呼吸，有效咳嗽、咳痰；⑤对开放性损伤者，及时交换创面敷料，保持敷料洁净、干燥，保持胸膜腔引流通畅。

（五）健康指导

给患者讲明深呼吸咳嗽排痰的重要性，教会患者如何做有效地咳嗽。

二、损伤性气胸

（一）概述

损伤性气胸(traumatic pneumothorax)是指创伤后，空气经伤口进入胸膜腔，使胸膜腔积气。在胸部损伤中气胸发病率仅次于肋骨骨折。

链接

胸部包括胸壁、胸膜及胸内脏器。胸壁由胸廓、胸壁肌群和其他软组织组成。胸腔分 3 部分：右肺间隙、左肺间隙和纵隔。胸膜有两层，即紧贴于肺表面的脏层和紧贴于胸廓内壁的壁层。两层胸膜形成一个密闭的潜在的腔隙，为胸膜腔。胸膜腔内的压力，不论吸气或呼气时，总是低于外界大气压，故称负压。胸膜腔内仅有少量浆液，起润滑作用。腔内保持－0.78～0.98kPa(－8～10cmH$_2$O)的压力，吸气时负压增大，呼气时负压减小；肺的膨胀主要依靠胸廓的扩张运动及胸膜腔的负压。任何损伤破坏胸膜腔的完整，导致负压变化，都可引起呼吸循环功能紊乱而威胁生命(图 13-6)。

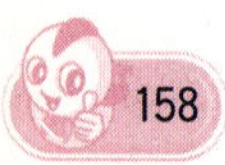

护理警示

气胸可分为自发性和损伤性气胸两类。因胸部疾病使肺组织及脏层胸膜突然自发破裂，或因靠近肺表面的肺大泡、细小气泡自发破裂，肺及支气管内气体进入胸膜腔所致的气胸，称为自发性气胸。包括继发性气胸和原发性气胸。自发性气胸起病急，发病前常有剧烈的咳嗽、用力、剧烈体力活动等诱因，但多数患者是在日常生活或休息时突然一侧出现刀割样或针刺样剧痛，随即出现胸闷、气短、呼吸困难。若严重积气者，患者不能平卧，如果侧卧，被迫使气胸患侧向上，可以减轻呼吸困难。

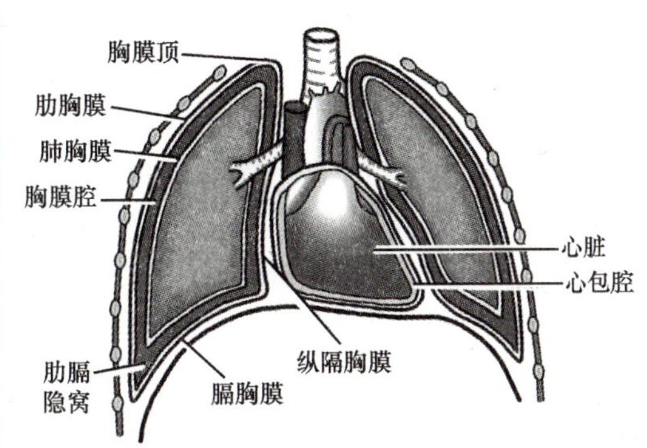

图 13-6　胸膜腔示意图

（二）病因病理

根据损伤后的病理特点，可分为闭合性、开放性和张力性 3 种。

1. 闭合性气胸（closed pneumothorax）　空气通过胸壁或肺的伤口进入胸膜腔后，伤口即闭合，胸膜腔与外界不相通，胸腔内压力趋于稳定。

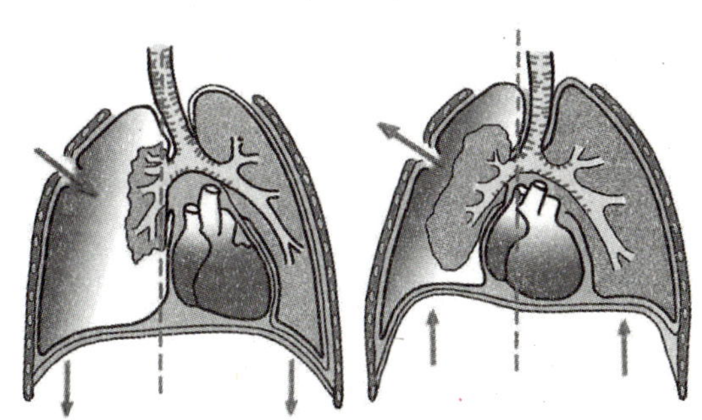
图 13-7　开放性气胸纵隔扑动示意图

2. 开放性气胸（open pneumothorax）　胸壁有开放性伤口，患侧胸膜腔负压消失，肺萎陷；两侧胸膜腔的压力不等使纵隔移位，健侧肺也部分萎陷。吸气时，健侧胸膜腔负压增大与患侧压力差增加，纵隔移向健侧；呼气时，两侧胸膜腔压力差减小，纵隔又移向患侧，导致纵隔位置随呼吸而左右摆动，称为纵隔扑动（图 13-7）。同时，患者吸气时，健侧肺吸入了由患侧肺排出的含氧量低的气体；而呼气时，健侧肺排出的气体也排至患侧肺内，使含氧量低的气体在两侧肺内重复交换，造成严重缺氧。因此纵隔摆动影响肺通气效能和静脉血液回流，导致呼吸、循环功能严重障碍。

3. 张力性气胸（tension pneumothorax）　多见于较大的肺泡破裂、肺裂伤或支气管破裂，其裂口与胸膜腔相通且形成单向活瓣作用，吸气时，气体从裂口进入胸膜腔，而呼气时活瓣关闭，气体不能排出胸膜腔，使胸膜腔内积气不断增多，压力不断增高，又称高压性气胸。患侧胸腔内压力进行性增高，对肺的压迫和对纵隔的推移越来越大，造成严重呼吸及循环功能障碍。同时高压气体可挤入纵隔，扩展至颈、面、胸部等处的皮下，造成纵隔或皮下气肿(图 13-8)。

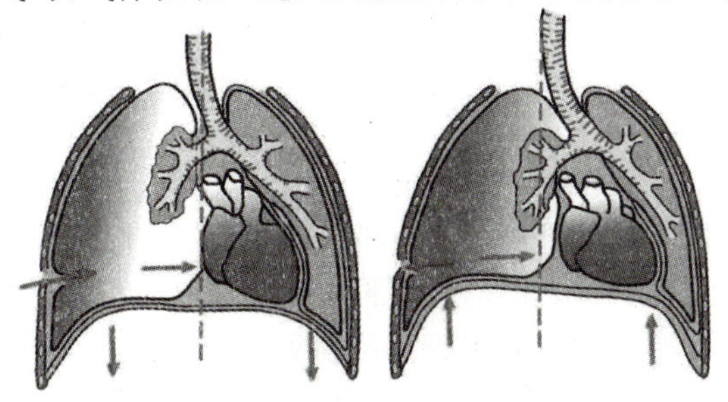
图 13-8　张力性气胸和纵隔、皮下气肿

（三）护理评估

1. 健康史　有胸部受伤史，可见钝

器、锐器、火器等所致胸壁组织损伤。

2. 身体状况

（1）闭合性气胸：其表现取决于气体进入胸膜腔的量和肺萎陷的程度。胸膜腔小量积气，肺萎陷在30%以下，患者可无明显症状；超过30%积气患者可有胸闷、气促、胸痛等症状，体检发现患侧胸廓饱满，气管向健侧移位，叩诊呈鼓音，听诊呼吸音减弱或消失（图13-9）。

（2）开放性气胸：患者可出现气促、呼吸困难、发绀甚至休克。胸部检查时可见患侧胸壁有伤口，空气可自由进入胸膜腔，呼吸时可听见空气进出的“嘶嘶”样声音；气管和心脏向健侧移位；患侧胸部叩诊呈鼓音；听诊呼吸音减弱或消失（图13-10）。

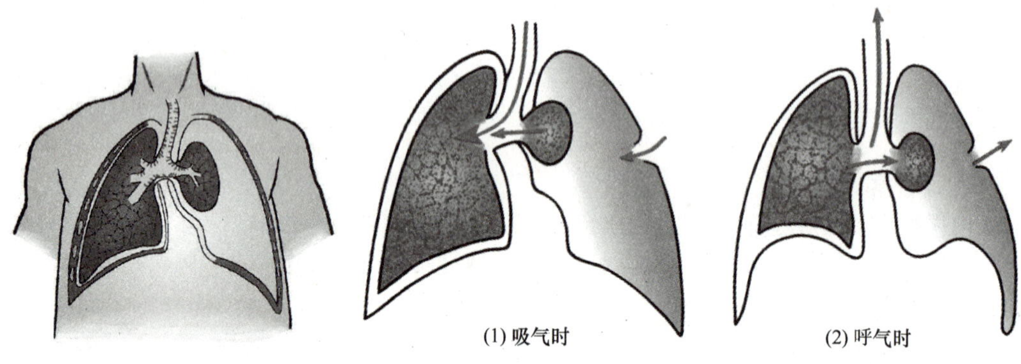

图13-9　闭合性气胸　　图13-10　开放性气胸

（3）张力性气胸时，患者表现为极度呼吸困难、发绀、烦躁不安、昏迷、休克甚至窒息。体格检查可见患侧胸部饱满，肋间隙增宽，呼吸幅度减弱，气管向健侧移位，颈静脉怒张，常触及皮下气肿。叩诊呈高度鼓音；听诊呼吸音消失（图13-11）。

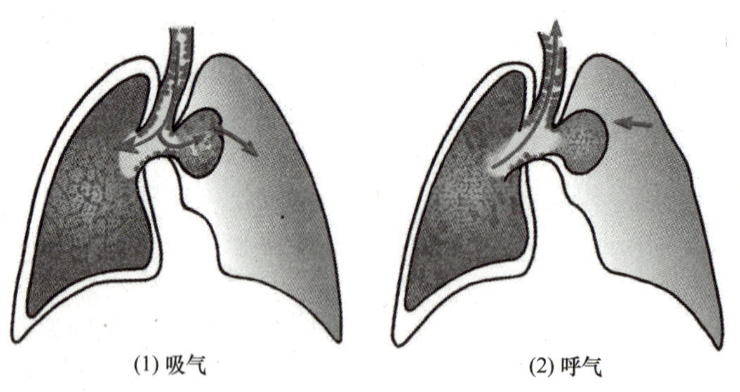

图13-11　张力性气胸

3. 辅助检查

（1）闭合性气胸：胸部X线检查可显示不同程度的肺萎缩和胸腔积气。

（2）开放性气胸：胸部X线检查示患侧肺明显萎缩、气管、心脏及纵隔明显移位。

（3）张力性气胸：胸部X线检查示胸腔大量积气、患侧肺严重萎缩、胸膜腔穿刺有高压气体冲出，气管和心脏偏移至健侧。

4. 治疗要点及反应

（1）闭合性气胸：少量气胸不必治疗，可于1～2周自行吸收。大量闭合性气胸需进行胸

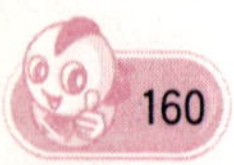

膜腔穿刺抽气或胸膜腔闭式引流术排除积气，促使肺尽早膨胀，同时吸氧，应用抗生素，必要时防治休克。

(2) 开放性气胸：现场紧急处理的首要措施是立即迅速封闭胸壁伤口，使之成为闭合气胸，然后按闭合性气胸进一步处理。病情稳定后，争取早期清创，封闭伤口。

(3) 张力性气胸：张力性气胸是迅速致死的危重急症，现场应紧急在患侧锁骨中线第 2 肋间穿刺排气，降低胸腔内压力；然后行胸膜腔闭式引流术、吸氧、补充血容量防治休克、应用抗生素控制感染等。

（四）护理问题

1. 气体交换受损　与呼吸道梗阻、肺萎陷、肺损伤及胸廓活动受限有关。

2. 心排出量减少　与损伤性气胸致纵隔移位、大血管扭曲、静脉回流障碍有关。

3. 焦虑或恐惧　与胸部损伤引起的呼吸功能紊乱有关。

4. 潜在并发症　肺不张、肺内感染、呼吸衰竭。

（五）护理措施

1. 急救护理　急救时护理人员要积极与医生配合，进行及时有效的处理：①以抢救生命为首要原则，要给予鼻导管吸氧和立即建立静脉输液通路，补充血容量。②开放性气胸：立即用凡士林纱布加厚敷料于呼气末封闭伤口，再用胶布或绷带包扎固定，使开放性气胸变为闭合性气胸，再按闭合性气胸处理。③张力性气胸，用一根粗针头在伤侧锁骨中线第 2 肋间隙处刺入胸膜腔，能立即排气减压。在患者转运过程中，将一橡胶手指套附扎在针头的针栓外，指套的顶端剪 1cm 大小的小口，可起活瓣作用，即呼气时张开瓣口排气，吸气时瓣口闭合防止空气进入(图 13-12)。

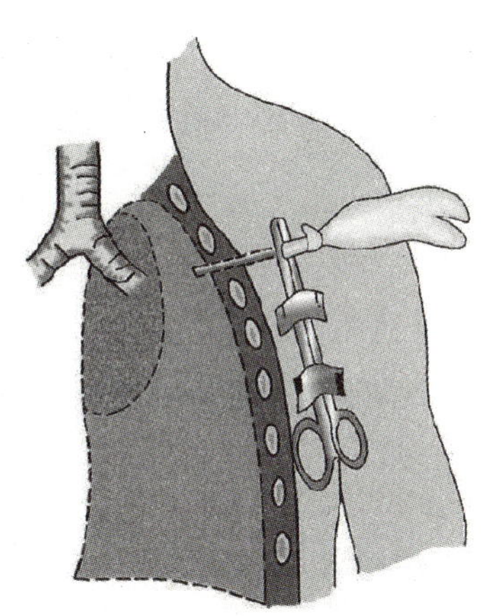

图 13-12　针头胶皮指套排气法

护考链接

患者，男，27 岁，右侧胸部被三角刀刺伤半小时，患者胸痛，呼吸急促，口唇发绀。心率 120 次/分，血压 60/40mmHg。右侧胸壁有伤口，呼吸时能听到空气出入伤口的响声。气管移向健侧。患侧叩诊鼓音，听诊呼吸音消失。

1. 该患者的情况是(　　)

A. 胸壁软组织刺伤　B. 损伤性血胸　C. 闭合性气胸　D. 开放性气胸　E. 张力性气胸

2. 引起患者休克的主要原因是(　　)

A. 血容量不足　B. 伤侧肺萎缩　C. 纵隔摆动　D. 健肺受压　E. 心脏受压

3. 患者的急救措施首先是(　　)

A. 立即输液输血　B. 迅速封闭伤口　C. 立即开胸手术

D. 立即使用抗生素　E. 胸腔闭式引流

分析：呼吸时听见空气进出的“嘶嘶”样声音为开放性气胸重要诊断依据。迅速封闭胸壁伤口为其现场急救的重要护理措施。

2. 病情观察　气胸发生时常需紧急处理，合并胸腔内器官损伤需急诊手术治疗。需严密观察生命体征，注意神志、瞳孔、胸部和腹部体征，有无气管移位，皮下气肿等情况，警惕多发性损伤与合并感染等情况。

3. 治疗配合

（1）保持呼吸道通畅：常规给予鼻导管吸氧，鼓励和协助患者有效排痰，及时清除口腔和呼吸道血液，痰液及呕吐物。不能有效排痰或呼吸衰竭者，可采用气管插管或气管切开给氧、吸痰或辅助呼吸，同时观察呼吸频率、节律及幅度。

（2）协助医生做好胸腔穿刺或闭式引流术，保持胸腔闭式引流的通畅，观察引流效果（详见胸腔闭式引流的护理）。

（3）预防感染：胸部损伤时，易导致肺或胸腔感染。护理时应做到：①密切观察体温变化；②遵医嘱合理应用抗生素；③严格无菌操作；④鼓励患者深呼吸、有效咳嗽、咳痰。

4. 加强沟通　护士应加强与患者的沟通，做好心理护理及病情介绍，说明各项诊疗护理操作及手术的必要性和重要性，解释各种不适的原因和可能持续的时间，关心、爱护患者，帮助患者树立信心，配合护理操作。

链接

指导患者腹式呼吸练习

患者取仰卧位：腹部安置 3～5kg 重沙袋，吸气时保持胸部不动，腹部上升鼓气，呼气时尽量将腹壁下降呈舟状；呼吸动作缓慢、均匀；8～12次/分或更少。

（六）健康指导

1. 向患者说明吸氧、胸腔穿刺、胸腔闭式引流等操作的意义及注意事项，以取得合作。

2. 鼓励患者早期活动并说明其意义。

3. 向患者说明应戒烟、避免刺激物吸入的重要性。

4. 向患者解释半卧位深呼吸有效咳嗽排痰的意义，指导患者练习腹式呼吸。

三、损伤性血胸

案例13-2

患者，男，33 岁，左胸部刀刺伤半小时急诊入院，入院查体：血压 60/40mmHg，心率 120 次/分，呼吸短促，听诊呼吸音减弱，X 线示左胸部有大量积液阴影。

问题：1. 患者可能的诊断为？

2. 患者休克的主要原因是什么？

3. 应采取的急救措施？

（一）概述

损伤性血胸（hemothorax）是指胸部损伤引起的胸膜腔积血。血胸可与气胸同时存在，称为血气胸。是胸部损伤早期死亡的主要原因之一。

1. 病因　胸膜腔积血来自：①肺组织裂伤出血时，出血量少而缓慢，多能自行止血；②肋间血管或胸廓内血管破裂出血不易自行止血；③心脏大血管破裂出血，出血多而急，易造成循环衰竭（图 13-13）。

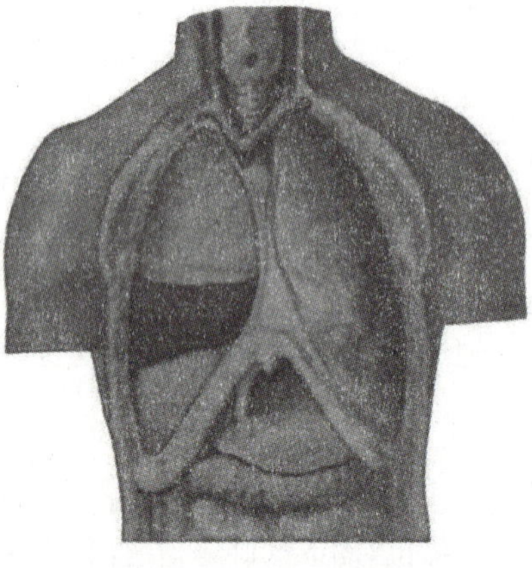

图 13-13　胸廓内血管破裂出血

2. 病理生理　血胸病理生理改变取决于出血量和出血速度，以及伴发损伤的严重程度。胸膜腔积血可使患侧肺萎缩，影响呼吸功能，同时，由于血容量丢失及腔静脉血回流受阻，又影响循环功能。大量持续出血所致的胸膜腔积血，称进行性血胸。肺、

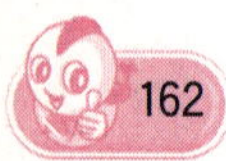

心、膈肌运动有去纤维蛋白作用，少量胸腔积血，则为不凝固血；若短期大量出血，胸腔内积血可发生凝固，形成凝固性血胸。凝血块机化后形成纤维组织，称为机化性血胸。细菌在积血中生长繁殖，引起感染，形成脓胸。

（二）护理评估

1. 健康史　了解患者胸部受伤史，评估患者发生血胸情况，是否并发气胸，有无身体其他部位的损伤。

2. 身体状况　血胸临床表现与出血量和出血速度有关。

(1) 少量血胸（成人 500ml 以下）可无明显症状。

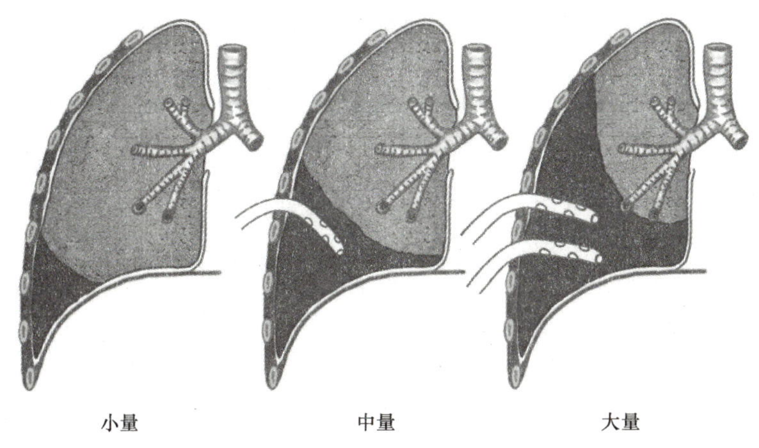

图 13-14　损伤性血胸

(2) 中等量血胸（500～1000ml）和大量血胸（1000ml 以上）（图 13-14）。特别是急性失血，可出现面色苍白、脉搏快弱、血压下降等低血容量性休克的表现，同时因胸膜腔积血，肺萎陷有呼吸困难的表现，查体可见肋间隙饱满，气管向健侧移位，患侧叩诊呈浊音，听诊呼吸音减弱或消失。

3. 辅助检查　①血常规，白细胞计数升高；②胸部 X 线检查，胸膜腔有大片积液阴影，纵隔向健侧移位，血气胸者可见液平面。③胸膜腔穿刺抽出不凝固血液。

4. 治疗要点与反应　①非进行性血胸，小量积血可自行吸收。积血量多时，尽早行胸腔穿刺抽出积血，必要时行胸腔闭式引流。②进行性血胸，应尽早输液、输血，防治休克，及时剖胸止血。③凝固性血胸或机化性血胸，及早剖胸清除血块或进行纤维组织剥除术。血胸治疗的同时要注意防治感染，血胸已感染者按脓胸处理。近年来，电视胸腔镜已用于凝固性血胸，感染性血胸的处理，具有创伤小、疗效好、住院时间短和费用低等优点。

（三）护理问题

1. 低效性呼吸型态　与胸部损伤所致的疼痛、胸部活动受限、肺萎陷有关。

2. 心排血量减少　与血胸使血容量减少有关。

3. 焦虑　与强烈的意外损伤及担忧预后有关。

4. 潜在并发症　休克、脓胸。

（四）护理措施

1. 急救护理　急救时护理人员要积极与医生配合，进行及时有效的处理，以抢救生命为首要原则，要给予鼻导管吸氧和立即建立静脉输液通路，补充血容量。

2. 病情观察　严密观察生命体征，注意神志、瞳孔、胸部和腹部体征。患者若出现下列征象提示出现进行性血胸，应迅速告知医生并配合作好剖胸止血术前准备：①脉搏持续加快，血压下降，或经补充血容量血压仍不稳定；②血红蛋白量，红细胞计数，血细胞比容进行性下降；③胸膜腔闭式引流引出的血量每小时超过200ml，并持续3小时以上；④胸膜腔穿刺抽出的血液很快凝固或血液凝固抽不出，但胸部X线检查显示胸部阴影逐渐扩大。

护考链接

血胸患者行胸腔闭式引流，提示进行性血胸的是

A. 30～50ml/h　B. 100～150ml/h　C. 200～300ml/h　D. 400～500ml/h　E. 500ml/h以上

分析：血胸患者若胸膜腔闭式引流引出血量每小时超过200ml，并持续3小时以上。是提示出现进行性血胸指标之一。

3. 治疗配合

(1) 保持呼吸道通畅：及时清除口腔和呼吸道血液，痰液及呕吐物。不能有效排痰或呼吸衰竭者，可采用气管插管或气管切开给氧、吸痰或辅助呼吸，同时观察呼吸频率、节律及幅度。

(2) 协助医生做好胸腔穿刺或闭式引流术，保持胸腔闭式引流的通畅，准确记录出血量。需开胸止血者，要迅速做好术前准备工作。

(3) 预防感染：胸部损伤时，易导致肺或胸腔感染。护理时应做到充分引流，合理使用抗生素。

4. 心理护理　保持环境安静、整洁，加强与患者及家属的沟通，解释各种症状和不适的原因、持续时间及预后，说明各种诊疗、护理操作及手术的必要性和安全性，关心、理解、同情患者，帮助患者树立信心，配合治疗。

（五）健康指导

(1) 向患者说明吸氧、胸腔穿刺、胸腔闭式引流等操作的意义及注意事项，以取得合作。

(2) 向患者解释半卧位深呼吸有效咳嗽排痰的意义，指导患者练习腹式呼吸。

(3) 鼓励患者早期活动并说明其意义。

第2节　脓胸患者的护理

一、概　　述

脓胸(empyema)是化脓性致病菌感染胸膜造成的胸膜腔积脓。根据病程脓胸可分为急性脓胸和慢性脓胸两种。

（一）病因

常见的致病菌为金黄色葡萄球菌、肺炎双球菌等。致病菌侵入胸膜腔的途径有：①肺脓肿或邻近组织的脓肿破裂。②胸部外伤、手术污染、食管或支气管胸膜瘘引起继发感染。③血源性播散，如脓毒症。

（二）病理

感染侵犯胸膜后，胸膜充血、水肿、渗出。早期渗出液为浆液性，病情加重后，变为脓性，随后纤维蛋白沉积于胸膜表面，形成纤维素膜，最后机化形成致密的纤维板，固定肺组织并限

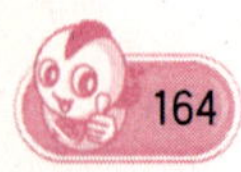

制胸廓活动，从而减低呼吸功能。

二、护理评估

（一）健康史

了解胸膜腔细菌感染的来源、途径，以及胸部创伤史或胸膜腔手术史。

（二）身心状况

1. 急性脓胸 患者常有高热、脉快、呼吸急促、食欲缺乏、胸痛、全身乏力等。胸膜腔积液较多时可有胸闷、咳嗽、咳痰症状，严重者可出现发绀和休克。患侧呼吸运动减弱，胸廓饱满，肋间隙增宽，语颤减弱，气管向健侧移位，叩诊呈浊音，听诊呼吸音减弱或消失。

2. 慢性脓胸 患者常有反复低热、食欲缺乏、消瘦、贫血、低蛋白血症等慢性全身中毒症状，有时尚有气促、咳嗽、咳脓痰等症状。患者常呈现慢性消耗性病容，患侧胸廓内陷，肋间隙变窄，呼吸运动减弱，气管偏向患侧，叩诊呈实音，呼吸音减弱或消失。可有杵状指（趾），严重者形成脊柱侧凸。

（三）辅助检查

实验室检查白细胞计数及中性粒细胞增高；胸部 X 线检查显示胸腔积液；胸腔穿刺抽出脓液，可作细菌培养和药敏试验。

（四）治疗要点和反应

急性脓胸治疗原则为：控制感染、去除病因、胸膜腔穿刺或胸膜腔闭式引流排净脓液，加强全身支持疗法。慢性脓胸治疗原则是：改善全身情况，消除中毒症状和营养不良；积极治疗病因，必要时手术治疗消灭脓腔；尽可能使肺复张，恢复肺功能。

三、护理问题

1. 低效性呼吸型态 与脓液压迫肺组织，胸廓运动受限有关。
2. 营养失调：低于机体需要量 与营养摄入不足、消耗增加有关。
3. 体温过高 与感染有关。
4. 疼痛 与感染有关。

四、护理措施

（一）一般护理

患者一般取半卧位，鼓励并协助患者有效咳嗽、排痰。有支气管胸膜瘘者取患侧卧位，以免脓液流向健侧或发生窒息。鼓励患者多进食高蛋白、高热量和富含维生素的食物。必要时可给予肠内、肠外营养支持或少量多次输血、血浆。高热者给予物理降温，必要时遵医嘱应用药物降温，并鼓励患者多饮水。

（二）治疗配合

急性脓胸可每日或隔日 1 次行胸腔穿刺抽脓，抽脓后，胸膜腔注入抗生素。穿刺过程中及穿刺后应注意观察患者有无不良反应。慢性脓胸：做好手术后护理。胸廓成形术后，取术侧向下卧位，用厚棉垫、胸带加压包扎以控制反常呼吸。包扎要松紧适宜，应经常检查，随时调整。胸膜纤维板剥脱术后，易发生大量渗血，应严密观察生命体征及引流液的性质和量。若有出血，应遵医嘱快速输血、给予止血药，必要时做好再次开胸止血的准备。

五、健康指导

（1）指导患者合理安排休息、活动、加强营养的重要性。

（2）告知患者胸腔闭式引流的重要性和注意事项。

（3）指导胸廓成形术后患者功能锻炼，采取躯干正直姿势，坚持练习头部前后左右回转运动，练习上半身的前屈运动及左右弯曲运动。

第3节　胸膜腔闭式引流的护理

一、目的与适应证

胸膜腔闭式引流是根据胸膜腔生理性负压机制设计的，依靠水封瓶中的液体使胸膜腔与外界隔离。主要适用于治疗气胸、血胸、脓胸及胸腔手术后引流。其目的是：①排出胸膜腔积气、积液、积血；②重建胸膜腔负压，促进肺复张；③平衡胸膜腔内的压力，保持纵隔正常位置。

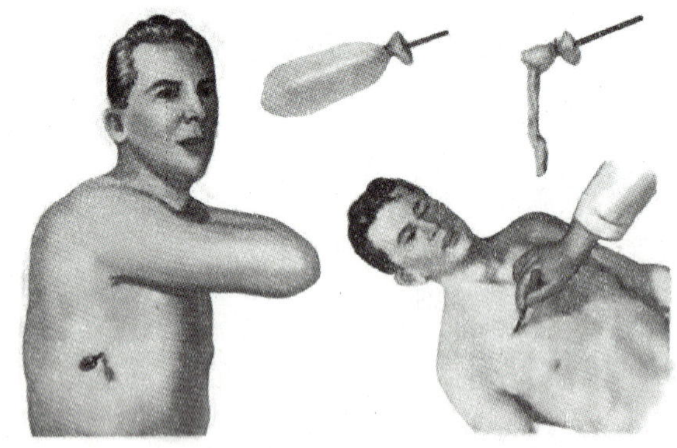

图 13-15　胸腔闭式引流穿刺位置

二、置管位置和管径要求

置管的位置和种类：①排出气体时，一般放置在患侧锁骨中线第 2 肋间，选择质地较软既能引流又可减少局部刺激和疼痛的、管径为 1cm 的塑料管；②引流液体时常放置在患侧腋中线或腋后线的第 6～8 肋间，选择质地较硬、不易折叠和堵塞且利于引流通畅的、管径为 1.5～2cm 橡皮管；③引流脓液时应放置在脓腔最低位（图 13-15）。

链接

行胸膜腔闭式引流患者取半卧位或侧卧位。胸部皮肤用碘酊、乙醇消毒后，在选定的肋间隙作局部浸润麻醉直达胸膜。作约 2cm 长的皮肤切口，用血管钳在肋骨上缘分开肌层，直达胸膜腔，将一有侧孔的橡胶管，经切口插入胸膜腔内 4～5cm，其外端连接无菌水封闭，缝合切口，并固定引流管。

三、装　置

传统装置的胸膜腔闭式引流装置有单瓶、双瓶和三瓶 3 种（图 13-16）。目前临床已广泛使用的是一次性的硅胶胸腔引流装置。

1. 水封闭式引流　由容量为 2000～3000ml 的广口无菌引流瓶、安装有长短 2 根玻璃管的橡胶瓶塞及一长约 100cm 的橡胶接管组成。引流瓶中盛有无菌生理盐水约 500ml，长玻璃管的下口插至液面下 3～4cm，短玻璃管下口则远离液面，使瓶内空气与大气相通。使用时将长玻璃管上的橡胶管与患者胸腔引流管相连接，可见长玻璃管内水柱上升，高出液平面 8～10cm，并随呼吸上下移动，若水柱不动，则提示引流管不通畅。若引流液逐渐增加时，应排除水封瓶中部分液体，以利于引流。这是观察闭式胸腔引流是否通畅的最简单方法。

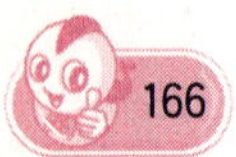

2. 双瓶水封闭式引流　如胸腔液体量多，可在单水封瓶旁再连接一个密封的引流瓶成为

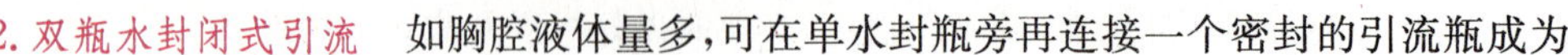

双瓶水封。在引流胸腔的液体时水封下的密闭系统不会受到引流量的影响，也便于观察引流液，计算引流量。

3. 三瓶水封闭式引流　如有严重气胸或肺纤维板剥除术后有严重的肺或食管漏气，需迅速排出胸膜腔内的气体，以保持胸膜腔负压，可在双瓶的基础上增加一个负压调节瓶。调节瓶橡皮塞上分别插 3 根玻璃管，其中两根短管分别连接水封瓶和负压吸引，长管与大气相通，其下端插入液面 10～20cm，调节插入液面下深度即可调节抽吸的负压(图 13-16)。

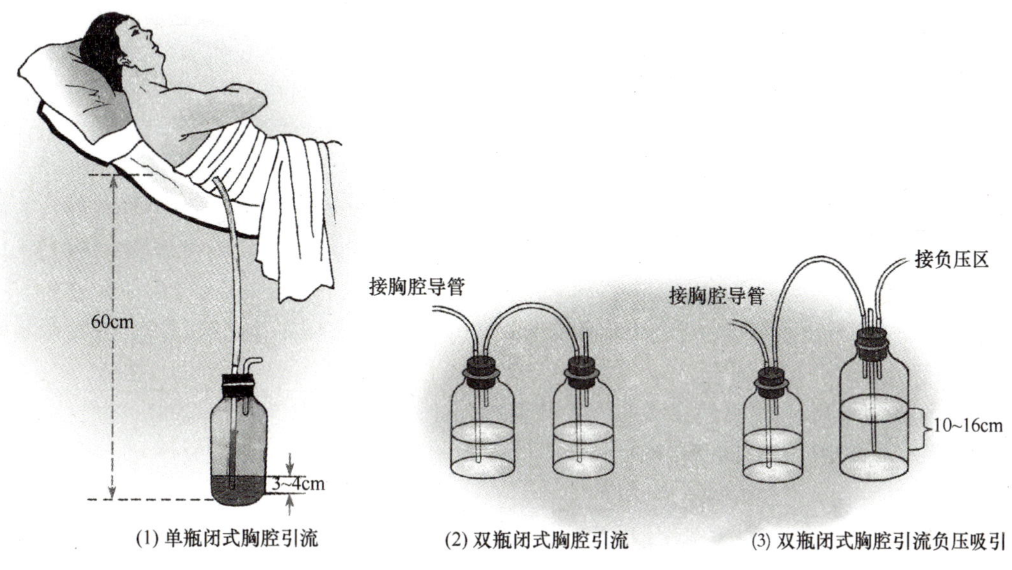

图 13-16　胸腔闭式引流示意图

四、护理措施

1. 保持管道密闭

(1) 随时检查引流装置衔接是否紧密。

(2) 水封瓶长玻璃管应插入液面下 3～4cm，引流瓶放置应低于胸腔引流口水平并妥善安置，始终保持直立。

(3) 胸腔引流管周围皮肤用油纱布包盖严密，引流管长度约为 100cm，应妥善固定于床旁。

(4) 更换引流瓶或搬动患者时，需双重夹闭引流管。

(5) 若引流管从胸腔滑脱，立即用手捏闭伤口处皮肤，消毒处理后用凡士林纱布封闭伤口。

2. 严格无菌操作，防止逆行感染

(1) 引流装置应保持无菌。

(2) 保持胸壁引流口处敷料清洁、干燥，一旦渗湿应及时更换。

(3) 引流瓶应低于胸腔引流口水平面 60～100cm，任何情况下不得高于患者胸腔，防止瓶内液体逆流感染。

(4) 按常规更换引流瓶和引流接管，操作过程中严格遵守无菌原则。

3. 保持引流通畅

(1) 患者应取半卧位并经常改变体位。

(2) 定时挤捏引流管,防止引流管折叠、扭曲、受压。

(3) 鼓励患者咳嗽、咳痰和做深呼吸运动。

4. 观察并记录　密切观察长玻璃管水柱波动情况,观察并准确记录引流液的量、颜色、性质。水封瓶长玻璃管中水柱正常情况下是随着呼吸上下波动,表示引流通畅。一般情况下,开胸术后 24 小时内流出的血性液体不超过 500ml,且引流量逐渐减少,颜色逐渐变淡。若有大量气泡或血性液体持续逸出,说明有肺或支气管裂伤或有活动性出血,应立即报告医生及时处理;引流量过少,应查看引流管是否通畅。一般每日更换水封瓶,如引流液多时要及时更换引流瓶。

5. 拔管

(1) 指征:置管 48～72 小时后,引流管无气体逸出,水柱停止波动或引流量明显减少且颜色变淡,即 24 小时引流液<50ml 或脓液<10ml,X 线检查示肺膨胀良好,患者无呼吸困难,即可拔除引流管。

(2) 方法:嘱患者深吸气后屏气,在吸气末迅速拔除引流管,并立即用凡士林纱布和敷料覆盖引流处伤口并包扎固定。

(3) 注意事项:拔管后注意观察患者有无胸闷、呼吸困难、伤口漏气、渗液、出血、皮下气肿等,若发现异常应及时通知医生处理。

护考链接

患者,男性,31 岁。胸部外伤致左侧第 6 肋骨骨折并发气胸,呼吸极度困难,发绀,出冷汗。检查:血压 80/55mmHg,气管向右侧移位,左侧胸廓饱满,叩诊呈鼓音,呼吸音消失,颈部有广泛皮下气肿等。医生已采用胸腔闭式引流治疗。

1. 护士在巡视病房时,发现引流管衔接处脱节,应立即做出的处理是(　　)

A. 通知医生,等待处理　　B. 引流管重新连接　　C. 更换胸腔引流管

D. 钳闭引流管近端　　E. 拔出胸腔引流管

2. 72 小时后,护士观察到水封瓶内无气体、液体排出,长玻璃管内的水柱亦停止上下波动,患者呼吸平稳,X 线检查肺膨胀良好,估计患者最可能的情况是(　　)

A. 引流管脱落　　B. 引流管漏气　　C. 引流管内堵塞　　D. 肺复张良好　　E. 体位不当

分析:胸腔闭式引流护理在更换引流瓶或搬动患者时,需双重夹闭引流管;引流管无气体逸出,水柱停止波动或引流量明显减少且颜色变淡,即 24 小时引流液<50ml 或脓液<10ml,X 线检查示肺膨胀良好,患者无呼吸困难,即可拔除引流管。

五、健 康 指 导

(1) 向患者说明吸氧、胸腔穿刺、胸腔闭式引流等操作的意义及注意事项,以取得合作。

(2) 向患者解释半卧位深呼吸有效咳嗽排痰的意义,指导患者练习腹式呼吸。

(3) 胸部损伤后出现肺功能下降或严重的肺纤维化的患者,应戒烟或避免刺激物的吸入。

(4) 鼓励患者早期活动并说明其意义。

(5) 出院指导:①注意安全,防止发生意外事故;②肋骨骨折的患者骨折痊愈后胸部仍有轻微的疼痛,但不影响患者侧肩部功能锻炼;并告知患者 3 个月后复查胸部 X 线检查,以了解

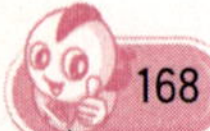

骨折部位愈合情况；③注意合理休息和加强营养；④心肺损伤严重者定期来院复诊。

第 4 节　胸部肿瘤患者的护理

案例13-3

患者，男性，58 岁，因咳嗽、痰中带血 2 个月入院，经检查诊断为肺癌。行肺上叶切除术，术后行胸腔闭式引流，术后伤口疼痛，痰液较多，食量较少。术后第 3 天晨患者主诉胸闷，护理体检：体温 37.8℃，脉搏 102 次/分，呼吸 26 次/分，血压 120/68mmHg，听诊右侧呼吸音减弱，左肺可闻湿啰音。

问题：1. 患者目前存在及潜在的护理问题有哪些？

2. 需采取哪些主要的护理措施？

一、肺癌患者的护理

（一）概述

肺癌(lung cancer)大多数起源于支气管黏膜上皮，因此也称支气管肺癌。发病年龄多在 40 岁以上，男女之比为 3～5：1，在发达国家和我国大城市中，肺癌的发病率已居男性各种恶性肿瘤的首位(图 13-17)。

链接

肺　　癌

肺癌目前是全世界癌症死因的第一名。1995 年全世界有 60 万人死于肺癌，而且每年人数都在上升，2003 年世界卫生组织(WHO)公布的死亡率是 110 万/年，发病率是 120 万/年。

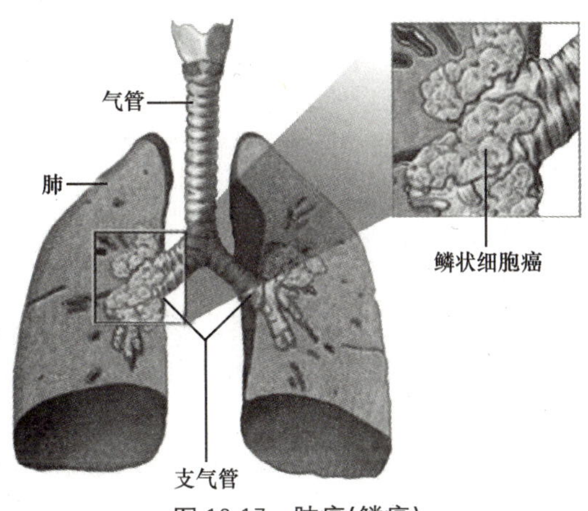

图 13-17　肺癌(鳞癌)

1. 病因　肺癌的病因至今尚不完全明确，现认为与下列因素有关：

(1) 长期大量吸烟：资料表明，多年每日吸烟 40 支以上者，肺鳞癌和小细胞癌的发病率是不吸烟者的 4～10 倍。

(2) 某些化学和放射性物质的致癌作用：某些工业部门和矿区职工，肺癌的发病率较高，可能与长期接触石棉、镍、铬、铜、锡、砷、放射性物质等有关。

(3) 肺部慢性疾病：如肺结核、矽肺、尘肺等可与肺癌并存。

(4) 人体内在因素：如家族遗传以及免疫功能降低，代谢活动、内分泌功能失调等。

护考链接

下列因素与肺癌病因无关的是(　　)

A. 长期大量吸烟　B. 长期接触石棉、镍、铬、砷、放射性物质　C. 肺部慢性疾病

D. 遗传因素　E. 人体营养状态

分析：肺癌病因包括吸烟、大气污染、化学刺激物、家族遗传等考点。

2. 病理分类

(1) 按病理学部位分类：中心型肺癌，起源于主支气管、肺叶支气管的肺癌，位置靠近肺

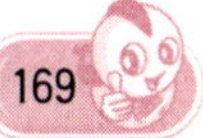

门，多为鳞状上皮癌和小细胞未分化癌。周围型肺癌，起源于肺段支气管以下的肺癌，位置在肺的周围部分，以腺癌较多见。

(2) 按组织学分类：临床上一般按细胞类型将肺癌分为鳞状细胞癌（鳞癌）、小细胞癌（未分化小细胞癌）、腺癌、大细胞癌4种。鳞癌最常见，多见于老年男性，与吸烟关系密切；未分化小细胞癌，对化疗、放疗较其他敏感，恶性程度高，生长快；腺癌，女性多见，对化疗、放疗敏感性较差；大细胞癌，恶性程度高。

肺癌的转移途径有直接扩散、淋巴转移、血行转移3条途径，其中淋巴转移是常见的转移途径，血行转移是肺癌的晚期表现，常转移至肝、骨骼、脑等。

（二）护理评估

1. 健康史　了解个人生活史询问患者的年龄，有无吸烟史；职业史及其他相关病史。

2. 身体状况　早期肺癌，特别是周围型肺癌没有任何症状。癌肿生长过程中，可出现刺激性咳嗽是最常见的早期症状，咳嗽加重为持续性高调金属音。当继发肺部感染时，可有脓痰。另一个常见症状是血痰，通常为痰中带血或间断少量咯血。肺癌造成支气管阻塞时，患者可出现胸闷、气促、哮鸣、发热、胸痛等症状。

晚期肺癌除食欲缺乏，体重减轻、倦怠、乏力等全身症状外，可出现癌肿压迫、侵犯邻近组织、器官，可产生相应的临床征象，如侵犯喉返神经出现声音嘶哑；侵犯纵隔、食管出现吞咽困难；侵犯胸膜和胸壁引起胸膜腔积液、胸痛；压迫上腔静脉可引起上腔静脉压迫综合征，出现上肢水肿、上肢和胸部静脉怒张、上肢运动障碍；肿瘤位于肺尖压迫颈交感神经出现颈交感神经综合征（Horner征），表现为患侧上眼睑下垂、瞳孔缩小、眼球内陷、面部无汗等。肺癌血行转移后，出现远处转移的症状，如肝大、黄疸、抽搐、昏迷等。

3. 心理-社会状况　当患者被诊断为肺癌时，会产生对癌症的恐惧，同时面对手术及其他治疗带来的不良反应及高额费用而感到焦虑、担忧、无助甚至绝望。

4. 辅助检查

(1) 胸部X线检查：是发现肺癌的最主要的方法。在肺部可见块状阴影、边缘不清或呈分叶状、周围有毛刺，若有支气管梗阻，可见肺不张，若肿瘤坏死液化，可见空洞。

(2) 痰细胞学检查：80%以上的患者在反复痰液检查时可检出癌细胞，是简单有效的早期诊断方法。

(3) 支气管镜检查：是诊断肺癌最可靠的方法。可直视肿瘤的部位、大小，并可取小块组织作病理切片检查，也可取支气管内分泌物进行细胞学检查。

(4) CT检查：可发现早期的周围型肺癌，还可显示淋巴结转移情况和邻近器官受侵犯情况。

(5) 其他：经胸壁穿刺活组织检查、胸腔积液检查、转移病灶活组织检查等。

5. 治疗要点及反应　肺癌的治病原则是以手术治疗为主，辅以放射治疗、化学药物治疗、中医中药治疗以及免疫治疗等综合治疗。

(1) 手术治疗：是肺癌最重要和最有效的治疗手段。一般施行肺叶切除术或一侧全肺切除术。据统计，我国目前肺癌手术切除术后总的5年生存率为30%～40%。肺切除术后并发症有胸腔内出血、肺不张、肺炎、支气管胸膜瘘等。

(2) 放射治疗：在肺癌各类型中，小细胞癌对放疗最敏感，鳞癌次之，腺癌最低。术前放疗可提高肺癌病灶的切除率，术后放疗可清除残留病灶。晚期患者可行姑息放疗，以缓解症状。放射治疗可引起放射反应及并发症，应给予相应处理。

(3) 化学治疗：用于手术前、后辅助治疗，提高治愈率。也可单独用于晚期患者缓解症状。化

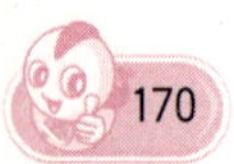

疗对小细胞未分化癌最敏感，鳞癌其次，腺癌效果最差。需注意的是，当白细胞降至 1×10^9/L 时，做好保护性隔离。化学药物治疗可出现骨髓造血功能抑制、严重胃肠道反应等副作用。

(4) 中医中药治疗和免疫治疗：可缓解部分患者的症状，增强人体免疫功能，延长生存期。

(三) 护理问题

1. 气体交换受损　与肺组织病变、肺不张、手术切除肺组织等有关。

2. 清理呼吸道无效　与呼吸道分泌物增多、呼吸道阻塞、疼痛使咳嗽受限等因素有关。

3. 恐惧　与担心手术、疾病预后等因素有关。

4. 潜在并发症　肺不张、支气管胸膜瘘、胸腔内出血、肺炎、心律失常等。

(四) 护理措施

肺癌的护理除肿瘤患者的常规护理外，重点是手术前后护理。

1. 手术前护理　呼吸道管理是术前护理的重点。

(1) 防治呼吸道感染：①患者术前应戒烟 2 周以上，以减少呼吸道分泌物；②注意口腔卫生，若有龋齿、口腔溃疡、口腔慢性感染者应先治疗；③对有上呼吸道感染、慢性支气管炎、肺内感染、肺气肿的患者，遵医嘱应用抗生素。

(2) 保持呼吸道通畅，训练患者腹式呼吸，有效咳嗽、咳痰。若有大量支气管分泌物，应先体位引流。痰液黏稠不易咳出者，可行超声雾化，遵医嘱应用支气管扩张剂、祛痰剂等药物；大量咯血时，用吸引器吸出或取头低足高位引流出口腔和呼吸道内的血液，以防窒息，并遵医嘱给镇静剂、止血剂及静脉输液等。对呼吸功能失常的患者，根据需要应用机械通气治疗。

(3) 提供高蛋白、高热量、高维生素、易消化的饮食，遵医嘱必要时要经静脉补充营养，提高对手术的耐受力。

2. 手术后护理

(1) 一般护理：麻醉未清醒前取平卧位，头偏向一侧；清醒、血压平稳后改为半卧位(床头抬高 30°～45°)；肺叶切除术后可取完全侧卧位，一般情况下可以翻向任一侧。其中，健侧卧位有利于患侧肺的膨胀；但呼吸功能较差的患者，可取患侧的侧卧位，以免压迫健侧肺而限制通气；一侧全肺切除患者，可采取患侧 1/4 侧卧位。一般每 1～2h 给患者变换体位一次，有利于皮肤保护及预防呼吸和循环系统并发症。

(2) 病情观察监测生命体征：每 15 分钟测 1 次，麻醉苏醒，且血压脉搏平稳后改为 0.5～1h 测 1 次。同时观察患者神志、面色、末梢循环情况。检查切口敷料有无血性液渗出，局部有无皮下气肿。

(3) 治疗配合

1) 呼吸道护理：是术后护理的重点。肺切除术后应保持呼吸道通畅，常规给予吸氧。手术后 24～48 小时内，每隔 1～2 小时叫醒患者做深呼吸 5～10 次。同时鼓励并协助患者有效咳嗽排痰：①翻身、叩背，可使存在于肺叶、肺段处的分泌物，流至支气管中咳出；②指压胸骨切迹上方的气管能刺激患者咳痰；③患者咳痰时固定其胸壁伤口，减轻疼痛，指导患者先慢慢轻咳，再将痰咳出。痰液黏稠不易咳出时，可采用雾化吸入；对于咳痰无力的患者，可行鼻导管深部吸痰，必要时协助医生行支气管镜下吸痰或气管切开术。对术后带气管插管返回病房者，应严密观察导管位置，并观察呼吸频率、幅度及节律，监测动脉血氧饱和度，若有异常及时通知医生给予处理。

2) 营养和输液：术后患者应遵医嘱协助排痰的正确姿势静脉输液，以维持体液平衡。严格掌握输液量和速度，全肺切除者，24 小时补液量控制在 1500ml 以内，速度以每分钟 20～30 滴为宜。当肠蠕动恢复后，即可开始进食，伴营养不良者，可行肠内或肠外营养，以提高机体抵抗力，促进伤口愈合。

护考链接

一侧全肺切除术后输液速度应控制在（　　）

A. 10～20 滴/分　B. 20～30 滴/分　C. 30～24 滴/分　D. 40～60 滴/分　E. 50～60 滴/分

分析：一侧全肺切除术后，如输液不当易引起肺水肿，故输液应严格限制速度和量。24 小时入量不超过 1500ml，左肺输液速度≤30 滴/分，右肺输液速度≤20 滴/分。

3）做好胸腔闭式引流的护理：维持引流通畅，术后初期每 30～60 分钟向水封瓶方挤捏引流管 1 次。观察引流量、颜色、性质。全肺切除后胸腔引流一般呈钳闭状态，以保证术后患者胸腔内有一定的积气、积液，减轻或纠正明显的纵隔移位。但要根据胸腔内压力的改变酌情放出适量的气体或液体，以维持气管、纵隔于中间位置。每次放液量不超过 100ml，速度宜慢，避免快速多量放液引起纵隔突然移位，导致心脏停搏。

4）鼓励指导患者早期活动，并进行肩臂功能锻炼（图 13-18）。

5）手术后并发症的护理：①胸腔内出血：应定时检查切口及引流管口有无渗血。观察胸腔引流液的颜色和量，若术后 3 小时内引流液＞100ml/h，鲜红色，有血凝块，伴有烦躁、面色苍白、血压下降等低血容量表现，提示有活动性出血。应迅速抗休克治疗，保持引流通畅，必要时作好手术止血准备。②肺不张、肺炎：患者表现为烦躁不安、脉快、发热、哮鸣、呼吸困难等症状，其护理重在预防。若发现以上情况，应立即给氧，遵医嘱合理应用抗生素，鼓励患者自行咳嗽、排痰，必要时行吸痰。③支气管胸膜瘘：是肺切除后严重并发症之一。多发生于术后 1 周。患者突感呼吸急促、刺激性咳嗽、血痰，伴发热等，患侧出现液气胸体征。若将亚甲蓝溶液 1～2ml 注入胸膜腔，患者咳出带有蓝色痰液即可确诊。主要护理措施是行胸腔闭式引流，遵医嘱应用抗生素，必要时做好手术修补瘘口的准备。

3. 心理护理　患者在疾病的不同阶段，心理问题可以不同，应关心体贴患者，启发患者说出心理问题的原因，有针对性地心理疏导，增强康复的信心，提高生活质量。

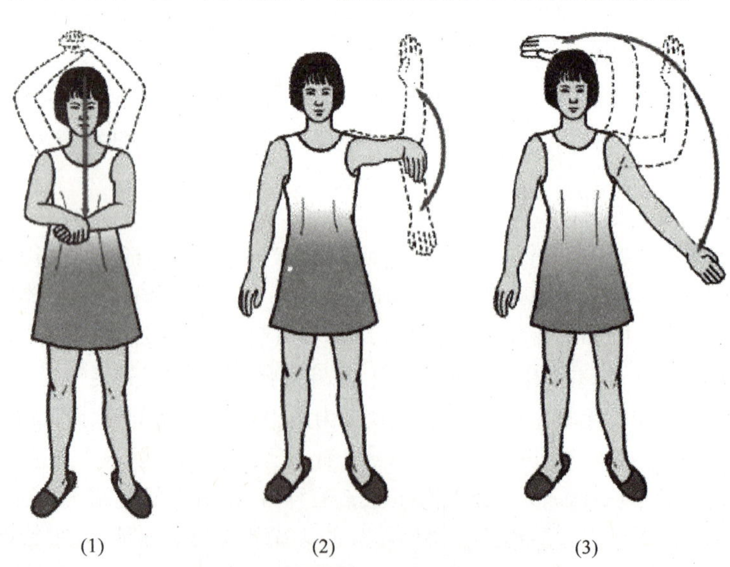

图 13-18　肺癌手术后肩臂锻炼的方法

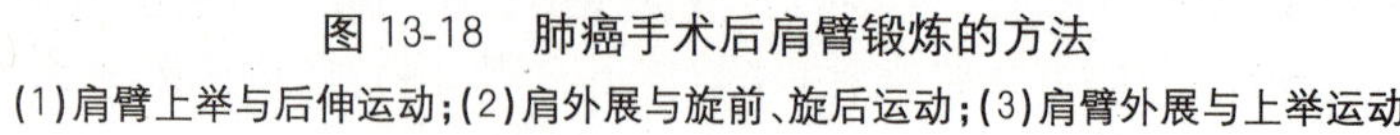
（1）肩臂上举与后伸运动；（2）肩外展与旋前、旋后运动；（3）肩臂外展与上举运动

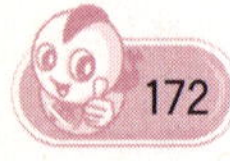

（五）健康指导

1. 宣传吸烟的危害，提倡不吸烟或戒烟，并注意避免被动吸烟。

2. 说明手术后活动与锻炼的重要意义，教育患者出院后要继续坚持锻炼，尤其是早期手术侧肩臂的各方向活动和锻炼。

3. 保持良好的口腔卫生，预防呼吸道感染。术后一段时间内避免出入公共场所或与上呼吸道感染者接触，避免与烟雾、化学刺激物接触。

4. 出院后定期复查。如有进行性疲倦、伤口疼痛、剧烈咳嗽、咯血等症状，应考虑复发的可能，及时返院复诊。

二、食管癌患者的护理

案例13-4

患者，男，67 岁，吞咽困难 3 月余，伴有饮食减少，进食时胸骨后有烧灼感，身体消瘦，但进流食感觉不明显，至医院就诊，行上消化道纤维食管镜检查，示食管中上段癌。入院后行食管癌根治术。

问题：1. 患者目前存在及潜在的护理问题有哪些？

2. 该患者术后可能的并发症是什么？

3. 需采取哪些主要的护理措施？

（一）概述

食管癌（espohageal carcinoma）是我国常见的一种恶性肿瘤，多见于男性，发病年龄多在 40 岁以上。我国是世界上食管癌高发地区之一（图 13-19）。

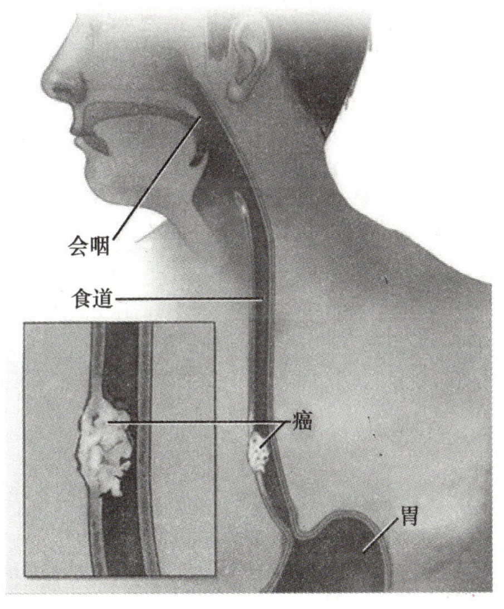

图 13-19　食管癌

1. 病因　食管癌的病因虽尚未完全明了，根据流行病学调查及有关的实验研究：①化学物质，亚硝胺类化合物有致癌作用。②生物因素。③缺乏某些微量元素。④缺乏维生素。⑤嗜好烟酒、过烫或过硬的饮食，发现食管癌患者有食物粗、进食过快、过热、过度等不良饮食习惯，这些因素损伤了食管上皮，增加了致癌物的敏感性。⑥遗传因素等。

2. 病理　食管癌多位于胸中段，下段次之，上段较少。多为鳞癌。贲门部腺癌也可向上延伸累及食管下段。按病理形态分为髓质型、蕈伞型、溃疡型、缩窄型 4 种类型，以髓质型最常见，恶性程度高。癌在黏膜下可向食管全周及上、下扩散，同时也向肌层浸润，并侵入邻近组织。食管癌主要通过直接浸润、淋巴转移、血行转移 3 条途径转移，其中以淋巴转移为主要，晚期可经血行转移至肝、肺、骨髓等。

链接

食　管　癌

食管癌是常见的恶性肿瘤之一。全世界每年约有 30 万死于食管癌。我国是食管癌的高发地区，每年因食管癌死亡者约 15 万，占全部恶性肿瘤死亡总数近 1/4。我国食管癌的区分布在华北太行山地区和四川盆地西北部地区，呈不规则同心圆的分布，圆心发病率较高，向四周递减。沿海地区由东北向西南发病率逐渐降低，地区变动，距离远近，食管癌的发病率高低相差可达数 10 倍。

（二）护理评估

1. 健康史　应注意询问患者有无长期饮烈性酒、吸烟、进食过快、食物过硬、过热等；了解患者的营养状况；有无慢性食管炎、食管良性狭窄、食管白斑病等食管疾病；注意了解是否生活在食管癌的高发区及有无家族史。

2. 身体状况　早期症状常不明显，偶有吞咽食物哽噎感、停滞感或异物感，胸骨后烧灼样、针刺样疼痛。随着病情发展，出现典型症状，即进行性吞咽困难。先是难咽干硬食物，继而半流质，最后水和唾液也不能咽下，患者逐渐出现消瘦、贫血、乏力、脱水及营养不良。当癌肿侵及喉返神经出现声音嘶哑；累及气管，形成食管气管瘘，出现呛咳和肺部感染；侵入主动脉，溃烂破裂时，可引起大量呕血；晚期出现恶病质。此外，还可出现锁骨上淋巴结肿大、肝大、胸腔积液、腹水等转移体征。

3. 心理-社会状况　当患者被诊断为食管癌，并出现进行性加重的进食困难及对治疗预后的担忧，使患者产生不同程度的焦虑、恐惧、悲哀或绝望感。

4. 辅助检查

(1)食管吞钡X线检查：了解有无黏膜破坏，充盈缺损、管腔狭窄等。

(2)脱落细胞学检查：食管拉网查脱落细胞，早期阳性率可达90%以上。在食管癌的早期诊断中曾起过积极的作用，但因其漏诊较多，接受率低，使用日渐减少。

(3)纤维食管镜检查：可直视病变部位，并取活组织作病理学检查。

5. 治疗要点及反应　食管癌的治疗原则是以手术治疗为主，辅以放射、化学药物等治疗的综合疗法。手术可彻底切除肿瘤及周围受侵组织，手术切除的范围为癌肿及上下各5cm内的食管及所属区域淋巴结。以胃、结肠或空肠做食管重建术，对于晚期病例，可做姑息性手术，如食管腔内置管术、胃造瘘术等。放射治疗可用于手术前和手术后，增加手术切除率，也可单独用于上段食管癌或晚期癌的治疗。化学药物治疗，一般为手术后辅助治疗。食管癌手术后可出现吻合口瘘、乳糜胸等并发症。放疗和化疗可出现全身或局部反应。

（三）护理问题

1. 营养失调：低于机体需要量　与进食不足、消耗增加有关。

2. 体液不足　与吞咽困难、水分摄入不足有关。

3. 潜在并发症　吻合口瘘、乳糜胸等。

（四）护理措施

1. 手术前护理　术前常规做好营养支持、口腔护理、呼吸道准备及心理护理，并重点做好胃肠道准备：①术前1周遵医嘱口服抗生素；②术前3日改流质饮食，术前1日禁食；③对进食后有滞留或反流者，术前3日每晚以生理盐水100ml加抗生素经鼻胃管冲洗食管；④拟结肠代食管手术的患者，术前做好结肠肠道准备（见结直肠癌患者护理）；⑤手术日晨常规置胃管或一并置十二指肠营养管。

2. 手术后护理　术后常规加强病情观察、呼吸道护理、胸腔闭式引流护理、放疗和化疗护理，并重点加强饮食护理和并发症护理。

(1) 饮食护理：是食管癌手术后护理的重点。①由于食管血供差，又缺乏浆膜层，吻合口愈合较慢，故术后应严格禁饮禁食3～4日，行胃肠减压、静脉输液。②术后3～4日待肛门排气、胃肠减压引流量减少后、拔除胃管。拔管24h后先试饮少量水，若无异常，术后5～6日可给全清流质，术后10日左右给半流质饮食，术后3周患者可进普食。③应注意少食多餐，进食量不宜过多，速度不宜过快，避免进食生、冷、硬食物，饭后2小时内勿平卧。④留置十二指

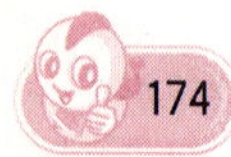

肠营养管者，遵医嘱早期经营养管注入40℃左右的营养液。一般在手术后7～10日拔管。拔管后经口摄入流食或半流食。

护考链接

食管癌手术患者在护理过程中，不正确的是( )

A. 术前作好胃肠道的准备 B. 做好口腔卫生 C. 术后胃肠蠕动恢复即可进食

D. 术后保持胃肠减压通畅 E. 注意并发症吻合口瘘

分析：食管癌的术前、术后护理，常考点在何时进食，术后禁食时间5～7天。

(2) 手术后并发症的护理

1) 吻合口瘘：是食管癌术后最严重的并发症。多发生于术后5～10日，患者可出现呼吸困难，胸腔积液和全身中毒症状，甚至休克等，一旦出现上述症状，应立即通知医生并配合处理，包括：①立即禁食；②行胸腔闭式引流；③遵医嘱应用抗生素及营养支持；④严密观察病情，必要时作好术前准备。

2) 乳糜胸：损伤胸导管所致，是食管癌术后比较严重的并发症，多发生在术后2～10日，少数病例出现在术后2～3周。乳糜液大量积聚于胸腔内，患者可出现胸闷、气急、心悸，甚至血压下降，若不及时处理，患者可在短时间内由于乳糜液中水、蛋白质、脂肪、胆固醇、酶、抗体和电解质的丢失而引起全身消耗、衰竭而死亡，因此应及时配合处理：行胸腔闭式引流术、给予肠外营养支持、行胸导管结扎术。

3. 心理护理 患者在疾病的不同阶段，心理问题可以不同，应关心体贴患者，启发患者说出心理问题的原因，有针对性心理疏导，增强康复的信心，提高生活质量。

（五）健康指导

(1) 向患者介绍手术必要性，告知术前检查、准备的意义；指导患者口腔卫生、深呼吸、咳嗽咳痰及半卧位的重要性。

(2) 嘱患者术后少食多餐、由稀到干，逐渐增加食量。避免进食过快、过量及生、冷、硬、刺激性食物，质硬的药片可碾碎后服用，以免导致后期吻合口瘘。

(3) 解释食管胃吻合术后，由于胃提拉入胸腔压迫肺，患者可能出现胸闷，进食后呼吸困难，一般经1～2个月可缓解。

(4) 告诉患者定期到医院复诊。术后3周仍有吞咽困难时，可能为吻合口狭窄，应及时复诊。

小结

1. 胸部损伤分为开放性和闭合性两大类，其中以肋骨骨折、气胸、血胸较常见，任何损伤破坏胸腔的完整，导致负压变化，都可引起呼吸和循环功能紊乱而威胁生命。造成患者呼吸困难、发绀，甚至发生休克。而正确及时有效的治疗是救治的关键。治疗原则为清创，固定，穿刺排除气体、液体或行胸腔闭式引流术促进肺及早复张。脓胸是脓性渗出液积聚与胸膜腔内化脓性感染所致，治疗以提高全身抵抗力，通畅引流及消灭脓腔为原则。

2. 胸部肿瘤以食管癌、肺癌较常见，主要症状为吞咽、呼吸困难，严重影响患者的营养状态，常需开胸手术治疗。

3. 胸腔闭式引流护理及胸外科手术后患者并发症观察及相应的护理措施是胸外科护理中重要的护理内容。

自测题

A₁/A₂ 型题

1. 胸外科患者术前护理重点是(　　)
A. 做好心理护理　B. 监测生命体征
C. 维持体液平衡　D. 纠正营养不良
E. 畅通呼吸道,改善肺功能

2. 关于胸腔闭式引流装置,以下哪项不正确(　　)
A. 水封瓶装置密封
B. 引流管应妥善固定
C. 水封瓶应低于引流口 20cm
D. 水封长玻璃管应浸在液面下 3～4cm
E. 换瓶时用双钳夹闭引流近端

3. 外伤性血胸胸腔内积血不凝固的原因是(　　)
A. 胸腔内有抗凝物质
B. 肺、膈肌运动的去纤维化作用
C. 胸腔内渗出液体的稀释作用
D. 凝血因子减少
E. 有效循环血量减少

4. 拔除胸腔闭式引流管时应(　　)
A. 深吸气后屏气　B. 深呼气后屏气
C. 正常呼吸　D. 浅呼气后屏气
E. 浅吸气后屏气

5. 患者,男,60 岁。行肺段切除术后 2 小时,患者自觉胸闷,呼吸急促,测血压、脉搏均正常,见水封瓶内有少量淡红色液体,水封瓶长玻璃管内的水柱不波动。考虑为(　　)
A. 呼吸中枢抑制　B. 肺水肿
C. 胸腔内出血　D. 引流管阻塞
E. 开放性气胸

6. 患者,男性,30 岁。胸部外伤致右侧第 5 肋骨骨折并发气胸,呼吸极度困难,发绀,出冷汗检查:血压 10.6/8kPa(80/60mmHg),气管向左侧移位,右胸廓饱满,叩诊呈鼓音,呼吸音消失,颈胸部有广泛皮下气肿等。医生采用闭式胸膜腔引流治疗。判断胸腔引流管是否通畅的最简单方法是(　　)
A. 检查患者的呼吸音是否正常
B. 检查引流管是否扭曲
C. 检查引流瓶中是否有引流液
D. 看引流管是否有液体引出
E. 观察水封瓶中长管内水柱的波动

7. 患者,男性,40 岁,胸部闭合性损伤导致左侧血气胸,经胸腔闭式引流后病情平稳,下列哪项情况是拔管的最好指标(　　)
A. 胸腔闭式引流长管内水柱波动停止
B. 胸腔闭式引流管内水柱波动小于 1cm
C. 胸腔闭式引流瓶内无气体溢出
D. 胸腔闭式引流量连续 2 天少于 50ml
E. 水封瓶内无气体逸出或 1 日引流量少于 50ml,X 线证实患侧肺完全膨胀

8. 患者,男性,20 岁,右前胸被刀刺伤后出现胸闷,呼吸困难明显,面色苍白。体格检查:右前胸第 5 肋间可见 2cm 大小的创口,有气体进出,下述有关叙述,不妥的是(　　)
A. 首要处理是用敷料封闭创口发生
B. 可同时有血胸
C. 可出现纵隔摆动
D. 应用抗生素
E. 从创口作闭式胸膜腔引流

9. 患者,女性,38 岁,胸外伤后,除下列哪种情况应及时剖胸探查(　　)
A. 心脏损伤
B. 胸腹联合伤
C. 进行性血胸
D. 肋骨骨折,合并伤侧肺压缩 50%
E. 胸内异物残留

10. 患者,33 岁,胸部外伤后,在下列征象中,除外哪一种情况皆提示胸内有进行性出血(　　)
A. 血压持续下降,脉搏逐渐加快
B. 经输血,补液后,血压迅速回升
C. 胸穿抽出不凝固血液,胸片提示胸膜腔阴影增大
D. 胸腔闭式引流量>200ml/h,持续 3h 以上
E. 复查血红蛋白和红细胞压积继续降低

11. 患者,男性,48 岁,2 小时前左胸被铁棒戳伤,诉胸痛,胸闷,呼吸困难,查:左胸第 4 肋间可见直径约 3.5cm 创口,有气体从此创口进出,以下哪项不符合该病的病理生理变化(　　)
A. 肺萎缩　B. 回心血量减少
C. 气体交换量减少　D. 缺氧
E. 心输出量增加

12. 患者,男性,20 岁,因左胸被铁棒打伤 50 分钟后,前来急诊。查:神清,血压 80/50mmHg

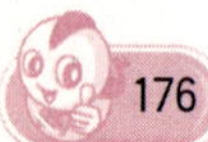

(10.64/6.64kPa),脉细弱,呼吸 32 次/分,胸片提示左胸内有大量积液阴影,纵隔向健侧移位,此时,应考虑的是(　　)
A. 单根肋骨骨折　B. 多根肋骨骨折
C. 张力性气胸　D. 开放性气胸
E. 损伤性血胸

13. 患者,男性,51 岁,胸部外伤后出现吸气时左前胸向内凹陷,呼气时向外凸出的现象,其首要的处理是(　　)
A. 吸氧　B. 应用强心剂
C. 局部加压包扎　D. 应用抗生素
E. 输液、输血

14. 损伤性血胸、胸腔内积血不凝固的原因是(　　)
A. 主要是凝血酶原减少
B. 多种凝血因子的减少
C. 胸腔内渗出血液稀释
D. 腔静脉出血
E. 心脏、肺、膈活动去纤维蛋白作用

15. 患者,男,32 岁,胸部被汽车撞伤后 30 分钟,自觉右胸疼痛,查体:脉搏 80 次/分,血压 120/80mmHg(16.0/10.7kPa),呼吸 16 次/分,气管居中,左右胸均有压痛,两肺呼吸音存在,其诊断可能性最大为(　　)
A. 气胸　B. 血胸
C. 血气胸　D. 多根多处肋骨骨折
E. 单纯性肋骨骨折

16. 右侧血胸患者,急诊入院。查体:脉搏 120 次/分,血压 10.7/6.7kPa,气管向左移位,在输血同时,行右胸闭式引流术,第 1 小时引流量为 200ml,第 2 小时为 250ml,第 3 小时为 180ml,血压虽经输血不见回升,此时最有效的处置是(　　)
A. 继续输血补液　B. 给止血药
C. 剖胸探查止血　D. 闭式引流加负压吸引
E. 给血管活性药

17. 有一患者,1 个月前发热、胸痛、咳嗽、有大量脓痰,经抗炎治疗不见好转,1 周前咳嗽加重,并有呼吸困难,胸部 X 线片见左胸大片状阴影,经胸穿抽出脓液,反复穿刺排脓不能控制,其治疗应为(　　)
A. 抗炎、输血、补液
B. 继续胸穿并注入抗生素
C. 开放引流
D. 纤维板切除术
E. 低位胸腔闭式引流

18. 患者,男性,50 岁,因房屋倒塌,上半身被压伤,2 小时后入院,神志清,呼吸困难,无腹痛及呕吐等,体检:体温 36.5℃,脉搏 100 次/分,血压 110/60mmHg,呼吸 30 次/分,瞳孔反射正常,睑结膜出血,颈部四肢正常,化验:血红蛋白 100g/L,白细胞 12×10^9/L,胸透是双侧少量胸腔积液,最大可能诊断是(　　)
A. 急性肾功能衰竭　B. 广泛软组织挫伤
C. 创伤性休克　D. 创伤性窒息
E. 颅脑损伤

19. 患者,男性,30 岁,车祸伤半小时,体格检查:发绀,烦躁不安,呼吸困难,左侧大块胸壁软化,两肺湿啰音,首要的处理是(　　)
A. 紧急剖胸手术　B. 吸氧及雾化吸入
C. 清除呼吸道分泌物　D. 软化胸壁牵引固定
E. 左侧胸腔闭式引流

20. 一张力性气胸患者,急诊入院,X 线片见右肺完全萎缩。纵隔向右移位,立即给右锁骨中线第 2 肋间置闭式引流溢出大量气体,但患者呼吸困难不见好转,左呼吸音消失,皮下气肿有扩延,此诊断应考虑(　　)
A. 支气管或肺广泛裂伤　B. 食管裂伤
C. 引流管位置过高　D. 血心包
E. 并发血胸

21. 患者,男性,44 岁,右胸车祸伤 2 小时,呼吸困难,发绀,查体:右前胸未见反常呼吸运动,胸部挤压试验阳性,右肺呼吸音降低。胸片显示右侧第 8～10 肋骨后端骨折。错误的处理是(　　)
A. 胸带固定　B. 牵引固定
C. 镇静止痛　D. 应用抗生素
E. 清除呼吸道分泌物

22. 患者,男性,45 岁,车祸伤 1 小时,查体:发绀,烦躁不安,呼吸困难。左胸第 6 肋间处见直径约 3.5cm 不规则创口并可闻及气体进出声,此病例的病理生理改变是(　　)
A. 纵隔扑动造成循环衰竭
B. 急性肺水肿导致气体交换降低
C. 纵隔向健侧移位,伤侧肺代偿性膨胀
D. 胸膜腔内压力不断升高导致呼吸衰竭
E. 吸气时健侧胸膜腔内压力增高,纵隔摆向

伤侧

23. 患者，男性，38 岁，车祸伤 3 小时。X 线检查示右肺压缩 20%，第 5 肋骨单处骨折，其治疗应首选（　　）
A. 吸氧　　B. 镇静，止痛
C. 胸穿排气　　D. 胸膜腔闭式引流
E. 保持呼吸道通畅

24. 患者，男性，20 岁，右胸刀刺伤 1 小时，关于进行性血胸，下列哪种征象不准确（　　）
A. 脉搏逐渐增快，血压持续下降
B. 胸膜腔闭式引流量等于 200ml/h
C. 经输血补液后，血压升高后又迅速下降
D. 血红蛋白、红细胞计数和血细胞比容连续复查，持续降低
E. 胸膜腔穿刺未抽出血液，但胸片提示胸膜腔阴影进行性增大

25. 患者，男性，35 岁，车祸伤 2 小时，体格检查：左侧第 5 肋骨折，左侧胸腔积液，为其行胸腔闭式引流正确的部位是（　　）
A. 锁骨中线第 2 肋间
B. 腋前线第 8 肋间
C. 腋后线第 10 肋间
D. 腋中线与腋后线之间第 6～8 肋间
E. 切口沿肋骨下缘

A_3/A_4 型题

（26～28 题共用题干）

患者，男性，38 岁，右胸被刀刺伤 2 小时，呼吸困难，体检：右胸壁创口，有气体逸出，血压 10/7kPa，脉搏 140 次/分。

26. 以上临床表现符合下述何种情况（　　）
A. 肺气肿　　B. 损伤性血胸
C. 开放性气胸　　D. 张力性气胸
E. 反常呼吸

27. 急救处理时首先应（　　）
A. 补液、输血　　B. 应用强心剂和利尿剂
C. 迅速包扎封闭伤口　　D. 吸氧
E. 胸腔穿刺排气

28. 其造成呼吸循环严重紊乱的病理生理机制为（　　）
A. 纵隔摆动
B. 静脉回心量减少，心输出量减低
C. 健侧吸入气体含氧量低
D. 伤侧胸膜腔负压消失
E. 以上都对

（29～32 题共用题干）

患者，男性，30 岁，外伤后出现呼吸困难，发冷，发绀。体检：心率 115 次/分，血压 75/45mmHg，皮肤湿冷，气管左侧移位，颈静脉充盈，头颈部广泛皮下气肿，右侧胸廓饱满、肋间隙增宽、呼吸幅度降低，叩诊呈鼓音，右肺呼吸音消失。

29. 以上临床表现符合下述何种情况（　　）
A. 闭合性气胸　　B. 开放性气胸
C. 张力性气胸　　D. 创伤性气胸
E. 血气胸伴失血性休克

30. 首要的急救措施是（　　）
A. 高流量给氧　　B. 快速输血补液
C. 胸腔穿刺排气减压　　D. 剖胸探查
E. 气管切开辅助呼吸

31. 此时患者的主要护理问题是（　　）
A. 恐惧
B. 知识缺乏
C. 潜在并发症：休克
D. 营养失调：低于机体需要量
E. 清理呼吸道无效

32. 若对该患者行胸腔闭式引流，以排气为主要目的的引流管安放的位置是（　　）
A. 锁骨中线第 2 肋间　　B. 锁骨中线第 4 肋间
C. 锁骨中线第 6 肋间　　D. 腋中线第 5、6 肋间
E. 腋中线第 7、8 肋间

（33～40 题共用题干）

患者，女性，47 岁，进食时胸骨后刺痛并有哽噎感 2 月余，X 线钡餐检查显示：中段食管约 2.5cm 长之黏膜皱襞增粗和断裂。

33. 患者首先应考虑为（　　）
A. 早期食管癌　　B. 中期食管癌
C. 晚期食管癌　　D. 食管平滑肌瘤
E. 食管炎

34. 进一步确定诊断的理想检查方法是（　　）
A. CT 检查　　B. B 型超声
C. 磁共振检查　　D. 纤维食管镜检查
E. 食管脱落细胞学检查

35. 护士收集其健康史中，哪个可能与其患者有关（　　）
A. 平时喜欢吃烫的食物　　B. 喜食蔬菜
C. 偶尔饮酒　　D. 不吸烟
E. 很少参加运动

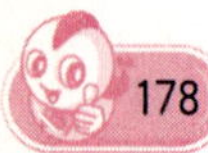

36. 对该患者首选的治疗方法是(　　)
A. 根治性食管癌切除术
B. 姑息性切除手术
C. 食管腔内置管术
D. 胃造口术
E. 食管胃转流吻合术

37. 全麻手术顺利，术后未清醒，应采用的体位(　　)
A. 平卧位头偏向一侧　B. 平卧位
C. 侧卧位　D. 俯卧位
E. 中凹卧位

38. 清醒后，病情平稳，应采用的体位(　　)
A. 平卧　B. 侧卧位
C. 半卧位　D. 俯卧位
E. 中凹卧位

39. 在护理过程中，胃管不通，采用哪项措施(　　)
A. 向移动拉胃管　B. 向下移动胃管
C. 拔除胃管更换　D. 少量等渗盐水低压冲洗
E. 大量等渗盐水用力冲洗

40. 该患者术后第 3 日，拔除胃管后进流食。第 5 日体温 39℃，呼吸困难，胸痛，X 线透视见胸腔积液。首先考虑的并发症是(　　)
A. 肺炎　B. 膈下脓肿
C. 胸膜炎　D. 食管吻合口瘘
E. 支气管胸膜瘘

(孙　倩)

第14章

腹外疝患者的护理

腹腔内的小肠或其他脏器、组织，因某种原因突出腹腔外，就形成一个包块，俗称“疝气”，即腹外疝。青少年时期因为先天的因素以及后天的爱运动等致使腹内压增高的机会比较多，所以相对诱发腹外疝的机会也比较多。一般轻者无自觉症状，也可有少许坠胀不适，但严重的可发生肠坏死或者引起穿孔，危及患者的生命。所以护士应该加强对青少年的健康宣教。

案例14-1

患者，65岁，长期便秘。5年前发现右腹股沟区肿块，约3cm×3cm大小，2年来渐增大至10cm×5cm大小，可坠入阴囊。肿块突出时感下腹坠胀，隐痛。体检：腹股沟区约10cm×5cm大小肿块，质软，无压痛，回纳后压迫内环，不再出现。患者为农民，小学文化程度。

问题：1. 该患者的疾病诊断可能是什么？

2. 该病该做如何处理？

3. 该在哪些方面对患者进行健康指导？

第1节 概　述

腹外疝是由腹腔内某一脏器或组织连同腹膜壁层，经腹壁的薄弱点或缺损处向体表突出所形成。腹外疝是外科最常见的腹部疾病之一。常见的腹外疝有：腹股沟疝、股疝、脐疝、切口疝等。

一、病　因

腹壁强度降低和腹内压力增高是腹外疝发病的两个主要原因。

1. 腹壁强度降低

(1)先天性因素：在胚胎发育过程中，某些器官或组织穿过腹壁造成局部腹壁强度降低，如精索或子宫圆韧带穿过的腹股沟管；股动、静脉穿过的股管；脐血管穿过的脐环以及腹股沟三角区均为腹壁薄弱区；腹白线因发育不全也可成为腹壁的薄弱点。

(2)后天性因素：腹部手术切口愈合不良、腹壁外伤或感染造成腹壁缺损、年老体弱或过度肥胖造成腹壁肌萎缩等，均可导致腹壁强度降低。

2. 腹内压增高　腹内压增高是形成腹外疝的重要诱因。导致腹内压增高的常见因素有：慢性咳嗽、长期便秘、排尿困难、腹水、妊娠、负举重物、从事重体力劳动、婴儿经常啼哭等。

二、病理解剖

典型的腹外疝由疝环、疝囊、疝内容物和疝外被盖组成(图14-1)。

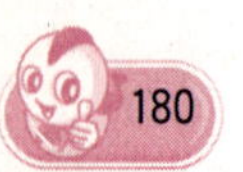

1. 疝环　也称疝门，是疝内容物突向体表的门户，亦是腹壁的薄弱或缺损处。通常以疝环所在的部位为疝命名，如腹股沟疝、股疝、脐疝、切口疝等。

2. 疝囊　壁腹膜经疝环向外突出所形成的囊状结构，是疝内容物的包裹。分为疝囊颈、疝囊体、疝囊底 3 部分，一般呈梨形、卵圆形或半球形。疝囊颈是疝囊与腹腔间的通道，比较狭窄，其位置相当于疝环处。

3. 疝内容物　是突入疝囊内的腹腔内脏器或组织，最常见的是小肠，其次是大网膜。其他还有盲肠、阑尾、乙状结肠等，也可进入疝囊，但比较少见。

4. 疝外被盖　指覆盖在疝囊以外的腹壁各层组织，通常由括筋膜、肌肉、皮下组织和皮肤组成。

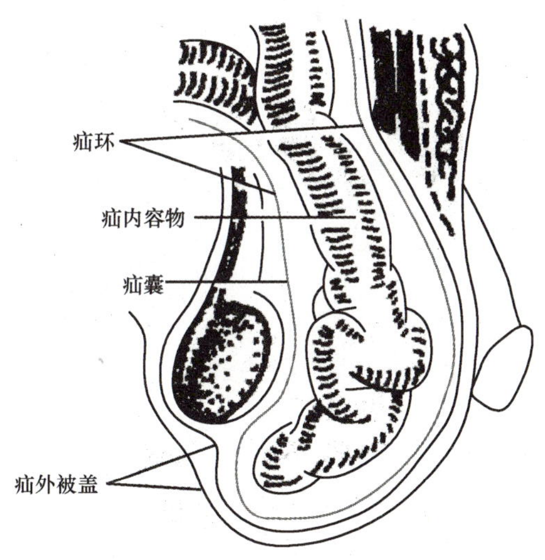

图 14-1　腹外疝的病理结构

三、病理类型

1. 易复性疝（reducible hernia）　临床上最常见。当患者站立、行走、咳嗽或劳动时，腹内压增高，疝内容物进入疝囊，在平卧、休息或用手推送疝块时，疝内容物容易回纳腹腔，称为易复性疝。

2. 难复性疝（irreducible hernia）　病程较长，疝内容物与疝囊发生粘连，使疝内容物不能或不能完全回纳腹腔，称为难复性疝。其内容物大多数是大网膜。少数病程长、疝环大的腹外疝，如邻近的腹腔后位脏器如盲肠、乙状结肠、膀胱等，也随小肠、网膜等滑入疝囊，并成为疝囊壁的一部分，这种疝称为滑动性疝，也属于难复性疝。

3. 嵌顿性疝（incarcerated hernia）　疝环较小，当腹内压骤然升高时，疝内容物强行扩张疝囊颈而进入疝囊，并随即被弹性回缩的疝囊颈卡住，使疝内容物不能回纳腹腔，称为嵌顿性疝。疝发生嵌顿后，疝内容物可发生静脉回流受阻，导致肠壁淤血和水肿。若能及时解除嵌顿，病变肠管可恢复正常。

4. 绞窄性疝（strangulated hernia）　若嵌顿时间过久，疝内容物引起严重的血运障碍，导致缺血坏死，称为绞窄性疝。嵌顿性疝和绞窄性疝实际上是同一个病理过程的两个不同阶段，临床上很难截然分开。

第 2 节　腹股沟疝患者的护理

一、概　　述

腹腔内脏器通过腹股沟的间隙或缺损向体表突出所形成的，称为腹股沟疝（inguinal hernia）。腹股沟疝以男性多见，男女发病率之比约为 15∶1，右侧比左侧多见。腹股沟疝分为斜疝和直疝。凡腹腔内脏器或组织经腹股沟管突出，形成的疝，称为腹股沟斜疝（indirect ingui-

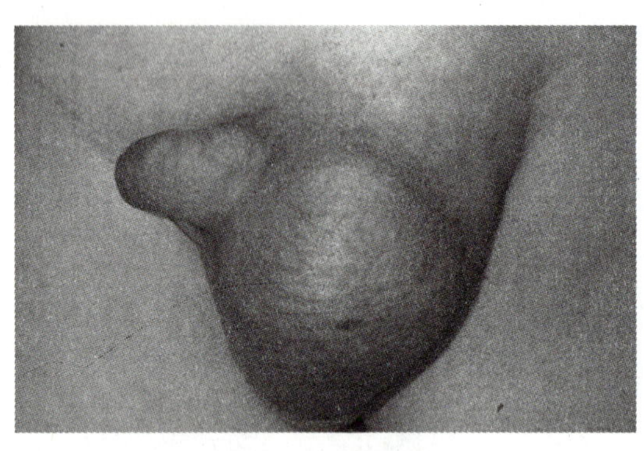

图 14-2　腹股沟斜疝

nal hermia)(图 14-2)。经腹股沟三角向前突出者,称为腹股沟直疝(direct inguinal hernia)。斜疝比直疝多见。

二、护理评估

(一)健康史

注意了解患者有无腹部手术及外伤史,有无伤口愈合不良、感染等过程,分析有无导致腹壁缺损或薄弱的原因。是否存在年老体弱、过度肥胖、糖尿病等腹壁肌肉萎缩的因素。详细评估患者有无腹内压增高的因素,如慢性咳嗽、习惯性便秘、从事重体力劳动等。

(二)身心状况

1. 腹股沟斜疝　是临床最多见的腹外疝。多见于儿童及青壮年男性。除局部坠胀感外,一般无明显症状。主要表现为腹股沟区出现可回纳性疝块,并可进入阴囊或大阴唇,常在腹内压增高时出现。疝块呈梨形或椭圆形,其近端呈蒂柄状,平卧或用手向腹腔推送时,疝块可向腹腔回纳。回纳后,用手通过阴囊皮肤伸入腹股沟管浅环,可以感觉到浅环宽大而松弛,嘱患者咳嗽,指尖有冲击感。用手指紧压腹股沟管深环,让患者起立并咳嗽,疝块不再出现,但手指放开后疝块又可出现。在强体力劳动或用力排便等腹内压骤增时易发生嵌顿,疝块会突然增大,并伴明显疼痛。平卧或用手推送不能使疝块回纳,而发生嵌顿。若不及时处理,将发展为绞窄性疝,可引发继发性感染,严重者可发生脓毒症。

2. 腹股沟直疝　多见于年老体弱者,一般无自觉症状。当患者站立或腹内压增高时,在腹股沟内侧端、耻骨结节上外方出现一半球形肿块,不伴有疼痛或其他症状,也不降入阴囊。因疝囊颈宽大,平卧后肿块能自行回纳腹腔而消失,极少发生嵌顿。腹股沟直疝的临床表现应和腹股沟斜疝相鉴别(表 14-1)。

表 14-1　腹股沟斜疝和腹股沟直疝的鉴别

鉴别项目	腹股沟斜疝	腹股沟直疝
发病年龄	多见于儿童及青壮年	多见于老年人
突出途径	经腹股沟管突出,可降入阴囊	由直疝三角突出,不进阴囊
疝块外形	椭圆或梨形,近端呈蒂柄状	半球形,基底较宽
回纳疝块后压迫深环	疝块不再突出	疝块仍可突出
精索与疝囊的关系	精索在疝囊后方	精索在疝囊前外方
疝囊颈与腹壁下动脉关系	疝囊颈在腹壁下动脉外侧	疝囊颈在腹壁下动脉内侧
嵌顿机会	较多	极少

3. 心理-社会状况　患者常因疝块反复突出影响工作和生活而感到焦虑不安,也因对疝的病因、治疗及预防疝复发的措施等缺乏认识,对手术及预后存在种种顾虑。

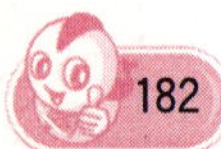

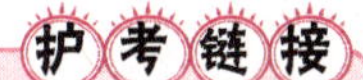

患者，男性，68 岁，右侧腹股沟区可复性肿块 7 年，肿块有时可进入阴囊。体检：右侧腹股沟区肿块，可还纳、外环口容两指，压迫内环口后，肿块不再出现。鉴别该患者为腹股沟斜疝或直疝时，最有意义的鉴别点是（　　）

A. 发病年龄　　B. 突出途径　　C. 疝块外形

D. 疝内容物是否进入阴囊　　E. 还纳疝内容物、压迫深环后疝内容物是否再突出

分析：在进行斜疝和直疝的鉴别时，如果以年龄来做判断，可能大部分学生此题都会认为是腹股沟斜疝。在斜疝和直疝的鉴别上最有意义的是回纳疝内容物后，压迫深环看疝内容物是否会突出。

（三）辅助检查

1. 透光试验　腹股沟斜疝阴囊透光试验阴性。若为鞘膜积液，多为透光（阳性），此检查方法可与鞘膜积液鉴别。

2. 实验室检查　血常规检查白细胞计数和中性粒细胞比例升高，提示继发感染。粪便检查如血便、隐血试验阳性或见白细胞，可提示有无肠管绞窄。

3. X 线检查　可发现有无肠梗阻征象。

（四）治疗要点与反应

1. 非手术疗法　腹外疝一般应及早采用手术治疗。1 岁以内的患儿，可暂不手术。随着生长发育，腹肌逐渐增强，腹外疝可望自愈，暂时可采用压迫疝环的方法，如腹股沟斜疝用棉束带包扎压迫，避免疝内容物脱出。年老体弱或伴有严重疾病不能耐受手术者，可佩戴特制的疝带，或用其他压迫方法，阻止疝内容物脱出。

2. 手术治疗　手术是治疗腹股沟疝的有效方法。常用的手术方式有以下几种：

(1) 疝囊高位结扎术：单纯地在疝囊颈以上高位结扎疝囊，同时切除多余的疝囊。婴幼儿的腹肌在发育中可逐渐强壮而使腹壁加强，单纯疝囊高位结扎常能获得满意的疗效。

(2) 疝修补术：加强或修补腹股沟管管壁，是最常用的治疗方法。成年腹股沟疝患者都存在不同程度的腹股沟管的薄弱和缺损，只有在疝囊高位结扎的基础上，用邻近的健康组织来加强或修补疝囊突出部位的腹壁缺损，治疗才能彻底。

(3) 无张力疝修补术：对疝环周围组织严重缺损，无法作修补术的患者，可应用人工高分子材料，如合成纤维网片、丝绸片等，以缝补腹壁。但人工材料毕竟是异物，有潜在排异和感染的危险，材料费昂贵，临床推广受限。

(4) 经腹腔镜疝修补术：在腹腔镜下，利用合成纤维网片等材料来修补腹壁缺损或使内环缩小，具有创伤小、痛苦少、恢复快等优点。但因其对技术设备要求高等原因，临床广泛应用仍受限制。

3. 嵌顿性疝和绞窄性疝的治疗　嵌顿性疝具备下列情况时可先试行手法复位：①嵌顿时间在 3～4 小时内，局部压痛不明显，无腹部压痛或腹肌紧张等腹膜刺激征者；②年老体弱或伴有其他严重疾病而估计肠内容物尚未绞窄坏死者。手法复位后 24 小时内需严密观察腹部情况，如出现腹膜炎或肠梗阻表现，或手法复位失败，应立即手术。除上述情况外，嵌顿性疝原则上需紧急手术治疗，以防疝内容物绞窄坏死。绞窄性疝必须紧急手术治疗。

护考链接

患者，男，17岁，学生。右侧腹股沟斜疝，嵌顿8小时就诊。检查，右下腹包块，有明显压痛，腹肌有明显肌紧张，反跳痛，此时最适宜的处理是(　　)

A. 选用非手术疗法，佩带疝带　　B. 择期手术治疗　　C. 试行手法还纳
D. 不可还纳，应紧急手术　　E. 以上处理都不对

分析：该患者虽为年轻的学生，但患者嵌顿的时间较长，而且已经出现腹部压痛、肌紧张、反跳痛等腹膜刺激征，说明嵌顿性疝已经转为绞窄性疝，应紧急手术。

三、护理问题

1. 焦虑　与疝块影响日常工作生活有关。
2. 疼痛　与疝块嵌顿或绞窄及手术创伤有关。
3. 知识缺乏　缺乏预防腹外疝复发的知识。
4. 潜在并发症　术后阴囊血肿、切口感染、膀胱肠管等脏器损伤。

四、护理措施

（一）非手术治疗的护理

1. 棉束带压迫治疗的护理　1岁以内患儿的腹股沟斜疝采用棉束带压迫治疗(图14-3)，松紧要适宜；保持清洁，被粪、尿污染后应立即更换。脐疝患儿的脐环压迫固定后，亦要经常检查，防止移位导致压迫失败。

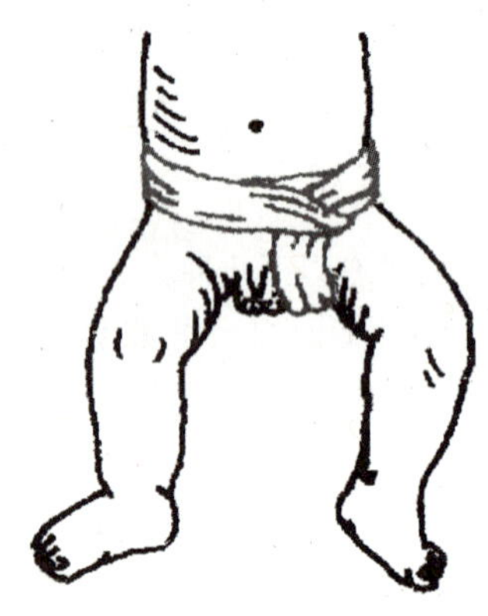
图14-3　腹股沟斜疝棉带包扎

2. 疝带压迫治疗的护理　采用疝带压迫治疗有不舒适感，长期佩戴易产生厌烦情绪，应劝慰患者，说明使用疝带的意义。同时指导患者正确佩戴，防止压迫错位而影响效果。

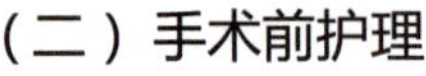

（二）手术前护理

1. 一般护理

(1) 卧位与活动：术前一般患者卧位和活动不受限制，但巨大疝患者应卧床休息2～3日，回纳疝内容物，使局部组织松弛，减轻充血与血肿，有利于术后切口愈合。

(2) 饮食：多饮水、多吃蔬菜等富含纤维素食物，保持大便通畅。

2. 病情观察　观察腹部情况，若患者出现明显腹痛，伴疝块突然增大、紧张发硬且触痛明显，不能回纳腹腔，应高度警惕嵌顿性疝发生的可能，并立即通知医生，及时处理。

3. 配合治疗护理

(1) 避免腹内压增高：术前有咳嗽、便秘、排尿困难等引起腹内压增高的因素存在时，除非急诊手术，均应作相应处理，待症状控制后方可手术，否则术后易复发。术前患者戒烟2周；注意保暖，防止受凉感冒。

(2) 严格备皮：是防止切口感染、避免疝复发的重要措施。术前嘱患者沐浴，按规定范围严格备皮，对会阴部、阴囊皮肤的准备更要仔细，既要剃尽阴毛又要防止剃破皮肤。手术日晨应再次检查皮肤准备情况，如有皮肤破损应暂停手术。

(3) 灌肠和排尿：术前晚灌肠通便，防止术后便秘和腹胀。送患者进手术室前，嘱患者排

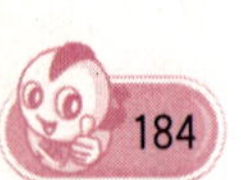

尽尿液，防止术中误伤膀胱。

(4) 嵌顿性或绞窄性疝准备：嵌顿性或绞窄性腹外疝，尤其是合并肠梗阻的患者，往往有脱水、酸中毒和全身中毒症状，甚至发生感染性休克，应紧急手术治疗。术前做好禁食、胃肠减压、补液纠正水、电解质、酸碱平衡失调、抗感染等处理。

4. 心理护理　向患者及其家属解释腹外疝的病因和诱因，手术治疗的原理和必要性，消除患者的紧张和顾虑。

（三）手术后护理

1. 一般护理

(1) 卧位与活动：术后取平卧位，膝下垫一软枕，使膝、髋关节微屈，以降低腹股沟切口张力和减小腹腔内压力，利于切口愈合和减轻切口疼痛。次日可改为半卧位。一般术后卧床3～6 日。无张力疝修补术后，患者可早期离床活动。年老体弱、复发性疝、绞窄性疝、巨大疝患者应延长卧床时间，以防术后初期复发。卧床期间注意适当的床上活动。

护考链接

患者，男，18 岁，学生。右侧腹股沟斜疝，已经行手术治疗，护士在对其进行护理时，下列哪项是错误的(　　)

A. 术后取仰卧位，在膝部垫一小枕，使髋关节微屈　B. 用阴囊托或丁字带托起阴囊

C. 腹股沟手术区可用沙袋压迫　D. 告诫患者不可受凉，防止感冒咳嗽

E. 血压平稳后，改成半卧位。患者年轻，可尽早下床活动，避免肠粘连。

分析：本题乍一看，很多学生就觉得这题没有错误的选项，好像护士的护理措施都是对的，但是腹外疝手术的患者要第 2 天才改成半卧位，患者应卧床休息 3～6 日，逐渐增加活动量，以防止疝复发。

(2) 饮食：一般患者术后 6～12 小时无恶心、呕吐，可进流质食物，次日可进软食或普食。行肠切除吻合术者术后应禁食，待肠道功能恢复、肛门排气后方可进流质饮食，再逐步过渡到半流质、普食。

2. 病情观察　注意患者生命体征的变化，密切观察切口有无渗血、感染及阴囊有无血肿的征象，同时还要观察有无其他并发症(如术中肠管损伤或膀胱损伤)的出现。如有异常应报告医生处理。

3. 配合治疗护理

(1) 预防阴囊血肿：术后切口部位用沙袋压迫 24 小时以减轻渗血。因阴囊比较松弛且位置较低，可用“丁”字带或阴囊托托起阴囊，减少渗液、渗血的积聚，促进回流。

(2) 预防感染：注意保持敷料清洁、干燥，避免大小便污染，尤其是婴幼儿更应加强护理。如发现敷料脱落或污染时，应及时更换，以防切口感染。嵌顿性或绞窄性疝手术后，遵医嘱常规应用抗生素。

(3) 防止腹内压增高：术后注意保暖，以防受凉而引起咳嗽。如有咳嗽应及时用药治疗，并嘱患者在咳嗽时用手掌按压伤口，减少腹内压增高对切口愈合的不利影响。保持大小便通畅，如有便秘应及时处理。

4. 心理护理　术后患者关注伤口疼痛和手术效果，护士应与患者多沟通，有针对性地做好安慰和解释工作，消除患者及家属的思想顾虑。

五、健 康 指 导

1. 患者出院后逐渐增加活动量，3 个月内应避免重体力劳动或提举重物。

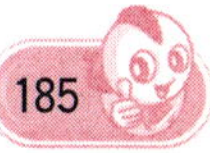

2. 减少和消除引起腹外疝复发的因素，并注意避免增加腹内压的动作如用力排便、剧烈咳嗽、打喷嚏等，防止术后复发。

3. 调整饮食习惯，多吃蔬菜、水果，保持大便通畅。

4. 定期随访，如腹外疝复发，应及早诊治。

护考链接

患者，40岁，反复出现右下腹可复性包块3年余，影响日常生活，诊断为腹股沟斜疝，前来咨询。

1. 推荐患者考虑的合适建议是(　　)

A. 疝带压迫治疗　B. 择期行疝修补术　C. 试行手法复位
D. 紧急手术治疗　E. 可行疝囊高位结扎术

2. 若手术，术前护理中错误的是(　　)

A. 术前排空膀胱　B. 多卧床休息　C. 治疗呼吸道感染
D. 戒烟　E. 备皮若剃破皮肤，可涂碘伏，不影响手术

3. 患者术后及出院的健康教育措施正确的是(　　)

A. 术后即可进普食，加强营养　B. 早期下床活动
C. 3个月内避免重体力劳动　D. 有痰液鼓励用力咳出，保持呼吸道通畅
E. 积极锻炼身体促进康复

分析：手术是治疗腹股沟疝有效的方法，而严格备皮是防止切口感染、预防疝复发的重要措施；患者出院后为了防止疝复发也要注意3个月内避免重体力劳动。在护考中，腹外疝容易以A_3型题出现，可能涉及判断腹外疝的类型、治疗方法以及护理措施等。

第3节　其他常见的腹外疝

一、股　　疝

腹腔内脏器或组织经股环突入股管，再经股管突出卵圆窝称为股疝(femoral hernia)(图14-4)。股疝的发病率约占腹外疝的3%～5%，本病多见于40岁以上妇女。

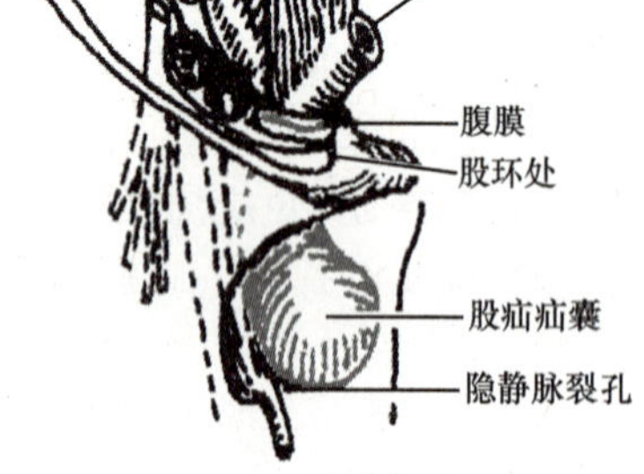

图14-4　股疝

(一)病因

女性骨盆较宽广、联合肌腱和腔隙韧带较薄弱，以致股管上口宽大松弛，故而易发病。妊娠是腹内压增高引起股疝的主要原因。

(二)临床表现

平时无症状，多偶然发现。部分患者可在久站或咳嗽时腹股沟韧带下方卵圆窝处表现为一半球形的突起，平卧可回纳，有时候局部有轻度胀痛。由于股管几乎是垂直向下的，疝内容物似直线状下坠，但一出卵圆窝后，却突转向前，形成一锐角。加之股环本身狭小，周围韧带坚韧，因此容易发生嵌顿，是最容易嵌顿和绞窄的腹外疝。

(三)治疗要点

股疝是最容易嵌顿和绞窄的疝，所以一经确诊，应及时手术。最常用的手术方法是

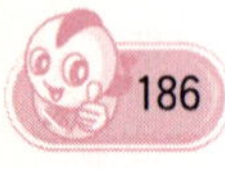

McVay 修补法。

二、脐　　疝

腹内脏器经脐环突出形成的疝称为脐疝(umbilical hernia)(图 14-5)。临床上分婴儿型和成人型。

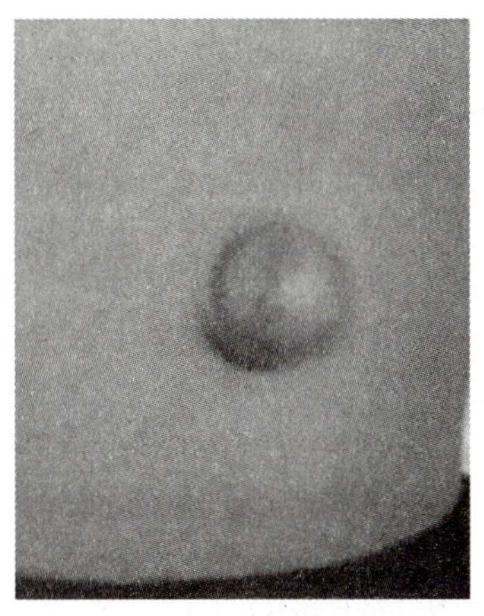

图 14-5　脐疝

(一) 病因

脐位于腹壁正中部,在胚胎发育过程中,是腹壁最晚闭合的部位。同时,腹部缺乏脂肪组织,使腹壁最外层的皮肤、筋膜与腹膜直接连在一起,成为全部腹壁最薄弱的部位,腹腔内容物容易于此部位突出形成脐疝。婴儿型多见,是因为脐部发育不全,脐环没有完全闭锁;或脐部的瘢痕组织薄弱,不够坚固。在腹内压增加(经常啼哭、便秘、包茎等)情况下,内脏可以从脐部突出而形成脐疝。

(二) 临床表现

患者多无不适,主要表现为脐部半球形或圆柱状,易回纳,极少发生嵌顿。成人脐疝较为少见,可能与脐环处瘢痕组织变弱有关。诱因是妊娠、慢性咳嗽、腹水等。疝内容物初期多为大网膜,随后还有小肠、结肠等。常因与疝囊壁发生广泛粘连,形成多房性间隙,较易发生嵌顿和绞窄。婴儿型脐疝极少发生嵌顿和绞窄。

(三) 治疗要点

小儿 2 岁以前都可采用非手术治疗。脐疝患儿在回纳疝块后,用一枚大于脐环、纱布包裹的硬币或小木片压住脐环,再用弹力绷带或胶布加以固定。2 岁以后,如脐疝疝环直径仍大于 1.5cm,则需手术治疗。成人型脐疝因易发生嵌顿和绞窄,故应采取手术治疗。

三、切　口　疝

腹腔内脏器或组织自腹部手术切口突出形成的疝称为切口疝(incisional hernia)。发生率约占腹外疝的第 3 位。

(一) 病因

剖腹手术的常见并发症,多发生于腹直肌切口。其中最主要的原因是切口感染、放置引流物时间过长,导致腹壁切口瘢痕薄弱。另外,术后患者如有出现明显腹胀、剧烈咳嗽等导致腹内压增高的原因,可引起切口内层的组织部分裂开,使腹壁强度降低。肥胖、老龄、营养不良的患者也多见。

(二) 临床表现

主要症状为术后数周或数月,在伤口瘢痕处发现柔软肿块,疝块较大者,可伴有腹胀、腹部牵拉感、食欲减退、恶心、便秘、腹痛等表现。疝块回纳后,可摸到腹壁深处的缺损,因疝环比较宽大,很少发生嵌顿。

(三) 治疗要点

手术治疗为主。

小结

1. 腹外疝是常见的腹部外科疾病之一。腹壁强度降低和腹内压力增高是腹外疝的主要原因。

2. 一个典型的腹外疝由疝囊、疝环、疝内容物、疝外被盖组成。病理类型有易复性疝、难复性疝、嵌顿性疝、绞窄性疝。

3. 腹股沟斜疝是最常见的腹外疝。股疝是最容易嵌顿的疝。

4. 手术是腹外疝最有效的治疗方式。半岁以下婴幼儿一般采用非手术治疗。

5. 术前的护理重点是消除各种可能导致疝复发的因素。术后做好体位及饮食的护理，加强病情的观察，防止腹内压的增高，预防阴囊水肿、切口感染等。患者出院后3个月内避免重体力劳动。

自测题

A_1 /A_2 型题

1. 腹外疝的发病基础是(　　)
   A. 腹壁薄弱或缺损　B. 营养不良
   C. 腹内压增高　D. 腹腔内脏器损伤
   E. 腹部穿透伤

2. 最容易发生嵌顿的腹外疝是(　　)
   A. 白线疝　B. 腹股沟直疝　C. 股疝
   D. 脐疝　E. 切口疝

3. 下列哪种类型的腹外疝应紧急手术处理(　　)
   A. 腹股沟疝　B. 绞窄性疝　C. 难复性疝
   D. 易复性疝　E. 嵌顿性疝

4. 患者，48岁，主诉：卵圆窝处有胀痛感，站立时卵圆窝处有半球形肿块，可回纳，诊断为股疝，正确的处理是(　　)
   A. 观察生命体征
   B. 尽早手术治疗
   C. 观察有无腹痛、腹膜刺激征
   D. 观察包块的大小
   E. 观察有无呕血、发热、腹胀

5. 小婴儿，6个月，随腹压增高出现腹部包块，诊断为腹股沟斜疝，其治疗原则是(　　)
   A. 紧急手术　B. 择期手术　C. 早期手术
   D. 暂不手术　E. 禁忌手术

6. 患者，男，40岁，右侧腹股沟斜疝嵌顿3小时，经手法复位成功。护理观察重点是(　　)
   A. 呕吐、腹胀、发热　B. 呼吸、脉搏、血压
   C. 腹痛、腹膜刺激征　D. 疝块有无再次嵌顿
   E. 疝块部位红、肿、痛

7. 患者，男性，55岁，站立或用力时腹股沟突出肿块，卧位时或用手轻推则消失，并听到咕噜声。怀疑腹股沟疝，为鉴别斜疝和直疝以下最有意义的是(　　)
   A. 回纳疝块，按压内环口，疝块是否出现
   B. 疝块的大小
   C. 疝块的形状
   D. 嵌顿的机会
   E. 是否坠入阴囊

A_3 /A_4 型题

(8～10题共用题干)

患者，52岁，有慢性便秘多年，每次排便必须十分用力。近半年来发现，站立劳动时阴囊出现肿块，呈梨形，平卧时可还纳腹腔，局部检查，触诊发现外环扩大，嘱患者咳嗽，指尖有冲击感，手指压迫内环处，站立咳嗽，肿块不再出现。拟诊腹外疝，准备手术治疗。

8. 本病例属于下列哪种腹外疝(　　)
   A. 腹股沟斜疝　B. 腹股沟直疝　C. 股疝
   D. 脐疝　E. 切口疝

9. 下列哪项术前的处理可避免术后疝的复发(　　)
   A. 治疗便秘　B. 备皮　C. 排尿
   D. 灌肠　E. 麻醉前用药

10. 术后预防血肿的措施是(　　)
    A. 仰卧位
    B. 保持敷料清洁、干燥
    C. 托起阴囊、伤口沙袋压迫
    D. 应用抗生素
    E. 不可过早下床活动

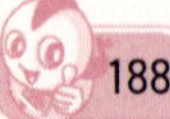

（11～13 题共用题干）

患者，男性，30 岁，8 年来站立或腹压增高时反复出现右阴囊肿块，平卧安静时肿块明显缩小或消失。诊断右侧腹股沟斜疝，拟行疝修补术。

11. 术前准备错误的是（　　）

A. 术前灌肠　　B. 术前排空膀胱

C. 戒烟　　D. 治疗呼吸道感染

E. 备皮时若剃破皮肤，可涂碘酒，不影响手术

12. 术后切口部位放置沙袋的目的（　　）

A. 改善局部血液循环　　B. 防止复发

C. 防止切口渗血　　D. 防止腹内压增高

E. 减轻疼痛

13. 术后，对患者进行健康指导正确的是（　　）

A. 24 小时后可下床活动

B. 2 天后可户外活动

C. 半个月后可恢复体力劳动

D. 不能从事体力劳动

E. 3 个月内不宜从事重体力劳动

（曾学燕）

第15章

急性腹膜炎与腹部损伤患者的护理

急性腹膜炎和腹部损伤是腹部外科常见的严重疾病。急性腹膜炎具有起病急、病情重、变化快的特点。如护理治疗不当，轻者可引起肠粘连及腹腔脓肿，重者可危及生命，而腹腔内脏损伤常直接威胁患者生命，如治疗、救护不当，将会产生严重的后果，因此，是腹部外科患者护理的重点。

案例15-1

患者，女，17岁，中学生。因右下腹疼痛1天，加重3小时急诊入院。1天前，患者无明显原因感右下腹持续性疼痛，伴恶心、呕吐，服药治疗疼痛无缓解。3小时前腹痛加剧，并出现全腹疼痛，拒按，医生诊断为：急性阑尾炎穿孔并发急性腹膜炎。

问题：1. 患者应采取何种体位？

2. 如何指导患者饮食？

第1节 急性腹膜炎患者的护理

一、概　　述

（一）病因与分类

急性腹膜炎是由化脓性细菌感染或受化学、物理等因素刺激而引起的腹膜的急性炎症。根据发病机制、病因及范围等，可分为原发性腹膜炎和继发性腹膜炎；细菌性（化脓性）腹膜炎和非细菌性腹膜炎；局限性腹膜炎和弥漫性腹膜炎。临床上以急性、继发性、弥漫性、化脓性腹膜炎最为常见，简称急性腹膜炎。

1. 原发性腹膜炎　是指腹腔内并无原发病灶，细菌经血液循环、淋巴途径或女性生殖道等途径侵入腹腔引起。致病菌多为溶血性链球菌、肺炎双球菌等。原发性腹膜炎临床上较少见，多发生于儿童，尤其是10岁以下营养不良的女孩常见，常在上呼吸道感染后发病，其特点是腹膜感染范围广泛、全身感染中毒症状较重、腹膜刺激征较轻。腹腔穿刺抽出的脓液稀薄，且无臭味。细菌培养多能培养出病原菌。原发性腹膜炎一般不需手术治疗。

2. 继发性腹膜炎　是由腹腔内脏器穿孔、破裂、炎症、腹部损伤或手术污染引起的腹膜炎（图15-1）。继发性腹膜炎临床上较为常见。引起继发性腹膜炎常见致病菌为大肠杆菌、厌氧类杆菌、变形杆菌、粪链球菌等，多为混合感染。常见于：

（1）腹内脏器的穿孔或破裂：最为常见，如急性阑尾炎穿孔、胃十二指肠溃疡穿孔，以及腹部损伤引起腹内空腔脏器破裂等。

（2）腹内脏器感染及扩散：如急性化脓性阑尾炎、急性化脓性胆囊炎、急性胰腺炎、女性生殖系化脓性炎症等感染扩散而引起。

（3）其他：腹腔手术污染，胃肠道、胆道及胰管吻合口瘘等。

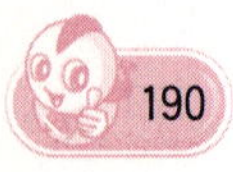

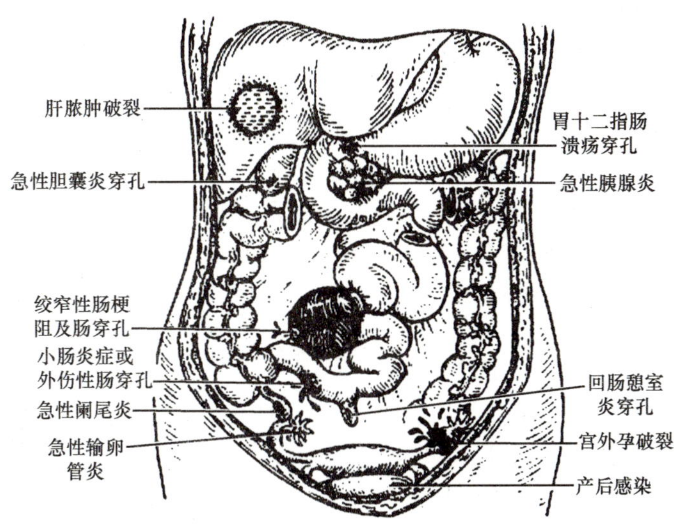

图 15-1　急性腹膜炎常见的病因

（二）病理生理

腹膜受到细菌性和化学性刺激后，立即引起腹膜充血、水肿和大量渗出；渗出液早期为澄清液体，以稀释和减少腹膜刺激。随着渗出液中白细胞和吞噬细胞的增多及对细菌的吞噬，以及细胞坏死、纤维蛋白的凝固等，渗出液逐渐变为浑浊而成脓液。

腹膜炎形成后，根据患者自身抵抗力、感染严重程度和治疗是否及时，其预后各不相同。如患者机体抵抗力强、病变轻或细菌致病力弱且治疗及时，感染程度可被大网膜、肠管粘连局限于腹腔内某一部位而形成局限性腹膜炎；以后渗出液可逐渐被吸收，炎症消散而痊愈；若渗出液不能被完全吸收，则形成腹腔脓肿，以膈下脓肿、盆腔脓肿和肠间脓肿多见。如患者机体抵抗力弱、感染严重或细菌致病力强、治疗不及时或治疗不当，则感染可迅速扩散而形成弥漫性腹膜炎；腹膜充血、水肿严重，并有大量液体渗出，腹内脏器尤其是肠管浸泡于脓性渗出液体中，引起肠管充血、水肿、膨胀，肠蠕动减弱或消失，形成麻痹性肠梗阻。由于大量渗出液渗至腹腔，则引起严重的水、电解质代谢紊乱和酸碱平衡失调，同时腹膜吸收大量细菌毒素而发生感染中毒性休克。高度膨胀的肠管，可引起膈肌升高，从而影响心、肺功能而加重休克，可导致患者死亡。

二、护理评估

（一）健康史

询问患者既往有无胃、十二指肠溃疡病或阑尾炎病史，有无腹部手术史或外伤史；有无嗜烟、酗酒等不良生活习惯史；发病前有无暴饮暴食、剧烈活动等诱因；这些因素与继发性腹膜炎的发生密切相关。对成人还要询问有无肝炎、肝硬化病史，对小儿要询问有无肾病、猩红热或营养不良等引起机体抵抗力低下的病史，对女性患者应询问有无生殖器感染史等，这些因素可能与原发性腹膜炎发生有关。

（二）身心状况

因急性腹膜炎多继发于腹腔脏器病变（如炎症、穿孔或损伤破裂等），故一般先有原发病的表现，急性腹膜炎的主要临床表现有：

1. 躯体表现

（1）腹痛：是最主要的症状。腹痛多自原发病变部位开始，随炎症扩散而波及全腹，但仍以原发病灶部位最为显著。腹痛的特点为持续性、剧烈的腹痛，患者常难以忍受；在深呼吸、咳嗽或变动体位时均能使疼痛加重，故患者常不愿活动，而呈蜷曲侧卧被动体位。

(2) 恶心、呕吐：为较早出现的常见症状。早期为腹膜受到刺激引起的反射性恶心、呕吐，呕吐物为胃内容物；晚期发生麻痹性肠梗阻，呕吐物常含有黄绿色胆汁，甚至棕褐色粪样肠内容物。

(3) 全身感染中毒症状：因腹腔内大量细菌毒素及坏死组织分解产物被吸收，患者可出现高热、脉快、大汗、气促、疲乏、食欲下降等全身感染中毒症状。由于大量体液渗出，可导致患者口渴、尿少、皮肤干燥、眼窝内陷、呼吸加深加快等脱水、代谢性酸中毒的表现。严重者可出现面色苍白、四肢发凉、脉搏细速、呼吸急促、血压下降、神志不清等感染性休克的表现。

(4) 腹部体征

1) 视诊：腹部膨隆，腹式呼吸减弱或消失。

2) 触诊：腹部有压痛、反跳痛和肌紧张，三者合称腹膜刺激征，为腹膜炎的标志性体征。压痛和反跳痛始终存在，尤以原发病变部位最为明显；腹肌紧张程度可因病因及患者全身情况而不同，如胃肠道穿孔时，因化学性刺激，可引起强烈的腹肌紧张，甚至呈“板状腹”；但在老年、幼儿或体弱的患者，腹肌紧张轻微而易被忽视。

3) 叩诊：因胃肠胀气，腹部叩诊多呈鼓音；胃肠道穿孔时，肝浊音界可缩小或消失；腹腔内渗液超过 500ml 时，可叩出移动性浊音。

4) 听诊：肠鸣音减弱或消失。

5) 直肠指检：急性腹膜炎波及盆腔或并发盆腔脓肿时，直肠前壁有触痛或波动感。

(5) 急性腹膜炎的并发症：①腹腔脓肿：急性腹膜炎渗出液不能完全吸收并局限于腹腔的某一部位，便形成腹腔脓肿，临床上将其分为膈下脓肿、盆腔脓肿和肠间脓肿 3 种。在急性腹膜炎的恢复期或腹腔手术后 1 周左右，患者如出现高热、脉快、乏力、食欲不振、白细胞计数和中性粒细胞比例增高等全身感染中毒症状，并感患侧上腹部持续性钝痛、叩痛及胸部下方呼吸音降低，要考虑膈下脓肿的可能，可行 X 线、B 超检查及膈下诊断性穿刺确诊；如患者全身感染中毒症状不明显，主要表现为下腹部疼痛、里急后重、大便次数增多、黏液便，或出现尿频、尿急、尿痛、排尿困难等，直肠指检可见肛门括约肌松弛，直肠前壁处饱满、有触痛或波动感，应考虑盆腔脓肿，需 B 超及穿刺抽脓检查来确诊；若患者出现腹痛或肠梗阻的表现，腹部触及境界不清的压痛性包块时，可有肠间脓肿存在，应行 X 线、B 超、CT 检查来协助诊断。②粘连性肠梗阻：腹膜炎痊愈后，腹腔内因纤维素吸收不完全而形成肠粘连所致。

2. 心理-社会状况　引起急性腹膜炎的病因较多，往往是突然发病，且病情重，患者除有疼痛不适外，往往伴有焦虑、烦躁，甚至精神症状。当非手术治疗无效而中转手术或因病情严重而决定急诊手术时，患者及家属担心手术危险及术后出现严重并发症，更易产生恐惧、不信任或不安全感。当患者疼痛剧烈难忍时，由于病因诊断未明确，而不能使用止痛剂，患者及家属可能产生不理解的情绪或言行，甚至有过激的动作。

（三）辅助检查

1. 实验室检查　血常规检查可见白细胞总数及中性粒细胞比例明显增高。但病情危急或机体反应低下时患者白细胞总数可不增高而仅有中性粒细胞比值增高，甚至有中毒颗粒的出现；血生化检查，可有水、电解质及酸碱平衡紊乱的改变。

2. X 线检查　可见大小肠普遍胀气和多个液气平面等麻痹性肠梗阻征象。胃肠道穿孔时可见膈下有游离气体。

3. B 超、CT 等影像学检查　可查出腹腔内有不等量的液体及积液部位。亦可运用于腹

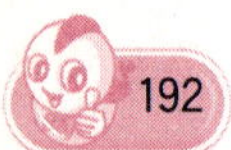

腔脓肿的诊断及治疗。

4. 诊断性腹腔穿刺　一般常用的穿刺部位(图 15-2),选在脐与髂前上棘连线的中、外 1/3 交界处,或经脐水平线与腋前线相交处。对肠梗阻、腹胀明显者穿刺应慎重。根据腹腔穿刺抽得液体的颜色、浑浊度、气味、涂片镜检、淀粉酶测定和细菌培养等来判断引起急性腹膜炎的病因。若穿刺液呈黄色浑浊状,无臭味或伴有食物残渣,常提示胃、十二指肠溃疡穿孔;若穿刺液为有臭味脓液,有急性阑尾炎穿孔的可能;若穿刺抽出带有臭味的血性脓液,应考虑绞窄性肠梗阻;若抽出血性渗出液,且胰淀粉酶含量高,有急性重症胰腺炎的可能;若抽出稀薄无臭味脓液,且涂片检查有链球菌或肺炎双球菌,应考虑为原发性腹膜炎。

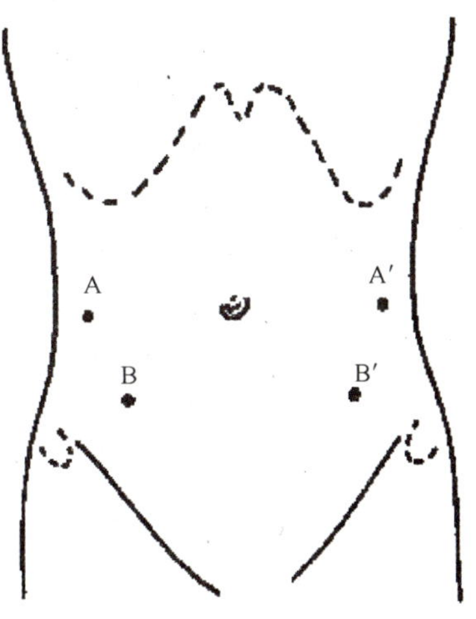

图 15-2　诊断性腹腔穿刺部位

5. 诊断性腹腔灌洗　如腹腔内渗液不多,腹腔穿刺不成功,为了明确诊断,可行诊断性腹腔灌洗(图 15-3)。一般在脐下腹中线处作一小切口,或直接用导管针进行穿刺,将一多孔塑料管插入腹腔内 15～20cm,在塑料管尾端接输液瓶,缓慢滴入 500～1000ml 无菌生理盐水,反复变动体位,然后把输液瓶放正,转至床下面,利用虹吸作用使腹腔内液体流回输液瓶中,对回流液体进行肉眼观察及镜检,有助于判断病因。

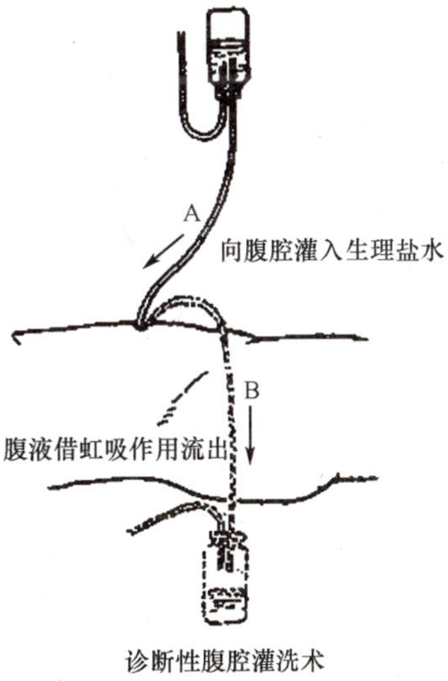

A
向腹腔灌入生理盐水
B
腹液借虹吸作用流出
诊断性腹腔灌洗术

图 15-3　诊断性腹腔灌洗

(四) 治疗要点与反应

原发性腹膜炎一般采用非手术治疗。非手术治疗的措施有:①禁饮、禁食;②胃肠减压;③静脉补液,纠正水、电解质及酸碱平衡紊乱,必要时输血加强支持;④抗感染治疗;⑤对症处理;⑥病情观察。继发性腹膜炎应根据病因及病情发展的不同阶段,采取非手术或手术治疗。手术治疗的方法有:①处理原发病灶;②清理腹腔;③适当腹腔引流。

三、护理问题

1. 疼痛　与腹膜受炎症刺激有关。

2. 体液不足　与呕吐、禁食、腹膜广泛渗出、发热有关。

3. 体温过高　与腹膜炎或合并其他部位感染有关。

4. 焦虑或恐惧　与对疾病认识不足、担心手术有关。

5. 潜在并发症　感染性休克、腹腔脓肿、粘连性肠梗阻、切口感染等。

四、护理措施

(一) 非手术治疗的护理及术前护理

1. 病情观察

(1) 生命征的观察:定时观察患者的意识、血压、脉搏、呼吸、体温等生命体征的变化,注

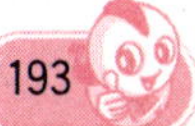

意有无水、电解质、酸碱平衡紊乱及休克的表现。

(2) 液体出入量的观察：观察和详细记录24小时液体出入量。

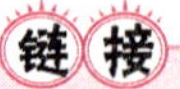

中转手术指征

在病情观察中，若发现下列情况，说明病情加重，应及时与医生联系，考虑中转手术。①腹膜炎严重或腹膜炎病因不明，无局限趋势；②腹腔内原发病变严重；③经6～8h严格的非手术治疗后，病情不缓解反而加重；④全身情况差，腹腔积液多，感染中毒症状明显，伴有休克表现。

(3) 腹部症状和体征的观察：定时询问腹痛和检查腹部体征，当病情突然加重时，应及时报告医生，并配合医生处理。

(4) 关注辅助检查：注意辅助检查结果提示的相关情况。

(5) 并发症的观察：注意观察有无腹腔脓肿或粘连性肠梗阻的发生。

2. 心理护理　关心、体贴和安慰患者，增强患者对医护人员的信任感和安全感。注意观察患者的心理及情绪变化；有针对性地做好解释工作；消除患者的紧张、焦虑或恐惧心理；树立战胜疾病的信心；密切与家属、好友及工作单位领导沟通，取得各方面大力支持和良好配合；使患者能愉快地接受医护治疗，向患者及家属讲解镇痛剂的使用原则，以取得患者及家属的理解和支持。

3. 体位　患者无休克时宜取半卧位，以减轻腹痛，有利于炎性渗出物向盆腔局限；减轻感染中毒症状，有利于改善呼吸和循环功能。

4. 饮食　应禁饮、禁食。

5. 胃肠减压　可减少胃肠内容物漏入腹腔，减轻腹胀，降低肠壁张力，改善肠壁血液循环，减少毒素吸收，有利于炎症局限，并促进胃肠蠕动恢复。

6. 静脉输液　建立通畅的静脉输液通道，纠正水、电解质及酸碱平衡紊乱，补充营养，必要时可输血浆、全血或全胃肠外营养(TPN)等加强支持。

7. 抗感染　遵医嘱使用有效抗生素和甲硝唑(或替硝唑)，注意给药的时机、途径及配伍禁忌等。

8. 对症护理　若疼痛剧烈影响患者的情绪和休息时，可采用镇静剂、暗示、松弛疗法或针灸缓解疼痛，一般慎用止痛剂。对诊断不明确仍需观察或治疗方案未确定者，应严禁使用吗啡、哌替啶等镇痛剂，以免掩盖病情，延误诊断和治疗；禁服泻药和禁灌肠；高热者应给予物理或药物降温；寒战者应注意保温；夏天注意防暑；冬天注意保暖；加强口腔护理、皮肤护理及其他生活护理。

9. 手术治疗　若需手术治疗者，应做好术前常规准备工作。

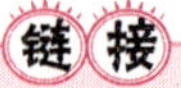

难忘的护理教训

患者，男性，26岁，因突发腹痛1小时入院，入院诊断：腹痛原因待诊、急性腹膜炎，遂进行观察治疗。深夜，患者突感腹痛加剧难忍，值班护士自作主张，将一癌症患者未用完的哌替啶给患者注射，患者腹痛减轻，安静入睡。第2天，医生查房时发现患者出现感染中毒性休克，腹部体征明显，立即行剖腹探查术，术中见2/3肠管坏死，并给予切除，术后患者出现严重的短肠综合征，给患者生活带来极大的痛苦。患者及家属要求医院给予50万元人民币的巨额经济赔偿。

(二) 术后护理

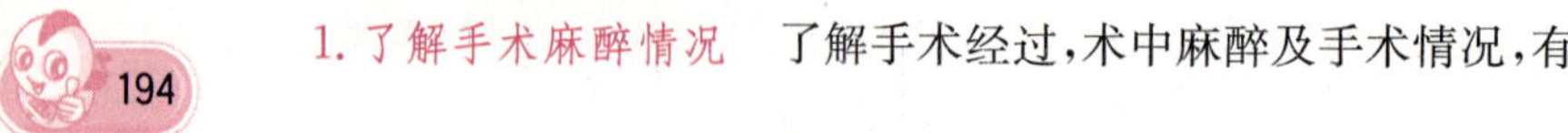

1. 了解手术麻醉情况　了解手术经过，术中麻醉及手术情况，有无手术及麻醉意外，手术

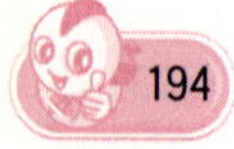

是否顺利，引起腹膜炎原因，手术方式等。

2. 病情观察　密切观察患者的意识、体温、脉搏、呼吸、血压、尿量、腹部症状体征变化；注意及时发现有无术后并发症(腹腔出血、伤口感染、腹腔脓肿、粘连性肠梗阻)的发生。

3. 详细记录 24 小时液体的出入量，直至患者恢复正常饮食。

4. 体位　麻醉作用消除及患者血压平稳后，应取半卧位。

5. 禁饮、禁食　直至肠蠕动恢复，肛门排气，拔除胃管后方能进食；拔除胃管当天可给予少量饮水；术后 2～3 天可进流质饮食，但应少食多餐，如无腹胀、腹痛、呕吐等不适；术后 4～5 天可改为半流食；术后 6～7 天可恢复正常的饮食，但必须强调是营养丰富且易消化的软食。行胃、十二指肠手术者，可参见消化性溃疡患者的护理。

6. 持续胃肠减压　直至肠蠕动恢复，肛门排气停止。

7. 静脉输液　维持水、电解质及酸碱平衡，补充营养，必要时输血浆、全血或全胃肠外营养(TPN)。

8. 抗感染　遵医嘱继续使用有效抗生素抗感染。

9. 活动　病情允许情况下，应鼓励患者及早活动，促进肠蠕动，预防肠粘连的发生。

10. 加强腹腔引流护理　常用的腹腔引流管有硅胶管、橡胶管或双套管；妥善固定好腹腔引流管，不要受压或扭曲；如用双套管引流时，内套管可接负压吸引；每天定时用手挤压引流管以保持引流管的通畅，每日记录引流液的颜色、量和性状，一般 2～3 天后，如患者一般情况好转，腹部症状体征缓解，引流量明显减少、色清淡时，可考虑拔管。如引流液为脓液，则应延长引流管放置时间；保持引流管周围皮肤清洁干燥；每日更换无菌引流袋。

11. 其他护理　①腹胀明显患者，应加腹带，以防切口裂开；②加强生活护理，如口腔护理、皮肤护理等；③切口护理：及时更换切口敷料，预防切口感染；④对症护理：术后切口疼痛剧烈者，可遵医嘱给予镇痛剂；失眠者，可给予镇静安眠剂。

12. 心理护理　关心体贴患者，尽量满足患者的各种要求，亲切地与患者交谈、聊天，转移患者的注意力，以减轻患者疼痛不适，多给患者做解释工作，使其能够配合术后各项护理、医疗工作。

五、健康指导

1. 患者适当休息及早期适当活动，防止肠粘连。

2. 指导患者进食高热量、高蛋白、高维生素、易消化饮食，避免过冷、过硬、辛辣等饮食，忌烟、酒。

3. 出院后如有腹痛、腹胀、恶心、呕吐等不适，应及时到医院复诊。

第 2 节　腹部损伤患者的护理

一、概　述

腹部创伤是指由于各种致伤因素作用于腹部，导致腹壁、腹腔内脏器和组织的损伤。腹部损伤无论在战争年代或和平时期都较常见。其特点：发生率高、涉及脏器多、伤情复杂、危险性大，死亡率高。

(一) 病因及分类

腹部损伤分为单纯性腹壁损伤和腹部内脏损伤，后者根据腹膜腔是否通过伤口与外界相

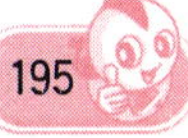

通，又分为开放性腹部损伤和闭合性腹部损伤。

1. 开放性腹部损伤　是指伤后腹壁完整性遭到破坏，腹内脏器或组织与外界相通。常由锐性暴力，如刺刀、枪弹、弹片等所致。开放性腹部损伤可引起腹腔污染、异物存留、内脏损伤或内脏脱出等。

2. 闭合性腹部损伤　是指伤后腹壁保持完整，腹内脏器或组织与外界不相通。主要由钝性暴力，如高处坠落、暴力撞击、重力挤压、拳打脚踢等引起。闭合性腹部损伤的患者，由于腹壁没有伤口，因此，要判断患者有无内脏损伤更具有临床意义。

（二）病理生理

腹部损伤的病理生理变化多取决于腹部损伤的类型、部位、器官和程度。单纯性腹壁损伤对患者的影响不大，而腹腔内脏损伤常危及患者生命。腹腔实质性脏器损伤以内出血或失血性休克表现为主；而空腔脏器破裂则以急性腹膜炎和全身感染中毒症状表现为主。

二、护理评估

（一）健康史

(1) 了解患者受伤的原因（是钝性暴力还是锐性暴力）、时间、部位、姿势、地点、致伤物的性质及暴力的大小。

(2) 了解患者有无合并其他部位的损伤（如颅脑损伤、胸部损伤和骨折等）。

(3) 注意询问伤后是否接受过治疗，疗效如何。

(4) 既往有无其他慢性疾病（如高血压、糖尿病、心脏病、结核病等）及有无酗酒、吸烟等不良嗜好；对损伤严重或昏迷患者，应询问陪同或现场目击者。

（二）身心状况

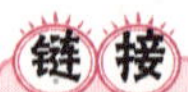

你知道吗？

多发伤是指两个或两个以上脏器损伤，如胸腹联合伤，肝、脾破裂等；多处伤是指同一脏器多处部位的损伤，如沙弹引起的多处小肠穿孔；复合伤是指两种或两种以上的致伤原因所致的损伤，如原子弹爆炸，由核辐射、冲击波及房屋倒塌等因素所致的损伤。

1. 躯体表现

(1)症状评估：注意了解伤后患者有无腹痛、腹痛的部位及性质，有无反射痛及牵涉痛；若伤后，患者感左上腹痛，有胃、脾损伤的可能；右上腹痛，有肝脏损伤的可能；中上腹痛，有可能是胃、十二指肠及胰腺损伤；脐周疼痛，有可能是小肠损伤；腹部四周疼痛，提示有大肠损伤的可能，等。有无恶心、呕吐；有无呕血、便血及血尿；有无畏寒、发热、呼吸困难及意识障碍。

(2) 护理查体：护理查体时应注意：①患者有无面色苍白、四肢冰冷、脉搏细速、血压不稳或下降等内出血及失血休克表现；②腹部移动性浊音是否存在；③有无腹膜刺激征（压痛、反跳痛和肌紧张）和全身感染中毒症状（寒战、高热、乏力、食欲不振等）；④注意检查有无合并胸部、颅脑或四肢等部位损伤。

链接

腹内脏器损伤的征象

在护理评估中，如出现下列情况之一，常提示有腹内脏器损伤，应及时与医生联系。①早期出现休克；②持续性或进行性腹痛，伴恶心、呕吐等；③有腹膜刺激征，呈扩散趋势；④有气腹征表现或移动性浊音；⑤有呕吐、便血、血尿等；⑥直肠指检、腹腔穿刺及腹腔灌洗等有阳性发现。

2. 心理-社会状况　腹部损伤绝大多数是在意外情况下突然发生，且病情一般复杂

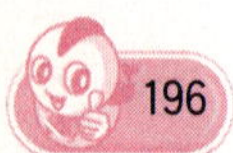

而严重，患者往往无充分的心理准备，常表现为焦虑不安、害怕、紧张、悲哀，甚至惊恐等。尤其是当腹壁有伤口、出血、内脏自伤口脱出的视觉刺激或被告知要紧急手术时，患者上述情绪和心理反应更为强烈，并表现出惊慌、哭泣、无助、生命受到威胁感，甚至拒绝医护治疗等情绪反应。

（三）辅助检查

1. 血常规检查　红细胞计数、血红蛋白和血细胞比容等下降，常提示有腹内实质性脏器破裂出血；白细胞计数及中性粒细胞比例明显升高，常表示有腹内空腔脏器破裂。

2. 尿常规检查　若有血尿，常提示有泌尿系的损伤。

3. 血、尿淀粉酶检查　数值升高，可能有胰腺损伤。

4. X线检查　若膈下有游离气体，常提示有胃肠道穿孔。

5. B超、CT检查　能对腹内实质性脏器损伤提供重要诊断依据。

6. 腹腔穿刺　是判断有无腹内脏器损伤简便而有效的方法，临床上常用。若抽出不凝固血液，多为腹内实质脏器破裂出血；若抽出血液迅速凝固，可能是刺入血管或腹膜后血肿；若抽出胃肠内容物、胆汁、尿液等，多为腹内空腔脏器破裂；肉眼不能观察出腹腔穿刺液的性质时，应及时送显微镜检查。疑有胰腺损伤时，可测其淀粉酶含量。对腹腔穿刺阴性，但疑有内脏损伤者，应严密观察，必要时可重复腹腔穿刺或诊断性腹腔灌洗。

7. 腹腔镜检查　是近年来应用于腹部损伤的早期诊断技术，可直接观察和确定损伤脏器的部位及程度，并能及时治疗。

（四）治疗要点与反应

单纯腹壁损伤的治疗原则同一般软组织损伤。对于患者一般情况良好，生命体征稳定，不能立即确定有无内脏损伤者，可考虑观察治疗，如病情观察、禁饮、禁食、补液、抗感染、对症及做相关的检查等。对已确诊或高度怀疑有腹内脏器损伤者，或在观察治疗期间病情加重者，应积极做好术前准备，尽早手术探查。对于肝、脾等实质性脏器破裂所致的大出血，应当机立断，边抗休克边手术；对胃肠等空腔脏器破裂，如有休克，一般应先纠正，待休克好转后再手术；对少数合并休克不易纠正时，亦可在抗休克的同时进行手术处理。手术方式主要为剖腹探查术，包括手术探查、止血、修补、切除、清理腹腔和适当引流等。

护考链接

患者，男，28岁，左上腹被汽车撞伤3小时，患者面色苍白、出冷汗、烦躁、呼吸急促、脉搏细速，120次/分，血压70/50mmHg，左上腹压痛，腹部移动性浊音阳性。

1. 该患者首先应考虑（　　）

A. 胃破裂　　B. 小肠破裂　　C. 脾破裂

D. 严重腹壁软组织挫伤　　E. 腹膜后血肿

2. 判断该患者有无腹内脏器损伤简便而有效的辅助检查方法是（　　）

A. 血常规检查　　B. 腹部X线检查　　C. 腹部B超检查

D. 腹腔穿刺　　E. 腹部CT检查

3. 该患者的处理原则是（　　）

A. 边抗休克边手术止血　　B. 输血、扩容　　C. 先手术止血后抗休克治疗

D. 应用止血药止血　　E. 先抗休克后手术止血

点评：①根据该患者有左上腹的受伤史，有腹腔内失血及失血休克表现，首先考虑脾破裂；②腹腔穿刺是判断有无腹内脏器损伤简便而有效的辅助检查方法；③腹内实质性脏器破裂所致的出血，应边抗休克边手术止血处理。

三、护理问题

1. 焦虑或恐惧　与意外创伤，伤口、出血及内脏突出刺激及手术预后有关。

2. 疼痛　与腹部损伤有关。

3. 组织灌注不足　与腹内脏器损伤有关。

4. 有感染的危险　与腹内脏器破裂或穿孔，腹壁损伤有关。

5. 潜在并发症　急性腹膜炎，失血性休克等。

四、护理措施

（一）现场急救

首先处理威胁生命的重要情况，如遇心跳呼吸骤停者，应立即进行心肺复苏；有窒息者，应保持呼吸道通畅、给氧；大出血者，应及时止血；已发生休克者，应立即行抗休克治疗。对开放性腹部损伤者，应妥善处理伤口，及时止血，做好包扎固定。如有内脏脱出者，可用无菌敷料或清洁布类覆盖保护后再包扎，不能现场回纳腹腔，以防引起腹腔污染。现场急救时，对诊断未明者，不能使用麻醉类药物镇痛，以免掩盖病情。

（二）观察期间的护理及手术前护理

1. 病情观察

(1) 生命体征观察：注意观察患者意识和生命体征的变化，每15～30分钟监测体温、脉搏、呼吸、血压各1次。

(2) 腹部症状和体征的观察：密切观察患者腹部症状和体征，以判断病情是否恶化。

(3) 动态检测血常规：动态检测红细胞计数、血细胞比容和血红蛋白值的变化。

(4) 并发症的观察：注意观察有无急性腹膜炎、失血性休克等并发症的迹象。

(5) 合并症的观察：注意观察有无合并颅脑、胸部及四肢损伤等。

链接

教你一招：创伤患者伤情判断的护理体会

在创伤现场或急诊室内，遇较多创伤患者时，一般来讲，大喊大叫的患者，伤情不会太严重，而那些无声无息的患者，则伤势较重，随时都可能有生命危险，应当及时优先救护。若遇失血性休克的患者，应首先考虑有腹内脏器损伤；若伤后，首先表现呼吸困难，考虑有胸部损伤；首发症状是意识障碍者，应考虑有颅脑损伤；若有失血性休克伴有呼吸困难者，应考虑有胸腹联合损伤（心脏及胸内大血管损伤除外）；若有失血性休克伴意识障碍，常提示有腹部损伤合并颅脑损伤（开放性脑损伤除外）。

2. 心理护理　主动关心、体贴、安慰和同情患者，及时掌握患者的心理状态，有针对性地做好耐心细致的解释工作，多给予患者鼓励、心理支持，增强患者战胜疾病的信心；积极配合，以保证医疗护理措施的实施；同时在护理工作中要沉着冷静，护理操作应娴熟准确，以消除患者紧张和恐惧的心理。

3. 体位　绝对卧床休息，不随意搬动患者，在病情许可情况下宜取半卧位。

4. 禁饮、禁食

5. 持续胃肠减压

6. 静脉输液　纠正水、电解质及酸碱平衡紊乱，预防休克，加强营养支持。

7. 遵医嘱　应用抗生素防止感染。

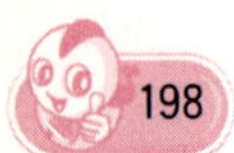

8. 其他护理　①如需作 X 线、B 超等影像学检查时，应有专人护送，以免发生意外；②开放性损伤者，应常规注射破伤风抗毒素（TAT）；③加强口腔、皮肤及其他生活护理等。

9. 注意事项　①观察期间，严禁使用吗啡、哌替啶等镇痛药；②禁忌灌肠，有肠管损伤时，灌肠会使病情加重。

10. 积极做好术前常规准备工作，如备皮、备血、药物皮试、安放尿管等。

（三）手术后的护理

1. 病情观察

（1）生命体征的观察：定时监测患者的体温、脉搏、呼吸、血压和尿量。

（2）腹部症状和体征的观察：注意观察腹部症状和体征的变化，及时发现术后各种并发症，如腹腔出血、腹腔脓肿、肠粘连等。

（3）各种引流液的观察：注意观察记录各种引流液颜色、量和性状。

（4）切口的观察：观察切口有无渗血、渗液，敷料是否清洁、干燥、固定，切口有无红肿、疼痛及脓性分泌物等。

2. 体位　血压平稳后，可改为半卧位，以利于引流和改善呼吸。

3. 饮食　术后应禁饮、禁食，直至胃肠功能恢复，肛门排气。拔除胃肠减压管的当日，可给予少量饮水，以后根据病情给予少量流质、半流质、软食及普食等，但必须是少食多餐，且为高热量、高维生素、高蛋白等易消化饮食，禁忌生冷、坚硬、辛辣等刺激性饮食。

4. 继续胃肠减压　直至胃肠功能恢复，肛门排气。

5. 静脉输液　维持水、电解质和酸碱平衡；加强营养支持，必要时输血浆、全血或全胃肠外营养（TPN）。

6. 遵医嘱使用有效抗生素防止感染。

7. 活动　鼓励患者做深呼吸、咳嗽运动，并协助患者翻身、拍背，防止肺部感染的发生；如病情允许，应鼓励患者及早离床活动，以促进肠蠕动恢复，减轻腹胀，防止术后肠粘连。

8. 其他护理　①腹胀明显者，应使用腹带，以防腹部伤口裂开；②加强切口护理，防止切口感染；③加强各种引流管的护理；④对症护理，切口疼痛剧烈，影响患者情绪和休息者，可应用镇静剂和止痛剂。

五、健康指导

（1）加强各种安全知识的宣教工作，避免意外损伤的发生。

（2）一旦发生腹部损伤，应及时到医院就医，以免贻误病情。

（3）适当休息和活动，防止肠粘连。

（4）进食营养丰富、易消化饮食，避免暴饮暴食。

（5）出院后如有腹痛、腹胀等不适，应及时到医院复诊。

第 3 节　胃肠减压患者的护理

胃肠减压就是利用负压吸引的原理，将胃肠内的内容物吸出，降低胃肠道内压力的方法。胃肠减压广泛应用于腹部外科，如肠梗阻及胃、十二指肠穿孔的治疗，胃肠道手术及肝胆手术操作和术后处理等。因此，正确进行胃肠减压的操作和护理，在腹部外科疾病的治疗中，具有重要的临床意义。

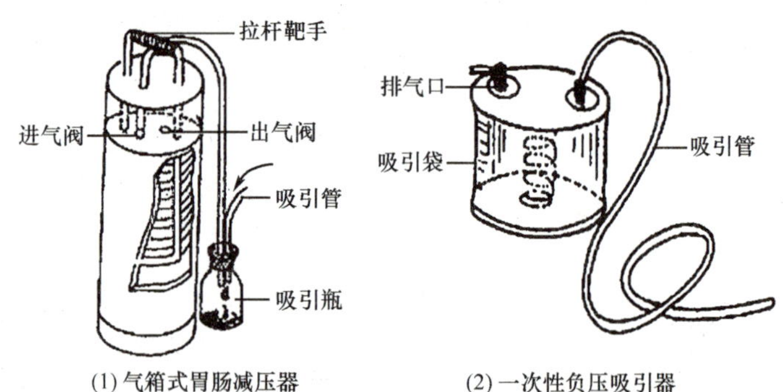

(1) 气箱式胃肠减压器　　(2) 一次性负压吸引器

图 15-4　常用的胃肠减压器

（一）目的及用途

(1) 用于胃肠道穿孔或破裂的患者，可减少胃肠内容物漏入腹腔，减轻对腹膜的刺激。

(2) 用于肠梗阻的患者，可减轻胃肠内积气、积液，降低胃肠道内压力，用于减轻腹胀，改善肠壁的血液循环，促进肠蠕动的恢复。

(3) 用于胃肠道手术，可减轻术中胃肠胀气，便于手术操作；有利于术后吻合口的愈合，防止吻合口瘘发生；便于术后吻合口出血等并发症的观察。

(4) 用于腹部手术，可消除胃肠道胀气，减轻术后腹胀，有利于胃肠功能的恢复。

（二）种类与装置

胃肠减压的种类很多，有气箱式胃肠减压器、自控式胃肠减压器、中心负压吸引装置、一次性负压吸引器等，但以一次性负压吸引器（图 15-4）最常用，其装置由吸引导管和负压产生装置构成。有条件的可用中心负压吸引装置进行吸引，其装置由吸引导管、负压产生部分和液体收集瓶组成。

（三）护理措施

1. 向患者解释胃肠减压的临床意义，以取得合作。

2. 检查胃肠减压装置是否通畅，有无漏气等故障。

3. 胃肠减压期间应禁食、禁饮，一般应停止口服药物。如需胃内注药，应注药后夹管并暂停减压 1 小时；同时注意补液和加强营养。

4. 妥善固定，避免移位或脱出；保持通畅，避免受压或扭曲，防止胃肠内容物阻塞；每 4 小时检查 1 次，每隔 4～8 小时用 30～40ml 生理盐水冲洗胃管 1 次，如有阻塞应随时冲洗。

5. 每天注意观察并记录引流液的量及性状，一般胃肠手术后 24 小时内，可从胃管中引流出少量暗红色或咖啡色胃液，2～3 天后，量逐渐减少而颜色变淡属手术后正常现象。如从胃管引流出鲜红色液体，常提示患者有出血，应及时向医生报告。

6. 引流装置应每日更换。

7. 加强口腔护理，预防口腔感染和呼吸道感染。必要时给予蒸汽雾化吸入，减少咽喉的刺激。每日用滴管向插有胃管的鼻孔内滴入少量液状石蜡，以减轻胃管对鼻黏膜的刺激。

8. 拔管

(1) 指征：术后一般 2～3 天，胃肠功能恢复、肛门排气后方可拔管。

(2) 方法：先将胃管与吸引装置分离，捏紧胃管尾端，去除固定胃管的胶布，用纱布包裹近鼻孔处的胃管，嘱患者在吸气末屏气，先缓慢拔出胃管，当胃管头端至咽喉部时，快速拔出胃管，以防止患者误吸。用棉签将患者鼻孔及面部擦净，整理用物，妥善处理胃肠减压装置。

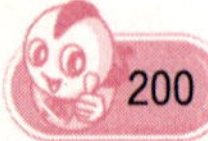

小结

急性腹膜炎和腹部损伤是腹部疾病中最常见的疾病之一，病情复杂而重，且具有多变、突变的特点，如贻误诊治可危及患者生命。急性腹膜炎主要的表现是全身感染中毒症状和腹膜刺激征。腹内实质脏器损伤以内出血或失血性休克为主，而空腔脏器以腹膜炎表现为主。护理时，应密切观察病情变化，有手术指征时，应及时报告医生中转手术。观察及非手术治疗期间要注意四禁，即禁食、禁导泻、禁灌肠和禁用镇痛剂。术后注意各种引流管的护理，及时发现和配合医生处理各种并发症，促使患者早日康复。

自测题

A_1 /A_2 型题

1. 继发性腹膜炎最主要的症状是(　　)
   A. 持续性腹痛　B. 恶心、呕吐　C. 高热
   D. 腹泻　E. 感染中毒症状
2. 原发性腹膜炎和继发性腹膜炎的主要区别在于(　　)
   A. 腹痛性质　B. 疾病严重程度
   C. 腹肌紧张程度　D. 病原菌的种类
   E. 腹腔是否有原发病灶
3. 停止胃肠减压的指征有(　　)
   A. 腹胀加重　B. 引流液突然减少
   C. 肛门排气　D. 胃肠功能恢复
   E. 胃液引流过多
4. 急性腹膜炎非手术治疗的护理，下列护理措施哪项是错误的(　　)
   A. 定时观测生命体征及腹部体征的变化
   B. 禁食、禁饮和胃肠减压
   C. 输液、输血，纠正水、电解质和酸碱紊乱
   D. 给予足量有效抗生素控制感染
   E. 疼痛剧烈者，可给予哌替啶止痛
5. 腹部外伤患者护理措施不包括(　　)
   A. 均应半卧位
   B. 做好心理护理
   C. 配合诊断性腹腔穿刺术
   D. 术前留置胃肠减压
   E. 记录液体出入量
6. 患者，男性，20 岁。腹部被拳击 2 小时，经查体、化验检查、腹部 X 线检查及腹腔穿刺未明确诊断，该患者正确的处理措施是(　　)
   A. 立即手术明确诊断
   B. 注射止痛剂
   C. 密切观察生命体征和腹部体征的变化
   D. 多活动，防止肠粘连
   E. 可进流质饮食
7. 胃肠减压护理，下列哪一项是错误的(　　)
   A. 患者应禁食及停止口服药物
   B. 如医嘱指定从胃管内注入药物时，须将胃管夹住，暂停减压 1 小时
   C. 肛门排气是停止胃肠减压的指征
   D. 对有上消化道出血史的患者，如发现有鲜红血液，应减慢吸引
   E. 随时检查吸引是否有效，如有阻塞可用等渗盐水冲洗，保持引流通畅
8. 患者，女，44 岁，胃溃疡穿孔合并急性弥漫性腹膜炎，手术后 5 天体温 39℃，每日大便次数 7～8 次，伴有里急后重感，下列哪项可能性最大(　　)
   A. 肠炎　B. 细菌性痢疾　C. 肠粘连
   D. 盆腔脓肿　E. 肠间隙脓肿
9. 腹部损伤的急救护理中，下列哪一项是错误的(　　)
   A. 合并有威胁患者生命的紧急情况，应先行处理
   B. 对开放性损伤，应及时包扎腹壁伤口
   C. 如有肠管、大网膜脱出，原则上应回纳腹腔，以免加重内脏脏器损害
   D. 取平卧位，重点检查
   E. 预防休克，及早转运
10. 患者，女，20 岁，被汽车撞伤腹部，疑有腹内脏器损伤，下列哪项护理措施是错误的(　　)
    A. 禁饮、禁食
    B. 输液，应用抗生素
    C. 禁用吗啡类镇痛药
    D. 腹胀严重，给予灌肠
    E. 作好紧急手术准备

11. 患者，40岁，上腹部被汽车撞伤4小时后，面色苍白，四肢冰冷，血压70/40mmHg，脉搏140次/分，出现腹膜刺激征及移动性浊音，首先应考虑（　　）
A. 胃破裂　B. 十二指肠破裂
C. 肝、脾破裂　D. 严重腹壁软组织挫伤
E. 腹膜后血肿

A_3/A_4 型题

（12～14题共用题干）

患者，男性，37岁，有十二指肠溃疡病史多年，3小时前饱餐后突然出现刀割样上腹部疼痛，很快蔓延至全腹，伴恶心、呕吐。已经确诊为十二指肠穿孔并发急性腹膜炎，准备急诊手术治疗。

12. 诊断十二指肠穿孔最主要的证据是（　　）
A. 腹膜刺激征　B. 膈下游离气体
C. 十二指肠溃疡病史　D. 肝浊音界缩小
E. 腹痛剧烈

13. 确诊急性腹膜炎的主要依据是（　　）
A. 腹膜刺激征　B. 严重全腹疼痛
C. 体温升高　D. 中毒症状严重
E. 血象升高

14. 急性腹膜炎发生休克的原因（　　）
A. 大量毒素吸收　B. 大量体液丢失在腹腔
C. 中毒性心肌炎　D. 毒素吸收和血容量减少
E. 急性呼吸衰竭

（张　德）

第16章

胃、十二指肠疾病患者的护理

胃、十二指肠疾病是临床上极为常见的疾病，尤以青壮年男性多见；随着人们生活节奏的加快，工作压力加大，以及饮食生活无规律，目前胃、十二指肠疾病越来越多；尽管绝大多数胃、十二指肠疾病经正规的内科治疗是可以治愈的，但仍有小部分疾病内科治疗无效，甚至出现严重并发症，必须进行外科手术治疗。

案例16-1

患者，女，30岁，教师。突发上腹剧痛8小时。8小时前，突感上腹部刀割样剧痛，并迅速波及全腹。给予颠茄合剂，腹痛不见好转。近5年来，常出现心窝部饥饿性疼痛，伴反酸、嗳气。查体：急性痛苦病容，神清合作，屈髋蜷曲位。腹式呼吸弱，全腹压痛、反跳痛、肌紧张，以上腹为甚。肝浊音界消失，腹部移动性浊音可疑，肠鸣音微弱，稀少。X线：膈下游离气体可疑。

入院后，医生决定对患者拟实施急诊胃大部切除术，患者及家属担心手术的危险性、手术后对饮食生活的影响，忧心忡忡。

问题：1. 该患者的护理评估内容有哪些？

2. 提出相关的护理问题？

3. 如何加强患者的心理护理？

第1节　胃、十二指肠溃疡的外科治疗

一、概　　述

胃、十二指肠溃疡是发生于胃、十二指肠的局限性圆形或椭圆形的全层黏膜缺损。临床上以十二指肠溃疡多见。

（一）病因及发病机制

目前认为胃、十二指肠溃疡发生是由于多种因素长期综合作用的结果。其中最为重要的因素是胃酸分泌过多、幽门螺旋杆菌感染（HP）和胃黏膜屏障作用的破坏。

1. 胃酸分泌过多　由于胃酸分泌过多，激活了胃蛋白酶，可使胃、十二指肠黏膜发生自身消化。溃疡只发生于经常与胃酸接触的黏膜。十二指肠溃疡患者其基础胃酸分泌和最大胃酸分泌均明显高于正常人。

2. 幽门螺旋杆菌感染　95%以上的十二指肠溃疡和80%的胃溃疡患者中检出HP感染。HP感染破坏胃黏膜的屏障作用，损坏胃酸分泌调节机制，引起胃酸分泌过多，最终导致胃、十二指肠溃疡的发生。

3. 胃黏膜屏障作用破坏　许多药物和烟酒，如阿司匹林、吲哚美辛、磺胺、皮质类固醇

药、香烟、烈酒等均可破坏胃黏膜屏障作用而导致溃疡。

4. 其他因素 长期精神过度紧张、忧虑、情绪激动，过度脑力劳动及多愁善感等与溃疡病的发生和加重有较密切的关系。“O”型血型的人较其他血型者有较高的发病率，表明消化溃疡有一定的家族遗传倾向。

（二）病理

胃溃疡多发生于胃小弯，以胃角处多见，胃大弯、胃底少见。十二指肠溃疡多位于十二指肠球部，前壁较后壁多见。溃疡一般为单发，若为两个以上者，称为多发性溃疡；胃和十二指肠同时出现溃疡者，称为复合性溃疡。溃疡反复发作，可导致大出血、穿孔和幽门梗阻等并发症。

二、护理评估

（一）健康史

胃、十二指肠溃疡病在秋冬和冬春之交发病率较高。饮食不当，情绪波动，气候变化都可诱发或加重病情。

1. 询问患者有无长期生活饮食无规律，暴饮暴食，进食刺激性食物（如饮酒、喝咖啡、喝浓茶及进食辛辣饮食）等。

2. 了解患者有无长期精神过度紧张、忧虑、情绪激动，过度脑力劳动等；是否具有“多愁善感”素质；是否是“O”型血型。

3. 既往有无长期服用一些对胃肠黏膜有刺激性药物，如阿司匹林、吲哚美辛、磺胺以及皮质类固醇药等。是否长期吸烟、嗜酒，以及有无溃疡病史、慢性胃炎和十二指肠炎病史。

（二）身心状况

1. 躯体表现

(1) 症状评估：主要询问患者：①有无慢性、周期性、节律性上腹痛（胃溃疡表现为饱餐后疼痛，而十二指肠溃疡表现为饭前、夜间疼痛或饥饿性疼痛）。②有无反酸、嗳气、呃逆、恶心呕吐、呕血及解柏油样大便史。③有无食欲不振、乏力、消瘦等。

(2) 护理体检：患者多无明显体征，症状发作时，上腹部可有局限性固定的深压痛。如患者出血量大或出血的时间较长，可出现面色苍白等贫血貌。

(3) 溃疡病常见并发症

1) 急性穿孔：多数患者有胃、十二指肠溃疡病的发作史，近期症状加重史。突发上腹部持续性刀割样剧痛，并很快波及全腹。患者常表现为疼痛难忍、面色苍白、出冷汗、肢体冰冷、脉搏细速等休克症状。患者表情痛苦，多取蜷曲姿态，不敢翻身，也不敢做深呼吸运动。全腹均有压痛和反跳痛，但以穿孔处最为明显，腹肌紧张呈板状腹。可有移动性浊阳性，肝浊音界缩小或消失。立位腹部X线检查可见膈下有游离气体；白细胞计数及中性粒细胞比例增高；诊断性腹腔穿刺可抽出黄色浑浊的液体或食物残渣。

链接

波动性腹痛

胃、十二指肠溃疡穿孔后，胃肠液流入腹膜腔，首先引起化学性腹膜炎，患者出现剧烈的全腹痛。经6～8小时后，由于腹膜大量渗出，强酸或强碱的胃肠液被稀释，腹痛减轻，但此后致病菌生长繁殖，引起细菌性腹膜炎，患者腹痛及全身症状又加重，故胃、十二指肠溃疡穿孔所致腹痛呈波动样腹痛。因此，在观察病情时，不要误认为患者腹痛减轻是病情好转的征象，应密切观察患者全身情况及腹部体征的变化，以免贻误病情。

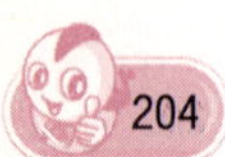

2）急性大出血：患者多有典型的胃、十二指肠溃疡病史，出血前常有溃疡病症状加重，出血后症状减轻病史。主要表现为呕血和柏油样便。呕血前常有恶心，便血前有便意，出血后患者较弱无力、头晕、双眼发黑、心慌，甚至出现晕厥或休克。体征多不明显。失血过多时，可有面色苍白，脉搏细速等失血征。血红蛋白、红细胞计数及红细胞压积下降，急诊胃镜检查可以确诊。

3）瘢痕性幽门梗阻：患者均有长期的胃、十二指肠溃疡病发作史。上腹部饱胀不适，呕吐是最突出的症状，常发生在晚间或下午，呕吐量大，多为不含胆汁带有酸臭味的宿食。患者有不同程度的消瘦及营养不良，上腹膨隆，可见胃型及蠕动波，可闻及振水声。血生化检查呈低氯、低钾性碱中毒表现；X 线钡餐检查显示：胃高度扩张，胃潴留。

4）胃溃疡恶变：多见于年龄较大的慢性胃溃疡患者，主要表现为上腹部疼痛的节律性消失，呈持续性顽固性疼痛、厌食、进行性乏力、消瘦，药物治疗无效，大便隐血试验呈持续阳性者应考虑有胃溃疡恶变的可能，应及早行钡餐及胃镜检查以确诊。

（4）手术后并发症的评估

1）吻合口出血：术后 24 小时内可从胃管中引流出 100～300ml 暗红色或咖啡色胃液，量逐渐减少而颜色变淡属手术后正常现象。如果胃管每小时引流出鲜红色血在 100ml 以上，甚至呕血或黑便，持续不止，多属吻合出血。

2）十二指肠残端破裂：多发生于手术后 3～6 天，表现为右上腹突发剧痛和腹膜刺激征，酷似溃疡穿孔。

3）吻合口梗阻：表现为进食后上腹饱胀不适，呕吐，呕吐物为所进食物，不含胆汁。

4）输入段梗阻：急性完全性输入段梗阻的典型表现是上腹部突发剧烈腹痛，呕吐频繁，呕吐物量少，不含胆汁，上腹部偏右有压痛及包块，可并发胰腺炎，病情险恶，患者随即出现烦躁不安，脉搏细速和血压下降。慢性不完全性输入段梗阻，表现为进食后数分钟至 30 分钟左右，发生恶心、呕吐，呕吐物主要为胆汁，呕吐后症状缓解。

5）输出段梗阻：表现为上腹饱胀不适，呕吐食物和胆汁。

6）倾倒综合征：表现为进食高渗性食物，特别是进食甜的流质饮食后 10～20 分钟发生。患者觉得上腹胀痛不适，心悸、乏力、出汗、头晕、恶心、呕吐，甚至虚脱，并伴有肠鸣和腹泻等，平卧几分钟后可缓解。

2. 心理-社会状况　胃、十二指肠溃疡呈慢性反复发作的过程，常影响患者正常的生活、学习和工作。当出现呕血、便血或严重的并发症时，患者往往无充分的心理准备，易出现紧张或焦虑不安；由于知识的缺乏，对治疗前途缺乏信心，对手术产生恐惧心理。

（三）辅助检查

1. 化验检查　根据病情可选择血常规、血生化、胃液分析，大便隐血试验，以及幽门螺旋杆菌检测等。

2. 影像学检查　可选用 X 线钡餐检查。

链接

外科手术治疗胃、十二指肠溃疡病的理论根据

①切除溃疡本身和溃疡好发部位。②切除了大部胃体，使分泌胃酸和胃蛋白酶的壁细胞和主细胞数明显减少。③切除胃窦部，消除了胃泌素引起的胃酸分泌。④胃迷走神经切断术，既可消除了神经性胃酸分泌，又消除了迷走神经引起的胃泌素分泌，从而减少了胃酸的分泌（图 16-1）。

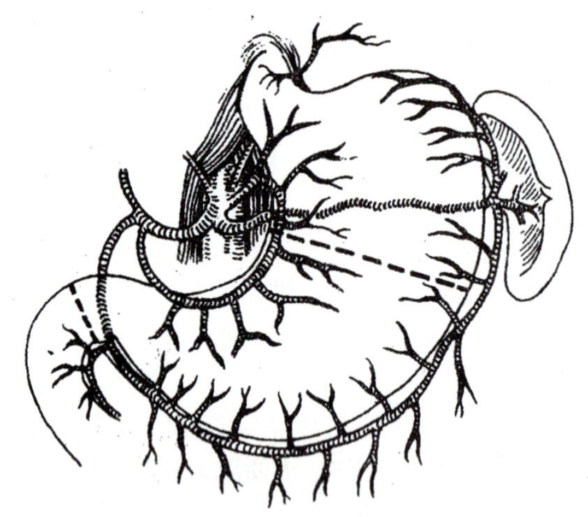
图 16-1　胃大部切除的范围

3. 纤维胃镜检查　可以确诊病变部位及性质。

（四）治疗要点与反应

绝大多数胃、十二指肠溃疡经正规的内科治疗，是可以治愈的，仅有小部分内科治疗无效，或出现严重并发症（如急性穿孔、急性大出血、瘢痕性幽门梗阻、胃溃疡恶变等）时，需考虑外科治疗。常用的手术方式是胃大部切除术及迷走神经切断术。但术后并发症较多，如吻合口出血、十二指肠残端瘘、吻合口梗阻等，应严格控制手术指征。

链接

胃大部切除术的手术方式

胃大部切除术是目前我国治疗胃、十二指肠溃疡最常用的手术方式，可分为两大类（图 16-2）：①毕氏Ⅰ式胃大部切除术，即胃大部切除术后，将残留胃与十二指肠进行吻合的方法，常用于胃溃疡的治疗。②毕氏Ⅱ式胃大部切除术，即胃大部切除术后，将残留胃与上段空肠进行吻合，而将十二指肠残端缝闭的方法，多用于治疗各种情况的胃、十二指肠溃疡，特别是十二指肠溃疡，临床应用较广。

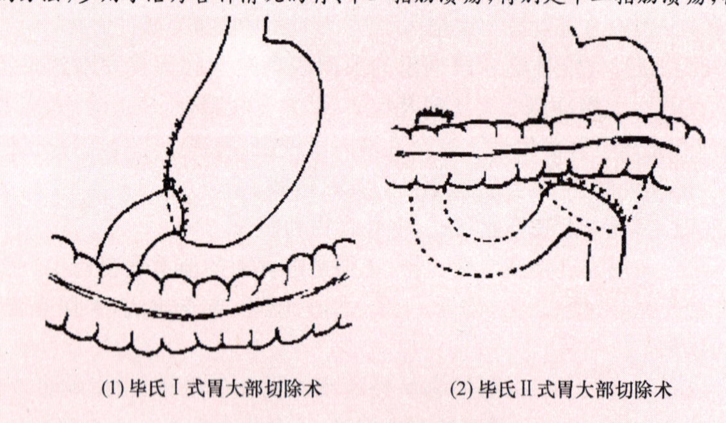
(1) 毕氏Ⅰ式胃大部切除术　　(2) 毕氏Ⅱ式胃大部切除术

图 16-2　胃大部切除术式

三、护理问题

1. 焦虑、恐惧　与疾病的预后及对手术危险性的担忧有关。

2. 疼痛　与胃、十二指肠溃疡及其并发症、手术有关。

3. 营养失调：低于机体需要量　与呕吐、消化吸收障碍有关。

4. 体液不足　与幽门梗阻、消化液丢失有关。

5. 潜在并发症　急性穿孔、上消化道急性大出血、幽门梗阻、术后吻合口出血或梗阻、十二指肠残端破裂、肠梗阻、倾倒综合征等。

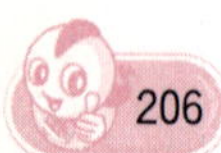

四、护理措施

（一）非手术治疗的护理及手术前护理

1. 心理护理 医护人员态度要和蔼可亲，关心体贴患者，对患者表示同情和理解，密切与患者及家属接触，明确地告诉患者，胃、十二指肠溃疡并非不治之症，只要配合好，是可以完全治愈的。并向患者及家属简单介绍本病的发病规律及治疗过程。如需手术治疗，多向患者及家属做耐心细致的解释工作，或请曾做过本疾病手术的患者进行现身说法，消除患者对疾病及手术顾虑，增强患者战胜疾病的信心，积极主动地配合医护治疗工作。

2. 饮食及生活习惯的护理 ①告知患者合理饮食在疾病治疗中的重要性，要有规律进食，饮食宜少食多餐，每日可进食4～5餐。②给予高蛋白、高热量、高维生素、易消化的饮食；如牛奶、豆浆、西红柿、黄瓜、土豆、蜂蜜、鸡蛋等。忌食刺激性饮食，如辛辣、生硬冷、油炸、浓茶、咖啡、酒类等。③注意休息，适当运动，避免过度脑力劳动，积极参与一些有益的社交活动，消除紧张情绪，培养良好的心理素质及性格体质。④避免长期使用对胃肠黏膜有刺激性的药物。

3. 治疗配合护理 强调治疗的长期性和持续性，预防复发，避免并发症发生。遵医嘱选用：①抑制胃酸分泌与中和胃酸药；②保护胃黏膜药；③根除幽门螺旋杆菌药。按时给患者服药，密切观察疗效和药物的不良反应。如枸橼酸铋钾用后可呼出带有氨味的气体，舌苔及粪便变黑，嘱患者不要紧张。西咪替丁可引起腹胀、腹泻、口干、面部潮红、心率减慢等，长期服用可引起男性乳房发育和阳痿。雷尼替丁静脉滴注后可有头晕、胃部烧灼感、焦虑、健忘等不适。奥美拉唑可引起头晕及转氨酶升高。生胃酮服用后常有水肿、头痛、高血压等反应。阿莫西林用药前应先作青霉素皮试，阴性方可使用。在治疗期间，如疗效欠佳或出现了不良反应，应及时与医生联系，并配合处理。

4. 常见溃疡病并发症的护理

（1）溃疡病急性穿孔：无休克，取半卧位，禁食，持续胃肠减压以防止胃肠内容物继续漏入腹腔，有利于腹膜炎的好转或局限。输液，应用抗生素。严密观察病情变化，其基本原则和方法与急性腹膜炎的术前护理相同。

护考链接

患者，男，35岁，司机。突发上腹部刀割样剧痛4小时，并迅速波及全腹部，伴恶心，呕吐，口服颠茄合剂，腹痛不缓解；曾有溃疡病10多年。体温38℃，脉搏90次/分，血压110/70mmHg，表情痛苦，全腹均有压痛、反跳痛、肌紧张，以中上腹为甚，肝浊音界缩小，肠鸣音消失。

1. 为了明确诊断，首选的辅助检查方法是（ ）

A. X线钡餐检查　B. CT检查　C. 纤维胃镜检查

D. X线腹部平片检查　E. 超声波检查

2. 护理该患者时，应取什么体位（ ）

A. 头低足高位　B. 平卧头低位　C. 头部和躯干抬高20°～30°，下肢抬高15°～20°

D. 半卧位　E. 头高足低位

3. 该患者行非手术治疗，其护理措施中最重要的是（ ）

A. 禁饮、禁食　B. 静脉输液、输血　C. 准确记录出入量

D. 有效的胃肠减压　E. 按时应用有效的抗生素

分析：①确诊胃十二指肠溃疡穿孔重要依据是X线腹部平片检查发现膈下有游离气体。②该患者血压等生命体征稳定，故应取半卧位。半卧位有利于患者呼吸，减轻患者全身感染中毒症状。③胃十二指肠溃疡穿孔的非手术治疗中，胃肠减压最为重要。胃肠减压可防止胃肠内容物继续漏入腹腔，有利于腹膜炎的好转或局限。

(2) 溃疡病急性大出血：患者绝对卧床休息，取平卧位，呕血时可取去枕平卧位头偏向一侧。安慰患者，必要时遵医嘱酌情使用镇静剂。一般应暂禁食，胃溃疡出血时，可用去甲肾上腺素加冷盐水洗胃。静脉滴注雷尼替丁、法莫替丁、尼扎替丁、奥美拉唑及其他止血剂止血。输液输血，必要时建立两条输液通路，保证输液输血通畅。密切观察生命体征、呕血及便血情况，要求每15～30分钟观察1次。如经6～8小时治疗，患者症状、体征未见好转反而加重者，应及时与医生联系，考虑手术治疗。

(3) 瘢痕性幽门梗阻：患者应卧床休息，根据梗阻情况给予流质饮食或禁食，以减少胃内容物潴留，同时静脉输液，纠正水、电解质及酸碱平衡紊乱，补给营养以改善患者营养状况，必要时可采用全胃肠外营养(TPN)疗法，提高患者对手术耐受力。术前2～3天每晚用温生理盐水洗胃，以减轻长期梗阻所致的胃黏膜水肿，有利于手术后吻合口的愈合。必要时行胃肠减压。配合做好X线钡餐检查和纤维胃镜检查。

(4) 拟行迷走神经切断术的患者，术前应作基础胃酸分泌量和最大胃酸分泌量测定，以比较手术后疗效。

5. 积极做好术前常规准备　见围手术期护理章节。

(二) 手术后护理

1. 病情观察　①密切观察患者神志、血压、脉搏、体温、尿量等生命体征的变化；②注意观察腹部症状和腹部体征变化；③详细记录24小时液体的出入量，指导补液，直至患者恢复正常饮食；④观察各种引流液的颜色、量和性状；⑤观察切口有无渗血、渗液，敷料是否清洁、干燥、固定牢固；切口有无红肿、疼痛及脓性分泌物等。

2. 体位　患者回病房后，取平卧位，待麻醉作用消除及血压平稳后，取半卧位。

3. 饮食　禁饮、禁食，直至肠蠕动恢复、肛门排气，拔除胃肠减压管后方可进食。拔管当日可给少量饮水，每12小时1次，每次4～5汤匙；如无特殊不适第2天给半量流质，每次50～80ml；1～2小时1次；第3天可给全量流质，每次100～150ml，2～3小时1次；第4天，可进半流质，以稀饭为好，术后10～14天可进软食。术后1个月内要注意少食多餐(每日5～6次)，避免生、冷、硬、辣及不易消化食物。一般需6个月至1年时间才能恢复到正常3餐饮食。

4. 持续胃肠减压　有利于减轻腹胀，有利于吻合口的愈合，因此要妥善固定好胃肠减压管，保持胃肠减压管的通畅，注意观察引流液的颜色、量及性状，胃管必须在术后肛门排气后方可拔除。

5. 静脉补液　在胃肠减压及禁食期间，静脉输液维持水、电解质及酸碱平衡，必要时可输入血浆、白蛋白及少量鲜血加强支持。

6. 抗感染　遵医嘱运用抗生素预防感染。

7. 活动　鼓励患者深呼吸，有效咳嗽、排痰，协助患者翻身拍背，注意口腔护理，防止肺部并发症。若患者情况允许，应鼓励患者早期活动，促进肠蠕动恢复和预防肠粘连。

8. 腹腔引流管的护理　妥善固定好腹腔引流管，每天定时用手挤压引流管以保持引流管的通畅，记录每日引流液的颜色、量和性状，一般2～3天后，引流量明显减少、色清淡时，可考虑拔管，保持引流管周围皮肤清洁干燥；每日更换无菌引流袋。运用抗酸药及止血剂，防止术后出血及促进吻合口的愈合。切口疼痛者，可遵医嘱酌情使用镇静、止痛剂。

(三) 术后并发症的护理

1. 吻合口出血　应协助配合医生采取禁食，应用止血药、抗酸药及输鲜血等措施，多可停止；少数患者经上述处理后仍出血不止者，应积极做好手术前准备再次手术止血。

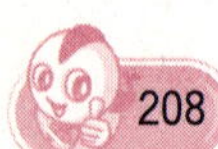

2. 十二指肠残端破裂　需立即进行手术治疗。由于局部炎症、水肿明显，难以修补缝合，需经十二指肠残端破裂处置管做持续负压吸引，残端周围置腹腔引流管引流。术后妥善固定引流管，保持引流管通畅，观察记录引流液的颜色、量及性状。积极纠正水、电解质及酸碱平衡紊乱，全胃肠外营养支持（TPN）。此外，还需多次少量输新鲜血，应用抗生素抗感染，应用抑制胃肠液及胰液分泌药物，用氧化锌软膏保护引流处周围皮肤等措施。

3. 吻合口梗阻　一般经禁食、胃肠减压、补液、消炎等措施，多可缓解，若无效时，可考虑手术治疗。

4. 输入段梗阻　如为急性完全性输入段梗阻者，应积极配合医生紧急手术治疗。如为慢性不完全性输入段梗阻者，多数患者可经非手术治疗而缓解，少数需再次手术。

5. 输出段梗阻　如非手术治疗不能自行缓解，应立即协助医生手术治疗。

6. 倾倒综合征　术后早期指导患者少食多餐，进餐后平卧10～20分钟，避免进食过甜、过热的流质饮食，选用脂肪、蛋白含量较高的较干的膳食，告诉患者一般在1年内多能自愈。若经长期治疗护理，患者症状未能改善者，应考虑再次手术治疗。

五、健康指导

(1) 胃、十二指肠溃疡是常见的慢性病，当症状轻时易被患者及家属忽视。应向患者及家属介绍胃、十二指肠溃疡的病因，诱发因素及可能出现的并发症。

(2) 合理安排休息，保证充分睡眠，避免精神紧张。

(3) 强调规律性生活，合理饮食，规范化治疗对胃、十二指肠溃疡病康复的重要性。指导患者坚持长期的饮食调节和药物治疗。

(4) 保持良好的心理状态，树立战胜疾病的信心。

(5) 指导患者掌握药物的正确使用方法及不良反应的观察，坚持定期随访。

(6) 适当运动，术后6周内不要举起过重的物品。

(7) 出院后若有不适，应及时到医院复诊。

第2节　胃癌患者的护理

一、概　　述

胃癌是消化道最常见的恶性肿瘤，占我国消化道肿瘤的第一位，发病年龄以40～60岁为多见，男女比例约为3∶1。

（一）病因

胃癌的发病原因目前尚未完全明了，目前认为与下列因素有关：

1. 饮食生活因素　长期进食烟熏、烧烤、腌制食品及被真菌污染食物者，胃癌的发病率比一般人要高，与上述食品中含亚硝酸盐、真菌毒素等致癌物质有关。此外，吸烟者胃癌的发生率也较高。

2. 幽门螺旋杆菌(HP)感染　是引发胃癌的主要因素之一。胃癌高发区人群HP感染率高。HP能促使硝酸盐转化为亚硫酸盐及亚硫酸铵而致癌。

3. 癌前病变　某些胃的良性病变，如胃息肉、慢性萎缩性胃炎、胃溃疡、胃切除后残胃及胃黏膜上皮细胞的异型增生等，在疾病发展过程中可恶变成胃癌。

4. 遗传因素　胃癌有明显家族易感倾向，有胃癌家族史者，其发病率高于普通人群2～3倍。遗传因素使易感者对致癌物质更加敏感。

（二）病理

胃癌好发于胃窦部，其次为胃小弯和贲门。胃癌分为早期胃癌和进展期胃癌。

1. 早期胃癌　指癌细胞局限于黏膜或黏膜下层的胃癌（不论是否有淋巴转移）。若胃镜检查直径在6～10mm的癌灶称小胃癌，直径≤5mm的癌灶为微小胃癌。

2. 进展期胃癌　指癌细胞已达到或超过肌层或浆膜层的胃癌。胃癌的转移途径有直接蔓延，淋巴转移，血行转移及腹腔种植转移。

二、护理评估

（一）健康史

（1）仔细询问并了解患者的饮食喜好、生活习惯和生活工作环境，是否有长期大量进食烟熏及腌制食品，烧烤的食物等；经常处于紧张状态，工作精神压力过大的人，其胃癌的发病率较一般人群高。有无吸烟史。

（2）既往有无胃息肉、慢性萎缩性胃炎及胃溃疡的病史，如有，其患病时间有多久？以往是否作过胃镜检查？是否诊断、治疗过，曾服过何药物，疗效如何？

（3）了解患者有无胃癌或其他肿瘤的家族史。

（二）身心状况

1. 躯体表现

（1）症状评估：胃癌早期临床症状多不明显，也不典型，有时出现上腹隐痛不适、嗳气、反酸、食欲减退等类似于慢性胃炎或胃溃疡病症状，易被忽视；随着病情发展，上述症状加重，出现上腹疼痛、柏油便、消瘦、乏力、体重减轻、贫血等。胃窦部癌可致幽门梗阻而发生呕吐；贲门癌和高位小弯癌可引起吞咽困难；癌肿破溃及侵蚀血管，可致急性胃穿孔或突发上消化道大出血。晚期患者出现明显消瘦、贫血、黄疸、腹水、恶病质等。

（2）护理查体：胃癌早期无明显体征。中晚期后，查体可有消瘦、贫血貌，上腹部可扪及肿块、肝肿大、腹水、黄疸、左锁骨上淋巴结肿大等。

（3）术后并发症评估：详见溃疡病术后并发症的评估。

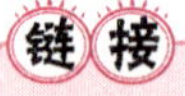

该怎么办？

患者，男性，工人，50岁。确诊为中晚期胃癌，因疾病疼痛，对手术治疗及术后生活失去信心，并因经济拮据等因素，患者及家属强烈要求安乐死。作为一名临床护士，该如何应对？

2. 心理-社会状况　多数患者因“胃病”到医院就医，当高度怀疑或确诊为胃癌时，患者往往无心理准备，常表现为焦虑、恐惧，甚至悲观和绝望。当准备行手术治疗时，患者还担心手术危险性、术后预后情况以及术后对其生活质量的影响。患者焦虑、恐惧不安的情绪会更进一步加重，有的患者可能会产生愤怒、愤恨和敌意等。

（三）辅助检查

1. 血常规检查　血红蛋白、红细胞计数均有不同程度下降。

2. 胃游离酸分析　胃酸减少或缺乏。

3. 粪便隐血试验　大便隐血试验呈持续阳性。

4. X线钡餐检查　可发现不规则充盈缺损或龛影等，气钡双重造影可发现较小的胃癌。

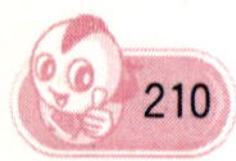

5. 纤维胃镜检查　能直接观察病变部位，并可取活组织做病理检查，是早期诊断胃癌的有效方法。

6. 细胞学检查　在胃冲洗液中查找到癌细胞即可确诊。

（四）治疗要点与反应

治疗上应强调早发现、早诊断、早治疗，是提高胃癌治疗效果的关键；手术治疗仍是主要的治疗方法，同时辅以化疗、免疫治疗及中医中药治疗，以增强疗效。护理时应做好患者的心理护理，使其树立起战胜病魔的信心，减轻化疗、放疗的并发症，提高患者的生存质量。

三、护理问题

1. 焦虑、恐惧或绝望　与对疾病的发展及预后缺乏了解，对疾病的疗效没有信心有关。

2. 疼痛　与手术和疾病有关。

3. 营养失调　与疾病本身和手术有关。

4. 潜在并发症　吻合口出血、吻合口瘘或梗阻、肠梗阻、感染等。

四、护理措施

（一）手术前护理

1. 心理护理　多关心和体贴患者，对患者热情如亲人。要根据患者的需要程度和接受能力提供有关信息，注意语言沟通技巧，避免不良刺激；耐心解答患者的有关问题，帮助患者分析治疗中的有利因素，要让其看到希望，消除思想顾虑和消极心理，增强对治疗的信心，能够使患者及家属积极配合治疗和护理。

2. 饮食护理　能进食者给予高热量、高蛋白、高维生素易消化饮食，注意少食多餐，术前1日进流质饮食。对化疗患者，应多食新鲜绿色蔬菜和水果，以利消化和吸收。

3. 加强营养支持护理　对于不能进食或禁食患者，且营养状况较差者，应以静脉补给足够能量，氨基酸、电解质和维生素，必要时静脉补充血浆或全血，甚至全胃肠外营养（TPN）。

4. 术前常规准备的护理　术前1日，备皮、青霉素皮试；术前12小时禁食、4小时禁饮。术晨安置胃管、放置导尿管等。

（二）手术后护理

全胃切除者，应按胃、十二指肠溃疡术后护理措施进行护理，但应注意肺部并发症的预防及营养支持。如经胸行全胃切除者，应注意胸腔闭式引流的护理。其他护理措施详见胃、十二指肠溃疡术后护理措施。术后化疗期间的护理，详见本书第9章肿瘤患者的护理。

五、健康指导

（1）养成良好饮食习惯，避免长期大量进食烟熏、腌制和烧烤食品。

（2）告知患有胃溃疡、胃息肉、萎缩性胃炎等患者，应定期检查，及早治疗。

（3）对40岁以上男性，以往无胃病史而出现胃部症状，或有长期溃疡病史而近来症状不缓解或疼痛节律改变者，厌食及粪便隐血持续阳性者，应提高警惕，及时到医院做相关检查。

（4）讲解术后饮食方法及注意事项。

（5）注意适当休息与活动。

（6）出院后若有不适等，应及时到医院复诊。

小结

胃、十二指肠溃疡多见于青壮年男性，是由于胃酸激活胃蛋白酶引起的自身消化性疾病。临床特点表现为：慢性、周期性、节律性腹痛。绝大多数患者，经内科治疗是可以完全治愈的，少数出现严重并发症方考虑手术治疗。护理的重点强调：保持良好的心理状态，合理安排休息，生活要有规律，避免精神刺激，坚持长期服药和饮食疗法，做好术前术后护理；注意术后饮食的护理，加强各种引流管的护理，及时发现和配合医生处理各种并发症，促进患者早日康复。

胃癌是中年男性最常见的消化道恶性肿瘤。早期胃癌表现不典型，易被忽视，若出现胃部典型症状，多为进展期胃癌。早发期、早诊断、早治疗是提高患者生存质量的关键。护理重点为：加强患者及家属的心理护理，树立战胜疾病的信心；术前注意加强营养支持，术后注意加强营养及预防各种并发症的发生。注意生活指导，促使身心康复。

自测题

A_1/A_2 型题

1. 胃大部切除术后的护理措施，下列各项错误的是(　　)
   A. 术后即取平卧位，待清醒后取半卧位
   B. 每半小时测血压、脉搏1次
   C. 记录24小时出入量
   D. 术后不置放胃管，以免损伤胃黏膜
   E. 加强引流管的护理
2. 胃、十二指肠溃疡急性穿孔的患者，术前准备及非手术疗法护理中下列各项错误的是(　　)
   A. 为预防休克，患者应取平卧位
   B. 禁食、禁饮
   C. 保持有效胃肠减压，减少腹腔污染
   D. 维持水、电解质及酸碱平衡
   E. 使用抗生素控制感染
3. 患者，男，胃大部切除术后10小时。患者正在静脉输液时，出现面色苍白，四肢湿冷，脉细速，胃肠减压瓶内约有600ml鲜红色液体，护士首先应采取的措施是(　　)
   A. 急查血常规
   B. 经胃管注入去甲肾上腺素
   C. 患者取平卧位，加快输液速度
   D. 静脉滴注止血剂
   E. 配血，作好术前准备
4. 提高胃癌治愈率的关键在(　　)
   A. 早期诊断　　B. 彻底手术
   C. 积极放疗　　D. 早期化疗
   E. 综合治疗
5. 胃癌的主要转移方式为(　　)
   A. 直接蔓延　　B. 血行转移
   C. 淋巴转移　　D. 腹腔种植
   E. 直接至卵巢
6. 胃、十二指肠溃疡穿孔的X线检查所见为(　　)
   A. 双侧横膈抬高　　B. 膈下游离气体
   C. 胃泡扩张　　D. 肠管扩张
   E. 胃内有液平面
7. 胃十二指肠溃疡穿孔的诱因是(　　)
   A. 情绪激动　　B. 暴食　　C. 进刺激性食物
   D. 过度疲劳　　E. 以上都对
8. 患者，女，28岁，毕氏Ⅱ式胃大部切除术，术后观察的并发症不包括(　　)
   A. 术后出血　　B. 吻合口梗阻
   C. 输入段肠袢梗阻　　D. 输出段肠袢梗阻
   E. 胃潴留
9. 患者，男，40岁，胃、十二指肠溃疡10多年，于饱餐后突然出现上腹部剧烈疼痛，腹肌紧张，压痛，反跳痛，肝浊音界消失，首先应判断为(　　)
   A. 并发急性穿孔　　B. 并发慢性穿孔
   C. 并发幽门梗阻　　D. 溃疡癌变
   E. 急性胆囊炎
10. 患者，男，30岁，胃大部切除术后第6天，突然出现上腹剧烈疼痛、压痛、反跳痛及肌紧张，最可能是并发(　　)
    A. 吻合口出血　　B. 吻合口梗阻
    C. 十二指肠残端破裂或瘘　　D. 输入段梗阻
    E. 倾倒综合征

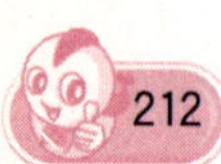

A_3/A_4 型题

(11～13 题共用题干)

患者，男，37 岁，反复呕吐 1 个月就诊。既往有溃疡病史 15 年，诉近 1 月来常于晚上出现呕吐，且呕吐量较大，呕吐物为带有酸臭味宿食，不含胆汁。查体：中度营养不良，脱水貌，消瘦，上腹膨隆，可见胃蠕动波，上腹部可闻及振水声。

11. 该患者最可能的诊断为(　　)
    A. 胃十二指肠溃疡　B. 胃癌
    C. 瘢痕性幽门梗阻　D. 慢性胃炎
    E. 胆结石
12. 幽门梗阻患者因长期呕吐造成脱水及(　　)
    A. 低氯低钾性代谢性碱中毒
    B. 低氯高钾性代谢性碱中毒
    C. 低氯低钾性代谢性酸中毒
    D. 高氯低钾性代谢性酸中毒
    E. 低氯高钾性呼吸性碱中毒
13. 幽门梗阻患者下列术前准备护理措施中哪一项是错误的(　　)
    A. 术前 2～3 天胃肠减压
    B. 纠正贫血、低蛋白
    C. 纠正脱水
    D. 用温水洗胃 3 天
    E. 纠正电解质及酸碱失调

(张　德)

第17章

肠疾病患者的护理

第1节　急性阑尾炎患者的护理

急性阑尾炎是腹部外科中最为常见的疾病之一，占急腹症病因的第一位，可发生在任何年龄，以20～30岁青壮年为多，男性较女性多见。若能及时、正确处理疗效好，若延误诊治，引起坏疽、穿孔，导致弥漫性腹膜炎将危及生命。临床上以转移右下腹痛和右下腹固定性压痛为特征。

案例17-1

患者，男，60岁。2天前脐周持续性胀痛，伴恶心、呕吐，呕吐为胃内容物。12小时后腹痛转移到右下腹，伴发热。查体：体温38℃，脉搏120次/分，血压150/80mmHg。腹稍胀，未见肠型及胃肠蠕动波，腹肌紧张，全腹压痛及反跳痛，以右下腹更明显，肠鸣音1～2次/分。辅助检查：白细胞15×10^9/L，中性粒细胞82%。右下腹穿刺抽出黄色稀脓液3ml，略带臭味。腹部透视未见膈下游离气体影。

问题：1. 患者主要的护理问题有哪些？配合治疗，在护理方面最重要的是什么？

2. 针对该患者术后护理应注意哪些问题？

一、概　　述

急性阑尾炎是阑尾的急性化脓性感染。

（一）病因

1. 阑尾腔梗阻　是引起阑尾炎最常见的病因，主要是由于管壁内丰富淋巴滤泡的明显增生，其次是粪石阻塞、异物、炎性狭窄、寄生虫、肿瘤等引起。

2. 细菌感染　阑尾腔阻塞后，阑尾腔内压力升高，细菌生长繁殖并分泌内外毒素，损害黏膜并形成溃疡，细菌穿过黏膜引起感染。致病菌多为肠道内的各种革兰阴性杆菌和厌氧菌。

3. 胃肠道功能紊乱　腹泻、便秘等，引起阑尾肌肉或血管反射性痉挛，导致管腔狭窄梗阻，同时血管痉挛导致阑尾缺血，使阑尾管腔黏膜受损、细菌侵入引起阑尾炎。

（二）病理

急性阑尾炎根据其病理严重程度，可分为4种病理类型：

1. 急性单纯性阑尾炎　为轻型阑尾炎或病变早期。病变多局限于黏膜及黏膜下层，阑尾轻度肿胀，浆膜充血并失去光泽，表面有少量纤维素性渗出物，腔内有少量渗液。临床症状和体征较轻。

2. 化脓性阑尾炎　由单纯性阑尾炎发展而来。病变扩展到肌层和浆膜层，阑尾显著肿胀、增粗，浆膜高度充血，表面覆脓性渗出。阑尾腔内积脓，腹腔内有脓性渗出物，可形成局限性腹膜炎。临床症状和体征较重。

3. 坏疽性及穿孔性阑尾炎　炎症进一步加剧，因阑尾腔内积脓，压力不断升高致阑尾壁血液循环障碍，阑尾管壁坏死或部分坏死，呈暗紫色或黑色。多在阑尾根部和尖端发生穿孔，可引起弥漫性腹膜炎。本型属重型阑尾炎，多见于儿童和老年人。

4. 阑尾周围脓肿　如果急性阑尾炎化脓、坏疽或穿孔过程进展较慢，被大网膜和周围肠管包囊粘连，则可形成阑尾周围脓肿。

以上 4 种过程是阑尾炎症发展的不同阶段。急性阑尾炎的转归有：①炎症消退；②炎症局限化；③炎症扩散。

二、护理评估

（一）健康史

了解疾病发生的诱因，如有无腹部受凉，急、慢性肠炎和肠道蛔虫等病史，以便做好预防指导；了解既往有无类似发作史，如慢性阑尾炎急性发作。还应了解患者的年龄，成人女性患者应了解月经史、妊娠史等。

（二）身心状况

1. 症状

(1) 腹痛：急性阑尾炎典型的表现为转移性右下腹痛。开始于脐周和上腹部，开始痛不严重，位置不固定，呈阵发性，系阑尾管腔阻塞后扩张、收缩引起的内脏神经反射性疼痛。数小时(6～8 小时)后，腹痛转移并固定在右下腹，呈持续性，这是阑尾炎症侵及浆膜，壁层腹膜受到刺激引起的体神经定位疼痛。70%～80%有转移性，也有一开始就表现右下腹痛。穿孔性阑尾炎因阑尾管腔压力骤减，腹痛可暂时减轻，但出现腹膜炎后，腹痛又会持续加剧。不同病理类型阑尾炎的腹痛也有差异，如单纯性阑尾炎是轻度隐痛；化脓性呈阵发性胀痛和剧痛；坏疽性呈持续性剧烈腹痛。

(2) 胃肠道症状：恶心、呕吐最常见，早期为反射性，晚期与腹膜炎有关。可有便秘或腹泻。盆腔位阑尾炎刺激直肠和膀胱，引起里急后重和尿频。腹膜炎肠麻痹出现腹胀和停止排气排便、持续性呕吐。

(3) 全身症状：发病早期患者常头痛、乏力、低热，当阑尾化脓或形成坏疽后，可有全身中毒症状，如发热(体温可高达 39℃)、脉快、烦躁、口干、精神委靡等。若发生门静脉炎可出现寒战、高热和轻度黄疸。

2. 体征

(1) 右下腹固定压痛：是急性阑尾炎最常见的重要体征。压痛点常位于脐与右髂前上棘连线中外 1/3 交界处，即麦氏点(图 17-1)。虽然压痛点可随阑尾位置的变异而改变，但是压痛点始终在右下腹一个固定的位置上。

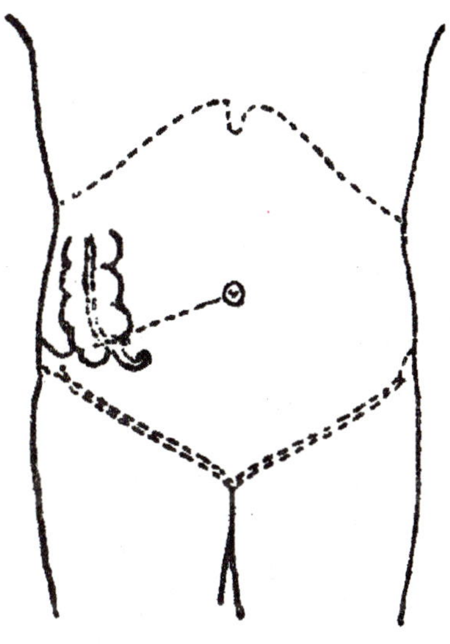
图 17-1　阑尾炎麦氏点

(2) 腹膜刺激征：包括压痛、反跳痛、腹肌紧张。早期或单纯性阑尾炎可无腹膜刺激征。当阑尾炎发展到

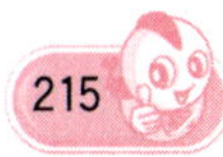

化脓、坏疽或穿孔时，可出现腹膜刺激征，这是壁腹膜受炎症刺激而出现的防卫反应，提示阑尾炎症加重。腹膜刺激征的范围可因炎症扩散而扩大，但仍以阑尾部位最明显。但小儿、老人、孕妇、肥胖、盲肠后位或盆位阑尾炎时，腹膜刺激征可不明显。

(3) 右下腹包块：如体检发现右下腹饱满，扪及一压痛性包块、边界不清、固定，应考虑有阑尾周围脓肿。

结肠充气试验、腰大肌试验、闭孔内肌试验及肛门直肠指检等可作为辅助诊断依据。

3. 心理-社会状况　本病发病急，腹痛明显，需急诊手术治疗，患者常感突然而焦虑、不安。应了解患者的心理状态、患者和家属对疾病及治疗的认知和心理承受能力。了解家庭的经济承受能力。

（三）辅助检查

1. 实验室检查　多数急性阑尾炎患者血常规检查有白细胞计数和中性粒细胞比例的增高。白细胞计数可高达$(10\sim20)\times10^9/L$，可发生核左移现象，尿检查一般无阳性发现。当盲肠后位阑尾炎累及输尿管时，尿中可出现少量红细胞和白细胞。

2. 影像学检查　腹部X线平片可见盲肠扩张和液气平面。B超有时可发现肿大的阑尾或脓肿。

（四）治疗要点与反应

1. 非手术治疗

(1) 适应证：急性单纯性阑尾炎，因伴有其他严重疾病而有手术禁忌证者；急性阑尾炎病程超过72小时，已形成阑尾周围脓肿并有局限趋势者。

(2) 治疗措施：禁食或进流质饮食，静脉补液，全身应用抗生素。

(3) 如为阑尾周围脓肿，经非手术治疗炎症消退，3个月后可择期行阑尾切除以防复发。

2. 手术治疗　急性阑尾炎诊断明确者，尽早行阑尾切除术。如阑尾穿孔已被包裹，阑尾周围脓肿形成，病情较稳定者，应用抗生素或联合中药治疗，促进脓肿吸收消退，也可在超声引导下穿刺抽脓或置管引流。如脓肿扩大，无局限趋势，定位后行手术切开引流。

三、护 理 问 题

1. 疼痛　与阑尾炎症刺激或手术创伤有关。

2. 体温过高　与阑尾炎症、毒素吸收有关。

3. 体液不足　与患者呕吐、腹泻、术后禁食及补液不足有关。

4. 焦虑　与突然发病、缺乏术前准备及术后康复等相关知识有关。

5. 潜在并发症　术前可出现急性腹膜炎、感染性休克、腹腔脓肿、门静脉炎等；术后可出现腹腔出血、切口感染、粘连性肠梗阻、粪瘘等。

四、护 理 措 施

（一）非手术疗法的护理

1. 一般护理　包括卧床休息，取半卧位；控制饮食，适当补液；应用有效抗生素控制感染(如氨苄西林、甲硝唑、庆大霉素等)。禁用吗啡或哌替啶止痛，禁服泻药及灌肠。

2. 病情观察　观察患者的精神状态、生命体征、腹部症状和体征的变化。患者如腹痛加重、高热、出现腹膜刺激征等，应及早通知医生并协助处理。

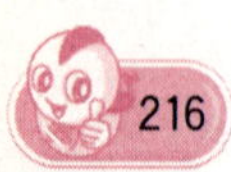

3. 中药治疗　以清热、解毒、化瘀为主。

4. 病情发展　若病情有发展趋势，应改为手术治疗。

（二）手术治疗的护理

1. 术前护理

(1) 心理护理：对患者做好思想工作，消除患者的焦虑、烦躁、恐惧心理，最后能得以配合医务人员积极治疗。

(2) 按急腹症手术前的常规护理。老年患者应检查心、肺、肾等重要脏器功能。

2. 术后护理

(1) 卧位与活动：患者回病房后根据不同的麻醉方式安置体位，待血压平稳后采取半卧位。术后 24 小时可起床活动，促进肠蠕动恢复，防止肠粘连。同时可增强血液循环，促进伤口愈合。

(2) 饮食护理：术后禁食 1～2 天，待肠功能恢复，肛门排气后进流质饮食，无不适改半流质饮食。正常情况下，第4～6 天可进易消化的普食。术后 1 周内禁食易产气食物，防止腹胀。

(3) 注意病情变化，监测生命体征，腹部症状和体征，及时发现并发症。

(4) 切口及引流管的护理：保持切口敷料清洁、干燥、观察切口愈合情况，及时更换渗血、渗液污染的敷料，及时发现出血及切口感染征象。有腹腔引流者应保持通畅，观察引流液的性质及量。

(5) 用药护理：遵医嘱使用抗生素，控制感染，防止并发症发生。术后 1 周内禁用泻药及忌灌肠。

(6) 术后并发症的护理

1) 内出血：多发在术后 24 小时内，故术后应严密观察生命体征及腹腔引流量的多少，如发现患者有面色苍白、脉速、血压下降等内出血的表现，或腹腔引流管有血液流出，应立即给患者平卧、加快补液、输血等，同时报告医生。

2) 切口感染：是术后最常见的并发症。多见于术后 3～5 天，表现为体温升高、切口肿胀或疼痛加剧，或有波动感。应给予抗生素、理疗等治疗。如已化脓应切开引流。

3) 腹腔脓肿：多发生于术后 5～7 天，渗液或积聚在膈下、肠间、盆腔而形成膈下脓肿、肠间脓肿、盆腔脓肿。表现为体温降了又升，并有腹痛、腹胀、腹部包块、排便排尿改变等。应及时通知医生并协助处理。

4) 粘连性肠梗阻：较常见的并发症。病情重者须手术治疗。嘱患者早期手术、早期离床活动可预防此并发症。

5) 粪瘘：多因阑尾残端组织脆弱，结扎线脱落，盲肠壁破损所致。表现为少量粪性肠内容物从腹壁切口流出，伴有发热、腹痛。注意瘘口周围皮肤的清洁和保护工作。

五、健康指导

(1) 指导患者注意饮食卫生、生活规律、劳逸结合、防止腹部受凉等，防止发生胃肠功能紊乱。

(2) 指导患者早期床上或下床活动，促进肠蠕动恢复，防止发生肠粘连等并发症。

(3) 阑尾周围脓肿患者经非手术治疗得到控制，嘱出院后 3 个月再住院，行阑尾切除术。

(4) 出院后如有腹痛、腹胀等腹部不适应及时就诊。

【特殊类型阑尾炎的临床特点】

1. 小儿急性阑尾炎　发展快，病情重。1岁内婴儿穿孔率高达80%。死亡率高达2%～3%。小儿的大网膜发育不健全，局限能力差。临床症状不典型，早期仅有厌食、恶心呕吐、腹泻等消化道症状；全身有脱水，感染症状；有腹胀，但右下腹压痛、反跳痛不明显；小儿查体常不合作。体征不明显。应立即手术切除阑尾。

2. 老年急性阑尾炎　主诉不强烈、体征不典型，腹痛不明显，常无转移特点。已穿孔刺激征也不明显。有时右下腹已出现包块，临床很似回盲部肿瘤。临床表现轻而病理改变重。老年人阑尾壁薄，阑尾动脉硬化，穿孔率高。老年人大网膜已萎缩，穿孔后炎症不易局限，死亡率较高，随年龄的增大而增高。高龄不是手术的禁忌证。注意处理伴随的心血管疾病、糖尿病。

3. 妊娠期急性阑尾炎　胎儿死亡率约20%。孕妇死亡率2%。随子宫增大，阑尾尖端呈逆时针方向旋转。压痛点上移。盆腔器官充血，穿孔的机会多。刺激子宫易流产、早产。大网膜上移，炎症不易局限。腹膜刺激征不明显，容易误诊。妊娠6月内，急诊切除阑尾。围手术期用黄体酮，不用腹腔引流，抗生素应用注意对胎儿影响。临产期并发穿孔、全身感染重可行剖宫产同时切除阑尾。

4. 慢性阑尾炎　多由急性演变而来。多有粪石虫卵、扭曲粘连、淋巴结增生。阑尾壁纤维化、增厚，管腔狭窄。急性发作、反复发作史。常发右下腹痛。右下腹压痛是唯一体征。钡灌肠阑尾不显影为特征。手术是唯一有效的治疗。

小结

1. 急性阑尾炎是外科最常见急腹症，好发于青壮年。

2. 阑尾腔梗阻是引起阑尾炎最常见的病因，根据其病理严重程度可分为急性单纯性阑尾炎、化脓性阑尾炎、坏疽性及穿孔性阑尾炎、阑尾周围脓肿4种病理类型。

3. 典型临床表现为转移性右下腹痛，最常见的重要体征是右下腹固定压痛，压痛点常位于脐与右髂前上棘连线中外1/3交界处，即麦氏点。单纯性阑尾炎是轻度隐痛；化脓性阑尾炎呈阵发性胀痛和剧痛，可有右下腹局限性腹膜炎；坏疽性（穿孔）阑尾炎呈持续性剧烈腹痛，有弥漫性腹膜炎表现。

4. 大多数阑尾炎一旦确诊，就尽早做阑尾切除手术。非手术仅适用于早期单纯性阑尾炎或有手术禁忌证者；阑尾周围脓肿患者经非手术治疗得到控制，嘱出院后3个月再住院，行阑尾切除术。

5. 急性阑尾炎术后并发症有内出血、切口感染、腹腔脓肿、肠瘘等。

6. 护理患者应做好一般护理外，还应做好术前术后护理，减少并发症发生。

第2节　肠梗阻患者的护理

案例17-2

患者，男，45岁，昨晚餐后出现脐周阵发性腹痛，并有腹胀、呕吐、肛门停止排便排气。患者主诉去年曾行阑尾切除术，诊为单纯性粘连肠梗阻。经非手术疗法治疗3天，病情明显好转。

问题：1. 该患者在非手术治疗期间特别注意做好哪些方面的护理？

2. 针对该患者目前情况，为了配合治疗，护士应做好哪些护理？

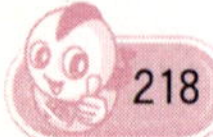

一、概　　述

任何原因引起的肠内容物不能正常运行、顺利通过肠道，称肠梗阻。是外科常见急腹症之一。临床表现复杂多变，如发生绞窄性肠梗阻则死亡率显著增高。

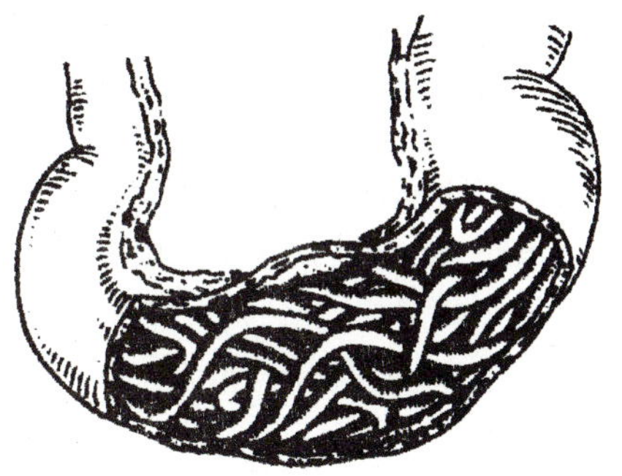

图 17-2　蛔虫性肠梗阻

（一）病因及发病机制

1. 按引起肠梗阻发生的基本病因可分为 3 类

(1) 机械性肠梗阻：最常见。各种原因引起肠腔狭窄，肠内容物通过障碍所致。主要原因有：①肠腔堵塞（如粪石、蛔虫团、异物堵塞等）（图 17-2）。②肠壁病变（如肿瘤、肠套叠等）（图 17-3）。③肠管受压（如肠扭转、腹腔肿瘤压迫、疝嵌顿等）（图 17-4）。

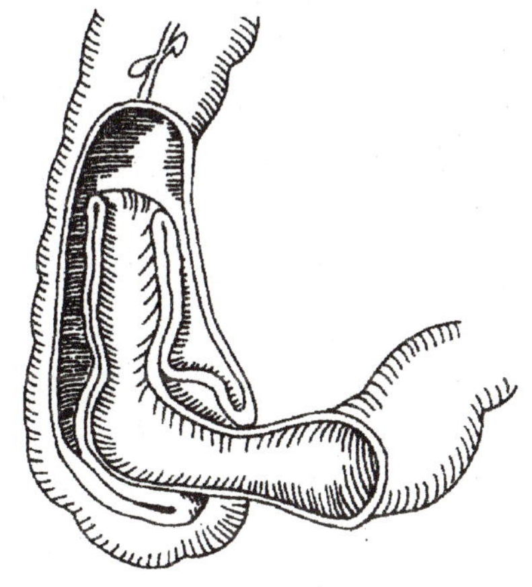

图 17-3　肠套叠

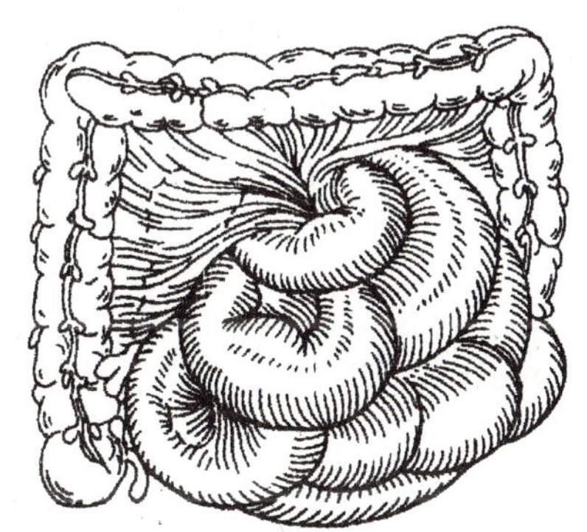

图 17-4　小肠扭转

(2) 动力性肠梗阻：肠壁本身无病变，神经反射或毒素刺激引起肠壁肌肉功能紊乱，导致肠内容物不能正常运行。可分为：①麻痹性肠梗阻，常见于急性弥漫性腹膜炎、腹部大手术、低钾血症等；②痉挛性肠梗阻，常见于急性肠炎、慢性铅中毒等。

(3) 血运性肠梗阻：较少见。是由于肠系膜血管栓塞或血栓形成，使肠管血运障碍，致肠麻痹，失去蠕动，使肠内容物不能运行。

2. 按肠壁有无血运障碍分为两类

(1) 单纯性肠梗阻：仅为肠内容物通过受阻，无肠壁血运障碍。

(2) 绞窄性肠梗阻：肠梗阻发生梗阻后，伴有肠壁血运障碍。可因肠系膜血管受压、血栓形成、栓塞等引起。

3. 其他分类

(1) 按梗阻部位：高位肠梗阻（如空肠上段）和低位肠梗阻（如回肠末段和结肠）两种。

(2) 按梗阻程度：完全性肠梗阻和不完全性肠梗阻。

(3) 按发病缓急：急性肠梗阻和慢性肠梗阻。

（二）病理生理

肠梗阻发生后，肠管局部和机体全身将出现一系列复杂病理生理变化。

1. 肠管局部的变化

（1）蠕动次数增多：机械性肠梗阻一旦发生，为克服梗阻而蠕动增强增多，产生阵发性腹痛和呕吐。

（2）管腔膨胀：梗阻以上部位肠管大量积气积液而扩张，膨胀，梗阻部位越低，时间越长，肠膨胀越明显。梗阻以下肠管则瘪陷、空虚或仅存少量粪便。

（3）肠壁血运障碍：肠管膨胀、肠壁变薄、肠腔压力升高到一定程度可致肠壁血运障碍。肠管成紫黑色，腹腔内出现带有粪臭的渗出物，肠管最终可缺血坏死而破溃穿孔。

2. 全身性改变

（1）体液丧失，引起水、电解质紊乱与酸碱失衡：由于不能进食及频繁呕吐，大量丢失胃肠道液，使水分及电解质大量丢失。高位梗阻，丢失大量氯离子和胃酸而产生代谢性碱中毒。低位梗阻，丧失的钠、钾离子多于氯离子，在低血容量和缺氧情况下酸性代谢物剧增，引起严重的代谢性酸中毒。

（2）感染、中毒和休克：梗阻以上部位的肠腔内细菌大量繁殖而产生多种强烈的毒素。因肠壁通透性改变，细菌和毒素渗入腹腔，引起严重的腹膜炎和全身中毒症状。

（3）呼吸和循环功能障碍：由于肠管高度膨胀，腹压升高，膈肌上升，腹式呼吸减弱，影响了肺内气体交换，同时阻碍下腔静脉血液回流，而致呼吸、循环障碍。

总之，肠梗阻的病理生理变化程度随着梗阻的性质、部位而有所差异。

二、护理评估

（一）健康史

重点评估患者有无引起肠梗阻的危险因素，如患者年龄、有无感染、饮食不当、过度劳累等诱因；注意既往有无腹部疾病、腹部手术、外伤史。

（二）身心状况

1. 症状

（1）腹痛：机械性肠梗阻表现为阵发性腹部绞痛，多位于腹中部或在梗阻所在的部位。绞窄性肠梗阻表现为腹痛间歇期缩短，剧烈的持续性腹痛；麻痹性肠梗阻表现为持续性胀痛、腹胀。

（2）呕吐：早期为反射性，呕吐食物或胃液。由于病情发展，呕吐随着梗阻部位高低而有所不同。高位肠梗阻：呕吐早、频繁，呕吐胃液、十二指肠液和胆汁。低位肠梗阻：呕吐迟而少，可出现粪臭味样物。绞窄性梗阻：呕吐物呈棕褐色或血性。麻痹性肠梗阻：呕吐呈溢出性。结肠梗阻时呕吐少见，以腹胀为主。

（3）腹胀：腹胀程度与梗阻部位有关。高位梗阻时腹胀不明显；低位梗阻为全腹膨胀而且明显，常伴有肠型；麻痹性肠梗阻时全腹膨胀显著；结肠梗阻腹部高度膨胀；腹胀不对称是绞窄性肠梗阻的表现。

（4）停止排气排便：完全性肠梗阻排便、排气停止。不完全性肠梗阻有少量排便、排气。

2. 体征

（1）全身：单纯性肠梗阻早期可无明显表现，晚期可出现缺水征，如皮肤干燥、弹性差、尿少无尿，还可出现休克及休克前期症状。

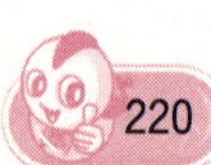

（2）腹部

视诊：腹部膨隆可见肠型、蠕动波、腹不对称。肠扭转等闭袢型肠梗阻腹胀多不对称，麻痹时呈均匀性全腹胀。

触诊：单纯性肠梗阻轻压痛。绞窄时固定压痛和腹膜刺激征，少数可及包块。蛔虫性肠梗阻可触及条索状团块。

叩诊：绞窄性肠梗阻腹腔渗液有移动性浊音。

听诊：单纯性肠梗阻，肠鸣音亢进，有气过水声、金属音。麻痹性肠梗阻肠鸣音减弱或消失。

直肠指检：触及肿块，可能为直肠肿瘤、肠套叠的套头或低位肠腔外的肿瘤。

3. 心理-社会状况　肠梗阻发病急且病情严重，患者表现为异常痛苦，常产生不同程度的焦虑或恐惧，对手术及预后的顾虑，尤其是粘连性肠梗阻反复发作，或多次手术，常使患者情绪消沉，悲观失望，甚至不配合治疗与护理。

（三）辅助检查

1. 实验室检查　因脱水、血液浓缩，血红蛋白值及血细胞升高，尿比重增高。绞窄性肠梗阻时，白细胞计数和中性粒细胞明显增高。动脉血气分析和血清电解质尝试测定可了解水、电解质和酸碱平衡紊乱的情况。绞突性肠梗阻呕吐物、粪便隐血阳性。

2. X 线检查　立位或卧位。见胀气肠袢、多个阶梯状气液平面（图 17-5）。空肠黏膜的环状皱襞呈“鱼骨刺”样。绞窄性肠梗阻可见孤立、突出、胀大肠袢。X 线阴性不能排除肠梗阻。放射医生报告肠梗阻须结合临床。肠套叠、肠扭转或大肠癌作钡剂灌肠。

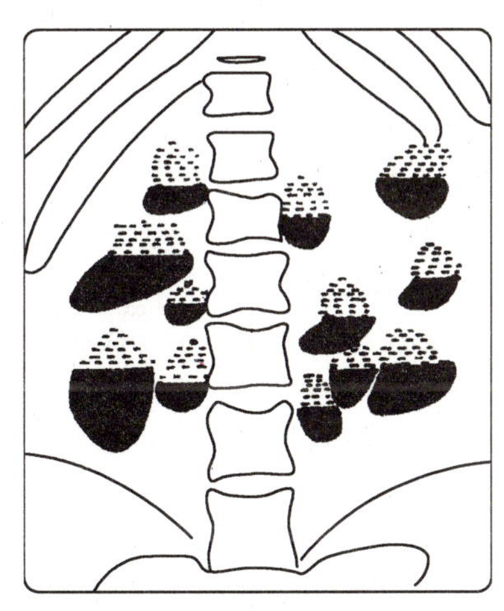

图 17-5　阶梯状气液平面

（四）治疗要点与反应

治疗原则：解除梗阻、纠正全身生理功能紊乱、恢复肠道功能。胃肠减压、纠正水电解质酸碱平衡失调、防止感染是治疗肠梗阻的基本方法。

非手术治疗的方法包括：禁食禁饮、胃肠减压，纠正水、电解质紊乱和酸碱失衡，控制感染，解痉止痛等。适用于单纯粘连性肠梗阻，麻痹性或痉挛性肠梗阻，蛔虫或粪块堵塞引起的肠梗阻，肠结核等不完全性肠梗阻，肠套叠早期等。

手术治疗的原则是在最短时间内，以最简单的方法解除梗阻和恢复肠腔的通畅。方法包括：粘连松解、肠切开取异物、肠切除吻合、肠扭转复位、短路手术（侧侧吻合）、肠造口术（结肠梗阻）。适用于绞窄性肠梗阻、肿瘤及先天性肠道畸形引起的肠梗阻，以及非手术治疗无效的患者。

三、护理问题

1. 疼痛　肠内容物不能正常运行或通过障碍。

2. 不舒适　肠梗阻致肠腔积液积气。

3. 体液不足　呕吐、禁食、肠腔积液、胃肠减压。

4. 潜在并发症　肠坏死、腹腔感染、休克。

四、护 理 措 施

（一）非手术疗法及手术前的护理

1. 禁食、胃肠减压　患者应禁食，以静脉维持体液平衡。胃肠减压是治疗肠梗阻的重要方法之一。待梗阻缓解，肠道功能恢复，可逐步进流质饮食，忌食产气的甜食和牛奶等。若发现有血性液体，提示有绞窄性肠梗阻的可能，待病情好转，梗阻解除后12小时，方可试进少量流质。

2. 休息和体位　应卧床休息，无休克，生命体征平稳给予半卧位，以减轻腹胀对呼吸循环系统的影响，促进舒适。

3. 病情观察　观察患者的神志、生命体征、腹部症状及体征、准确记录液体出入量及实验检查结果。若出现以下情况者应考虑绞窄性肠梗阻的可能，并及时通知医生，做好急病手术前的准备。

(1) 起病急发展迅速，疼痛持续而固定。

(2) 腹膜刺激征明显。

(3) 呕吐早而频繁。

(4) 早期出现休克，抗休克治疗后无明显改善。

(5) 腹胀不对称，腹部触及有压痛的肿块。

(6) 呕吐物、胃肠减压抽出液、肛门排出物为血性，或腹腔抽出血性液体。

(7) 移动性浊音或气腹征阳性。

(8) X线显示见孤立、胀大的肠袢，不因体位、时间而改变位置。

(9) 经积极非手术治疗症状和体征无明显好转。

4. 配合治疗

(1) 缓解腹痛和腹胀：遵医嘱应用阿托品解痉止痛，热敷、针灸、胃管注液状石蜡以减轻腹胀。

(2) 呕吐护理：头偏一侧以免误吸，保持口腔清洁，观察并记录呕吐的颜色、性状和量。

(3) 输液护理：记录出入量，合理安排输液的种类，调节输液量。

(4) 防治感染和脓毒症：遵医嘱应用抗生素，应注意观察用药效果和不良反应。

(5) 做好腹部手术常规术前准备。

（二）手术后护理

1. 体位　患者麻醉清醒，血压平稳后取半卧位。

2. 饮食　术后仍禁食，保持胃肠减压通畅，禁食期间静脉补充营养，维持体液平稳。待肠蠕动恢复可逐步进食，原则是少量多餐、禁食油腻、逐渐过渡。

3. 观察病情　注意观察神志、精神状态、伤口情况，每30～60分钟监测生命体征1次直至平稳；观察有无腹胀、腹痛、肛门排气排便及粪便性质等情况。有胃肠减压和腹腔引流管者要妥善固定，保持通畅，避免受压扭曲。准确记录24小时液体出入量，观察引流液的性质、量，发现异常及时报告。

4. 并发症的观察和护理　及时发现术后腹腔感染、切口感染、肠瘘等并发症发生的可能，及时通知医生并协助处理。肠瘘常发生在术后1周，患者常感腹部胀痛、持续发热、白细胞计数升高、腹壁切口流出粪臭味液体。

五、健 康 指 导

1. 术后早期下床活动，防止发生肠粘连。

2. 注意饮食卫生，养成良好卫生习惯，预防肠道感染。进食营养丰富易消化食物，忌暴饮暴食及生冷饮食。避免受凉、饭后剧烈运动，防止发生肠扭转。

3. 出院后有腹胀、腹痛等不适应及时就诊。

六、常见的机械性肠梗阻

1. 粘连性肠梗阻　常由腹腔内手术、炎症、创伤、出血和异物等引起。或因肠功能紊乱、暴饮暴食、体位的突然变化、剧烈运动等因素诱发肠梗阻的发生。临床上有典型的机械肠梗阻的表现，一般采用禁食禁饮、胃肠减压、输液、应用抗生素等非手术治疗。对经非手术治疗不见好转甚至病情加重，或疑为绞窄性肠梗阻的患者，应及早手术治疗。

2. 肠扭转　是一段肠袢沿其系膜长轴旋转而形成的闭袢性肠梗阻。小肠扭转多见于青壮年，多为顺时针旋转，常在饱餐后剧烈运动时发生，表现为胶痛突然发作，是持续性伴阵发性加剧，多在脐周，常牵涉到腰背部。呕吐频繁、腹胀不对称。腹部可扪及有压痛的包块，早期容易发生休克。腹部X线检查可见空肠和回肠换位或假瘤征等影像特点。乙状结肠扭转多见于老年人，习惯性便秘为主要原因，腹部X线钡剂灌肠检查可见扭转部受阻，尖端呈“鸟嘴”形。因肠扭转极易发生绞窄性肠梗阻，故应及时手术治疗。

3. 肠套叠　是一段肠管套入其相连的肠腔内。多生于2岁以下的幼儿，最多见的为回肠末端套入结肠，极易发展为绞窄性肠梗阻。以腹痛、血便和腹部肿块为3大特征。常为突然发作剧烈的阵发性腹痛，伴呕吐和果酱样黏液性血便，腹部可扪及腊肠样肿块，伴压痛。X线空气或钡剂灌肠检查，见结肠内逆行受阻，受阻端呈“杯口状”或“弹簧状”阴影。早期可用空气或钡剂灌肠复位，若复位失败，或病期已超过48小时，或出现肠坏死、穿孔、应及时手术治疗。

4. 蛔虫性肠梗阻　是蛔虫在肠腔内聚集成团引起的肠梗阻，多为不完全性梗阻，好发于2～10岁儿童，驱虫治疗不当常为诱因。主要表现为脐周阵发性疼痛或呕吐，可有吐蛔虫或便蛔虫的病史。腹胀不明显，腹部柔软，可触及可变形、变位的条索状团块，肠鸣音亢进，用B超、X线检查可见成团虫体阴影。主要采用非手术治疗，若无效或发生肠扭转、绞窄者，应手术治疗。

小结

1. 肠梗阻是外科常见急腹症之一，病情复杂，死亡率高。

2. 分类：①按引起肠梗阻发生的基本病因可分为机械性肠梗阻、动力性肠梗阻、血运性肠梗阻3类。②按肠壁有无血运障碍分为单纯性肠梗阻、绞窄性肠梗阻两类。③按梗阻部位分为高位肠梗阻（如空肠上段）和低位肠梗阻（如回肠末段和结肠）两种。④按梗阻程度分为完全性肠梗阻和不完全性肠梗阻。⑤按发病缓急分为急性肠梗阻和慢性肠梗阻。

3. 肠梗阻的典型临床表现是：腹痛、呕吐、腹胀、停止排气排便。

4. 肠梗阻若出现以下情况者应考虑绞窄性肠梗阻的可能，并及时通知医生，做好急病手术前的准备。①起病急发展迅速，疼痛持续而固定。②腹膜刺激征明显。③呕吐早而频繁。④早期出现休克，抗休克治疗后无明显改善。⑤腹胀不对称，腹部触及有压痛的肿块。⑥呕吐物、胃肠减压抽出液、肛门排出物为血性，或腹腔抽出血性液体。⑦移动性浊音或气腹征阳性。⑧X线显示见孤立、胀大的肠袢，不因体位、时间而改变位置。⑨经积极非手术治疗症状和体征无明显好转。

5. 肠梗阻患者除做好一般护理外，特别注意做好禁食禁饮和胃肠减压护理，还应做好术前术后护理，减少并发症发生。

第3节　大肠癌患者的护理

案例17-3

患者，65岁，半年来乏力，贫血，大便次数增多，有少量便血，继而有里急后重，黏液血便，拟诊为直肠癌，进行手术治疗。

问题：1. 该患者术前肠道应做哪些准备？

2. 针对该患者术后造口，护士应该如何进行护理？

一、概　　述

大肠癌是消化道常见的恶性肿瘤，分为结肠癌和直肠癌，直肠癌的发病率高于结肠癌。40～50岁发病率最高，近年来发病率呈上升趋势。

（一）病因

病因尚不清楚，可能与下列因素有关。

1. 饮食和运动　长期高脂肪、高蛋白和低纤维饮食使肠道中致癌物质增多，可诱发结肠癌。缺乏适度体力活动者也易患大肠癌。

2. 癌前病变　发病与家族性结肠息肉病、结肠腺瘤、溃疡性结肠炎、克罗恩病及结肠血吸虫病肉芽肿有关。

3. 遗传因素。

（二）病理及分型

根据肿瘤大体形态分为3类：

1. 肿块型　肿瘤向肠腔生长，易发生溃疡。恶性程度较低，转移较晚。好发于右侧结肠，尤其是回盲部。

2. 浸润型　沿肠壁浸润生长，易致肠腔狭窄或梗阻，转移较早，预后差。好发于左侧结肠，特别是乙状结肠。

3. 溃疡型　肿瘤向肠壁深层生长并向四周浸润，早期即可发生中央部坏死而形成溃疡，转移较早，恶性程度高，预后差。是结肠癌最常见类型。

二、护理评估

（一）健康史

了解患者年龄、性别、饮食习惯、既往是否患过结、直肠慢性疾病、手术治疗史、询问家族中有无类似病史。

（二）身心状况

1. 结肠癌

(1) 排便习惯及粪便性状的改变：是最早出现的症状，多为排便次数增加、腹泻、便秘、粪便中带脓血或黏液。

(2) 腹痛：也是早期症状之一。多见定位不确切的持续性腹部隐痛、胀痛或仅感腹部不适。晚期合并肠梗阻时则表现为腹痛加重或阵发性绞痛。

(3) 腹部肿块：肿块较大时，可触及质硬、固定、表面不平、结节性肿块，不易推动。

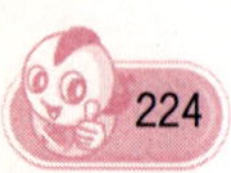

(4) 肠梗阻症状:是结肠癌的晚期症状。多为慢性低位不完全梗阻。常表现为腹胀、腹痛、便秘或腹泻、黏液血便。左侧结肠癌有时以急性完全怀结肠梗阻为首发症状。

(5) 全身症状:患者可出现贫血、消瘦、乏力、低热等,晚期可出现肝肿大、黄疸、水肿、腹水、锁骨上淋巴结肿大及恶病质等。一般右侧结肠癌以全身中毒症状、贫血、腹部肿块为主要表现;左侧结肠癌以慢性肠梗阻、便秘、腹泻、血便等症状为主要表现。

2. 直肠癌

(1) 直肠刺激症状:癌肿溃烂或感染时,患者出现频繁便意、排便习惯改变、肛门坠胀、里急后重、排便不尽感、黏液血便等,晚期有下腹痛。

(2) 肠腔狭窄症状:癌肿侵犯致肠腔狭窄,大便变形、变细。当发生部分梗阻,可表现为腹痛、腹胀、肠鸣音亢进等不完全梗阻症状。

(3) 其他症状:癌肿侵犯前列腺、膀胱,可出现尿频、尿痛、血尿等;侵犯骶尾神经可出现骶尾部持续性剧烈疼痛。晚期出现肝转移时,可出现腹水、肝大、黄疸、贫血、消瘦、水肿、恶病质等症状。

3. 心理-社会状况　患者和家属是否了解疾病和手术治疗的相关知识;患者及家属对有关结肠、直肠癌的健康教育内容了解和掌握程度等。患者和家属是否接受手术及手术可能导致的并发症;了解患者和家属的焦虑和恐惧程度。家庭对患者手术及进一步治疗的经济承受能力。

(三) 辅助检查

1. 直肠指检　是直肠癌的首选检查方法。75%以上的直肠癌患者经直肠指检可触及肿瘤,并可了解癌肿的部位、大小、范围、距肛缘的距离、固定程度以及与周围组织的关系等。

2. 内镜检查　是诊断大肠癌最有效、可靠方法。可通过直肠镜、乙状结肠镜或纤维结肠镜检查,观察病灶的部位、大小、形态、肠腔狭窄的程度等。

3. 实验室检查

(1) 大便潜血试验:可作为大规模普查或一定年龄组高危人群的初筛手段,阳性者再做进一步检查。

(2) 血液检查:癌胚抗原(CEA)测定对大肠癌的诊断、监测复发有一定价值。

4. 影像学检查

(1) 钡剂灌肠 X 线检查:是结肠癌的重要检查方法,能判断结肠癌的位置,并能了解有无多发性癌及比去年同期直肠息肉病等。

(2) 腔内 B 超检查:可检测癌肿浸润的尝试及有无侵犯邻近脏器。

(3) CT 检查:了解直肠癌盆腔内扩散情况,及有无肝转移。

(四) 治疗要点与反应

大肠癌的治疗是以手术切除为主,配合放疗、化疗的综合治疗。

1. 手术治疗

(1) 结肠癌根治性手术:切除范围包括癌肿所在的肠袢及其系膜和区域淋巴结。常用术式有:

1) 左半结肠切除术:适用于横结肠脾曲、降结肠癌。

2) 右半结肠切除术:适用于盲肠、升结肠、结肠肝曲的癌肿。

3) 横结肠切除术:适用于横结肠癌。

4) 乙状结肠癌根治切除术:适用于乙状结肠癌。

(2) 直肠癌根治性手术：切除范围包括癌肿、足够的两端肠段、已侵犯的邻近器官的部分或全部、四周可能被浸润的组织及全直肠系膜和淋巴结。常用术式有：

1) 局部切除：适用于早期瘤体小、局限于黏膜或黏膜下层、分化程度高的直肠癌。

2) 腹会阴联合直肠癌根治术(Miles 手术)：主要适用于腹膜返折以下的直肠癌。

3) 经腹腔直肠癌切除术(直肠前切除术，Dixon 手术)：适用于直肠癌下缘距肛缘 5cm 以上的直肠癌。

4) 经腹直肠癌切除、近端造口、远端封闭手术(Hartmann 手术)：适用于身体状况差、不能 Miles 手术或因急性肠梗阻不宜行 Dixon 手术的患者。

2. 姑息手术　晚期直肠癌病若排便困难或发生肠梗阻，可行乙状结肠双腔造口。

3. 非手术治疗

(1) 化学治疗：可作为大肠癌根治性手术的辅助治疗，提高五年生存率。

(2) 放射治疗：对于部分不能手术的晚期直肠癌，可于术前行放射治疗，再行根治性切除，术后放射治疗仅适用于晚期患者、手术未达到根治或局部复发的患者。

(3) 其他治疗：中医药治疗、基因治疗、导向治疗、免疫治疗等方法。

三、护理问题

1. 焦虑或恐惧　对癌症、手术的恐惧及结肠造口影响生活、工作的忧虑。

2. 知识缺乏　缺乏肠道手术的注意事项及结肠造口的护理知识。

3. 自我形象紊乱　腹部结肠造口、排便方式的改变。

4. 自理能力缺陷综合征　手术创伤、术后引流和结肠造口。

5. 潜在并发症　感染、吻合口瘘、出血、造口缺血坏死或狭窄及造口周围皮炎。

四、护理措施

(一) 术前护理

1. 一般护理　鼓励患者进食高蛋白、高热量、丰富维生素、易消化的少渣饮食。必要时采取支持疗法，纠正存在的贫血、低蛋白血症、水和电解质及酸碱平衡的紊乱，以提高患者对手术的耐受力。

2. 肠道准备　包括控制饮食、使用肠道抗菌药物和清洁肠道。目的是避免术中污染、术后腹胀和切口感染。

(1) 传统肠道准备

1) 控制饮食：术前 2～3 天流质饮食，术前 1 日禁食，以减少粪便的产生，有利于清洁肠道。

2) 使用药物：术前 3 天口服新霉素或卡那霉素；由于肠道菌群被抑制，影响了维生素 K 的合成与吸收，故同时给予口服维生素 K。

3) 清洁肠道：术前 3 天，每晚用番泻叶 10g 开水冲泡饮服，口服泻剂硫酸镁 15～20g，术前 2 日晚用肥皂水灌肠，术前 1 日晚及术晨清洁灌肠。

(2) 全肠道灌洗法

1) 术前 12～14 小时口服 37℃等渗平衡电解质液(氯化钠、碳酸氢钠、氯化钾)，引起容量性腹泻。灌洗全程 3～4 小时，灌洗液量不少于 6000ml。灌洗液中可加抗菌素。

2) 甘露醇口服：术前 1 日午餐后 0.5～2 小时内口服 5%～10%甘露醇 1500ml。

以上两种用法对年老体弱、心、肾功能不全和肠梗阻者禁用。

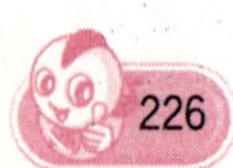

3. 心理护理　了解患者的心理状况，根据患者具体情况做好安慰和解释工作。有计划地向患者介绍手术治疗的目的、手术方式及结肠造口术的知识；介绍治疗成功的病例，增强患者战胜疾病的信心。

4. 术日晨准备　手术晨常规放置胃管和留置导尿管。若患者有梗阻症状，应早期放置胃管，减轻腹胀。如癌肿已侵及女患者的阴道后壁，患者术前 3 日每晚应行冲洗阴道。

（二）术后护理

1. 一般护理

(1) 体位：病情平稳后取半卧位，以利于呼吸和腹腔引流。

(2) 饮食：患者术后禁食禁水、胃肠减压，由静脉补充水、电解质和营养。2～3 天后肠蠕动恢复或结肠造口开放后拔除胃肠减压管，进流质饮食，若无不适改为半流饮食；1 周后改进少渣饮食，2 周左右可进普食。食物应以高热量、高蛋白、低渣为主。

(3) 导尿管护理：术后常规留置导尿管。术后留置 1～2 周，必须保持其通畅，防止扭曲、受压，观察尿液情况，并做好详细记录。同时做好导尿管护理，冲洗膀胱 1 次/d，尿道口护理 2 次/d，防止泌尿系感染。拔管前先夹管，每 4～6 小时或患者有尿意时开放，以训练膀胱舒缩功能，防止排尿功能障碍。

2. 病情观察　15～30 分钟监测患者意识、血压、脉搏、呼吸 1 次，病情平稳后酌情延长间隔时间。

3. 引流管及伤口护理　保持腹腔及骶前引流管通畅，妥善固定，避免扭曲、受压、堵塞及脱落，密切观察并记录引流液的色、质、量等，一般骶前引流管放置 5～7 天，引流液量少、色清时，方可拔管。仔细观察伤口情况，注意有无红肿、压痛等感染现象，保持敷料干燥、清洁，如敷料湿透时，应及时更换。

4. 结肠造口的护理

(1) 造口开放前：用凡士林或生理盐水纱布外敷结肠造口，外层渗湿及时更换，防止感染。注意观察有无因张力过大、缝合不严、血运障碍而致肠段回缩、出血、坏死。

(2) 保护腹壁切口：术后 2～3 天造口开放后取造口侧卧位，用塑料薄膜隔开造口与腹壁切口，保护腹壁切口。

(3) 正确使用造口袋，保护造口周围皮肤：选择袋口合适的造口袋。及时更换造口袋，用中性皂液或洗必泰清洁造口周围皮肤，再涂氧化锌，观察造口周围有无红、肿、破溃。备 3～4 个造口袋用于更换，换下造口袋洗涤后洗必泰浸泡、擦干、晾干。也可使用一次性造口袋。

(4) 饮食指导：避免食物中毒引起腹泻。避免产气或刺激性食物。避免引起便秘的食物。

(5) 造口并发症观察与预防：造口拆线后每日扩肛 1 次，观察有无肠梗阻表现。进食后 3～4 天未排便，可用导尿管插入不超过 10cm，用液状石蜡或肥皂水灌肠。

(6) 帮助患者正视并参与造口的护理：观察患者是否有出现否认、哀伤、生气情绪，鼓励说出对造口的感觉的接受程度。促使患者以接受的态度处理造口，避免厌恶情绪。护理中注意隐私和自尊。鼓励家属参与护理。协助患者逐步获得独立护理造口的能力。

(7) 出院后指导：造口在 2～3 月内每 1～2 周扩张造口 1 次。向患者介绍自然排便法、结肠造口灌洗法训练排便。

5. 并发症的预防和护理

(1) 切口感染。

1) 观察体温和局部切口情况，感染后开放引流。

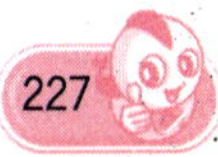

2）及时应用抗生素。

3）保持清洁干燥、术后4～7天用1∶5000高锰酸钾温水坐浴，每日2次。

（2）吻合口瘘。

1）观察在无吻合口瘘，常发生于手术后1周左右。

2）术后7～10天不灌肠，以免影响吻合口愈合。

3）若有吻合口瘘，盆腔持续滴注、吸引，同时患者禁食，胃肠减压，给予肠外营养支持。

五、健康指导

1. 预防教育　大肠癌的癌前病变要及时治疗，如直肠息肉、腺瘤、溃疡性结肠炎等；避免高脂、高蛋白、低纤维饮食；治疗血吸虫病；保持大便通畅。

2. 定期检查　对疑有结、直肠癌或有家族史及癌前病变者，应行筛选性及诊断性检查。

3. 做好造口护理的健康宣教

（1）介绍造口护理方法和护理用品。

（2）指导患者出院后扩张造口，每1～2周1次，持续2～3个月。

（3）若出现造口狭窄、排便困难，及时就诊。

（4）指导患者养成习惯性的排便行为。

4. 饮食护理　合理安排饮食，应产气少、易消化的少渣食物，忌生冷、辛辣等刺激性食物。避免进食易引起便秘及腹泻的食物。便秘时可自行扩肛或灌肠，腹泻时可用收敛性药物。

5. 鼓励患者参加适量活动和一定社交活动，保持心情舒畅。6周内不要提举超过6kg的重物。

6. 及时就医　体温超过38℃，腹部感觉疼痛、腹胀、排气排便停止，就立即就医。

7. 定期随访　出院后3～6个月复查1次。指导患者坚持术后化疗，要定期检查血常规，尤其是白细胞和血小板计数。

小结

1. 大肠癌包括结肠癌和直肠癌，目前病因不十分清楚，可能与饮食习惯、大肠的慢性炎症、癌前病变以及遗传因素有关。

2. 大肠癌早期没有典型症状，一旦出现典型症状已属中、晚期。不同部位的大肠癌的临床表现各有其特点：右侧结肠癌以全身症状、腹部肿块为主要表现；左侧结肠癌以肠梗阻、便秘或腹泻、里急后重为主要表现；直肠癌以排便习惯改变及血便、黏液血便、脓血便为主要表现。

3. 治疗要点是早期行根治手术，并酌情辅以其他治疗方法。

4. 护理重点是心理护理、术前的肠道准备、术后的结肠造瘘口的护理。

自测题

A_1/A_2 型题

1. 引起急性阑尾炎最重要的原因是（　　）

A. 胃肠功能紊乱

B. 阑尾管壁痉挛

C. 阑尾动脉为终末支易缺血

D. 阑尾腔侵入细菌

E. 阑尾腔机械性梗阻

2. 当化脓性阑尾炎有细菌进入阑尾系膜中的静脉，引起严重的并发症是（　　）

A. 坏疽性阑尾炎　　B. 阑尾穿孔腹膜炎

C. 阑尾周围脓肿　　D. 化脓性门静脉炎

E. 腹腔脓肿

3. 急性阑尾炎的典型症状是（　　）

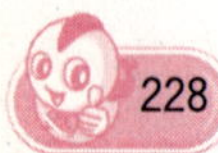

A. 转移性右下腹痛　B. 上腹疼痛
C. 脐周疼痛　D. 固定性右下腹疼痛
E. 右下腹反跳痛

4. 急性阑尾炎重要的腹部体征是(　　)
A. 右腹包块
B. 右下腹固定而明显压痛点
C. 肠鸣音减弱或消失
D. 有移动性浊音
E. 膈下有游离气体

5. 麦氏点是指(　　)
A. 左髂前上棘与脐连线中外 1/3 交界处
B. 右髂部与脐连线中外 1/3 交界处
C. 右髂前上棘与脐连线中外 1/3 交界处
D. 左髂部与脐连线中外 1/3 交界处
E. 以上都不是

6. 特殊类型阑尾炎的特点,下列哪项不正确(　　)
A. 小儿急性阑尾炎易穿孔
B. 老年人急性阑尾炎宜保守治疗
C. 小儿急性阑尾炎及宜及早手术
D. 妊娠期急性阑尾炎压痛部位偏高
E. 妊娠期急性阑尾炎宜及早手术

7. 急性阑尾炎中不宜用手术治疗的是(　　)
A. 小儿患者　B. 老年患者
C. 妊娠期患者　D. 阑尾周围脓肿
E. 坏疽性阑尾炎

8. 急性阑尾炎非手术疗法的适应证是(　　)
A. 复发性阑尾炎　B. 坏疽性阑尾炎
C. 重症化脓性阑尾炎　D. 阑尾穿孔
E. 局限性阑尾周围脓肿

9. 急性阑尾炎最常见,最早出现的症状是(　　)
A. 腹胀　B. 持续性呕吐
C. 腹痛　D. 右下腹固定压痛点
E. 体温明显升高

10. 急性阑尾炎非手术疗法观察过程中不宜用(　　)
A. 进食　B. 静脉输液
C. 抗生素　D. 吗啡类镇痛药
E. 半卧位

11. 阑尾穿孔术后,患者出现体温升高,排便次数增多常为(　　)
A. 膈下脓肿　B. 肠间脓肿
C. 盆腔脓肿　D. 阑尾包块
E. 肠瘘

12. 阑尾切除术后应鼓励患者(　　)
A. 平卧　B. 早期离床活动
C. 半卧　D. 侧卧
E. 头高足低位

13. 阑尾切除术后,嘱患者早期起床活动的目的主要是(　　)
A. 预防肺部并发症　B. 预防尿潴留
C. 预防肠粘连　D. 预防血栓性静脉炎
E. 预防压疮

14. 阑尾术后 24 小时内可发生的并发症是(　　)
A. 内出血　B. 切口感染
C. 腹腔脓肿　D. 肠瘘
E. 阑尾周围脓肿

15. 阑尾炎术后最常见的并发症是(　　)
A. 内出血　B. 切口感染
C. 膈下脓肿　D. 肠间脓肿
E. 阑尾周围脓肿

16. 患者,男,17 岁,转移性右下腹痛 6 小时,体检:腹平坦,右下腹有明显固定压痛点及反跳痛,白细胞增高,体温 38.5℃,首先应考虑的疾病是(　　)
A. 急性阑尾炎　B. 急性肠系膜淋巴结炎
C. 溃疡病穿孔　D. 梅克尔憩室炎
E. 肠梗阻

17. 患者,20 岁,2 天来右下腹痛,白细胞增高,拟诊为急性阑尾炎,因不愿手术治疗,2 小时前弯腰取物时,腹痛突然加剧,并扩大至全下腹,有明显腹膜刺激征,体温 39.5℃,急诊入院,考虑该患者是(　　)
A. 阑尾穿孔腹膜炎　B. 坏疽性阑尾炎
C. 门静脉炎　D. 盆腔脓肿
E. 膈下脓肿

18. 某患者转移性右下腹疼痛 2 天,拟诊为急性阑尾炎入院,体温持续高达 40℃,伴寒战,出现黄疸,肝肿大,应考虑发生(　　)
A. 阑尾穿孔　B. 化脓性腹膜炎
C. 门静脉炎　D. 败血症
E. 毒血症

19. 一坏疽性阑尾炎患者术后 4 天,体温升高,切口疼痛,大便正常,应考虑(　　)
A. 切口感染　B. 肺部感染
C. 肠间脓肿　D. 盆腔脓肿
E. 膈下脓肿

20. 一20岁女性患者,脐周疼痛2小时后转右下腹痛,检查:腹尚软,右下腹有一固定压痛点,诊为急性阑尾炎拟行非手术疗法并严密观察。在病情观察期间患者顿觉腹痛减轻,而全腹未见明显腹膜炎征象,提示可能为(　　)
A. 阑尾腔梗阻解除
B. 并发门静脉炎
C. 阑尾穿孔并弥漫性腹膜炎
D. 形成阑尾周围脓肿
E. 并发腹腔脓肿

21. 关于肠梗阻的全身变化,下列哪项错误(　　)
A. 恶心呕吐　B. 肠膨胀
C. 体液丧失　D. 毒素吸收
E. 细菌感染

22. 肠扭转的好发部位是(　　)
A. 横结肠　B. 小肠和乙状结肠
C. 十二指肠　D. 降结肠和横结肠
E. 升结肠

23. 肠套叠腹部包块的特点(　　)
A. 固定而明显压痛的包块
B. 球形包块
C. 条索状可变形包块
D. 表面光滑、腊肠形包块
E. 表现不光滑、质硬的包块

24. 有关肠梗阻错误的叙述是(　　)
A. 单纯性肠梗阻为阵发性腹痛
B. 麻痹性肠梗阻腹痛不明显
C. 高位性小肠梗阻腹胀明显
D. 低位性小肠梗阻呕吐较晚
E. 绞窄性肠梗阻呕吐物为血性

25. 绞窄性肠梗阻腹痛的特点是(　　)
A. 阵发性绞痛
B. 持续性隐痛
C. 持续性腹痛阵发性加剧
D. 全腹胀痛
E. 刀割样疼痛

26. 呕吐出现早而频繁的肠梗阻是(　　)
A. 低位小肠梗阻　B. 盲肠扭转
C. 乙状结肠扭转　D. 高位小肠梗阻
E. 肠套叠

27. 肠系膜血栓引起的肠梗阻是(　　)
A. 机械性单纯性肠梗阻
B. 机械性绞窄性肠梗阻
C. 血运性肠梗阻
D. 麻痹性肠梗阻
E. 痉挛性肠梗阻

28. 幼儿突然阵发性哭闹,排出果酱样血便,应考虑是(　　)
A. 肠蛔虫病　B. 肠炎
C. 肠套叠　D. 肠扭转
E. 肠粘连

29. 肠套叠能确定诊断的检查是(　　)
A. 空气或钡剂灌肠
B. 腹部立位平片
C. 腹部扪及肿块
D. 腹痛发作时右下腹空虚感
E. 肛检可见果酱样大便

30. 粘连性肠梗阻最常见的病因是(　　)
A. 先天性肠管发育异常
B. 腹腔手术
C. 胎粪性腹膜炎
D. 腹部肿瘤
E. 先天性粘连索带

31. 患儿,8个月,平时体健,4小时前突然阵发性哭闹,呕吐2次,排出果酱色黏液便1次,查体腹软,右下腹可触及一长圆形肿物,应考虑为(　　)
A. 胆道蛔虫病　B. 肠套叠
C. 肠扭转　D. 肠粘连
E. 先天性肠管闭锁

32. 男性青年患者,饱餐后打球突发脐周剧烈疼痛,并向腰背部放射,护士分诊时应考虑为(　　)
A. 胃溃疡穿孔　B. 急性胰腺炎
C. 急性肠扭转　D. 急性肠套叠
E. 急性胃肠炎

33. 患儿因阵发性哭闹,腹部肿块和黏液血便72小时入院,拟诊为肠套叠处理原则是(　　)
A. 胃肠减压　B. 按摩复位
C. 手术复位　D. 空气灌肠复位
E. 钡剂灌肠复位

34. 患者,22岁,在劳动中突觉腹部阵发性剧痛渐呈持续性腹痛,阵发性加剧,伴呕吐3小时入院。检查:全腹明显腹膜刺激征,面色苍白,四肢冷;脉细速,血压10.6/8kPa(80/60mmHg),应首先考虑的肠梗阻是(　　)
A. 单纯性肠梗阻　B. 绞窄性肠梗阻

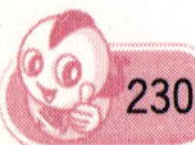

C. 麻痹性肠梗阻　D. 痉挛性肠梗阻
E. 肠套叠

35. 一肠梗阻患者入院暂行非手术疗法，住院期间，主要观察项目，下列哪项错误(　　)
A. 腹痛情况　B. 腹膜刺激征情况
C. 腹胀情况　D. 有否肛门排便排气
E. 有无排尿困难

36. 一肠梗阻患者入院暂行非手术疗法，除哪项外均为手术治疗的依据(　　)
A. 胃肠减压后，腹痛，腹胀不减轻
B. 呕吐呈溢出性，肠鸣消失
C. 腹部压痛，反跳痛加重
D. 腹腔穿刺抽出血性液体
E. 面色苍白，四肢发冷，血压下降

37. 患者，男，30 岁，重体力劳动后突觉脐周剧痛，入院后经检查拟诊为肠梗阻，以下除哪项外支持绞窄性肠梗阻的诊断(　　)
A. 持续性腹痛阵发性加剧
B. 呕吐十二肠液和胆汁
C. 呕吐血性液体
D. 早期出现休克
E. 明显腹膜刺激征

38. 一男性 10 岁患儿，脐周疼痛，呕吐胃内容物及蛔虫数条 3 小时入院。检查：腹软，腹胀不明显，脐周扪及条索状可变形肿块，应考虑为(　　)
A. 粘连性肠梗阻　B. 粪便堵塞性肠梗阻
C. 蛔虫性肠梗阻　D. 肠套叠早期
E. 肠扭转早期

A_3 /A_4 型题

(39～41 题共用题干)

患者，男性，45 岁，昨晚餐后出现脐周阵发性腹痛，并有腹胀，呕吐，肛门停止排便排气。患者主诉去年曾行阑尾切除术，诊为单纯性粘连肠梗阻。

39. 与上述诊断相符的体征是(　　)
A. 全腹压痛，反跳痛，肌紧张
B. 可触及痛性包块
C. 不对称腹胀
D. 移动性浊音阳性
E. 腹壁软，局部轻度压痛

40. 非手术治疗期间，如出现下列哪一种腹痛性质，提示发生肠绞窄(　　)
A. 阵发性腹痛
B. 持续性疼痛阵发性加剧
C. 持续性胀痛
D. 腹痛突然减轻
E. 钻顶样绞痛

41. 治疗后，肠梗阻解除的主要标志是(　　)
A. 腹痛减轻　B. 呕吐减少
C. 腹胀减轻　D. 肛门排便排气
E. 肠鸣音减弱

42. 直肠癌最初症状是(　　)
A. 便中带血　B. 大便习惯性改变
C. 黏液便　D. 粪便变形
E. 排便痛

43. 患者，男，60 岁，今早因直肠癌而行根治手术，术后以下哪项护理不正确(　　)
A. 术后平卧 6 小时，如无禁忌改为半卧位
B. 术后 2～3 日开放造瘘口
C. 术后 2～3 日肛门排气可拔除胃管
D. 术后予抗生素防感染
E. 引流管于术后 2 周拔除

44. 患者，男，62 岁，左下腹胀痛，腹泻与便秘交替出现，时有黏液血便并里急后重感，后腹胀日渐加重，大便变细，拟诊为左半结肠癌，其病理类型多是(　　)
A. 肿块型　B. 溃疡型
C. 浸润型　D. 腺癌
E. 黏液癌

45. 患者，男，61 岁，直肠癌，拟行根治术，并作永久性造口术，术前常规准备，以下哪项错误(　　)
A. 做好心理护理
B. 术晨留置导尿管
C. 术前 1 日流质，术晨禁食
D. 术前 1 日晚及术晨作清洁灌肠
E. 术前口服新霉素 3 日

(46～47 题共用题干)

患者，女，65 岁，半年来乏力，贫血，大便次数增多，有少量便血，继而有里急后重，黏液血便，拟诊为直肠癌。

46. 需确诊应进行以下哪项检查(　　)
A. 直肠指检　B. 内镜检查
C. X 线钡剂灌肠　D. 内镜并活组织检查
E. 癌胚抗原检查

47. 拟行手术治疗，以下术前准备哪项错误(　　)
A. 术前 2～3 日进流质
B. 术前 2～3 日服用缓泻剂

C. 术前3～4日每晚清洁灌肠
D. 术前3日口服肠道抗生素
E. 必要时作阴道冲洗

48. 疑直肠癌的患者,应采取哪项检查(　　)
A. 纤维结肠镜检查　B. 直肠镜检查
C. 钡剂灌肠　D. 直肠指检
E. CEA检查

49. 使用人工肛门袋不正确的是(　　)
A. 造瘘口周围皮肤涂氧化锌软膏
B. 袋口贴放于造口处并固定好
C. 肛门袋应长期持续使用
D. 应备有多个肛袋交替使用
E. 肛袋有粪便时及时更换净

50. 结肠癌术前准备不正确的是(　　)
A. 术前3日给流质饮食
B. 术前3日服用肠道吸收的抗生素
C. 应用维生素K
D. 术前清洁灌肠
E. 术前口服甲硝唑

51. 检查结肠癌最有价值的方法是(　　)
A. 直肠指检　B. 纤维结肠镜检查
C. 钡剂灌肠造影　D. 大便隐血试验
E. 癌胚抗原检查

(谭白梅)

第18章

直肠、肛管良性疾病患者的护理

直肠位于盆腔的后下部，上续乙状结肠，沿骶、尾骨腹面下行至尾骨平面与肛管相连，形成90°的弯曲，全长12～15cm，上段直肠前面的腹膜反折成为直肠膀胱陷凹或直肠子宫陷凹。直肠下端的黏膜呈现8～10个隆起的纵行皱襞，称肛柱。相邻两个肛柱基底之间有半月形皱襞，称肛瓣。肛瓣与直肠柱下端黏膜围成袋状小窝，称肛窦，肛腺开口于此。肛管与直肠柱连接的部位有三角形的乳头状隆起，称肛乳头。肛瓣边缘和肛柱下端共同在直肠和肛管交界处形成一锯齿状环行线，称齿状线，齿状线上下的组织、血液供应、神经和淋巴来源都不同。

肛管上起齿状线，下连于肛缘，长3～4cm，肛管周围有肛管内、外括约肌环绕。肛管内括约肌、直肠壁纵肌下部和肛管外括约肌深部、耻骨直肠肌共同组成肛管直肠环，具有收缩肛门的作用，若手术切断，可引起肛门失禁。

直肠与肛管的周围以肛提肌为界，有数个充满脂肪结缔组织的间隙，包括骨盆直肠间隙、直肠后间隙、坐骨肛管间隙、肛门周围间隙，是发生感染、形成肛周脓肿的常见部位。

直肠、肛管良性疾病包括痔、肛裂、直肠肛管周围脓肿、肛瘘、直肠息肉等。

第1节　痔患者的护理

案例18-1

患者，46岁，从事装卸工作，2年前发现排便时粪便表面带血，无疼痛，以后反复发作，未作处理。近来发现排便时不仅粪便带鲜血，便后滴血，而且有脱出物，排便后能自行回缩。患者对病情很是担心。

问题：1. 该患者属于痔的哪一期？

2. 患者存在哪些护理问题？如何进行护理？

一、概　　述

痔是直肠下端黏膜或肛管皮肤下的曲张静脉团。直肠上静脉丛属于门静脉系统，无静脉瓣。静脉丛多位于疏松的黏膜下层，易于扩张。且静脉走行穿过肌层，易于受阻，影响血液回流。此外，静脉壁本身薄弱，常因局部慢性感染，引起静脉周围炎，使静脉壁纤维化而失去弹性，易发生扩张。任何使腹内压增高的因素，如习惯性便秘、久坐久站、长期排尿困难、妊娠和盆腔肿瘤等，均可使静脉回流受影响，从而使静脉丛扩大曲张。年老体弱、营养不良可使局部组织萎缩无力，易于扩张。长期饮酒及辛辣食物，可使直肠黏膜充血，引起静脉充血、扩张、屈曲，而形成痔。痔分为内痔、外痔、混合痔。内痔位于齿状线以上，是直肠上静脉丛扩大曲张所致，表面覆盖黏膜。好发于直肠下端的左侧、右前方或右后方（截石位3、7、11点）3处。外痔位于齿状线以下，是直肠下静脉丛扩大曲张所致，表面覆盖肛管皮肤。混合痔位于齿状线上下，因直肠上、下静脉丛互相交通，可同时扩张屈曲形成混合痔，表面同时为直肠黏膜和肛管黏膜覆盖。

二、护理评估

（一）健康史

了解患者是否存在腹内压增高的因素、饮食习惯等，此外，肝硬化导致门静脉高压也会影响直肠上、下静脉血液的回流。

（二）身体状况

1. 内痔　主要表现为排便时无痛性出血和痔核脱出。便血的特点是无痛性间歇性便后出鲜血；若发生血栓、感染及嵌顿，可伴有剧痛。便血较轻时表现为粪便表面覆血或便纸带血，严重时则可出现喷射状出血，长期出血患者可发生贫血。临床上根据病情轻重可分为4期(表18-1)。

表18-1　内痔的临床分期

临床分期	身体状况
Ⅰ期	排便时出血，便后出血自行停止，无痔块脱出
Ⅱ期	常有便血，痔块在排便时脱出肛门，排便后可自行回纳
Ⅲ期	偶有便血，痔在腹内压增高时脱出，无法自行回纳，需用手辅助
Ⅳ期	偶见便血，痔块长期脱出于肛门，无法回纳或回纳后又立即脱出

2. 外痔　主要表现为肛门不适，潮湿，有时伴有局部瘙痒。若形成血栓外痔，则有剧痛，排便、咳嗽时加剧，数日后减轻；在肛门表面可见红色或暗红色硬结。

3. 混合痔　兼有内痔及外痔的表现，严重时可呈环状脱出肛门，呈梅花状，又称环状痔；若发生嵌顿，可引起充血、水肿甚至坏死。

（三）辅助检查

可通过肛门视诊、直肠指检或肛门镜检查协助诊断。

（四）心理-社会状况

痔是成人最感困扰的疾病之一，发病率高，迁延时间长，给患者生活和工作带来痛苦和不适。因其便血的特点，易于同直肠其他疾病混淆，部分患者可因长期便血，担心患恶性疾病而产生焦虑和恐惧心理。也有一部分患者因对疾病不了解或因害羞而不愿就医，延误病情。某些便秘患者，因害怕用力使痔核脱出，不愿排便，而使便秘加重。

（五）治疗要点与反应

无症状痔无需治疗；有症状痔的治疗目标在于减轻及消除症状而非根治。首选非手术治疗，无效时才考虑手术治疗。

1. 一般治疗　适用于初期及无症状痔。包括：①养成良好的饮食和排便习惯，增加膳食纤维摄入，多饮水，忌酒及刺激性食物，改变不良排便习惯，保持大便通畅；②便后热水坐浴以改善局部血液循环；③肛管内注入抗生素油膏或栓剂；④血栓形成时可先局部热敷、外敷消炎止痛药物，若疼痛不缓解再行手术；⑤嵌顿痔，应及早行手法复位，将痔核还纳肛门内。

2. 注射疗法　常用于Ⅰ、Ⅱ度内痔的治疗，注射硬化剂使痔块周围产生无菌性炎症反应，促使纤维组织增生，静脉闭塞痔核萎缩。常用制剂：5%苯酚植物油、5%鱼肝油酸钠及4%明矾水溶液等。

3. 胶圈套扎疗法　可用于Ⅰ、Ⅱ、Ⅲ度内痔的治疗，是通过器械在内痔根部套入一特制胶圈，利用胶圈的弹性回缩力将痔的血供阻断，使痔缺血坏死、脱落而治愈。

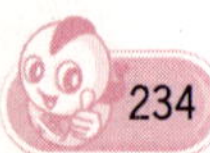

4. 手术疗法　主要适用于Ⅱ、Ⅲ、Ⅳ度内痔或发生血栓、嵌顿等并发症的痔及以外痔为主的混合痔等。手术方法包括痔单纯切除术、激光切除痔核、吻合器痔上黏膜环切术和血栓外痔剥离术。

第 2 节　肛裂患者的护理

案例18-2

患者，43 岁，会计，习惯性便秘多年，2～3 日排便 1 次，有时需口服缓泻药才能排便。3 个月前一次排便时，突感肛门处一阵疼痛。在当地社区服务中心给予治疗，坐浴处理。3 个月来每次排便时和排便后都有疼痛并且排便时带血，粪便干硬排出困难。检查后正中线有约 2cm 裂口，表面有脓性分泌物。

问题：1. 该患者需手术治疗，如何做好术前术后护理？

2. 如何指导患者保持大便通畅？

一、概　　述

肛裂是指齿状线以下肛管皮肤层裂伤后形成的经久不愈的小溃疡，是一种常见的肛管疾病，好发部位在肛管后正中线，多见于青、中年人，女性多于男性。导致肛裂的因素很多，但直接原因大多是由于慢性便秘、粪便干结引起及其皮肤层的损伤。此外，可继发齿状线附近的慢性炎症，如肛窦炎。急性肛裂发病时间较短，裂口较浅，创面整齐、鲜红；慢性肛裂则因反复损伤与感染，基底深且不整齐，呈灰白色，质硬，边缘纤维化增厚；裂口上端的肛瓣和肛乳头水肿，形成乳头肥大；下端皮肤因炎症水肿及静脉、淋巴回流受阻，形成外观似外痔的袋状皮垂突出于肛门外，由于体检时多先见到皮垂后见到肛裂，故称其为前哨痔。溃疡、肥大的肛乳头以及前哨痔合称肛裂三联征（图 18-1）。

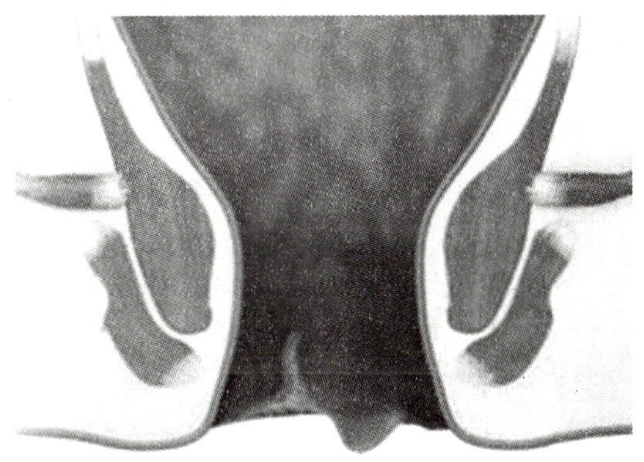

图 18-1　肛裂三联征

二、护 理 评 估

（一）健康史

肛裂与便秘有着互为因果的关系，而便秘与患者不良饮食习惯如不喜食蔬菜、日常饮水较少等以及排便习惯有着密切关系，应了解相关情况，判断便秘的原因。

（二）身体状况

患者多有长期便秘史，临床表现多为典型的、反复发作的疼痛、便秘和出血。

（1）疼痛：为主要症状，有典型的周期性。排便时干硬粪便刺激裂口内神经末梢，出现肛门剧烈疼痛；排便后略缓解，数分钟后由于肛门括约肌出现反射性痉挛又产生剧痛，可持续 30

分钟至数小时，直到括约肌疲劳、松弛后，疼痛缓解。

(2) 便秘：由于排便时和排便后疼痛，使患者惧怕排便而使原有便秘加重，从而造成恶性循环。

(3) 出血：排便时粪便擦伤溃疡面或撑开肛管撕拉裂口，创面常有少量出血，鲜血可见于粪便表面、便纸上或排便过程中滴出。

（三）辅助检查

可发现后正中线有一单发的纵行梭形裂口或溃疡，已确诊为肛裂者，不宜行直肠指检或肛镜检查，以免增加患者痛苦。

（四）心理-社会状况

患者可因排便时的剧烈疼痛以及长期便秘带来沉重的心理负担。一些患者，特别是女性患者，因害羞不愿就医，使得疾病长期得不到医治，而痛苦不堪。

（五）治疗要点与反应

软化大便，保持大便通畅；解除肛门括约肌痉挛，缓解疼痛，促进局部血液循环。

1. 非手术治疗

(1) 服用通便药物：口服缓泻剂或液状石蜡，润滑干硬的粪便。

(2) 局部坐浴：用 1∶5000 高锰酸钾温水坐浴，保持局部清洁，改善局部血液循环，解除括约肌痉挛及其所致疼痛，促进炎症吸收消散。

(3) 扩肛疗法：局部麻醉后，用示指和中指循序渐进、持续地扩张肛管，使括约肌松弛，疼痛消失，促进溃疡愈合。

2. 手术治疗　适用于经久不愈、经非手术治疗无效的陈旧性肛裂。将肛裂及其周围病变组织全部切除，术后敞开创面，保持引流通畅，更换敷料直至创面愈合。

第 3 节　直肠肛管周围脓肿患者的护理

一、概　　述

直肠肛管周围脓肿是直肠肛管周围间隙内发生急性化脓性感染而形成脓肿。感染灶多来自肛腺，因肛窦开口向上，粪便易进入或损伤肛窦而致感染。常见致病菌有大肠杆菌、金黄色葡萄球菌、链球菌和绿脓杆菌，偶尔有结核杆菌。感染可沿肛窦底部的肛腺管或淋巴管扩散到直肠肛管不同的间隙而形成脓肿，按其发生的深浅可分为肛门周围脓肿、坐骨肛管间隙脓肿和骨盆直肠间隙脓肿（图 18-2）。

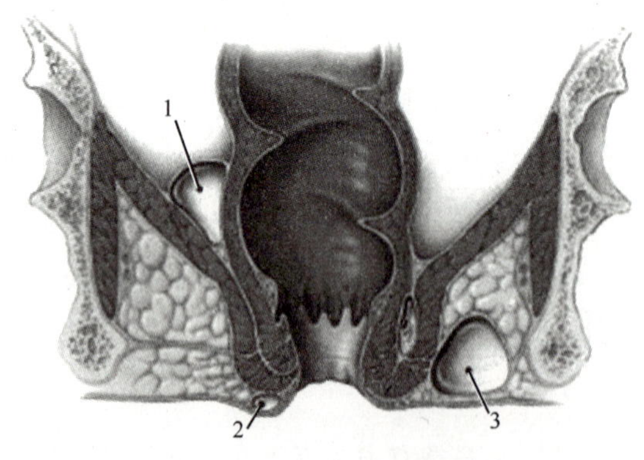

图 18-2　直肠肛管周围脓肿

1. 骨盆直肠间隙脓肿；2. 肛门周围皮下脓肿；3. 坐骨肛管间隙脓肿

二、护理评估

（一）健康史

大多患者有肛缘瘙痒、刺痛、分泌物等肛窦炎、肛腺感染的临床表现，或其他肛周感染病史。

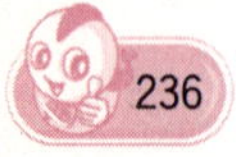

（二）身体状况

1. 肛门周围脓肿　最常见，位于肛门周围皮下，主要症状是肛周持续性剧痛，排便、受压或咳嗽时加重，行走不便，坐卧不安，全身感染症状不明显。局部可见肛周皮肤红、肿、硬、压痛，可有波动感，常自行破溃，形成低位肛瘘。

2. 坐骨肛管间隙脓肿　脓肿较大，位置较深，初期局部体征不明显，而以全身感染中毒症状为主要表现。开始表现为患侧持续性疼痛，逐渐加重。局部红肿、压痛明显，肛门指检可触及患侧压痛性肿块，甚至有波动感，如不及时切开，脓肿多向下穿入肛管周围间隙，再由皮肤穿出，形成高位肛瘘。

3. 骨盆直肠间隙脓肿　较上两者少见，该处脓肿位置较深，空间较大，因此全身感染症状更明显，而局部症状不明显，故常造成诊断困难。患者除有发热、乏力外，常感肛门部坠胀和便意及排便不尽的感觉，同时有排尿不适感。直肠指检在患侧直肠深处触及有压痛的隆起，有时有波动感。穿刺抽出脓液，诊断可明确。

（三）辅助检查

1. 肛门周围脓肿　肛门视诊可见病变处红肿，检查有硬结和压痛，脓肿形成有波动感。

2. 坐骨肛管间隙脓肿　脓肿形成后直肠指检于肠壁可触及波动感，穿刺可抽出脓液。

3. 骨盆直肠间隙脓肿　直肠指检可触及痛性包块，穿刺可抽出脓液。

（四）心理-社会状况

肛周疼痛使患者产生焦虑心理，甚至精神委靡。

（五）治疗要点与反应

1. 非手术治疗　早期脓肿尚未形成时，可先行非手术治疗。

（1）应用抗生素：选用对革兰阴性杆菌和厌氧菌有效抗生素，宜联合用药。

（2）温水坐浴，每日 2～3 次，每次 15 分钟。

（3）局部理疗，宜早期开始，脓肿形成后不适宜理疗。

（4）口服缓泻剂或石蜡油保持大便通畅，以减轻患者痛苦。

2. 手术治疗　一旦诊断明确，应手术切开引流。由于脓肿部位不同，手术方法各异。肛门周围脓肿较为表浅，可在局麻下行肛门周围放射形切口引流；坐骨直肠间隙脓肿位置较深，可在腰麻或骶管麻醉下作距肛缘 3～5cm 的弧形切口引流；骨盆直肠间隙脓肿应在腰麻下穿破肛提肌作脓肿切口引流，且需在穿刺引导下进行。切开引流后，应放置引流物，使引流通畅。

第 4 节　肛瘘患者的护理

案例18-3

患者，女，37 岁，肛瘘，经麻醉后行肛瘘切除术，术后给予抗生素控制感染、换药等治疗。

问题：1. 术后如何指导患者饮食？

2. 如何指导患者保持肛周清洁？

一、概　　述

肛瘘是直肠下端、肛管与肛门皮肤形成的感染性通道，多继发于直肠肛管周围脓肿，多见

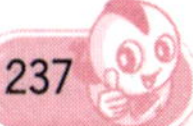

于青壮年男性。大多数肛瘘由直肠肛管周围脓肿发展而来，以化脓性感染多见，少数为特异性感染，如结核、克罗恩病、溃疡性结肠炎等；其他如直肠肛管外伤继发感染、直肠肛管恶性肿瘤溃破等所致，但少见。肛瘘由内口、瘘管和外口3部分组成。内口即原发感染灶，位于齿状线附近；外口位于肛周皮肤，为脓肿破溃处或手术切开引流部位。由于致病菌不断由内口进入，且外口皮肤愈合较快，常致引流不畅而发生假性愈合并形成脓肿；脓肿可从原外口溃破，也可从另处穿出形成新的外口，反复发作，可发展为瘘管迂曲、少数存在分支、有多个瘘口的复杂性肛瘘。根据瘘管外口位置分为：①外瘘：肛瘘外口在肛门皮肤上。②内瘘：肛瘘的两个开口均在直肠肛管内。根据瘘管的高低可将肛瘘分为：①低位肛瘘，瘘管在外括约肌深部以下；②高位肛瘘，瘘管在外括约肌深部以上。根据瘘管的多少可将肛瘘分为：①单纯性瘘，内口、外口及瘘管各一；②复杂性瘘，有多个瘘口和瘘管（图18-3）。

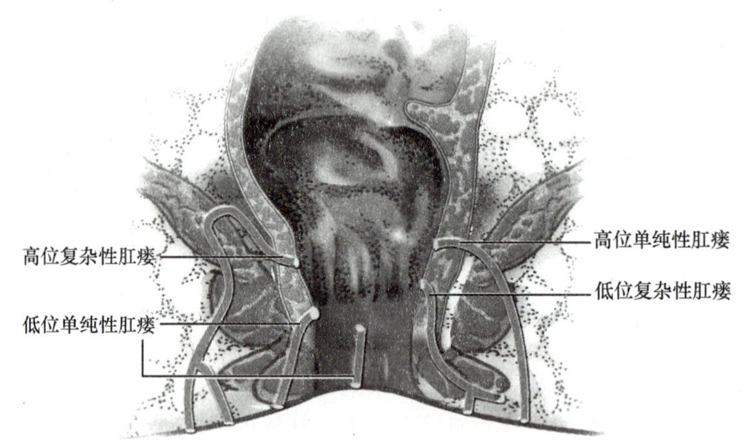

图18-3　肛瘘分类

二、护理评估

（一）健康史

肛瘘患者以青壮年居多，且多有反复发作的肛周肿、痛，自行破溃引流后症状缓解。

（二）身体状况

典型症状是肛周外口不断有少量脓性分泌物，甚至有气体和粪便排出，可刺激周围皮肤引起湿疹和瘙痒。若外口假性愈合，脓液不能排出，即可出现直肠肛管周围脓肿的表现，当外口再次破溃或切开，脓液外流，症状缓解。如此反复发作多次后，可形成多个瘘口。

（三）辅助检查

1. 肛门检查　可见肛门皮肤有一慢性瘘孔，呈乳头状隆起，瘘管内肉芽组织增生，挤压外口可见少量脓性分泌物排出。

2. 直肠指检　可触及较硬的索条状瘘管，沿瘘管触摸可发现齿状线附近的内口。指检不确定时，可用白湿纱布填入肛管至直肠下端，由外口注入亚甲蓝溶液1～2ml，然后抽出纱布，观察染色情况。

（四）心理-社会反应

由于疾病经久不愈，且自外口排出脓性分泌物甚至气体和粪便，污染衣物，故患者可出现厌恶、焦虑等心理变化，同时还会担心影响他人。

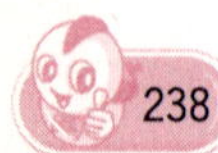

（五）治疗要点与反应

肛瘘一旦形成，不能自愈，必须采用手术治疗，手术原则为切开瘘管，敞开创面，促进愈合。可根据内口的位置及瘘管与括约肌的关系来选择不同的手术方法。

1. 瘘管切除术　适用于低位单纯性肛瘘。在局麻或骶管麻醉下，用探杆从外口经瘘管由内口穿出，切开瘘管，清除瘘管内肉芽组织，创面填以油纱布，使创面由底部向外生长。低位复杂性肛瘘可分二期进行。

2. 肛瘘切除术　适用于低位单纯性肛瘘。将肛瘘组织完全切除至健康组织，使创面内小外大，填以敷料，术后换药，使再生组织由深到浅逐渐愈合。

3. 挂线疗法　适用于高位单纯性肛瘘。是一种缓慢切开法，利用橡皮筋或有腐蚀作用的药线的机械性压迫作用，使结扎处组织发生血运障碍，逐渐压迫坏死而被裂开，同时基底部创面又在逐步愈合，被扎断的括约肌与周围粘连，其断端不致因收缩过多而改变位置，故不发生肛门失禁。此外，结扎线可作为瘘管引流物，使瘘管内渗液排出，防止急性感染发生(图 18-4)。

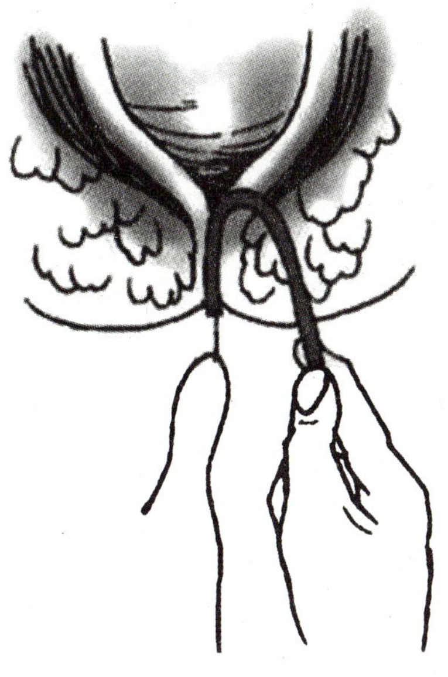

图 18-4　挂线疗法

术后每日用 1∶5000 高锰酸钾温水坐浴。每隔2～3 天拉紧橡皮筋并结扎丝线一次，一般在 10 天左右瘘管完全裂开，橡皮筋脱落，暴露创面，以后逐渐愈合。

第 5 节　直肠息肉患者的护理

一、概　　述

直肠息肉是直肠内壁的隆起性病变，有肿瘤性息肉、炎症性息肉。少数患者息肉状腺瘤布满直肠和结肠，称家族性息肉病，与遗传有关，易发生恶变。

二、护 理 评 估

（一）健康史

注意了解家族性病史。

（二）身体状况

1. 便血　呈间歇性无痛性少量便血，多在排便末时粪便沾有鲜血。

2. 肛门脱出物　如息肉蒂较长可随排便脱出肛门外，排便后自行回纳，较少嵌顿；息肉色鲜红，如樱桃或杨梅状；息肉可继发感染，患者有黏液血便、直肠刺激症状、局部隐痛和不同程度的全身表现。

（三）心理-社会状况

因便血及担心恶变，产生焦虑心理。

（四）辅助检查

1. 直肠指检　可触及质软、有蒂的肿物或无蒂基底较宽、活动、表面光滑的球形肿物。

2. 内镜检查　对不同肠段进行直视检查和取病理检查。

3. 高位息肉无纤维结肠镜时选用 X 线钡剂灌肠造影。

(五) 治疗要点与反应

低位带蒂的息肉,用手法摘除或在肛门镜下结扎摘除;高位或基底较宽的息肉,可行电灼切除、经肛门结扎切除、肛门镜下显微镜手术切除和经腹手术切除等;瘤性息肉和家族性息肉病患者应尽早手术治疗,以免发生恶变。

第 6 节　直肠、肛管疾病患者的护理问题

1. 急性疼痛　与肛管病变、手术创伤有关。

2. 便秘　与饮水或维生素摄入量不足、惧怕排便时疼痛、身体活动少有关。

3. 尿潴留　与直肠肛周感染、骶麻后抑制排尿反射,切口疼痛、肛管内敷料填塞过多压迫尿道有关。

4. 有感染的危险　与手术及粪便污染有关。

5. 潜在并发症　术后创口出血、大小便失禁等。

第 7 节　直肠、肛管疾病患者的护理措施

一、非手术治疗及手术前患者护理

(一) 有效缓解疼痛

1. 体位　指导患者采取舒适体位,避免局部受压加重疼痛。

2. 热水坐浴　指导患者用 1∶5000 高锰酸钾溶液坐浴,温度 43～46℃。每日 2～3 次,每次 20～30 分钟。

3. 必要时遵医嘱应用镇痛剂以缓解疼痛。

(二) 保持大便通畅

1. 饮食　嘱患者多饮水,摄入富含纤维素的食物。

2. 予以缓泻剂,鼓励患者排便,对于惧怕疼痛者,应提供相关知识。

(三) 加强肛周皮肤护理

保持肛周皮肤清洁、干燥,嘱患者局部皮肤瘙痒时不可搔抓,避免皮肤损伤和感染。必要时涂以抗生素软膏。

(四) 治疗配合

1. 遵医嘱使用抗生素。

2. 作好术前准备　①手术前 1 日进流质饮食,手术当日早晨禁食。②手术前应排空大便,必要时手术当日早晨清洁灌肠,减少肠道内粪便。痔患者行灌肠时肛管应轻轻插入,以防擦伤黏膜,引起痔出血。③作好手术野皮肤准备,保持肛门皮肤清洁。

(五) 心理护理

评估患者的心理状况,帮助患者了解病情,解释目前治疗方法的可行性,解除其思想顾虑。

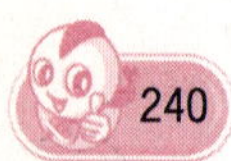

链接

直肠肛管检查的体位有 4 种：①左侧卧位：左下肢髋、膝微屈，右下肢髋、膝屈曲各约 90°，此体位用于年老体弱的患者。②膝胸位：患者屈膝伏跪于检查床，两肘屈曲着床，头部伏于枕头，适用于较短时间的检查。③截石位：常用于手术治疗。④蹲位：患者下蹲，用力增加腹压，适用于检查内痔脱出或直肠脱出。

直肠肛管检查的记录：在发现直肠肛管内的病变时，先写明何种体位，再用时钟定位法记录病变的部位（图 18-5）。

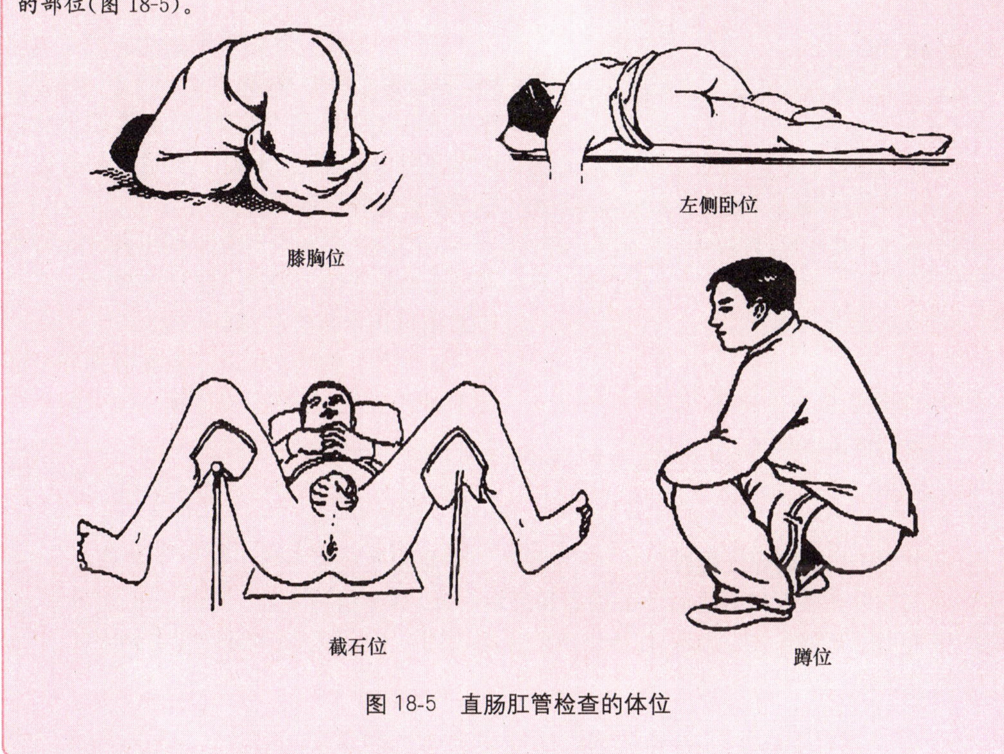

图 18-5　直肠肛管检查的体位

二、手术后护理

（一）一般护理

1. 饮食　直肠肛管疾病手术后一般不严格限制饮食，手术后第 1 日进流质饮食，2～3 日内少渣饮食。

2. 体位　平卧位或侧卧位，臀部垫气圈，以防伤口受压引起疼痛。

3. 保持大便通畅　直肠肛管手术后一般不控制排便，但要保持大便通畅，并告诉患者有便意时尽快排便。痔手术后 3 日内通过饮食管理等尽量不解大便，以保证手术切口良好愈合。直肠肛管手术后，一般在 7～10 日内不灌肠。

（二）病情观察

应注意敷料染血情况，以及血压、脉搏变化。术后出血是常见的并发症。有时出血积聚在直肠内可达数百毫升，患者出现面色苍白、出冷汗、头昏心慌、脉细速等内出血表现，并有肛门坠胀痛和急迫排便感。大便时可排出大量鲜血和血块，严重者发生失血性休克。如有内出血的表现，应立即静脉快速输液，同时报告医生，作出处理。随后，应注意观察有无肛门失禁、切口感染等其他并发症。

（三）治疗配合

1. 减轻疼痛　肛门对疼痛非常敏感，加上有止血纱布的压迫，术后患者常有疼痛，可按医嘱给予镇痛剂。

2. 尿潴留　手术后 24 小时应注意尿潴留的发生，每 4～6 小时嘱患者排尿 1 次，避免因手术、麻醉、疼痛等因素造成尿潴留。若发生急性尿潴留，可行诱导排尿法或针刺等方法，在多种方法都不能解除尿潴留时才考虑导尿。

护理警示

肛门坐浴是直肠肛管疾病一种常用而重要的治疗护理方法，常用 1∶5000 高锰酸钾溶液。高锰酸钾是一种强氧化剂，可以杀灭细菌，但浓度配制必须准确，否则可导致皮肤黏膜灼伤。其水溶液只能保持 2 小时，因此要现配现用，坐浴时间 20～30 分钟。操作时做好自我防护并对患者正确指导。

3. 大便失禁　肛瘘手术如切断肛门直肠环，可造成肛门失禁，患者粪便无法控制，粪便外流可造成局部皮肤糜烂，应采用坐浴以保持肛周皮肤清洁、干燥。为减少刺激可在局部皮肤涂氧化锌软膏。

4. 肛门狭窄　术后应观察患者有无排便困难及大便变细。为防止肛门狭窄，术后 5～10 日内可用示指扩肛，每日 1 次。

5. 脓肿切开引流护理　对脓肿切开引流者，应密切观察引流液的颜色、量、性状并记录。定时冲洗脓腔，保持引流通畅。当引流量小于 50ml/d 时，可考虑拔管。

三、心 理 护 理

直肠肛管疾病的病程迁延时间长，反复发作的疼痛和便血或身体上散发出的异味，给患者生活和工作带来痛苦和不适而产生焦虑和恐惧心理，甚至精神委靡。应进行正确引导，以和蔼可亲的态度安慰和关心患者，使患者解除焦虑、恐惧、不安等心理障碍，能安静休息，主动配合治疗和护理。

第 8 节　直肠、肛管疾病患者的健康指导

1. 保持大便通畅　直肠肛管疾病常与排便不畅有关，应保持大便通畅。养成每日定时排便的习惯；鼓励患者多吃蔬菜、水果等含粗纤维食物，避免辛辣、刺激性食物；习惯性便秘者，轻症可每日服用适量蜂蜜，重症可用缓泻剂；粪便过于干结有排便困难者，必要时灌肠通便。

2. 适当活动　鼓励年老体弱的患者进行适当的活动，避免久蹲、久坐、久站，对长期站立或坐位工作的人，指导其坚持做肛门括约肌的舒缩活动，以促进盆腔静脉回流，促进肠蠕动和肛门括约肌功能。

3. 保持肛周皮肤清洁　常作肛门坐浴，有利于直肠肛管疾病的彻底治疗和保持肛周皮肤的清洁，预防疾病的发生。

4. 坚持治疗与随诊　直肠肛管疾病多为慢性过程，应及时治疗，并耐心坚持治疗至治愈为止，定期复查或有不适随诊。

小结

直肠肛门疾病发生率较高，常见的有痔、肛裂、直肠肛管周围脓肿、肛瘘、直肠息肉等。在护理该类患者时应鼓励多饮水，多吃蔬菜、水果及粗纤维素食物，坚持保健活动，保持排便通畅，肛门坐浴以保持肛门清洁。术后患者应观察有无伤口出血、感染等并发症，及时处理伤口疼痛、尿潴留、便秘等不适。加强心理护理和健康教育。

自测题

A_1/A_2 型题

1. 下述哪种疾病只有手术治疗一种方法(　　)
   A. 肛裂　B. 肛周脓肿　C. 肛瘘
   D. 内痔　E. 外痔
2. 与内痔患者预防措施无关的是(　　)
   A. 每天坚持适当活动
   B. 多饮水、多吃蔬菜
   C. 忌酒和辛辣食物
   D. 坚持每晚肛门坐浴
   E. 养成每天定时排便的习惯
3. 下列肛裂切除术后的护理措施中哪项错误(　　)
   A. 术后 2 ～3 天进半流质饮食
   B. 不控制排便
   C. 术后 3 天内未排便用温盐水灌肠
   D. 术后适当应用止痛剂
   E. 及时处理尿潴留
4. 肛裂的发生主要是由于(　　)
   A. 长期饮酒　B. 进食辛辣食物
   C. 长期排尿困难　D. 大便干结
   E. 肛管慢性感染
5. 肛门坐浴作用，下列哪项错误(　　)
   A. 能增进局部血液循环
   B. 有止血作用
   C. 缓解肛门括约肌痉挛
   D. 清洁作用
   E. 促进炎症消散
6. 患者，42 岁，2 小时前排便后出现肛门剧痛，局部有肿物突出，无便血，检查体位正常，肛门缘有一直径约 1.5cm 的肿物，呈暗红色，外表皮肤光滑，边界清楚，稍硬，触痛，最有可能的诊断是(　　)
   A. 肛裂　B. 肛周皮下脓肿
   C. 外痔血栓形成　D. 直肠息肉
   E. 内痔脱出

（薛　梅）

第19章

门静脉高压症患者的护理

门脉高压症是指由门静脉系统压力升高所引起的一系列临床表现，为各种原因所致门静脉血液循环障碍的临床综合表现，而不是一种单一的疾病。在我国，门静脉高压症主要由肝炎后肝硬化引起，应给予充分的重视。

案例19-1

患者，62岁，既往有乙肝病史，1个月前因呕血不愿行手术治疗而经内科治疗好转出院，今早又呕大量鲜血急诊入院，经检查拟诊为门脉高压并食管胃底静脉曲张破裂出血，拟行紧急手术治疗。

问题：1. 为了配合治疗，术后在护理方面应注意哪些问题？

2. 针对该患者出院后在饮食方面应做哪些辅导？

一、概　　述

门静脉高压症是指门静脉血流受阻，血液淤滞，门静脉系统压力持续＞ $24cmH_2O$ 时所引起的临床综合征。正常门静脉压力为 $13\sim24cmH_2O$（1.27～2.35kPa）。临床表现为脾肿大，脾功能亢进，食管胃底静脉曲张破裂，呕血、便血及腹水。在我国，90%是肝炎后肝硬化所致窦后阻塞，五年生存率约为60%～70%，死亡率高达25%～70%。

（一）门静脉解剖概要

门静脉主干由肠系膜上静脉和脾静脉汇合而成。在肝门处门静脉分支，其小分支和肝动脉小分支的血流汇合于肝小叶的肝窦，然后流入肝小叶的中央静脉、肝静脉，进入下腔静脉。门静脉系位于两个毛细血管网之间。肝脏血供70%～75%来自门静脉，25%～30%来自肝动脉，由于肝动脉压力和含氧量高，门静脉和肝动脉对肝的供氧比例各占50%。门静脉系统和腔静脉之间有4个交通支（图19-1）：

1. 胃底、食管下段交通支　门静脉血流经胃冠状静脉、胃短静脉通过食管静脉丛与奇静脉相吻合，血流入上腔静脉。

2. 直肠下端、肛管交通支　门静脉血流经肠系膜下静脉，直肠上、下静脉与肛管静脉丛吻合，流入下腔静脉。

3. 腹壁交通支　门静脉经脐旁静脉与腹壁上、下静脉吻合，血流入上、下腔静脉。

4. 腹膜后交通支　肠系膜上、下静脉分支与下腔静脉支吻合。

（二）病因和分类

门静脉高压症90%以上由肝炎后肝硬化引起。还可见于血吸虫病性肝硬化、肝外门静脉栓塞引起，如门脉主干先天畸形、海绵窦样变、腹腔内感染等引起门脉内血栓形成和粘连。分肝内型、肝外型。

（三）病理生理

门静脉高压症主要有3个方面的病理生理改变：

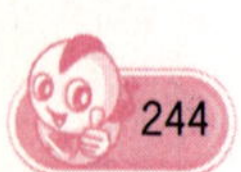

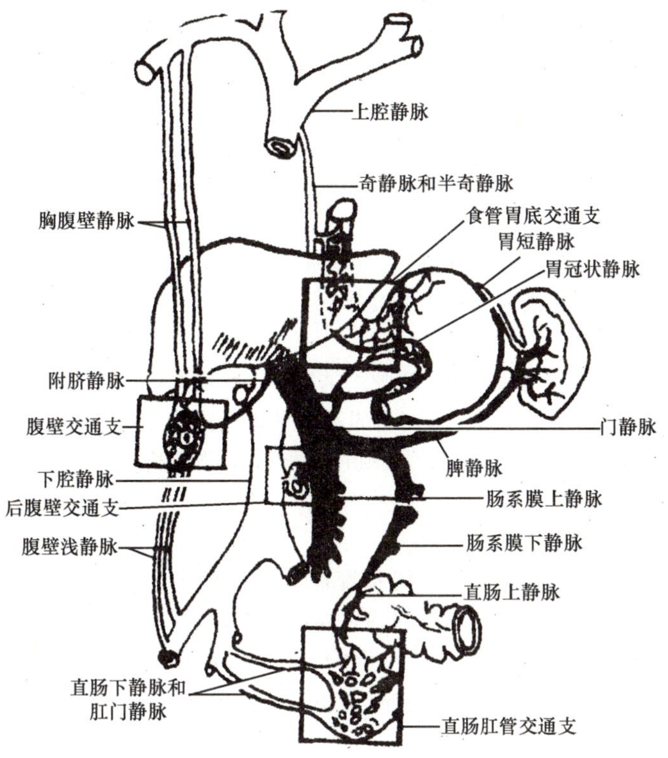

图19-1　门静脉交通支

1. 脾肿大、脾功能亢进　脾窦长期充血，脾内纤维组织增生、脾髓细胞增生、单核-吞噬细胞增生和脾脏破坏血细胞功能亢进。

2. 门-腔静脉交通支曲张　主要为胃底食管下端交通支曲张（最主要）、肛管及直肠下段交通支、腹前壁交通支、腹膜后交通支。

3. 腹水　由于低蛋白血症（血浆胶体渗透压降低）、淋巴回流受阻、水钠潴留、静脉内水分外渗等多种因素促成腹水。

二、护理评估

（一）健康史

询问患者有无病毒性肝炎、疟疾，有无血吸虫病病史、长期饮酒史，有无呕血、黑便史，有无胆道感染、疲倦乏力等症状。

（二）身心状况

1. 症状

(1) 脾大、脾功能亢进：早期即可有脾脏肿大，伴有程度不同的脾功能亢进，表现为贫血、出血倾向，血常规显示全血细胞减少。

(2) 呕血、黑便：食管、胃底曲张静脉破裂出血，是门静脉高压症最凶险的并发症，一次出血量较大，且难自止，极易引起休克，也易诱发肝性脑病。

(3) 腹水：表示肝功能严重受损，多见于肝内型门静脉高压症。腹水较多时患者表现为腹部膨胀，能叩出腹部移动性浊音。

(4) 其他：可有肝肿大、黄疸、消化道症状、腹壁静脉曲张、蜘蛛痣、女性月经失调等表现。

2.心理-社会状况 由于门静高压症多由肝硬化所致,病程较长,经久不愈,常伴上消化道出血,患者往往精神紧张、恐惧不安、对手术后的种种顾虑等,使患者常常悲观厌世、情绪低落,甚至不配合治疗及护理。

(三)辅助检查

1.血常规检查 脾功能亢进时,全血细胞计数减少,白细胞计数可降至 3×10^9 / L以下,血小板计数降至(70～80)$\times10^9$ / L以下。

2.肝功能检查 常有血清白蛋白降低而球蛋白升高,白蛋白与球蛋白比例倒置,凝血酶原时间延长,血清转氨酶及血清胆红素升高等。

3.影像学检查

(1)B超:有助于了解肝硬化程度、脾肿大情况、有无腹水及门静脉扩张情况等。

(2)食管吞钡X线检查:可观察到曲张的静脉呈蚯蚓样或串珠状改变。

(3)腹腔动脉造影或肝静脉造影:可明确门静脉受阻部位及侧支回流情况,为选择手术方式提供参考。

(四)治疗原则

门静脉高压症以非手术治疗为主,但食管胃底曲张静脉破裂引起的上消化道大出血、严重脾大或伴明显脾功能亢进、肝硬化引起的顽固性腹水,常需外科手术处理。

1.非手术治疗 基本措施包括:①卧床休息、禁食、给氧、保持呼吸道通畅及防止血液误吸;②扩充血容量;③应用止血和保肝药物;④使用双气囊三腔管压迫止血;⑤注射硬化剂。

2.食管胃底曲张静脉破裂出血的手术治疗

(1)分流术:选择门静脉和腔静脉的主要血管和其吻合,使压力较高的门静脉系统的血液分流到腔静脉系统内,从而降低门静脉压力,间接制止出血。分流术后,门静脉向肝的血供减少,加重肝功能损害,又因从肠道吸收来的氨部分或全部未经肝脏处理,直接进入体循环,易致肝性脑病,故仅适用于无活动性肝病变及肝功能代偿良好者。

(2)断流术:以阻断门、奇静脉间的反常血流来达到制止出血目的。术中切除脾脏,同时行贲门周围血管离断,即在不影响门静脉向肝供血的情况下,较好地制止出血,消除脾功能亢进,临床较常用。

3.脾大、脾功能亢进的外科手术治疗 脾切除术主要用于脾功能亢进的患者。并可减少门静脉20%～30%血源量。

4.顽固性腹水的手术治疗 腹腔-颈静脉转流术,用于肝硬化所致。

三、护理问题

1.焦虑或恐惧 与大出血、担心预后、惧怕死亡有关。

2.体液过多(腹水) 与低蛋白血症、血浆胶体渗压降低、醛固酮分泌增加有关。

3.营养失调:低于机体需要量 与肝功能损害、蛋白摄入不足、消化吸收障碍有关。

4.潜在并发症 上消化道大出血、术后出血、肝性脑病、静脉血栓形成。

四、护理措施

(一)手术前护理

1.注意休息 术前保证充分休息,以减轻肝脏代谢负担,提高对手术的耐受能力。

2.改善营养及保肝 ①给予低脂、高热量、高维生素、易消化饮食,根据肝功能决定饮食中蛋白质的含量;②营养不良、低蛋白血症者,给予清蛋白、血浆、支链氨基酸等;③贫血、凝血机制

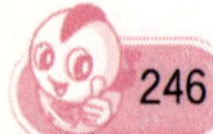

障碍者，输全血、用维生素 K；④给予保肝药物和多种维生素，避免使用对肝脏有损害的药物。

3. 预防出血　消除任何能增加腹内压的因素（如咳嗽、便秘）；避免进食干硬或刺激性食物，饮食不宜过热；药片应研磨后服用；术前一般不插胃管，如必需，应充分涂以石蜡油，轻巧地插入。

4. 分流手术前准备　除术前常规准备外，尚需在术前 2～3 日服用肠道不吸收的抗生素及甲硝唑，以抑制肠道细菌，减少氨的产生，防止术后肝性脑病；术前 1 日晚清洁灌肠，以避免术后肠胀气压迫血管吻合口；脾-肾静脉分流术前，还应检查肾功能。

（二）手术后护理

1. 病情观察　密切观察患者神志、血压、脉搏变化。胃肠减压引流及腹腔引流液性状和量，若引流出新鲜血液量较多，应考虑是否发生内出血。

2. 饮食护理　患者在肠蠕动恢复后，可给予流质饮食，后逐渐改为半流质或普食；对分流术后的患者，应限制蛋白质的摄入量，以减少肝性脑病的发生；忌食粗糙和过热的食物，禁烟、酒。

3. 卧位与活动　患者术后 48 小时内平卧，2～3 日后改半卧位，避免过多活动，翻身动作应轻缓，保持大小便通畅，1 周后方可下床活动，以防止血管吻合口破裂出血。

4. 防止脾切除术后静脉血栓形成　术后 2 周内每日或隔日复查血小板计数 1 次，当血小板＞600×10^9/L 时，应给予抗凝治疗，以防止静脉血栓形成；观察体温，有时可出现发热，且持续时间较长，应查明原因。

5. 防止肝性脑病发生　是术后最危险的并发症。分流术后易诱发肝性脑病，应限制蛋白质的摄入，减少血氨的产生，忌用肥皂水灌肠，减少氨的吸收，遵医嘱测定血氨浓度。若患者有行为异常、烦躁、意识恍惚、谵妄、昏迷等症状，应通知医生。

6. 保肝与预防　继续手术前的保肝和预防感染措施。

五、健 康 指 导

主要目的是保护肝功能，防止食管胃底曲张静脉再次破裂出血。指导患者注意：①保持心情愉快；②保证足够休息，避免重体力活动；③做好饮食管理，禁忌烟酒和粗糙、过热、刺激性强的食物；④遵医嘱使用保肝药物，定期到医院复查。

小结

门静脉高压症的病因包括肝内和肝外两大原因。在我国，主要是由肝炎后肝硬化和血吸虫肝硬化引起。主要临床表现有脾肿大、脾功能亢进、呕血、黑便和腹水等。临床以内科综合治疗为主，外科治疗在于紧急制止食管、胃底静脉曲张破裂出血、降低门静脉压力；消除脾肿大、脾功能亢进；减少或消除顽固性腹水。术前护理应注意患者休息、改善营养状况、保护肝功能、恢复血容量、减少腹水形成、预防食管曲张静脉破裂出血。手术后要严密观察病情，注意患者有无腹腔内出血、肝性脑病等征兆；加强饮食护理，肠蠕动恢复后，给予流质饮食，后逐渐改为半流质饮食；对分流术后患者，应限制蛋白摄入量；为防止分流术后血管吻合口破裂出血，术后应绝对卧床休息；预防感染发生。

自 测 题

A_1/A_2 型题

1. 下列哪项不是门脉高压的主要临床表现（　　）
   A. 脾肿大及脾功能亢进
   B. 食管胃底静脉曲张
   C. 食管胃底静脉破裂出血
   D. 腹水

E. 营养不良和蜘蛛痣

2. 关于门静脉与腔静脉之间的交通支，下列哪项错误(　　)
A. 食管下段及胃底交通支　B. 胃脾交通支
C. 肛管及直肠下段交通支　D. 腹前壁交通支
E. 腹膜后交通支

3. 门静脉断流术的主要目的是(　　)
A. 降低门静脉系压力
B. 控制食管胃底静脉曲张及破裂
C. 消除脾功能亢进
D. 改善肝功能
E. 减少腹水的形成

4. 门静脉高压症的饮食应是(　　)
A. 高脂、低维生素　B. 高脂、低糖
C. 高脂、高蛋白　D. 低脂、高糖、适量蛋白
E. 高脂、低糖、高维生素

5. 以下哪项是断流术(　　)
A. 贲门周围血管离断术　B. 脾肾静脉分流术
C. 脾腔静脉分流术　D. 肠腔静脉分流术
E. 脾切除术

6. 门脉高压症患者一般不主张放置胃管，其理由是(　　)
A. 放置胃管丧失胃液　B. 易损伤食管壁静脉丛
C. 影响胃肠功能　D. 引起呕吐
E. 影响休息

7. 门脉高压症分流术后卧位，哪项正确(　　)
A. 鼓励早期起床活动　B. 头低位卧床 1 周
C. 1 周内避免床上翻身　D. 低半坐卧位 48 小时
E. 平卧 3 天即可起床活动

8. 有关门脉高压症患者术前护理，以下哪项错误(　　)
A. 给低脂、高糖食物，限制蛋白质入量
B. 使用保肝药物
C. 分流术前不必口服肠道抗生素
D. 术前晚清洁灌肠
E. 术前一般不放置胃管

9. 门脉高压症患者，以下哪项不是其术后并发症(　　)
A. 腹腔内出血　B. 肝性脑病
C. 肝、肾功能损害　D. 胸腔、腹腔和伤口感染
E. 肠系膜动脉血栓形成

10. 一门脉高压症患者，术后出现意识恍惚，烦躁，谵妄，昏迷，最可能的并发症是(　　)
A. 腹腔内出血　B. 肝性脑病
C. 肺部感染　D. 静脉血栓形成
E. 肝、肾功能损害

11. 门脉高压症患者有贫血和凝血机制障碍，术前护理中哪项最重要(　　)
A. 宜卧床休息　B. 加强保肝治疗
C. 给予低脂、高糖饮食　D. 输鲜血、用维生素 K
E. 使用广谱抗生素

12. 门脉高压症患者分流术后，其护理下列哪项错误(　　)
A. 术后 24 小时内，定时测血压、脉搏、呼吸
B. 术后 48 小时内平卧，避免过多活动
C. 术后 3～4 日宜下床活动，避免肠粘连
D. 术后应继续限制蛋白质入量
E. 当血小板＞60 万/mm^3 时，考虑抗凝处理

13. 肝脏疾病患者术前护理，下列哪项错误(　　)
A. 改善肝功能　B. 纠正营养不良
C. 防止感染　D. 术前 1 日进行肠道准备
E. 一般需放置胃管

14. 患者，50 岁，5 年前患乙肝迁延未愈，2 年来发现肝硬化，食管静脉曲张，曾大呕血 1 次，现行门腔静脉分流术，术后 48 小时内应特别注意(　　)
A. 预防感染　B. 保护肝脏
C. 饮食护理　D. 保持引流通畅
E. 取平卧位，避免过多活动，防内出血

15. 某肝硬化并食管胃底静脉破裂出血患者，经手术治疗后基本康复，即将出院，以下哪项不属于出院康复指导(　　)
A. 保持心情乐观愉快
B. 避免劳累和较重体力活动
C. 进流质饮食
D. 保肝治疗
E. 忌烟酒和粗糙、过热、刺激性强的食物

16. 患者，40 岁，自认平素健康，今早因大量呕血而入院，检查：白细胞、血小板、红细胞均减少，腹部可叩出移动性浊音，颈及前胸有散在蜘蛛痣。首先应考虑的疾病是(　　)
A. 胃溃疡出血　B. 胃癌出血
C. 食管胃底静脉破裂出血　D. 肺结核咯血
E. 绞窄性肠梗阻

(谭白梅)

第20章

原发性肝癌患者的护理

原发性肝癌是我国常见的消化系统恶性肿瘤，其发病率仅次于胃癌，死亡率位于胃癌和食管癌之后居第三位。血清甲胎蛋白和超声显像筛选的广泛开展，对早期肝癌的发现有较大帮助，再加上外科手术技术的成熟，以及各种局部治疗等非手术治疗方法的发展，使肝癌的预后较过去有了明显提高，但发病率仍未得到有效控制，死亡率尚未有根本的改善。

案例20-1

患者，45岁，新闻记者。患慢性肝炎10余年，近3个月来肝区持续性胀痛伴消瘦，一直担心患了肝癌。入院后当得知患有早期肝癌，表现为紧张、抑郁、脉快、精力不集中、失眠、不思饮食和暗自流泪。与其交谈时，患者说，"想得很多，但也说不清楚，担心治疗效果、孩子没有照顾、调换工作岗位"。

问题：1. 针对该患者目前情况，现存的护理诊断是什么？护士应该如何进行心理护理，以便取得信任，配合治疗？

2. 根据患者的病情，应首选哪种治疗方法？术后的护理要注意哪些方面？

一、概　　述

原发性肝癌是我国常见的恶性肿瘤之一，分别占男、女恶性肿瘤的第三、四位。高发于东南沿海地区，好发于40～49岁，男性多于女性。

（一）病因病理

原发性肝癌至今病因不清，可能与病毒性肝炎、肝硬化、黄曲霉菌、亚硝酸类致癌物、水土等因素有密切关系。

（二）病理

1. 病理分类

(1) 原发性肝癌大体病理形态可分为结节型、巨块型和弥漫型3类。以结节型多见。

1) 结节型：多见，常为单个或多个大小不等结节散在分布于肝内，多伴有肝硬化，恶性程度高，愈后较差。

2) 巨块型：常为单发，也可由多个结节融合而成，癌块直径较大，易出血、坏死，肝硬化程度较低，手术切除率高，愈后较好。

3) 弥漫型：少见，结节大小均等，呈灰白色散在分布于全肝，常伴有肝硬化，肉眼难与肝硬化区别，病情发展迅速，愈后较差。

(2) 按组织学类型可分为肝细胞型、胆管细胞型和混合型3类。我国以肝细胞型为主，约占91.5%。

2. 转移途径

(1) 直接蔓延：癌肿直接侵犯邻近组织、脏器，如胸腔、膈肌等。

(2) 血运转移：多为肝内转移。癌细胞容易侵犯门静脉分支，癌栓经门静脉系统在肝内转移。肝外血行转移常见于肺，其次为骨、脑等。

(3) 淋巴转移：主要累及肝门淋巴结，其次为胰腺周围、腹膜后及主动脉旁淋巴结，晚期可至锁骨上淋巴结。

(4) 种植转移：癌细胞脱落后可发生腹腔、盆腔乃至胸腔种植转移。

二、护理评估

（一）健康史

询问患者有无病毒性肝炎、肝硬化病史；有无长期进食霉变的花生、玉米等，家族中有无肝癌或其他肿瘤患者。

（二）身心状况

1. 症状　早期缺乏典型表现，多在普查或体检时被发现。晚期可有明显局部和全身症状。

(1) 肝区疼痛：为最常见的症状，半数以上患者以此为首发症状。多呈持续性钝痛、刺痛或胀痛，夜间或劳累后加重。疼痛部位常与肿瘤相关，癌肿累及横膈，疼痛可牵涉到右肩背部。当癌结节发生坏死、破裂时，可引起大出血，表现为突发性右上腹剧痛或腹膜刺激征等急腹症表现。

(2) 肝脏肿大：为中、晚期肝癌常见临床体征。肝肿大呈进行性、质坚硬、表面凹凸不平，有大小不等的结节或巨块，边缘钝而整齐，触诊时有压痛。肝表面接近下缘的癌结节最易触及，有时患者自己发现而就诊。

(3) 消化道症状：主要表现为食欲下降、恶心、消化不良、腹胀、腹泻等，易被忽视。

(4) 全身症状：表现为不明原因的持续性低热或不规则发热，抗生素治疗无效；早期可有消瘦、乏力不明显，晚期体重进行性下降，伴有贫血、腹水、黄疸、水肿等恶病质表现。

(5) 肝外转移症状以及并发症表现：肝癌转移到肺脏，出现胸痛和呼吸困难、咳嗽、咯血；转移到骨骼引起压痛，晚期还可出现上消化道出血、肝性昏迷、肝结节破裂等表现。

2. 心理-社会状况　本病早期不易发现，一旦发现多数已属晚期，患者承受着难以想象的身心痛苦，会出现各种情绪反应，甚至产生悲观、厌世情绪。

（三）辅助检查

1. 血清甲胎蛋白(AFP)　对诊断肝细胞癌有相对专一性，是目前公认的简便而确诊率高的原发性肝癌定性诊断方法。若 AFP 持续阳性或定量大于 500，同时能排除妊娠、胚胎性肿瘤等，应考虑肝细胞癌。

2. B 超　有助于定位诊断。可显示肿瘤的大小(2～3cm 或更小病变)、形态。

3. CT　分辨率高，可总体上了解肿瘤在肝脏的位置、数目及肝外有无转移灶。

4. 肝动脉造影检查　是目前在对小肝癌定位检查的各种检查方法中最优者。

5. 活组织检查　在 B 超或 CT 的引导下作针刺活检，作出组织学诊断。但有出血、感染的危险，且有一定比例的假阴性率。

（四）治疗原则

治疗原则是早期诊断、早期治疗，以手术治疗为主，辅以其他综合治疗。

1. 手术治疗　肝叶切除术是目前治疗肝癌最有效的方法。手术疗法适用于小于 5cm 的“小肝癌”。术式有肝叶切除、肝段切除、半肝切除、三叶肝切除。肝边缘肝癌，可部分切除或

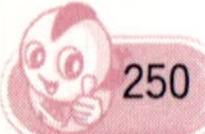

局部切除。术中至少保留正常肝组织的 30%，硬化肝组织 50%，否则肝功能不易代偿。

术中不能切除，可做注射无水乙醇、液氮冷冻、激光治疗或肝动脉结扎、肝动脉插管化疗、肝动脉栓塞化疗等。

2. 其他治疗　放射治疗、化学药物治疗、中医中药治疗、生物治疗、基因治疗等。

三、护理问题

1. 恐惧　与担忧预后和生存期限有关。

2. 疼痛　与癌肿迅速生长导致肝包膜紧张增加或放疗、化疗后不适及与手术有关。

3. 营养失调：低于机体需要量　与食欲减退、恶心、呕吐、腹泻及肿瘤导致的代谢异常和消耗有关。

4. 潜在并发症　肝性脑病、上消化道出血、肝癌破裂出血、感染等。

四、护理措施

（一）术前护理

1. 心理护理　了解患者情绪和心理变化，鼓励患者说出自己的想法和担忧。鼓励家属与患者共同面对疾病，增强应对能力，树立战胜疾病的信心，积极参与和配合治疗。

2. 一般护理　加强营养，输液、输血，纠正低蛋白血症；并给予保肝药物；合理休息，避免腹内压增高因素。

3. 疼痛的护理　半数肝癌患者出现疼痛，协助患者转移注意力、安排舒适的环境，遵医嘱给予止痛药采取镇痛治疗。

4. 术前准备　肠道准备，术前 3 天口服抗生素。术前 1 天灌肠，减少血氨来源，禁用肥皂水灌肠。教会患者做深呼吸、有效咳嗽及翻身的方法，在床上练习卧位排尿、排便。

（二）术后护理

1. 病情观察　严密观察神志、血压、脉搏、呼吸、尿量，注意观察有无出血和肝昏迷。

2. 一般护理

(1) 吸氧　半肝切除术后吸氧 3～5 天，给予各种保肝药物。

(2) 休息与卧位　术后第 2 天半卧位，鼓励咳嗽，协助翻身，但要避免过早活动，一般卧床 3 天，以免肝断面出血。

(3) 饮食　术后第 1 天禁食，第 2 天可少量饮水，第 3 天如排气可开始进流食。

3. 引流管的护理　肝叶和肝局部切除术后常放置双腔引流管。应妥善固定，避免受压、扭曲和折叠，保持引流通畅；严格遵守无菌原则，每日更换引流瓶；准确记录引流液的量、色、质。如有伤口渗液或引流液逐渐增多，要及时报告医生。拔管后，加压压迫穿刺点 15 分钟，且卧床 24 小时，防止局部形成血肿。

4. 体液平衡的护理　对肝功能不良伴腹水者，积极保肝治疗，严格控制水和钠盐的摄入量，准确记录 24 小时出入水量、每天体重及腹围并记录。检测电解质，保持内环境稳定。

5. 预防感染　术后遵医嘱常规给予抗生素预防感染；保持腹腔引流通畅是预防腹腔感染的重要措施，应加强腹腔引流管的护理。

6. 肝性脑病的预防和护理　常发生于肝功能失代偿或濒临失代偿的原发性肝癌患者。术后应加强生命体征和意识状态的观察，若出现性格行为变化，应及时通知医生。

五、健康指导

1. 使患者情绪稳定，在病情和体力允许情况下可适量活动，避免劳累。

2. 合理饮食　给予高热量、高蛋白、高维生素、低脂、易消化食物，避免刺激性食物；伴有腹水、水肿者，应严格控制入水量，限制食盐摄入量。

3. 定期随访，坚持进行化疗或放疗。

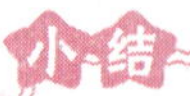

原发性肝癌的发生与乙型肝炎病毒感染、黄曲霉菌、亚硝酸类、遗传因素等密切相关。早期表现不明显，中晚期常出现肝区疼痛、肝脏肿大、消化道及全身症状；AFP持续升高可作为原发性肝癌的定性诊断；多采用以手术为主的综合治疗，术前护理主要是营养支持、充分作好术前准备；术后护理主要做好病情观察、防止并发症发生，促进患者康复和化疗护理。

自测题

A_1/A_2 型题

1. 原发性肝癌肝外转移最多见的部位是(　　)
   A. 肺　B. 脑　C. 骨
   D. 胰　E. 肾上腺

2. 原发性肝癌肝区疼痛常是(　　)
   A. 阵发性疼痛　B. 持续性胀痛
   C. 间歇性隐痛　D. 剧痛
   E. 灼痛

3. 原发性肝癌最常见的转移方式是(　　)
   A. 肝内血行转移　B. 淋巴转移
   C. 直接蔓延　D. 肝外肺转移
   E. 种植转移

4. 与原发性肝癌发生关系最密切的疾病是(　　)
   A. 肝脓肿　B. 中毒性肝炎
   C. 乙型肝炎　D. 甲型肝炎
   E. 肝包虫病

5. 甲胎蛋白测定持续阳性，对下列哪种疾病的早期诊断最有意义(　　)
   A. 慢性活动性肝炎　B. 肝硬化
   C. 原发性肝癌　D. 肝转移癌
   E. 肝脓肿

6. 患者，男，60岁，近期肝区呈持续胀痛，消瘦，查：轻度黄疸，肝大，肋下3cm，质硬，结节感，明显压痛，考虑哪种疾病的可能性最大(　　)
   A. 急性黄疸性肝炎　B. 慢性活动性肝炎
   C. 门静脉性肝硬化　D. 原发性肝癌
   E. 慢性胆囊炎

7. 患者，45岁，患慢性肝炎10余年，近3个月来肝区持续性胀痛伴进行性消瘦，一直担心患了肝癌，昨天经CT检查诊断为肝癌。患者最易出现的心理反应是(　　)
   A. 惊恐、绝望　B. 兴奋、烦躁
   C. 忧虑、压抑　D. 依赖、被动
   E. 孤独、多疑

A_3/A_4 型题

(8～9题共用题干)

患者，39岁，教师，以肝癌收入院，入院第8天在全麻下行左半肝叶切除术。

8. 患者术前护理不正确的是(　　)
   A. 给予肌内注射维生素K
   B. 适量输血
   C. 便秘时给予肥皂水灌肠
   D. 全面检查肝功能和凝血功能
   E. 输入白蛋白

9. 患者行肝叶切除术后护理错误的是(　　)
   A. 应专人护理　B. 常规吸氧
   C. 鼓励早期下床活动　D. 术后取平卧位
   E. 术后给予静脉补充营养

(谭白梅)

第21章

胆道疾病患者的护理

第1节　胆道特殊检查与护理

胆道疾病包括胆石症、胆道感染、胆道蛔虫症以及胆道肿瘤和畸形，其中胆道感染和胆石症是胆道系统最重要、最常见的疾病。胆道疾病大多数可根据病史、临床表现和实验室检查做出诊断，但是为了明确疾病的位置、性质以及鉴别诊断的需要，可选择一些特殊的检查。

（一）检查

B超检查是胆道疾病的筛选性检查方法。由于其具有无创、经济、准确的优点，是胆道疾病首选的检查方法。对胆囊结石的诊断准确率达95%以上；对阻塞性黄疸的原因可进行定位和定性诊断，准确率在90%以上，也可在手术中检查胆道并引导手术取石。

护理配合：患者检查前禁食12小时，禁水4小时，以保证胆囊、胆管内充盈胆汁，并减少胃肠内容物和气体的干扰。

（二）穿刺胆道造影（PTC）及经皮肝穿刺置管引流术（PTCD）

1. PTC　是在X线监控或在B超引导下用细长的穿刺针经皮肤穿刺肝内胆管，注入对比剂后使整个胆道系统显影，对诊断胆道结石及判断胆道阻塞的原因、部位和程度有很大的帮助，也有助于黄疸的鉴别，如胆道扩张更易于成功。此方法操作简便，显示清晰，不受肝功能减退或黄疸的限制，临床上已逐步替代静脉胆道造影。但PTC是一种损伤性检查，有发现胆汁外漏、出血、胆道感染等并发症的可能，故应做好术前充分准备，术后注意观察并发症的发生。

2. PTCD　是对重度梗阻性黄疸患者施行PTC后，置管于肝胆管内引流减压，既可防止行PTC漏胆汁的危险，又可缓解梗阻性黄疸，改善肝脏功能，为择期手术作好术前准备。此外，对严重胆管炎患者，还可通过引流导管进行冲洗和滴注有效的抗生素等。

3. 护理配合

(1) 术前准备：首先向患者说明PTC的必要性，消除患者的恐惧心理，并向患者及家属说明检查的危险性及可能出现的并发症。做好凝血机制的检查，包括出凝血时间、血小板计数、凝血酶原时间等。对凝血功能异常者应予以纠正，争取达到正常范围。术前3天开始注射维生素K并适当应用抗生素，术前做好碘过敏试验和普鲁卡因试验。术晨禁饮食。准备好无菌PTC针头和导管、局部麻醉药、60%～76%泛影葡胺60ml、无菌巾、无菌瓶以及培养试管等。

(2) 操作：以穿刺针从患者的右侧腋中线第8、9肋间进针，方向对准剑突，穿刺到胆汁后，取少量送培养和药敏试验，再注入对比剂40～60ml摄片。造影后，若胆管内压力高或胆道下端梗阻严重时，改用特制粗长针头按原路径刺入胆管，插入导管，引流胆汁，减低胆道压力，即为 PTCD。

(3) 术后处理：术后卧床休息，静脉输液，遵医嘱给予抗生素和止血药。观察血压、脉搏及腹部情况，如有内出血或腹膜炎征象，应做好手术准备。如做 PTCD 有引流导管，接床旁无菌瓶，引流管要妥善固定，保持通畅，必要时用生理盐水冲洗，术后 2 天内制动，以免导管脱出，观察引流瓶中胆汁的量和性质。

（三）内镜逆行胆胰管造影（ERCP）

ERCP 也是一种有创性检查，通过纤维十二指肠镜观察乳头区有无病变，并经十二指肠乳头开口处插管至胆管或胰管内，行逆行造影，获得肝内外胆管和胰管的影像，以了解胆道及胰管有无梗阻、狭窄、受压，并可钳取组织行病理学检查，收集十二指肠液、胆汁和胰液行理化及细胞学检查。如合并有胆管开口狭窄或胆总管结石，可同时作 Oddi 括约肌切开或使用网篮套出结石或引流。优点是造影清晰，不受肝功能的影响，适用于凝血机制障碍、PTC 检查失败患者。其危险性在于可以诱发急性胰腺炎和胆道感染。

护理配合：①术前准备：术前常规禁食；术前 20～30 分钟肌内注射硫酸阿托品 0.5mg、哌替啶 50mg、地西泮 10mg。做好心理护理，消除患者的顾虑和紧张的心理。②术后处理：检查后严密观察体温和腹部体征的变化，注意有无急性胰腺炎、胃肠道出血、穿孔等并发症。一般 2 小时后方可进食。

（四）术中及术后胆道造影

胆道手术中经胆囊或胆总管置管行胆道造影，可在术中了解胆道疾病的情况，为手术方式的选择提供有意义的影像资料，避免不必要的探查。手术后经术中放置的 T 形管或胆道引流管造影，检查胆道有无结石残留、狭窄，了解胆总管下端或胆肠吻合口情况，以决定能否拔除 T 形管或引流管。

护理配合：造影前一般无特殊准备，但有高度过敏史者，造影前 1 天早、中、晚各口服复方碘溶液 10 滴，观察有无过敏反应。造影后立即接好引流管继续引流 2～3 天，使胆管内残留对比剂及胆汁可以充分引流，以预防胆管感染的发生和扩散。

（五）电子计算机 X 线断层扫描（CT）、磁共振（MRI）检查

CT、MRI 检查是无损伤的诊断方法，能清晰地显示出肝、胆、胰的形态和结构，判断结石、肿瘤或梗阻的情况，准确性较高。它不受肠道气体的影响，对胆总管下端病变的显示优于 B 超检查，如胆管扩张、胆道梗阻部位和因素，胆囊结石等，均可用 CT、MRI 协助诊断。检查前需作碘过敏试验，以备检查时造影，并禁食 12 小时，禁水 4 小时。

（六）磁共振胆胰管造影（MRCP）

能清楚地显示肝内外胆管扩张的范围和程度，对结石的大小、分布和胆管扩张的部位、程度都非常清楚，但费用稍高。利用数字重建 MRI 的图像，可以做成肝内外胆管和胰管的影像，其诊断意义与 PTC 一样，且 MRCP 是无创的检查，可代替 PTC 检查。检查前 1 天做碘过敏试验。

（七）核素扫描检查

使用 99m-TC-EHIDA 等静脉注射，然后用 γ 相机连续摄影，动态观察肝内外胆管和肝脏的病变。适用于肝内胆管结石、急慢性胆囊炎、胆道畸形、胆道术后观察及黄疸的鉴别诊断。方法简单，对患者无损害。

（八）胆道镜检查

胆道镜能直接观察胆管内有无病变及病变的性质、部位，且能作为手术的补充治疗。用于协助诊断和治疗胆道结石，了解胆道有无狭窄、畸形、肿瘤、蛔虫等。术中胆道镜（IOC）：术中经胆总管切口直接置入胆道镜进行检查和治疗。适用于术前胆道疾病诊断不明；术中发现与术前诊断不符；胆囊造瘘取石术及腹腔镜取石术后。术后胆道镜（POC）：术后经T形管窦道或皮下空肠袢插术。适用于胆道术后疑有结石残留、胆道蛔虫、狭窄、肿瘤等；胆道出血。术后单纯胆道镜检查应于术后4周，胆道镜取石术后6周进行。

（九）其他放射性检查

包括腹部平片、口服法胆囊造影、静脉法胆道造影、低张十二指肠造影等。这些方法由于阳性率低，对疾病判断作用有限、影像不够清晰等原因，逐步被更现代化的检查手段代替，临床上较少应用。

第2节　常见胆道疾病患者的护理

一、概　　述

临床上胆道疾病以胆石症、胆道感染最常见，还有胆道蛔虫病、胆道的肿瘤和畸形。胆道感染可引起胆石症，胆石症可导致胆道梗阻而诱发感染，胆道蛔虫病又是引起胆道感染和胆石症的重要因素。其中急性梗阻性化脓性胆管炎（急性重症胆管炎）最为严重，且病死率高，护理过程中应高度重视。

胆石症包括发生在胆囊和胆管的结石，是常见病和多发病，以女性多发。发病率胆囊结石显著高于胆管结石，胆固醇结石高于胆色素结石。胆石按其化学成分的不同分为3类：①胆固醇结石（又称代谢性结石），好发于胆囊（占80%），是胆固醇在胆囊内代谢障碍所致，占胆囊结石的50%，质硬、灰黄色，多面体或椭圆形，表面光滑，切面呈放射状线纹，X线检查不显影。②胆色素结石（又称感染性结石），多见于胆管内（占75%），是胆红素在肝细胞内代谢障碍所致，占胆结石的37%，质软、易碎，形状不规则，大小不一，有的为泥沙状，棕色或棕红色，一般多发，X线检查常不显影。③混合性结石，可发生在胆囊和胆管中，占胆结石的6%，60%发生在胆囊内，40%发生在胆管内。由胆红素、胆固醇、钙盐等多种成分混合而成，形成的原因可能是代谢因素，也可能是感染因素。呈现不同的色泽和形状，剖面呈层状，X线常可显影。按胆石在胆道系统内发生部位的不同，又分为胆囊结石、肝外胆管结石和肝内胆管结石。胆石症引起的病理生理改变主要是胆道梗阻和急慢性胆道感染。

胆囊炎发病率女性多于男性。按病程分急性胆囊炎和慢性胆囊炎。主要的病理改变：①急性单纯性胆囊炎；②急性化脓性胆囊炎；③急性坏疽性胆囊炎；④胆囊穿孔；⑤慢性胆囊炎。95%的患者合并有胆囊结石，成为结石性胆囊炎；未合并胆囊结石者，称为非结石性胆囊炎。

急性梗阻性化脓性胆管炎是胆道外科常见的、最危险的并发症。其基本病理变化是胆管完全梗阻和胆管内化脓性感染，胆道内压力增高，引起全身化脓性感染导致感染性休克或多器官功能衰竭。因其起病急、病情进展快，一旦确诊，应积极抢救感染性休克，紧急行胆管切开引流术，解除胆道梗阻，及时有效地降低胆道压力。

胆道蛔虫病是指肠道内蛔虫上行钻入胆道后引起的一系列临床症状。以青少年和儿童多见，农村发病率高于城市。蛔虫寄生于人体中下段小肠，喜碱厌酸。肠道蛔虫受到激惹（胃肠功能紊乱、饥饿、发热、驱虫不当等)后钻入胆道引起Oddi括约肌痉挛而致上腹部阵发性剧烈绞痛;同时蛔虫将肠道细菌带入胆管可引起胆道感染,甚至引起急性梗阻性化脓性胆管炎、肝脓肿等;也可堵塞胰管开口而引起急性胰腺炎。蛔虫在胆道内死亡后,其残骸和虫卵可在胆道内沉积,成为结石形成的核心。

二、护理评估

(一)健康史

1. 评估疾病的原因

(1)胆石症主要因胆汁淤积、胆道内细菌感染和胆汁成分的改变引起。

(2)胆囊炎主要因胆囊管梗阻、细菌感染和胆囊舒缩功能紊乱致胆汁淤积引起。

(3)急性梗阻性化脓性胆管炎最常见的原因是胆管结石,其他如胆道蛔虫、胆管狭窄、胆管肿瘤等亦可引起。

(4)胆道蛔虫症是因驱蛔虫不当、发热、胃肠道功能紊乱等原因,使寄生在肠道的蛔虫受到激惹后经十二指肠钻入胆道而引起。

2. 评估疾病

(1)腹痛的部位、范围、程度,有无放射痛及疼痛部位的变化;有无黄疸,出现的时间、变化过程和程度;有无皮肤瘙痒和尿黄等。有无发热、畏寒,其程度及变化。有无肝肿大、肝区压痛和叩击痛,有无胆囊肿大和压痛性包块等。

(2)询问患者的饮食习惯,了解患者有无胆囊结石、胆道蛔虫病及创伤、手术等引起胆囊舒缩功能紊乱的病史。

(3)询问有无肠道蛔虫病史,近期有无应用驱虫药物,有无发热、胃肠道功能紊乱等情况。

(二)身心状况

1. 躯体表现

(1)胆石症

1)胆囊结石:主要表现见于成年人。初起常无明显的症状,有时伴轻微的不适而被误以为是胃病。少数呈无症状的静止结石。当结石阻塞胆囊管时可发生剧烈的胆绞痛,继发感染则形成急性胆囊炎。

2)肝外胆管结石:常见的症状是胆管炎,典型表现为反复发作的腹痛、寒战高热和黄疸,称为Charcot三联征。腹痛为胆绞痛,疼痛多局限在剑突下和右上腹部,呈持续性剧痛,常向右肩背部放射,伴恶心、呕吐;寒战、高热是胆管结石阻塞胆管合并感染时的表现,体温可高达40~41℃,每天发作1次或多次。剑突下或右上腹部有深压痛,感染严重时可有局限性腹膜炎,肝区有叩痛,胆总管下端梗阻时可扪及肿大的胆囊。大便颜色变浅,便中尿胆原降低;尿呈茶色,尿中尿胆红素增多,尿胆原降低。

3)肝内胆管结石:以肝的左外叶多见,症状不典型,有的患者疼痛不明显,而出现发热、寒战并周期性发作;有的患者疼痛放射至下胸部、右肩胛下区;结石局限于一侧肝叶内的可无黄疸;如合并感染容易出现重症胆管炎症状,且急性发作后恢复较慢;如合并肝外胆管结石,其症状则被肝外胆管结石的症状所掩盖;病史长者,可导致胆汁性肝硬化出现门静脉高压症的症状。体检可有肝不对称性肿大、肝区压痛及叩击痛,合并门静脉高压者可出现脾肿大。

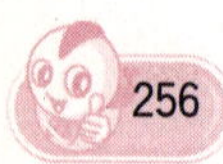

(2) 胆囊炎

1) 急性胆囊炎:常在脂肪餐后或饱餐后发生胆绞痛,表现为右上腹部的持续性剧烈绞痛和胀痛,疼痛常放射到右肩或右背部,伴恶心、呕吐,合并化脓性感染时伴高热。急性非结石性胆囊炎的表现不典型,但基本相似。急性胆囊炎很少出现黄疸或仅有轻度黄疸。体检早期可有右上腹部压痛或叩痛,胆囊化脓坏疽时可扪及肿大的胆囊,压痛明显,范围增大,可出现反跳痛和肌紧张。检查者用左手拇指置于患者右肋缘下胆囊区位置,嘱患者腹式呼吸,如出现突然屏气,称为 Murphy 征阳性,是急性胆囊炎的主要阳性体征。

2) 慢性胆囊炎:症状常不典型,大多数患者有胆绞痛反复发作的病史,常存在胆囊结石,患者有厌油腻食物、腹胀、嗳气等消化不良症状。也可有上腹部隐痛,很少有发热。体检可发现右上腹部有轻压痛或压之不适感。

(3) 急性梗阻性化脓性胆管炎(AOSC):又称急性重症胆管炎(ACST)。患者常有胆石症反复发作或胆道手术病史,多在 Charcot 三联征的基础上较快出现感染性休克和神志改变,称为雷诺(Reynolds)五联征。患者体温常高于 40℃以上,脉率快而弱,可达 120～140 次/分,血压降低,呼吸浅快,可出现皮下瘀斑或全身发紫,剑突下及右上腹压痛和肌紧张,肝区叩痛,有时可扪及肝肿大和胆囊肿大。如未给予及时治疗,病情继续恶化,将发生急性呼吸衰竭和急性肾衰竭,严重者可在短期内死亡。

(4) 胆道蛔虫病:典型症状为突然发生剑突下方钻顶样剧烈绞痛,伴右肩部放射痛。发作时疼痛难以忍受,患者辗转不安、呻吟不止、大汗淋漓,可伴有恶心、呕吐,有时呕吐出蛔虫。疼痛可突然缓解,间歇期如常人一样,疼痛又可突然再发,无一定规律,持续时间不一。如蛔虫全部进入胆道,则疼痛性质转为钝痛。合并胆道感染时,可出现畏寒、发热,也可合并急性胰腺炎。体征较少或轻微,但胆绞痛发作时,除剑突下有深压痛外,并无其他阳性体征。体温多不高,少数患者可有轻微的黄疸。

2. 心理-社会状况　胆道疾病与患者的生活方式、习惯等有密切关系,干预其生活习惯或行为,可能使患者有不适感。疾病常反复发作或突然发生,疼痛剧烈,患者及家属常可出现紧张、焦虑心理,急切希望尽早明确诊断并减轻疼痛,但又对手术存在恐惧心理。

(三) 辅助检查

1. 胆囊结石　B超检查可发现胆囊内结石声影并随体位改变而移动;如发现胆囊增大或胆囊壁增厚时提示胆囊积液或有急性胆囊炎。

2. 肝外胆管结石　实验室检查血清总胆红素升高,以结合胆红素升高明显,碱性磷酸酶升高,尿胆红素阳性,尿胆原降低或消失;血白细胞可升高。B超检查可见肝内外胆管扩张,胆囊增大,胆总管内有结石影像。还可以选用 ERCP、CT、MRCP 或超声内镜检查。

3. 肝内胆管结石　实验室检查血白细胞升高,肝功能检查见血清转氨酶、碱性磷酸酶和胆红素升高;高热时见血细菌培养阳性。超声检查可提示结石的部位、有无胆管扩张、有无肝脏萎缩,也可提供是否合并肝硬化、门静脉高压及肝外胆管结石等情况。

4. 急性胆囊炎　实验室检查白细胞总数及中性粒细胞明显升高者提示胆囊化脓或坏疽,血清转氨酶和血清总胆红素可能升高。超声检查是首要的方法,可显示胆囊增大、壁增厚,并可探及胆囊内结石影像。CT 可获得与 B 超相似的效果。

5. 慢性胆囊炎　B超检查发现胆囊缩小、壁厚、内存结石或充满结石,胆囊收缩功能差。

6. 急性梗阻性化脓性胆管炎　实验室检查血白细胞和中性粒细胞明显升高,胞质内可出现中毒颗粒;如血小板计数低于$(10～20)\times10^9/L$表示预后严重。凝血酶原时间延长,血胆红素升高,尤其结合胆红素升高,尿胆红素阳性,尿胆原降低或消失,碱性磷酸酶升高,肝功能改变,多数患者出现代谢性酸中毒。血培养多有细菌生长。B超等检查可协助诊断。

7. 胆道蛔虫病　超声检查可见胆管内有平行强光带,偶见活虫体蠕动。B超、ERCP可协助诊断。

(四)治疗要点与反应

1. 胆囊结石与胆囊炎　胆囊切除术是最佳选择。胆囊切除术包括开腹切除术和腹腔镜胆囊切除术。

2. 胆管结石与胆管炎　肝外胆管结石目前以胆总管切开取石加T形管引流手术治疗为主,术中尽可能取尽结石,解除胆道狭窄和梗阻,去除感染病灶,术后保持引流通畅。也可采用胆管空肠Roux-en-Y吻合术。肝内胆道结石治疗应采取以手术为主的综合治疗,合并感染时,给予有效抗生素,加强营养支持疗法,维持水、电解质及酸碱平衡。急性梗阻性化脓性胆管炎(AOSC)的治疗原则是手术解除胆道梗阻并引流,从而有效降低胆管内压力。术前应用有效的抗生素控制感染,纠正水、电解质和酸碱平衡,积极抗休克治疗。通常胆总管切开减压加T形管引流术。

3. 胆道蛔虫病　以非手术治疗为主,仅在非手术治疗无效或出现严重并发症时才考虑手术治疗。非手术治疗包括解痉止痛,可用阿托品、哌替啶;利胆驱虫,可口服食醋、30%硫酸镁、中药乌梅汤,也可经胃管注入氧气驱虫;应用适当抗生素防治感染。手术采用胆总管探查取虫及T形管引流,术中及术后均应行驱虫治疗,以防复发。

三、护理问题

1. 疼痛　与炎症反应刺激、结石梗阻、感染、蛔虫刺激、手术创伤有关。

2. 体温升高　与胆道感染、术后炎症反应等有关。

3. 营养失调:低于机体需要量　与摄入量不足、消耗增加等有关。

4. 体液不足　与T形管引流、呕吐、感染性休克等有关。

5. 焦虑或恐惧　与胆道疾病反复发作和担心手术及预后有关。

6. 潜在并发症　感染性休克、胆瘘、胆道结石残留、腹腔感染、急性胰腺炎、肝功能不全等。

四、护理措施

(一)术前护理

1. 一般护理　①休息与活动:根据病情选择舒适的体位,卧床休息,有腹膜炎者宜取半卧位。②饮食护理:急性期或准备手术者,应禁食或胃肠减压,积极补充体液、电解质和足够的热量等,以维持患者水、电解质、酸碱平衡和良好的营养状态;手术前12小时禁食、4～6小时禁饮。慢性或非手术治疗病情稳定者,给予低脂肪、高热量、高维生素、易消化饮食,肝功能正常者,可给富含蛋白质的饮食。

2. 病情观察　胆道疾病多见急、重症,病情变化快,应动态观察患者体温、脉搏、呼吸、血压及神志的变化;心肺功能状态变化;定时检查血清学等各项化验指标的变化。观察腹痛的部位、性质,皮肤、巩膜有无黄染及腹膜刺激征的变化。若出现腹痛加重、范围扩大,并有血压下降、神志改变,应考虑病情危重,及时报告医生,并积极配合处理。

3. 防治休克　建立有效的静脉通路，有条件时应放置中心静脉导管；快速给予补液，恢复有效循环血容量；留置尿管，准确记录 24 小时出入量，保持水、电解质和酸碱平衡。

4. 疼痛处理　根据疼痛的部位、性质、程度、诱因，采取积极护理措施给予缓解，如给予舒适的体位，采取下肢弯曲的仰卧或侧卧位，以减轻腹壁紧张使得腹痛减轻。必要时给予解痉、镇静和镇痛，常用哌替啶 50mg、阿托品 0.5mg 肌内注射或针刺止痛，但勿使用吗啡，以免引起 Oddi 括约肌痉挛。

5. 防治感染　胆道系统致病菌主要为肠道细菌，以大肠杆菌和厌氧菌为主，故选用 2～3 种有效抗生素，遵医嘱联合应用。

6. 术前准备　急诊患者在抢救、治疗的同时，应完善术前各项准备，留置胃肠减压、配血等。需手术治疗的非急诊患者，应常规术前准备。

7. 心理护理　针对患者的心理反应，做好细致的解释、安慰工作。根据患者不同文化层次和疾病情况，说明治疗方法的目的、意义、疾病的转归、手术的重要性和必要性，使患者及其家属消除顾虑，能够积极配合治疗和护理。

（二）术后护理

1. 一般护理　血压平稳后取半卧位，术后 24～48 小时内禁食，胃肠功能恢复后给予低脂流质饮食，3～5 日后给予低脂肪、高蛋白、高维生素、易消化食物，禁油腻食物及饱餐。

2. 病情观察　术后早期重点观察患者生命体征、神志、尿量、黄疸的变化，腹部症状和体征的变化，胃肠功能恢复情况。观察引流液的色、量、质及伤口渗血情况。发现异常及时报告医生，并积极配合治疗。

3. 治疗配合

(1) 防治感染：观察患者体温变化，遵医嘱合理应用抗生素。

(2) 维持水、电解质和酸碱平衡：禁食、胃肠减压、胆管引流使消化液和体液丢失较多，应准确记录引流量，及时补充晶体和胶体液，保持内环境稳定。

(3) 引流管护理：术后常规放置胃肠减压和腹腔引流管，术后 2～3 日胃肠功能恢复后拔除胃管；腹腔引流液少于 10ml，无腹膜刺激征，可拔除腹腔引流管。若引流液含有胆汁，应考虑胆瘘发生，妥善固定引流管，保持引流通畅，密切观察腹部体征变化，积极配合医师行非手术或手术治疗。

(4) “T”形管引流的护理：胆总管探查或切开取石术后需常规放置 T 形管引流。

1) 目的：引流胆汁，降低胆道压力，保护吻合口；避免胆汁渗漏引起胆汁性腹膜炎；促进胆道炎症消退；支撑胆道，防止胆道狭窄或梗阻形成。

2) 固定方法：术后除用缝线将 T 形管固定腹壁外，还应用胶布将其固定于腹壁皮肤。但不可固定于床上，以防翻身、活动、搬动时受牵拉而脱出。对躁动不安的患者应有专人守护或适当加以约束，避免将 T 形管拔出。

3) 保持有效引流：平卧时引流袋应低于腋中线，站立或活动时应低于腹部切口，以防胆汁逆流引起感染。若引流袋的位置过低，可使胆汁流出过量，影响脂肪的消化和吸收。避免 T 形管受压、扭曲、折叠，经常给予挤捏，保持通畅。若胆汁突然减少甚至无胆汁引流出，应注意是否有血块、脓栓、泥沙样结石、蛔虫、絮状沉淀物等堵塞，立即检查，并通知医生及时处理。若术后 1 周内发现阻塞，可用生理盐水加庆大霉素 8 万 U 严格无菌下低压冲洗。不可用力推注。

4) 观察并记录引流液的颜色、量和性状：术后 24 小时内引流量较少，常呈淡红色血性或褐色、深绿色，以后引流量逐渐增加，呈淡黄色、橘黄色，清亮。胆汁引流一般每日约300～700ml，若量少可能因T形管阻塞或肝功能衰竭所致，若引流量较多，可能是胆道下端引流不畅或梗阻。若颜色过淡、过于稀薄，提示肝功能不佳，浑浊则说明有感染。

5）预防感染：每天更换1次引流袋，注意严格无菌操作。对长期置管者，每周更换引流袋1～2次。

6）保护引流管口皮肤：引流管周围皮肤每日用75%乙醇消毒，管周垫无菌纱布，防止胆汁浸润皮肤引起红肿、糜烂。如有胆汁渗漏，应及时更换湿纱布，局部涂氧化锌软膏保护。

7）拔管：一般术后12～14日，患者无腹痛、发热，黄疸已消除，大便颜色正常；血常规、血清黄疸指数正常；胆汁引流量每天减少至200～300ml，引流液呈黄色清亮无脓液、结石，无沉渣及絮状物；胆管造影或胆道镜证实胆管无狭窄、结石、异物、通畅良好；试夹管24～36小时以上无不适，可考虑拔管。拔管前再通过造影，证实胆道通畅后，引流管应开放2～3日，使造影剂完全排出。拔管时用手下压腹壁，轻轻拔除，防止暴力，以免将导管窦道撕裂，造成胆汁性腹膜炎。拔管后残留窦道用凡士林纱布填塞，1～2日内可自行闭合。T形管拔除后，仍需观察患者食欲、粪便颜色和黄疸消退情况，同时注意有无腹痛和发热。

（三）术后护理

1. 切口或引流管处出血或渗血 胆道手术后出血，多由于黄疸、肝功能障碍、凝血机制障碍、胆囊床渗血、止血不彻底等引起。一般术后12～24小时腹腔引流管可有少量血性渗出液，如果出血呈鲜红色、量大，应及时告知医生处理。

2. 术后早期胆瘘 术后早期胆瘘，多因胆囊结扎松脱、钛夹滑脱或胆道损伤、T形管缝合不严密等所致。主要表现为术后或次日发生胆汁性腹膜炎或从腹腔引流管中流出胆汁。有时，已发生胆汁性腹膜炎，而腹腔引流管无胆汁流出，胆汁积于膈下或形成腹腔脓肿则表现为发热、腹痛和黄疸。

3. 肺部并发症 术后肺部并发症常见的有肺不张和肺炎，多见于老年人或患慢性支气管炎以及长期吸烟的患者。手术后因切口疼痛，患者不愿咳嗽，不能有效地咳出痰液，痰液阻塞支气管引起肺不张、肺炎，表现为病侧呼吸音减弱，呼吸急促，以及发热和白细胞增多。术前练习深呼吸，治疗呼吸道疾病，术后加强排痰，雾化吸入稀释痰液或协助排痰。

（四）心理护理

胆道疾病往往起病急骤，常有剧烈疼痛，严重者有休克等情况，患者常常焦虑不安，护士应该在术前和术后根据患者具体心理状况，以亲切的语言予以安慰，适当解释病情，解除或尽量缓解患者的心理压力，使其主动配合手术治疗以及相关护理，取得理想的效果。

五、健康指导

（1）养成良好的饮食和休息习惯，避免暴饮暴食，以低脂肪、高糖、高蛋白、高维生素、易消化食物为主，少量多餐，多饮水。

（2）培养良好的卫生习惯，做到餐前、便后洗手，水果等彻底清洗后再食用。有排虫史者及时驱虫，或秋末预防性驱虫。驱虫时宜于清晨空腹或睡前服药。

（3）带T形管出院患者，告知出院后的注意事项，妥善固定引流管，指导其学会自我护理，定期复查，发现异常及时就诊。

（4）向患者说明胆道结石复发率高，若出现腹痛、发热、黄疸等不适及时来院复诊。

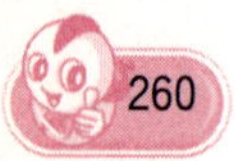

小结

胆道疾病包括胆石症、胆道感染、胆道蛔虫症以及胆道肿瘤及畸形，以前两者多见。本章主要讲述胆囊炎、胆石症、急性梗阻性化脓性胆管炎和胆道蛔虫病的护理，它们的特点是发病率高、复发率高、再次手术率高、急性重症性的患者死亡率高、特殊检查多。护理工作的重点是重视心理护理，配合做好各种特殊检查的准备和术后观察，做好术后 T 形管引流护理，以及对急性重症胆管炎患者的抢救工作。

自测题

A_1 /A_2 型题

1. 胆道疾病首选的检查方法是(　　)
   A. CT　　B. MRI
   C. B超　　D. PTC
   E. ERCP
2. 胆道疾病共有的主要临床症状是(　　)
   A. 黄疸　　B. 乏力
   C. 腹痛　　D. 呕吐
   E. 发热
3. 出现夏柯(Charcot)三联征的胆道疾病是(　　)
   A. 急性胆囊炎
   B. 肝外胆管结石并胆管炎
   C. 肝内胆管结石
   D. 胆道蛔虫病
   E. 胆囊结石并慢性胆囊炎
4. 出现雷诺(Reynoid)五联征的胆道疾病是(　　)
   A. 急性胆囊炎
   B. 慢性胆囊炎
   C. 胆管结石
   D. 急性梗阻性化脓性胆管炎
   E. 胆道蛔虫病
5. 墨菲(Murphy)征是用来检查(　　)
   A. 急性腹膜炎　　B. 急性胆管炎
   C. 急性胆囊炎　　D. 胆囊结石
   E. 胆管结石
6. 胆管手术后放置 T 形管的时间至少是(　　)
   A. 2 天　　B. 5 天　　C. 1 周
   D. 2 周　　E. 1 月
7. 关于 T 形管引流，护理措施中错误的是(　　)
   A. 注意无菌操作
   B. 保持引流管通畅
   C. 注意观察病情
   D. 每日定时冲洗
   E. 注意妥善固定
8. 肝外胆管结石合并胆管炎患者在非手术期间，出现下列哪项表现，应立即作好急症术前准备(　　)
   A. 黄疸进行性加深
   B. 胆囊肿大
   C. 血压下降，意识不清
   D. 体温升高，脉搏加快
   E. 血白细胞计数升高
9. 有关急性胆囊炎的说法不正确的是(　　)
   A. 中年女性多见
   B. 右上腹持续性疼痛、阵发性加剧
   C. 疼痛向右肩背部放射
   D. 多数患者(80%～85%)有轻度黄疸
   E. 有些患者有恶心呕吐
10. 急性梗阻性化脓性胆管炎的常见病因是(　　)
    A. 胆管狭窄　　B. 寄生虫
    C. 结石　　D. 肿瘤
    E. PTC 术后
11. 慢性胆囊炎患者多伴有(　　)
    A. 胆总管结石　B. 肝内胆管结石
    C. 胆囊结石　　D. 肝外胆管结石
    E. 胆汁性肝硬化
12. 患者，男性，12 岁，腹泻后突然出现上腹部剧烈钻顶样剧痛，伴恶心、呕吐。疼痛持续约 10 分钟后，未经特殊处理即完全消失。患者既往有肠道蛔虫病史，应首先考虑是(　　)
    A. 胆囊结石　B. 胆囊炎
    C. 胆道蛔虫病　D. 胆管结石

E. 胆管炎

13. 患者，男性，60岁，患胆石症5年，2天前因腹痛、寒战、高热和黄疸，经门诊用抗生素，输液治疗无效。今日住院护理中，发现患者意识不清，血压80/55mmHg，应考虑为（　　）

A. 急性坏疽性胆囊炎

B. 胆总管结石

C. 急性梗阻性化脓性胆管炎

D. 胆道蛔虫病

E. 胆囊穿孔伴腹膜炎

A_3/A_4 型题

（14、15题共用题干）

患者，45岁，有胆管结石病史5年，5小时前突然出现上腹部疼痛、寒战、高热，以胆管结石收入院，因患者不同意手术暂行非手术治疗。

14. 下列护理措施，哪项不妥（　　）

A. 物理降温　　B. 应用抗生素

C. 密切观察病情D. 输液

E. 用吗啡止痛

15. 在该患者非手术治疗期间，突然出现神志不清，血压下降，脉搏细速，此时护士应（　　）

A. 报告医生，抗休克，积极准备急症手术

B. 报告医生，单纯行抗休克治疗

C. 暂不处理，进一步观察

D. 给予吸氧等对症处理

E. 向家属说明病情，进一步检查

（薛　梅）

第22章

胰腺疾病患者的护理

胰腺是人体内仅次于肝脏的第二大腺体。胰腺分泌的胰液含有多种消化酶，在食物的消化过程中起着重要的作用。胰腺疾病的症状变异性比较大，没有明显的特异性，由于胰腺病变程度不同，患者的症状和体征等临床表现也有很大差异。常见的胰腺疾病有急、慢性胰腺炎，胰腺肿瘤等。

第1节　急性胰腺炎患者的护理

案例22-1

患者，40岁，因进食油腻食物及大量饮酒后上腹部疼痛4小时伴频繁呕吐入院。疼痛呈持续性胀痛，并牵涉到左腰背部，无发热、黄疸、腹泻。

问题：1. 患者目前存在及潜在的护理问题有哪些？

2. 需采取哪些主要的护理措施？

一、概　　述

急性胰腺炎是多种病因导致胰酶在胰腺内被激活后引起胰腺组织自身消化，造成水肿、出血甚至坏死的炎症性疾病。

（一）病因及发病机制

能引起急性胰腺炎的病因较多，在西方国家以大量饮酒多见，在我国以胆道疾病为主要病因。

1. 胆石症、胆道感染或胆道蛔虫等　上述疾病均可引起急性胰腺炎，其中胆石症最为常见。急性胰腺炎与胆石关系密切，由于在解剖上70%～80%的胰管与胆总管汇合成共同通道开口于十二指肠壶腹部，一旦结石嵌顿在壶腹部，将会导致胰腺炎与上行胆管炎，即“共同通道学说”（图22-1）。

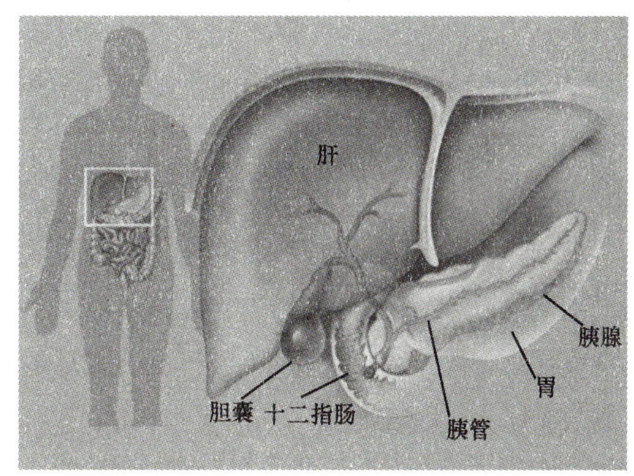

图22-1　胰腺与周围器官位置示意图

2. 大量饮酒和暴饮暴食　暴饮暴食短时间内会有大量食糜进入十二指肠，引起乳头水肿和Oddi括约肌痉挛，同时刺激大量胰液与胆汁分泌，由于胰液和胆汁排泄不畅，引发急性胰腺炎。

3. 胰管阻塞　胰管结石或蛔虫、胰管狭窄、肿瘤等均能引起胰管阻塞，当胰液分泌旺盛时胰管内压增高，使胰管小分支和胰腺泡破裂，胰液与消化酶渗入间质，引起急性胰腺炎。

4. 手术与创伤　腹腔手术特别是胰胆或胃手术、腹部钝挫伤等可直接或间接损伤胰腺组织与胰腺的血液供应引起胰腺炎。

5. 内分泌与代谢障碍　任何可引起高钙血症的原因，如甲状旁腺肿瘤、维生素 D 过多等，均可引起胰管钙化、管内结石导致胰液引流不畅，甚至胰管破裂，高血钙还可刺激胰液分泌增加和促进胰蛋白酶原激活。任何原因的高血脂，如家族性高脂血症，因胰液内脂质沉着或来自胰外脂肪栓塞并发胰腺炎。妊娠、糖尿病昏迷和尿毒症也偶可发生急性胰腺炎，妊娠时胰腺炎多发生在中晚期，但 90%合并胆石症。

6. 感染　急性胰腺炎继发于急性传染性疾病者多数较轻，随感染痊愈而自行消退，如急性流行性腮腺炎、传染性单核细胞增多症、柯萨奇病毒、Echo 病毒和肺炎衣原体感染等。常可伴有特异性抗体浓度升高。沙门菌或链球菌败血症时可出现胰腺炎。

7. 药物　已知应用某些药物如噻嗪类利尿药、硫唑嘌呤、糖皮质激素、四环素、磺胺类等可直接损伤胰腺组织，使胰液分泌或黏稠度增加，引起急性胰腺炎，多发生在服药最初 2 个月，与剂量不一定相关。

8. 其他　少见因素有十二指肠球后穿透性溃疡、邻近乳头的十二指肠憩室炎、胃部手术后输入袢综合征、肾或心脏移植术后、血管性疾病及遗传因素等。尽管胰腺炎病因很多，多数可找到致病因素，但仍有 5%～25%的急性胰腺炎病因不明，称之为特发性胰腺炎。

护考链接

患者，女性，54 岁。胆源性胰腺炎发作数次，预防其胰腺炎再次发作最有意义的措施是

A. 注意饮食卫生　B. 服用抗生素　C. 经常服用消化酶　D. 治疗胆道疾病　E. 控制血糖

分析：治疗既有胆道疾病，解除梗阻因素，是避免胰腺炎再次发作的有效方法。

（二）病理

急性胰腺炎的病理变化一般分为两型。

1. 急性水肿型（轻症胰腺炎）　大体上可见胰腺肿大、水肿、分叶模糊，质脆，病变累及部分或整个胰腺，胰腺周围有少量脂肪坏死。组织学检查见间质水肿、充血和炎症细胞浸润，可见散在的点状脂肪坏死，无明显胰实质坏死和出血。

2. 急性出血坏死型（重症胰腺炎）　大体上表现为红褐色或灰褐色，并有新鲜出血区，分叶结构消失。有较大范围的脂肪坏死灶，散落在胰腺及胰腺周围组织如大网膜，称为钙皂斑。病程较长者可并发脓肿、假性囊肿或瘘管形成。显微镜下胰腺组织的坏死主要为凝固性坏死，细胞结构消失。坏死灶周围有炎性细胞浸润包绕。常见静脉炎、淋巴管炎、血栓形成及出血坏死。

二、护理评估

（一）健康史

询问患者既往是否有胆道疾病病史，发病前有否大量进食及饮酒，既往是否接受过相关腹腔手术。

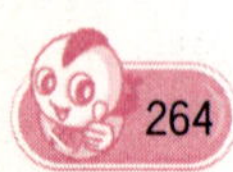

（二）身心状况

1. 躯体表现

(1) 腹痛：是主要临床症状，腹痛剧烈，呈钝痛或刀割样疼痛，且常阵发性加剧。起始于中上腹，也可偏重于右上腹或左上腹，放射至背部；累及全胰则呈腰带状向腰背部放射痛。饮酒诱发的胰腺炎常在醉酒后 12～48 小时期间发病，出现腹痛。胆源性胰腺炎常在饱餐之后出现腹痛。水肿型腹痛一般 3～5 天后缓解。坏死型剧痛持续时间较长。

(2) 恶心、呕吐：常与腹痛伴发，呕吐剧烈而频繁。呕吐物为胃十二指肠内容物，偶可伴咖啡样内容物。

(3) 腹胀：早期为反射性肠麻痹，严重时可由腹膜后蜂窝织炎刺激所致。邻近胰腺的上段小肠和横结肠麻痹扩张。腹胀以上腹为主。腹腔积液时腹胀更明显，患者排便、排气停止，肠鸣音减弱或消失。

(4) 发热：多数患者出现中度以上发热，持续 3～5 天，如果发热不退且呈弛张高热，应考虑有胰腺脓肿或继发感染的可能。

(5) 腹膜炎体征：水肿型胰腺炎时，压痛只限于上腹部，常无明显肌紧张。出血坏死型胰腺炎压痛明显，并有肌紧张和反跳痛，范围较广或延及全腹。

(6) 其他症状：休克胆源性胰腺炎可见黄疸。呕吐频繁的患者可有代谢性碱中毒，出血坏死型患者会出现脱水及代谢性酸中毒甚至休克。

(7) 体征：轻症胰腺炎腹部体征较轻，可有上腹部压痛，无肌紧张和反跳痛，可有肠鸣音减弱；重症胰腺炎全腹肌紧张，压痛反跳痛，可出现移动性浊音，腹水呈血性。患者腰部两侧出现灰紫色瘀斑(Grey-turner 征)，脐周皮肤青紫(Cullen 征)。

2. 心理社会状况　患者常因胰腺炎病情发展迅速，病情较重以及疾病本身的剧烈疼痛而处于极度紧张、惊恐的状态。

（三）辅助检查

1. 白细胞计数　多有白细胞增多及中性粒细胞核左移。

2. 血、尿淀粉酶测定

(1) 血清(胰)淀粉酶在起病后 6～12 小时开始升高，48 小时开始下降，持续 3～5 天。血清淀粉酶超过正常值 3 倍可确诊为本病。淀粉酶的高低不一定反映病情轻重，出血坏死型胰腺炎淀粉酶值可正常或低于正常。其他急腹症如消化性溃疡穿孔、胆石症、胆囊炎、肠梗阻等都可有血清淀粉酶升高，但一般不超过正常值 2 倍。

(2) 尿淀粉酶升高较晚，在发病后 12～14 小时开始升高，下降缓慢，持续 1～2 周，但尿淀粉酶值受患者尿量的影响。胰源性腹水和胸腔积液中的淀粉酶值亦明显增高。

3. 血清脂肪酶测定　血清脂肪酶常在起病后 24～72 小时开始上升，持续 7～10 天，对病后就诊较晚的急性胰腺炎患者有诊断价值，且特异性也较高。

4. C 反应蛋白(CRP)　CRP 是组织损伤和炎症的非特异性标志物。有助于评估与监测急性胰腺炎的严重性，在胰腺坏死时 CRP 明显升高。

5. 生化检查　暂时性血糖升高常见，可能与胰岛素释放减少和胰高血糖素释放增加有关。持久的空腹血糖高于 10mmol/L 反映胰腺坏死，提示预后不良。高胆红素血症可见于少数患者，多于发病后 4～7 天恢复正常。血清 AST、LDH 可增加。暂时性低钙血症(＜2mmol/L)常见于重症急性胰腺炎，低血钙程度与临床严重程度平行，若血钙低于 1.5mmol/L 以下提示预后不良。急性胰腺炎时可出现高三酰甘油血症，这种情况可能是病因或是后果，后者在急性期过后可恢复正常。

6. 影像学检查

(1) 腹部平片可排除其他急腹症,如内脏穿孔等。"哨兵袢"和"结肠切割征"为胰腺炎的间接指征。弥漫性模糊影、腰大肌边缘不清,提示存在腹水。可发现肠麻痹或麻痹性肠梗阻征象。

(2) 腹部B超应作为常规初筛检查。急性胰腺炎B超可见胰腺肿大,胰内及胰周围回声异常;亦可了解胆囊和胆道情况;后期对脓肿及假性囊肿有诊断意义。但因患者腹胀常影响其观察。

(3) CT显像根据胰腺组织的影像改变进行分级,对急性胰腺炎的诊断和鉴别诊断、评估其严重程度,特别是对鉴别轻和重症胰腺炎,以及附近器官是否累及具有重要价值。轻症可见胰腺非特异性增大和增厚,胰周围边缘不规则;重症可见胰周围区消失;网膜囊和网膜脂肪变性,密度增加;胸腹膜腔积液。增强CT是诊断胰腺坏死的最佳方法,疑有坏死合并感染者可行CT引导下穿刺。

(四) 治疗要点与反应

根据急性胰腺炎的临床症状和体征,结合辅助检查结果,一般可明确诊断。依据急性胰腺炎的分型、分期和病因选择恰当的治疗方案。

1. 非手术治疗　急性胰腺炎全身反应期、水肿性胰腺炎及尚无感染的出血坏死性胰腺炎可采用非手术治疗,也是术前处理的重要措施。方法有:①禁食、胃肠减压;②纠正体液失衡、改善微循环;③解痉镇痛;④抑制胰腺分泌和胰酶活性;⑤营养支持;⑥预防和控制感染;⑦中药治疗;⑧腹腔灌洗。

2. 手术治疗　最常用的为坏死组织清除加引流术。其他术式有:①坏死组织清除术;②灌洗引流术;③三造瘘术;④伴有胆道下端梗阻或感染的重症患者,应急诊或早期(72小时内)行胆管探查术。

3. 常见并发症的处理

(1) 出血:重型急性胰腺炎易引起应激性溃疡出血,主要应用H受体拮抗剂和抗酸药物预防和治疗;胃内出血时可应用冰盐水加血管收缩剂行胃内降温灌注治疗。常需手术止血。

(2) 胰瘘:重型急性胰腺炎经引流或坏死组织清除术后常遗留胰瘘,多数患者在3～6个月内经引流可自愈。不能自愈者需手术治疗。

(3) 肠瘘:为胰液和(或)感染侵犯肠管所致。肠瘘的治疗一般首选非手术方法,将瘘口与切口隔开,局部可用0.3%乳酸溶液持续灌洗,部分瘘口可愈合。对经久不愈的肠瘘行手术治疗。

(4) 胰腺假性囊肿:囊肿较小,增大不显著,无感染、全身中毒症状较轻者,可行非手术治疗。囊壁已成熟或存在并发症者应及时手术治疗。

三、护 理 问 题

1. 疼痛　与胰腺及其周围组织炎症反应,手术创伤有关。
2. 组织灌注不足　与炎症渗出、出血,呕吐、禁食、引流等有关。
3. 营养失调:低于机体需要量　与恶心、呕吐、禁食和应激消耗、消化道功能紊乱有关。
4. 有感染的危险　与机体抵抗力下降、菌群失调、细菌移位有关。
5. 知识缺乏　缺乏有关疾病防治及康复知识。

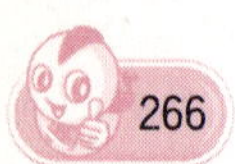

6. 潜在并发症　休克、出血、胰瘘、胰腺假性囊肿。

四、护理措施

1. 心理护理　为患者提供安静舒适的环境，多与患者交流，耐心解答患者的问题，讲解有关疾病知识和必要的治疗、护理措施，帮助患者树立战胜疾病的信心。

2. 疼痛护理　遵医嘱给予抗胰酶药物、解痉剂和抑制胰腺分泌的药物，必要时在 4～8 小时后可重复使用。明确诊断和治疗措施后，可适当应用止痛剂。协助患者变换体位，使腹肌放松以减轻疼痛；按摩背部，增加舒适感。

3. 防治休克、维持水、电解质平衡　密切观察患者生命体征，神志、皮肤黏膜颜色变化；准确记录 24 小时出入水量，早期应遵医嘱迅速补充体液和电解质，根据缺水程度、年龄和心脏功能，调节输液速度和量。若患者有休克表现，应立即通知医师，并备好抢救物品。迅速建立两条有效输液通路，有条件时放置中心静脉导管，监测中心静脉压的变化，快速输液，积极抗休克治疗。

4. 维持有效呼吸功能　①观察患者呼吸型态，监测血气分析；②若无休克，协助患者取半卧位，利于肺扩张和通气；③鼻导管吸氧；④保持呼吸道通畅，协助患者翻身、拍背，鼓励患者深呼吸、咳嗽、咳痰；⑤痰液较多或不易咳出时，给予雾化吸入；⑥若患者出现严重呼吸困难及缺氧症状，应及时行气管插管或气管切开，呼吸机辅助呼吸。

5. 有效支持治疗　早期禁食和行胃肠减压时，向患者解释禁食的重要性，以取得配合，给予 TPN 支持治疗，待 2～3 周，病情稳定，血尿淀粉酶恢复正常，肠麻痹消失，肠功能恢复后，可在肠外营养的同时，通过空肠造瘘管给予肠内营养(EN)，以选择要素膳或短肽类制剂为宜。若患者无不良反应，可逐步过渡到全肠内营养和经口进食。开始时进食少量米汤或藕粉等流质饮食，再逐渐增加营养素量，但应限制高脂肪饮食。

6. 引流管护理　术后放置引流管较多，包括胃肠减压管、腹腔引流管、双套管引流管、“T”形管等。应分别标明每根导管的名称、放置部位及其作用，将各种导管与相应引流袋连接，妥善固定，防止滑脱，保持引流通畅。定时更换引流袋，注意严格无菌操作，观察引流液的色、质、量，及时准确记录。

7. 腹腔双套管灌洗引流护理　①用生理盐水加抗生素，滴速以 20～30 滴/分为宜，冲洗液应现配现用。②保持引流管通畅，维持一定的负压，但吸引力不宜过大，以免损伤内脏组织和血管。③观察并准确记录 24 小时引流液的色、质、量；开始引流液为淡红色浑浊液体，内含血块及坏死组织，2～3 天后颜色逐渐变淡、清亮。若引流液呈血性，并有脉搏增快和血压下降，应考虑大血管破裂继发性出血，立即通知医师处理，并积极做好急诊手术的准备。④保护引流管周围皮肤：局部涂氧化锌软膏，防止胰液腐蚀。⑤动态监测引流液淀粉酶值，了解病情变化；若引流液浑浊，应作细菌培养。⑥拔管护理：体温正常并稳定 10 天左右，白细胞计数正常，引流液少于 5ml/d，淀粉酶值正常后可考虑拔管。拔管后应注意拔管处伤口有无渗漏，若有渗出应及时更换敷料。

8. 控制感染　根据医嘱给予抗生素，并评估效果。协助并鼓励患者多翻身，深呼吸、有效咳嗽及排痰；加强基础护理，预防口腔、肺部和尿路感染。

9. 并发症的观察与护理

(1) 术后出血：按医嘱给予止血药物，定时监测生命体征，观察患者呕吐物及引流液色、量、性质，若因胰腺炎引起胃肠道黏膜糜烂出血，胃肠减压引流液为血性；若腹腔出血，腹腔引流液为血性，应及时清理血迹和倾倒引流液，避免不良刺激，并作好急诊手术止血的准备。

(2) 胰腺或腹腔脓肿：急性胰腺炎患者术后 2 周出现发热，腹部触及肿块，应检查有无胰腺脓肿或腹腔脓肿的发生。

(3) 胰瘘：经腹壁切口渗出或引流管引流出无色透明的液体，应考虑胰瘘；合并感染时引流液可呈脓性。除保持引流通畅外，还应保护切口周围皮肤，可涂以氧化锌软膏，防止胰液腐蚀皮肤。

(4) 肠瘘：术后出现明显的腹膜刺激征并进行性加重，或引流出胃肠液，即可明确诊断，应注意：保持引流通畅；维持水、电解质平衡；加强营养支持。必要时作好术前准备。

五、健康指导

(1) 应向患者讲清本病好发的特点及治疗中注意事宜，给予鼓励安慰以稳定的情绪积极配合治疗。

(2) 出院后注意不要过劳，避免情绪激动，出现腹痛及时就诊。

(3) 向患者解释治疗期间禁食的必要性，出院后禁食高脂饮食，避免暴饮暴食，尤其应戒酒，以防疾病复发。

第 2 节　胰腺癌患者的护理

案例22-2

患者，男，47 岁。3 个月以来出现上腹部胀痛进行性加重，伴黄疸、消瘦。入院经检查诊断为胰头癌。医生拟定于 3 日后为患者行胰十二指肠切除术(Whipple 术)。

问题：1. 如何给患者制定术后营养计划？

2. 术后手术切口和引流管的护理措施。

一、概　　述

胰腺癌是一种恶性程度比较高的肿瘤(图 22-2)。多发生于中老年人(40 岁以上患者占 80%)，男性多于女性。发达国家发病率高于发展中国家。随着我国生活水平的提高和饮食结构的改变，近年来胰腺癌的发病率呈现上升的趋势，并且有年轻化的倾向。

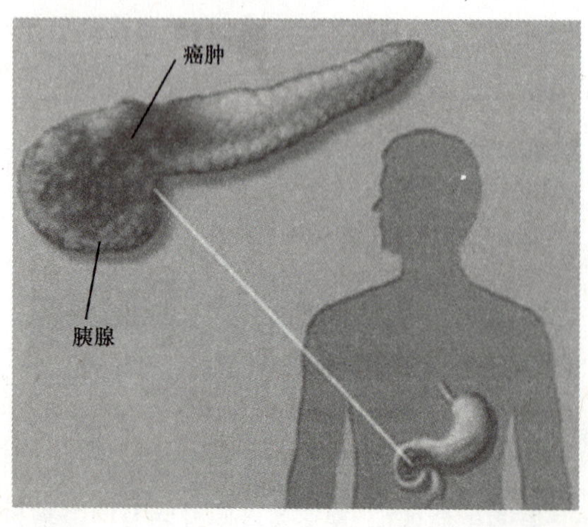

图 22-2　胰腺癌

本病初起诊断比较困难，出现临床症状时多数已处于中晚期，切除率低，预后极差。胰腺癌患者一年生存率为 8%，五年生存率仅 3%，平均生存率仅 2～3 个月。

(一) 病因

胰腺癌的致病因素，目前尚未明确，但随着研究的开展，在目前医学界唯一得

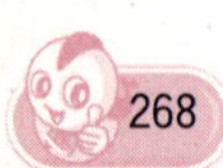

到共识的致病因素是吸烟，吸烟者患胰腺癌的风险是不吸烟者的 3 倍以上。其他一些关联因素：慢性胰腺炎、糖尿病的人群中发生胰腺癌的比例比正常人群稍高；高蛋白、高脂肪、高热量食品也会对胰腺癌的发生起到一些负面影响。

（二）病理

胰腺有内分泌和外分泌两种功能，也就有内分泌和外分泌两种细胞。这两种细胞都会发生癌变，来源于内分泌细胞的癌，称为神经内分泌癌，比较少见，仅占胰腺癌的 5%，多数情况下恶性程度比较低，病程比较长，治疗方式与常见的胰腺癌也有所不同。来自外分泌细胞的癌，即常说的普通胰腺癌，包括胰头癌、胰体尾癌和胰腺囊腺癌 3 种。癌组织类型以导管细胞癌为多见，其次为黏液癌和腺鳞癌。肿瘤发生在胰头部的占 70%～80%。

二、护理评估

（一）健康史

(1) 了解患者吸烟史、糖尿病史、胰腺炎病史以及是否存在长期高脂肪、高蛋白饮食。

(2) 了解患者近期有无腰背部疼痛、消化不良、黄疸；非糖尿病患者出现的血糖异常升高，或反复发作的胰腺炎；短期内不明原因的体重明显下降。

(3) 了解患者有无胰腺癌或其他肿瘤的家族史。

（二）身心状况

1. 躯体表现　胰腺癌最常见的临床症状是腹痛、黄疸和消瘦。

(1) 腹痛：早期不明显，常在病情进展到中晚期时出现，胰腺癌患者常见的首发症状便是上腹部痛和饱胀不适感。疼痛呈钝痛或胀痛，进行性加重，晚期疼痛明显，难以承受。

(2) 黄疸：梗阻性黄疸进行性加重是胰头癌最典型的症状，同时出现皮肤瘙痒，尿液呈浓茶色，大便为陶土色。

(3) 消瘦：因为梗阻，胰液和胆汁不能进入消化道，患者出现明显的食欲减退和体重下降的现象。

2. 心理-社会状况　因为大多数胰腺癌患者出现症状而自觉就医时，已身处晚期，对病情的逐渐加重和对死亡的恐惧让患者高度焦虑和惊恐，往往出现各种消极情绪，对各项检查治疗持消极怀疑态度。

> **护考链接**
>
> 壶腹部癌的临床表现中较早出现的是
>
> A. 黄疸　　B. 上腹痛及脊背痛
>
> C. 寒战、发热　　D. 消化道症状
>
> E. 贫血、消瘦
>
> **分析：**壶腹部胰头癌较早出现压迫胆道的情况，胆汁不能排除，造成黄疸。

（三）辅助检查

1. 超声检查　腹部超声是胰腺癌普查和诊断的首选方法。其特点是操作简便、无损伤、无放射性、可多轴面观察，并能较好地显示胰腺内部结构、胆道有无梗阻及梗阻部位。

2. CT / PET-CT　CT 是目前胰腺检查最佳的无创性影像检查方法，主要用于胰腺癌的诊断和分期。CT 平扫可大致显示病灶的大小、部位，但不能准确定性诊断，也不利于显示肿瘤与周围结构的关系。增强 CT 扫描则能够较好地显示胰腺肿物的大小、部位、形态、内部结构及与周围结构的关系。能够较准确地判断有无肝转移及肿大淋巴结。

PET-CT 检查可以较为准确地评估胰腺病变的性质及范围，对胰腺癌的分期诊断和治疗方案的选择有较高的价值。

3. 磁共振成像(MRI)及磁共振胰胆管成像(MRCP)检查　MRI 扫描可以代替增强 CT

进行诊断和临床分期。MRCP对确定胆道有无梗阻及梗阻部位、梗阻原因具有明显优势，且与内镜下的逆行胰胆管造影（ERCP）、经肝穿刺胆管造影（PTC）等有创检查手段相比，安全性高。

4. 血液生化免疫学检查

（1）生化检查：早期无特异性血生化改变，肿瘤阻塞胆管可引起血胆红素升高，伴有谷丙转氨酶（ALT）、谷草转氨酶（AST）等酶学改变。胰腺癌患者中有40%会出现血糖升高和糖耐量异常。

（2）血液肿瘤标志物检查：胰腺癌血清中CEA、CA19-9等肿瘤标志物可能升高，但这种改变并不绝对。

5. 穿刺病理学检查　在体表超声或超声内镜的引导下，对病变部位行穿刺活检，取得的标本做组织病理学或细胞学检查，有助于确定胰腺癌的诊断。但穿刺检查阴性，并不能完全否定恶性的诊断，还需结合影像、化验等检查来综合考虑，必要时可能需要重复穿刺。需要强调的是，准备接受手术治疗的患者，术前并不要求一定有准确病理学的诊断。

（四）治疗要点与反应

胰腺癌早期缺乏明显症状，大多数病例确诊时已失去根治性手术的机会。外科治疗需要针对不同病期和肿瘤病灶局部侵犯的程度，采取不同方式的胰腺癌治疗，主要包括手术、放疗、化疗以及介入治疗等。胰腺癌的治疗强调综合治疗及多学科协作，对每一个病例需采取个体化处理的原则，根据不同患者的身体状况、肿瘤部位、侵及范围、有无黄疸、肝肾及心肺功能状况，有计划、合理地综合应用现有的诊疗手段，以期取得治疗效果的最佳化和对身体损伤的最小化。

三、护理问题

1. 焦虑、恐惧或绝望　与对胰腺癌的发展及预后缺乏了解，对疾病的疗效没有信心以及对于癌症的恐惧有关。

2. 疼痛　胰胆管梗阻、癌肿侵犯腹膜后神经丛、手术创伤。

3. 营养失调　食欲下降、呕吐及癌肿消耗。

4. 有感染的危险　恶性肿瘤的慢性消耗，加之肿瘤和其他治疗措施，以及各项有创检查和术后置管均会增加患者感染的机会。

5. 潜在并发症　常见的并发症包括术后出血、消化道瘘（胰瘘、胆瘘、肠瘘）、术后血糖调节失衡。

四、护理措施

（一）手术前护理

1. 心理护理

（1）评估患者焦虑程度及造成其焦虑、恐惧的原因；鼓励患者说出不安的想法和感受，针对其原因进行疏导与安慰。

（2）及时向患者列举同类手术后康复的病例，鼓励同类手术患者间互相访视；同时加强与家属及其社会支持系统的沟通和联系，尽量帮助解决患者的后顾之忧。

（3）教会患者减轻焦虑的方法。

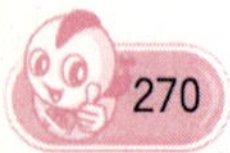

2. 饮食护理

(1) 了解患者喜欢的饮食和饮食习惯，与营养师共同制定患者食谱。

(2) 记录进食量，并观察进食后消化情况，根据医嘱给予助消化药物。

3. 对于有摄入障碍的患者，按医嘱合理安排补液，补充营养物质，纠正水、电解质、酸碱失衡等。

4. 按医嘱输注白蛋白、氨基酸、新鲜血、血小板等，纠正低蛋白血症、贫血、凝血机制障碍等。有黄疸者，应静脉补充维生素 K。

5. 监测肝功能、电解质、凝血图等。

6. 皮肤护理　每日用温水对患者进行 2 次护理，减少感染的机会。

7. 术前常规准备的护理　术前 1 日，备皮、药物皮试；术前 12 小时禁食、4 小时禁饮。术前晚灌肠，术晨安置胃管、放置导尿管等。

（二）手术后护理

1. 体位　术后平卧，待生命体征平稳后改半卧位，以利于各种引流管的引流，避免膈下积液，并可减轻腹肌张力，减轻疼痛，有利于深呼吸，要经常调节患者卧位，防止坠床和压疮的发生。

2. 术后营养支持　术后一般禁食 2～3 天，静脉补充营养。待胃肠排气畅通后，才能拔除胃管，可以少量饮水，再逐渐过渡到正常饮食。胰腺癌术后的患者血糖应该控制在 8.4～11.2mmol/L。

3. 保持呼吸道通畅　可进行雾化吸入 2～3 次/日，鼓励患者深呼吸，协助排痰。保持口腔卫生，每日口腔护理 2 次。

4. 预防压疮　多数胰腺癌患者术前有黄疸现象，机体组织松脆，易发生压疮。因此必须认真做好皮肤护理，定时协助患者翻身更换体位，并有效地按摩皮肤受压部位。

5. 预防泌尿系感染　术后留置尿管 5～7 天，每日更换无菌尿袋。每日清洗会阴 1 次。拔除尿管前应夹闭尿管，每 2～4 小时开放 1 次。

6. 伤口引流管、敷料　胰腺癌术后会放置多个引流管，应观察引流管是否通畅，如常有血性渗出液，及时更换敷料。

7. 术后疼痛　手术范围大，患者术后疼痛剧烈，出现内脏钝痛、放射痛、顽固性骨痛，可遵医嘱或者使用自控止痛泵。

（三）手术后并发症护理

1. 应激性溃疡　一般在术后 1 周或者 2 周内发生，表现为呕血、柏油便，或从胃管内引出大量血性液，患者表现为面色苍白、脉细数、血压下降，应积极采取抢救措施，输新鲜血，静脉给予止血药。

2. 胰瘘　一般发生在术后 5～10 天，如术后 5～10 天腹腔引流液增多，淀粉酶升高，可能出现胰瘘。其处理必须保持腹腔引流通畅，充分引流，防止胰液积存或腐蚀皮肤。瘘口周围皮肤涂氧化锌软膏予以保护。同时静脉补充水、电解质、西咪替丁、抑肽酶等抑制胰液分泌。

3. 胆瘘　主要表现为：腹引管中引流液含有胆汁，严重者可出现化学性腹膜炎。术后必须密切观察胆汁引流量、色泽及患者黄疸消退情况。维持 T 形引流管通畅，以便充分引流胆汁，降低胆道内压力。

4. 胃肠吻合瘘　发生率低，一旦发生，除行腹腔引流外，应同时做空肠造瘘，以促进瘘口愈合。

五、健康指导

(1) 40 岁以上短期内出现持续性上腹部胀痛、食欲减退、体重明显下降，应该及时对胰腺进行检查。

(2) 饮食应少量多餐，以高蛋白、高糖、低脂饮食为主，注意脂溶性维生素的补给。

(3) 合理休息，适度锻炼，避免重体力活动。

(4) 让患者和患者家属学会定期检测血糖、尿糖以及用饮食和药物控制血糖的方法。

(5) 定期化疗或放疗。

(6) 正确服用胰酶代替药物以帮助消化。

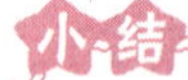

在胰腺疾病中，主要的是急性胰腺炎和胰腺癌。急性胰腺炎可以分为水肿型和出血坏死型两种，后者病情较重，引起胰腺炎的主要病因是患者原有的胆道疾病。治疗上，轻症一般采取保守治疗，重症则需要包括手术在内的综合治疗。胰腺癌的病因不明确，但吸烟是一个高危因素，胰腺癌早期难发现，患者会出现的症状是上腹部疼痛、厌食、消瘦。应该针对患者的病情制定相应的治疗方案和护理措施。

自测题

A_1 /A_2 型题

1. 暴饮暴食或酗酒最易引起的急腹症是(　　)
   A. 肠扭转　B. 粘连性肠梗阻
   C. 急性坏疽性阑尾炎　D. 急性胰腺炎
   E. 胆石症
2. 不是急性出血坏死性胰腺炎的主要表现的是(　　)
   A. 腹痛　B. 腹胀
   C. 腹膜炎　D. 低血糖
   E. 休克
3. 关于急性胰腺炎时淀粉酶的改变错误的是(　　)
   A. 尿淀粉酶增高迟于血清淀粉酶
   B. 尿淀粉酶下降较血清淀粉酶晚
   C. 尿淀粉酶测定值如>128U(温氏法)有诊断意义
   D. 坏死性胰腺炎，尿淀粉酶不一定增高
   E. 尿淀粉酶的高低与病变轻重不一定成正比
4. 壶腹部癌的临床表现中较早出现的是(　　)
   A. 黄疸　B. 上腹痛及脊背痛
   C. 寒战、发热　D. 消化道症状
   E. 贫血、消瘦
5. 下列哪项不是胰腺癌主要的症状(　　)
   A. 腹痛、腹部不适　B. 消化不良
   C. 进行性黄疸　D. 呕吐
   E. 消瘦、乏力
6. 胰腺癌常好发于(　)
   A. 胰体、尾部　B. 胰颈、体部
   C. 全胰腺　D. 胰头、颈部
   E. 胰尾部
7. 治疗急性胰腺炎时，禁用(　　)
   A. 抗胆碱能药物　B. 吗啡止痛
   C. 补充血容量　D. 给予钙盐
   E. 胃肠减压
8. 患者，男性，45 岁。饱餐后出现上腹持续性疼痛并向左肩、腰背部放射，伴有恶心、呕吐，诊断为急性胰腺炎。入院后收集的资料中与其疾病关系密切的是(　　)
   A. 父亲因冠心病去世
   B. 平时喜食素食
   C. 饮酒 25 年
   D. 休息时喜欢打麻将
   E. 24 岁时做过阑尾炎手术
9. 患者，男性，54 岁。酒后急性胰腺炎发作一次已治愈。预防其胰腺炎再次发作最有意义的措施是(　　)
   A. 注意饮食卫生　B. 服用抗生素

C. 经常服用消化酶　D. 治疗胆道疾病
E. 控制血糖

A_3 /A_4 型题

(10、11 题共用题干)

患者,男性,42 岁。与朋友聚餐饮酒后 6 小时出现剧烈而持续的中上腹疼痛,并向腰背部呈带状放射,伴有恶心、呕吐,吐出食物和胆汁。检查:体温 38℃,脉搏 90 次/分,血压 14/10kPa(105/75mmHg),上腹部有压痛,临床诊断为急性胰腺炎。

10. 该患者主要的病因是(　　)
A. 胆道疾病　B. 高脂血症
C. 高钙血症　D. 暴饮暴食
E. 胰腺外伤

11. 能有效抑制胰腺分泌的药物是(　　)
A. 阿托品　B. 西咪替丁
C. 生长抑素　D. 甲硝唑
E. 山莨菪碱

(莫正学)

第23章

外科急腹症患者的护理

急腹症是以急性腹痛为突出表现，需要紧急处理的腹部疾病。外科急腹症是指通常需要外科手术治疗的急腹症。急腹症具有发病急、病情重、变化快、病情复杂的特点，常涉及内、外、妇、儿等多学科。尽早鉴别诊断急腹症的病因，对于尽早治疗急腹症、及时适当手术治疗外科急腹症、降低并发症和病死率、提高疗效具有十分重要的意义。

案例23-1

患者，男，28岁，业余网球爱好者，今晚晚餐后进行了3个小时的剧烈运动。返家的路途中突然出现下腹部刀割样剧烈疼痛，面色苍白。半昏迷状态送入医院急诊室。

问题：1. 急诊护士应该如何接诊？

2. 如何完成相应术前准备？

一、概　　述

急腹症是指腹腔内、盆腔和腹膜后组织和脏器发生了急剧的病理变化，从而产生以腹部的症状和体征为主，同时伴有全身反应的临床表现，急、快、重、变化多端。

急腹症的病因一般包括以下几个方面：

1. 感染与炎症　急性阑尾炎，急性胆囊炎，急性胆管炎，急性胰腺炎，急性肠憩室炎，急性坏死性肠炎，Crohn病，急性弥漫性腹膜炎，腹腔脓肿（膈下、肠间隙、盆腔脓肿）。

2. 空腔器官穿孔　胃、十二指肠溃疡穿孔，胃癌穿孔，伤寒肠穿孔，坏疽性胆囊炎穿孔，腹部外伤肠破裂。

3. 腹部出血　创伤所致肝、脾破裂或肠系膜血管破裂，自发性肝癌破裂，腹或腰部创伤腹膜后血肿。

4. 梗阻　胃肠道、胆道、泌尿道梗阻。

5. 绞窄　胃肠道梗阻或卵巢肿瘤扭转致血液循环障碍，甚至缺血坏死，常导致腹膜炎、休克。

6. 血管病变　血管栓塞，如心房纤颤、亚急性细菌性心内膜炎、心脏附壁血栓脱落致肠系膜动脉栓塞及脾栓塞、肾栓塞等。血栓形成，如急性门静脉炎伴肠系膜静脉血栓形成。动脉瘤破裂，如腹主、肝、肾、脾动脉瘤破裂出血。

二、护理评估

（一）健康史

1. 询问发病前的饮食情况　急腹症常常与饮食有关，例如有溃疡病史者在饱食之后突然发生上腹部的剧痛可考虑溃疡病穿孔；酗酒饱食之后发生上腹疼痛，有发生急性胰腺炎

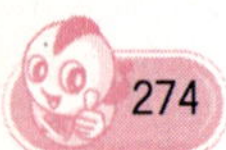

的可能；吃油腻食物常是胆道疾病发作的诱因；饱餐后剧烈活动时突然腹痛可能是肠扭转。

2. 回顾既往史　既往有腹部手术史而出现慢性或急性腹痛，多是粘连性肠梗阻。高血压、高血脂患者动脉硬化的基础上易发生肠系膜动脉栓塞或血栓形成，导致肠坏死。

3. 性别、年龄与外科急腹症的关系　婴幼儿急腹症以先天性畸形闭锁，胎粪性腹膜炎等多见。儿童期以蛔虫性肠梗阻、肠套叠、嵌顿疝多见。青壮年以阑尾炎、溃疡性穿孔较多。中老年急腹症要多考虑是否为胃肠道肿瘤梗阻、穿孔、乙状结肠扭转。生育期女性则要重点关注是否为宫外孕的可能。

（二）身心状况

1. 躯体表现

(1) 腹痛：外科急腹症最常见的症状是急性腹痛。

腹痛是机体对腹部或其他部位不同刺激的一种自身感觉，是机体受到侵袭的警告信号之一。不同的刺激因子如下：化学性：如胃、肠液，胆汁，尿液，血液等；机械性：腹部外伤，空腔脏器梗阻（如结石、肿瘤、粘连等）致器官膨胀牵张或平滑肌痉挛；炎症性：如细菌感染。腹痛刺激由交感神经、副交感神经、支配壁层腹膜的体神经 3 条途径传入大脑中枢引起疼痛。

1) 腹痛的性质：腹痛的性质有三大类型。内脏性疼痛：内脏痛一般为隐痛、胀痛或绞痛，由于迷走神经中的副交感神经刺激延髓的呕吐中枢，多伴有恶心、呕吐。壁层腹膜痛：由于壁层腹膜上分布的躯体感觉神经受炎症、机械、化学刺激，会导致定位清晰而准确的剧烈腹痛，当刺激强烈时可引起反射性腹肌收缩和强直，导致肌紧张、压痛和反跳痛，即所谓腹膜刺激征，外科腹痛的特点之一就是常出现腹膜刺激征。牵涉痛：器官的疼痛引起远离该部的疼痛叫牵涉痛。如急性胆囊炎向右肩和背部放射；肾输尿管绞痛向腰部和会阴部放射；盆腔疾病向腰骶部牵涉；心肌梗死引起左上臂和前臂内侧痛或上腹痛；膈肌受炎症刺激可致肩痛；右下胸膜炎可引起右上腹痛等。

2) 腹痛的部位：一般腹痛起始和疼痛最明显的部位，往往就是病变部位。根据各脏器的解剖位置，可以作出病变器官的初步判定。根据神经丛的支配，上腹器官由腹腔丛支配，疼痛在上腹部，包括食管下段、胃、十二指肠上部、肝、胆囊及肝外胆管；中腹器官，包括十二指肠远段、小肠、升结肠和横结肠，由肠系膜上神经丛支配，疼痛一般在脐周；而横结肠以下的肠管由肠系膜下神经丛支配，故疼痛一般位于下腹部。

3) 腹痛的程度：分轻度（隐痛）、中度和重度（剧痛），表示病变的轻、中、重。疼痛的程度与刺激物的强度、病理性质以及患者对疼痛的耐受不同有关，敏感的患者阈值较低，较小的刺激也可能引起较剧烈的疼痛；而不敏感的患者，如高龄老人、催眠状态、神经衰弱等，较大刺激也可能疼痛反应不重。

(2) 腹部体征：①视诊：看腹部的运动形态和腹式呼吸运动，是否出现肠形、胃肠蠕动波，有无局限性隆起或包块。②触诊：有压痛处常是病变部位。如有压痛及反跳痛即为腹膜刺激征，其部位、范围、程度均反映病情程度。触及腹部包块时，注意包块的部位、大小、形状、质地、活动度。必要时，可行直肠指检。③叩诊：胃肠穿孔出血量达 1000ml 以上时，可听到移动性浊音。膈下感染会出现明显叩痛。④听诊：机械性肠梗阻时可听到肠鸣音亢进、气过水声、金属音；腹膜炎发生时肠鸣音减弱或消失。

(3) 胃肠道症状：①呕吐：腹痛早期有较轻的反射性呕吐；机械性肠梗阻时呕吐频繁且剧烈；幽门梗阻呕吐物无胆汁，高位肠梗阻会呕出较多胆汁；腹膜炎时呕吐呈溢出性；粪臭样呕吐物提示发生了肠梗阻;呕出血性或咖啡样呕吐物则提示发生了肠绞窄。②腹胀:腹胀明显应考虑发生了低位麻痹性肠梗阻。③大便:肛门停止排气是肠梗阻的典型症状之一;柏油样便为上消化道出血;幼儿腹部阵痛伴果酱样便应考虑肠套叠。

(4) 感染症状:发热是外科急腹症的早期症状,这一点也可以和多数内科急腹症相区别。急腹症症状出现后出现的发热表示有继发感染的存在。

(5) 其他症状:绞痛伴有尿路刺激征及血尿,多为泌尿系感染、损伤和结石。腹痛伴有胸闷、咳嗽、血痰,多为呼吸系统疾病或心功能衰竭。

2. 心理-社会状况　外科急腹症病因较多,往往是突然发病,且病情重,患者除有疼痛不适外,往往伴有焦虑、烦躁,甚至精神症状。当非手术治疗无效而中转手术或因病情严重而决定急诊手术时,患者及家属担心手术危险及术后出现严重并发症,导致人财两空,更易产生恐惧、不信任或不安全感。当患者疼痛剧烈难忍时,由于病因诊断未明确而不能使用止痛剂,患者及家属可能产生不理解的情绪或言行,甚至有过激的动作。

(三)急腹症的鉴别

急腹症的鉴别涉及外科、内科、妇科等诸多系统疾病。就外科急腹症本身而言,也包括不同的病理性质。护士只有掌握了不同类型疾病的腹痛特点,才能较好地完成急症的接诊分诊工作,以及对住院患者进行病情观察和护理工作。

1. 外科急腹症的特点

(1) 常先有腹痛后出现发热等伴随症状。

(2) 腹痛或压痛部位较固定。

(3) 常可出现腹膜刺激征,甚至休克。

(4) 可伴有腹部肿块或其他外科特征性体征及辅助检查结果。

2. 内科急腹症的特点

(1) 常伴发热、咳嗽、胸闷、胸痛、气促、心悸、心律失常、呕吐、腹泻等。一般先发热或先呕吐、后腹痛,或呕吐腹痛同时发生。

(2) 腹痛或压痛部位不固定,程度均较轻。无明显腹肌紧张。

(3) 查体、X线、心电图检查可明确诊断。

3. 妇科急腹症的特点

(1) 以下腹部或盆腔内痛为主。

(2) 常伴有白带增多、阴道流血,或有停经史、月经不规则,或与月经周期有关。

(3) 妇科检查可明确疾病诊断。

4. 常见外科急腹症的诊断要点

(1) 胃十二指肠溃疡急性穿孔:青年男性多见,多数既往有消化性溃疡病史,突然发生持续性上腹剧痛,很快扩散至全腹,消化液刺激膈肌可产生肩部牵涉痛,有时消化液流至右下腹导致右下腹腹膜刺激征,易误诊断为急性阑尾炎。体格检查全腹压痛、反跳痛,肌紧张呈板状,肝浊音界缩小或消失,肠鸣音减弱或消失,X线检查可见膈下游离气体。

(2) 急性胆囊炎:常合并胆囊结石,女性多见。反复发作的右上腹绞痛,向右肩及右背部放射,伴畏寒、发热。查体右上腹膜刺激征,可扪及肿大的胆囊,Murphy征阳性。B超显示胆囊肿大、壁增厚,常可见胆囊结石。

(3) 急性胆管炎:反复发作的右上腹绞痛,伴寒战、高热及阻塞性黄疸,严重时有神智障碍和休克。右上腹中、重度腹膜刺激征,并可扪及肿大的肝和(或)胆囊。B超可见胆管扩张,

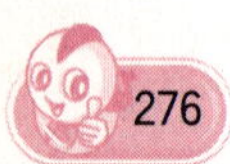

多数伴有胆管结石。

(4) 急性胰腺炎：常在暴饮暴食或饮酒后发作，或有胆道结石、蛔虫病史；突然发生上腹部持续性剧烈疼痛，阵发性加剧，常向左腰及背部放射，伴恶心、呕吐、发热。体检全腹压痛、反跳痛、肌紧张，以上中腹为重，并有腰部压痛，肠鸣音减弱或消失。血、尿淀粉酶增高。出血坏死性胰腺炎腹痛、腹胀和腹膜刺激征为重度，腹穿可抽出血性液体。B 超和 CT 见胰腺肿大、坏死、积液等表现。

(5) 急性肠梗阻：按原因可分为机械性、麻痹性、血运性肠梗阻。单纯性机械性肠梗阻表现为腹部阵发性疼痛、呕吐、腹胀及停止肛门排便、排气，查体示腹膨胀，可见肠型及蠕动波，肠鸣音亢进、高调，有气过水声。X 线示梗阻近侧肠袢有液气面。病情加重可发生血液循环障碍，进展为绞窄性肠梗阻，此时呈持续性剧烈腹痛，常有休克，并有腹膜刺激征，腹部出现触痛之肿块。腹腔穿刺液、呕吐物或肛门排出物为血性液体，X 线显示孤立、胀大的肠袢。要进一步鉴别梗阻的病因，有手术史应考虑肠粘连；活动后发生肠梗阻病情进展快，可能为肠扭转；儿童可能是肠套叠或肠蛔虫；老人低位肠梗阻可能是结肠肿瘤。还有其他原因，如腹外疝、腹内疝，先天性肠旋转不良等。

(6) 急性阑尾炎：突然上腹或脐周疼痛，后转移至右下腹，右下腹固定性压痛、反跳痛、肌紧张。可合并局限性腹膜炎或穿孔弥漫性腹膜炎，但仍以右下腹体征最重。

（四）辅助检查

1. 实验室检查　包括血、尿、大便常规，血生化，电解质，肝、肾功能，血、尿淀粉酶，血气分析等。白细胞计数和分类有助于诊断炎症及其严重程度；血红蛋白下降可能有腹腔内出血；血小板进行性下降，应考虑有无合并弥散性血管内凝血(DIC)，需进一步检查；尿中有大量红细胞提示泌尿系结石或肾损伤；血尿淀粉酶增高提示急性胰腺炎；严重水、电解质和酸碱平衡紊乱提示病情严重；血结合胆红素升高，伴转氨酶升高，提示胆道阻塞性黄疸；尿素氮、肌酐增高可能是原发病合并急性肾功能障碍或尿毒症性腹膜炎。

2. 诊断性腹腔穿刺　当急腹症诊断不明确时，可行诊断性腹腔穿刺。在任何一侧下腹部，脐与髂前上棘连线中外 1/3 交界处做穿刺，穿刺液浑浊或为脓液提示腹膜炎或腹腔脓肿，如有胃肠内容物(食物残渣、胆汁、粪汁等)，提示消化道穿孔；不凝血液多为实质脏器破裂，如外伤性肝、脾破裂，或肝癌自发性破裂，也可能穿刺到腹膜后血肿；淡红色血液，可能是绞窄性肠梗阻，如血、尿、腹水淀粉酶高多为出血坏死性胰腺炎。如穿刺抽出很快凝固的血液，则可能穿刺到腹壁或内脏的血管。注意在肠膨胀时不要将穿刺针刺入肠腔。

3. 腹腔灌洗　对严重腹胀，腹腔穿刺阴性，而又不能排除腹腔病变者，可行腹腔灌洗。将灌洗出的液体进行肉眼观察及镜检，有助于判断病因。

4. 影像学检查　包括腹部 X 线检查、B 超、CT、MRI 等。

(1) 腹部 X 线检查或透视发现膈下有游离气体，对诊断胃、十二指肠溃疡穿孔，小肠或肠憩室穿孔很有帮助。急性机械性肠梗阻表现为梗阻以上的肠管扩张、积气及多个气液面；麻痹性肠梗阻为全肠道(包括结肠)扩张、积气，是全腹膜炎的特征之一；发现孤立性肠管扩张伴液气平面，应考虑闭袢性肠梗阻。怀疑肠套叠、肠扭转、结肠肿瘤，在无肠绞窄、腹膜炎的情况下可行钡灌肠 X 线检查。腹部平片发现高密度钙化灶有助于肾、输尿管结石、胰管结石、胰腺炎及小部分胆囊结石的诊断。

(2) B 超对肝、胆道、肾、输尿管、子宫及其附件疾病，以及腹腔有无腹水、脓肿有较大诊断价值。超声多普勒检查还有助于对腹主动脉瘤、动静脉瘘、动静脉血栓形成或栓塞，以及血管畸形等的诊断。

(3) CT、MRI 对肝、胆、胰、脾、肾、腹部占位病变及血管疾病的诊断更有价值。

(五)治疗要点与反应

1. 炎症性或穿孔性急腹症　应该尽快手术。如果发病已经超过 48 小时,病灶已局限包裹,全身状态良好的患者,可以实施非手术保守治疗。

2. 梗阻性、绞窄性和扭转性急腹症　应及早施行手术,如果患者已经处于休克状态,则应该抗休克和手术同时实施。

3. 出血性急腹症　对腹腔内脏器破裂出血的患者应该紧急手术治疗。消化道出血,如果一般情况许可,可先采用非手术疗法。对于出血病因不清楚,部位不确定者,如出血量大,经非手术治疗不能维持血压,则应该及时手术探查。

4. 损伤性急腹症　对腹部闭合性损伤,无明显腹膜炎和内出血现象,可以采用保守治疗,否则,应及时手术开腹探查。

三、护 理 问 题

1. 恐惧焦虑　与发病急、病情重,各种诊疗检查,可能进行的手术有关。

2. 疼痛　与外科急腹症疾病本身的性质有关。

3. 体液不足　与禁食、呕吐、出汗、胃肠减压、脏器破裂出血、液体摄入不足有关。

4. 潜在并发症　低血容量性休克和感染性休克。

四、护 理 措 施

(一)病情观察

1. 定时观察生命体征　定时观察体温、血压、心率、呼吸,注意有无脱水等体液紊乱或休克表现。

2. 定时观察腹部症状和体征　如有腹痛应注意腹痛的部位、范围、性质和程度,有无牵涉性痛。如腹部检查见腹膜刺激征出现或加重,多提示病情恶化。

3. 注意观察有无伴随症状　如呕吐、腹胀、发热、大小便改变、黄疸等,以及呼吸、心血管、妇科等其他系统相关表现。

4. 动态观察实验室检查结果　如三大常规、血电解质、二氧化碳结合力、肝肾功能等检查;同时注意 X 线、B 超、腹腔穿刺、直肠指检等特殊检查结果。

5. 注意详细记录液体出入量。

6. 观察有无腹腔脓肿形成。

(二)一般护理

外科急腹症患者一般取平卧位,如有急性腹膜炎而血压、脉搏正常,一般情况良好时,应取半卧位。休克患者可采用平卧位或中凹卧位。

1. 饮食　根据病情及医嘱,做好相应的饮食护理。一般患者入院后都暂禁饮食;对诊断不明或病情较重者必须严格禁饮食。

2. 胃肠减压　根据病情或医嘱决定是否施行胃肠减压。急性肠梗阻、胃肠道穿孔或破裂者,必须作胃肠减压,并保持有效引流和通畅,避免消化液进一步漏入腹腔。禁食、胃肠减压是治疗外科急腹症的主要措施。

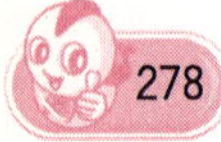

3. 四禁　外科急腹症患者在没有明确诊断前，应严格执行四禁：

(1) 禁用吗啡类止痛剂：以免掩盖病情。

(2) 禁饮食：以免增加消化道负担，或加重病情。

(3) 禁服泻药：以免引起感染扩散，或加重病情。

(4) 禁止灌肠：以免导致炎症扩散或加重病情等。

4. 其他护理　做好物理降温、口腔护理、生活护理、皮肤护理等。

（三）配合治疗护理

1. 输液或输血　立即建立静脉输液通道，必要时输全血或血浆等，以防治休克，纠正水、电解质、酸碱平衡紊乱，纠正营养失调。

2. 抗感染　遵医嘱给予抗生素及甲硝唑。注意给药浓度、时间、途径及配伍禁忌等。

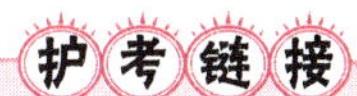

急腹症诊断不明时应慎用(　　)

A. 阿托品　B. 安眠药　C. 去痛片

D. 吗啡　E. 镇静药

分析：外科急腹症四禁中，明确指出在急腹症未明确诊断之前，静止使用吗啡。

3. 疼痛护理　一般可给予针刺止痛。但在病情观察期间应慎用止痛剂；对诊断明确的单纯性胆绞痛、肾绞痛等可给予解痉剂和镇痛剂；凡诊断不明或治疗方案未确定的急腹症患者应禁用吗啡、哌替啶类麻醉性镇痛药，以免掩盖病情；对已决定手术的患者，可以适当使用镇痛药，以减轻其痛苦。

4. 必要的术前准备　及时做好药物过敏试验、配血、备皮、有关常规实验室检查或器官功能检查等，以备应急手术。

（四）心理护理

应安慰、关心患者。适当地向家属、患者说明病情变化、有关治疗方法以及护理措施的意义，以便于配合医护工作。

五、健康指导

(1) 告诉患者积极控制诱发外科急腹症的各种诱因，如消化性溃疡患者要正规治疗，定时服药；反复性肠梗阻患者应该避免暴饮暴食以及饱餐后的剧烈活动。

(2) 让患者和家属明白，保守治疗也是有效果的治疗，在治疗过程中如果遇到病情加重或者变化，例如疼痛突然加重或者停止，必须立刻进行手术的必要性。

链接

中转手术指征

在病情观察或非手术治疗期间，如发现以下情况，应及时与医生联系，考虑中转手术处理：①全身情况不良或发生休克；②腹膜刺激征明显；③有明显内出血的表现；④经非手术治疗短期内(6～8 小时)病情未见改善或更趋恶化者。

(3) 加强营养，促进康复。接受手术治疗的患者在手术后应该尽快进行康复活动，预防粘连性肠梗阻的产生。

小结

外科急腹症是以急性腹痛为主要表现的一组外科急症。引起急腹症的病因分为炎性、梗阻性、出血性、缺血性等，常需要和内科、妇科急腹症相鉴别。需要早期诊断，紧急处理。

自测题

A₁ 型题

1. 急腹症诊断不明时应慎用( )
   A. 阿托品　B. 安眠药
   C. 去痛片　D. 吗啡
   E. 镇静药
2. 急腹症的手术探查指征不包括( )
   A. 怀疑消化道穿孔
   B. 怀疑腹腔内进行性出血
   C. 怀疑肠坏死
   D. 腹膜刺激征明显，积极治疗无好转
   E. 腹痛反复发作 4 小时以上
3. 急腹症观察时最重要的局部体征是( )
   A. 肠鸣音变化
   B. 腹膜刺激征的产生
   C. 腹式呼吸运动的大小
   D. 腹壁静脉的曲张
   E. 腹腔移动性浊音
4. 外科急腹症的特点是( )
   A. 先腹痛，后发热、呕吐
   B. 排便后腹痛可好转
   C. 有停经和阴道流血史
   D. 以腹泻、心悸为主要症状
   E. 腹部压痛不明显

（陈运英）

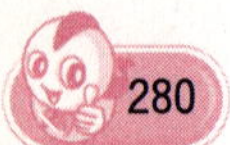

第24章

周围血管疾病患者的护理

在日常生活中，我们常看到有人大热天不敢穿短裤，追究其原因：一是小腿出现很多蜿蜒如蛇的条形肿物，难看不敢示人；二是老觉得下肢发凉怕冷。这种现象常见于那些长期站立工作以及从事重体力劳动的中老年人。这不是因为老龄的缘故，也可能是周围血管疾病。如果提前给这些人群进行健康指导，将大大降低此种疾病的发病率。

第1节　下肢静脉曲张患者的护理

案例24-1

患者，55岁，教师。该患者出现下肢酸胀伴水肿多年，活动或抬高会减轻，近2年出现右足靴区的皮肤发红，时有瘙痒，并逐渐加重。查体，该患者右大腿内侧、小腿后出现迂曲扩张的静脉团，足靴区有色素沉着，皮肤增厚。

问题：1. 该患者属于哪种疾病？

2. 为明确诊断，目前该患者应做哪些检查？

3. 目前该患者应选择何种治疗方式？

4. 该患者术后应注意哪些方面的生活细节？

一、概　　述

下肢静脉曲张指下肢浅静脉伸长、迂曲和扩张而呈曲张状态，为主要表现的一种疾病。下肢静脉曲张多见于大隐静脉及其属支，常并发小腿慢性溃疡。下肢静脉曲张是下肢血管最常见的疾病之一。长时间负重及站立工作者多发。

深静脉通常不会发生曲张，浅静脉可发生单纯性及继发性下肢静脉曲张。下肢静脉曲张按病因不同分为以下两种：

1. 单纯性(原发性)下肢静脉曲张　最多见。主要因为先天性静脉壁薄弱、静脉瓣膜缺陷，静脉内压力持久升高(如长时间站立、重体力劳动、妊娠、慢性咳嗽、习惯性便秘)，使血液由上而下、由深而浅倒流，浅静脉逐渐延长、迂曲、扩张。

2. 继发性下肢静脉曲张　相对较少。主要是下肢深静脉受压(如妊娠、盆腔肿瘤压迫髂外静脉)或下肢深静脉瓣膜功能不全(如深静脉瓣膜关闭不全、深静脉血栓后遗症)引起深静脉回流障碍，导致继发性浅静脉曲张。

二、护理评估

(一) 健康史

了解患者的职业及工作特点，有无遗传性的下肢静脉疾病家族史，有无长时间站立、重体力劳动、妊娠、慢性咳嗽、习惯性便秘等可导致下肢浅静脉压升高的因素。

（二）身心状况

大隐静脉曲张多见，单独的小隐静脉曲张比较少见。左下肢多见，主要表现为下肢静脉浅静脉曲张、蜿蜒扩张、迂曲。

1. 早期　大多数患者无不适，仅在久站或行走后出现患肢酸胀不适、乏力甚至疼痛，休息后可缓解，有晨轻暮重的特点。

2. 后期　随着病变的进展，深静脉和交通静脉瓣膜功能破坏后，曲张静脉明显隆起，蜿蜒成团，并可出现踝部轻度肿胀和足靴区（小腿下 1/3 至内踝上方）皮肤营养不良，包括皮肤萎缩、脱屑、瘙痒、色素沉着，皮肤和皮下组织出现硬结及并发症。如血栓性浅静脉炎、湿疹、溃疡、曲张静脉破裂出血。

3. 心理-社会状况　本病虽然起病缓慢，但久病时可影响正常的工作和生活，影响患者的活动能力和下肢外观，从而出现不同程度的焦虑心理。

（三）辅助检查

1. 特殊检查

（1）大隐静脉瓣膜功能试验（Trendelenburg 试验——曲氏试验）

1）曲氏试验Ⅰ：用来测定大隐静脉瓣膜的功能。方法是患者平卧位，下肢抬高，排空浅静脉内的血液，用止血带绑在大腿根部，随后让患者站立，10 秒内解开止血带，大隐静脉血柱由上向下立即充盈，则提示大隐静脉瓣膜功能不全。

2）曲氏试验Ⅱ：如果患者站立后，止血带未解开而止血带下方的浅静脉迅速充盈，说明反流入该静脉的血液来自小隐静脉或某些功能不全的交通静脉。则提示交通静脉瓣膜功能不全。

（2）深静脉通畅试验（Perthes 试验——波氏试验）：是检查深静脉是否通畅的方法。患者站立，待浅静脉明显充盈时，于大腿中部绑扎止血带，嘱患者用力踢腿 20 次或反复下蹲 3～5 次。若活动后曲张静脉消失或充盈度减轻，表示深静脉通畅，可以手术治疗；若静脉充盈不减轻，甚至加重，则表示深静脉不通畅，不能进行手术治疗。

（3）交通静脉瓣膜功能试验（Pratt 试验）：患者平卧，抬高患肢，在大腿根部扎止血带，先从足趾向上至腘窝处缚缠第一根弹力绷带，再自止血带处向下，扎上第二根弹力绷带，一边向下解开第一根弹力绷带，一边向下继续缚缠第二根弹力绷带，如果在两根弹力绷带之间的间隙内出现曲张静脉，即提示该处有功能不全的交通静脉。

护考链接

王女士，40 岁，教师，右下肢静脉迂曲扩张 15 年，长期站立有酸胀感，近 2 年右足靴区颜色加深、肿胀，入院后医生让其平卧抬高下肢，排空静脉血，在大腿根部扎止血带阻断大隐静脉，患者站立，10 秒钟内放开止血带，若出现自上而下的静脉逆向充盈则提示

A. 交通静脉瓣膜功能异常　B. 下肢深静脉通畅　C. 小隐静脉瓣膜功能不全

D. 下肢浅静脉通畅　E. 大隐静脉瓣膜功能不全

分析：在本题中不难看出，必须掌握下肢静脉曲张的特殊试验，并且明确每一种试验分别检查的是什么。本试验是曲氏试验，检查的是大隐静脉瓣膜的功能。

2. 影像学检查

（1）下肢静脉造影：是检查下肢静脉通畅情况和瓣膜功能最可靠和最有效的方法。超声多普勒检查可以准确反映出血管内血液的流动方向、速率等情况，同时还能直接测出血管的

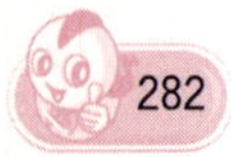

厚度、弹性等信息，也是手术前必要的检查手段。

(2) 血管超声检查：观察静脉反流的部位和程度、瓣膜关闭活动及有无逆向血流。

（四）治疗要点与反应

1. 非手术治疗　只能改善症状。适用于：病变局限者、症状较轻者、妊娠期妇女、年老体弱、脏器功能不全不能耐受手术者。方法：穿弹力袜或用弹力绷带，压迫迂曲、扩张的静脉，防止症状加重。避免久站、久坐，休息时抬高患肢。

2. 硬化剂注射疗法　主要用于病变范围小并且局限者，也可作为手术后的辅助治疗，如术后残留的曲张静脉，及术后局部复发者。将 5%鱼肝油酸钠硬化剂注入曲张静脉内，局部绷带加压包扎 3～6 周，鼓励行走，但不宜久站。

3. 手术治疗　适用于深静脉通畅、无手术禁忌证的患者。是治疗下肢静脉曲张根本的方法。手术包括浅静脉高位结扎、曲张静脉剥脱切除、结扎功能不全的交通支静脉 3 个方面。

4. 微创疗法　静脉腔内激光治疗、内镜筋膜下交通静脉结扎术、旋切刀治疗，以及静脉内超声消融治疗等微创治疗法。微创手术创伤小、恢复快，越来越受到患者和医生的青睐。

三、护理问题

1. 活动无耐力　与下肢静脉曲张致血液淤滞有关。

2. 皮肤完整性受损　与皮肤营养障碍、慢性溃疡有关。

3. 潜在并发症　小腿慢性溃疡、术后出血、感染、深静脉血栓形成。

四、护理措施

（一）一般护理

1. 加强营养，指导患者下床行走时要穿弹力袜或用弹力绷带。穿弹力袜时应抬高患肢，排空曲张静脉内的血液后再穿。弹力绷带应自下而上包扎。

2. 休息时抬高患肢 30°，以利静脉和淋巴回流。经常变换体位，维持良好姿势，坐时双膝勿交叉过久，以免影响静脉回流。

（二）病情观察

注意观察患者局部症状和体征的变化，选择手术时机。手术后注意观察足背有无水肿，密切观察患者的体温、呼吸、脉搏、血压；了解有无患肢疼痛等不适，如发现血栓静脉炎、深静脉血栓形成等并发症，及时报告医生，并协助处理。

（三）配合治疗护理

1. 穿弹力袜或包扎弹力绷带　可以使患肢产生远侧高而近侧低的压力差，以外部压力抵消各种原因引起的静脉压力增高，防止深静脉血压经交通支逆流入浅静脉。手术后弹力绷带一般需维持 2 周方可拆除。

2. 硬化剂治疗护理　硬化剂治疗后应缠绕弹力绷带，范围从足踝处至注射处近侧，然后立即开始患肢主动活动。大腿部压迫约 3 周，小腿部压迫约 6 周。

3. 并发症护理　有皮肤慢性炎症者，需加强换药，应用抗生素及局部外敷消炎药；曲张静脉破裂出血者须及时止血；溃疡多年不愈应警惕癌变。

（四）手术患者的护理

1. 术前护理

(1) 皮肤准备：术前沐浴，修剪趾甲，作好皮肤准备。备皮范围为患侧腹股沟手术备皮范围及同侧整个下肢，直达足趾。清洗肛门、会阴部。需植皮者还应作好供皮区的皮肤准备。有小腿慢性溃疡者，溃疡周围皮肤用70%乙醇擦拭，加强换药，每日1～2次，直至炎症消退后再手术。

(2) 了解患者既往有无出血倾向或血液病史，并进行凝血功能测定。

(3) 其他，同非手术治疗护理。

2. 术后护理

(1) 抬高患肢30°～40°，弹力绷带包扎维持2周。

(2) 卧床期间指导患者做足背伸屈运动，以利静脉回流。术后24～48小时，鼓励患者下床行走，预防血栓性静脉炎。

(3) 预防处理并发症：术后早期观察有无局部出血、感染和血栓形成。一旦发生下肢深静脉血栓，应绝对卧床休息2周以预防肺动脉栓塞，期间严禁按摩、压迫患肢。若发生肺动脉栓塞，嘱患者平卧位、吸氧、避免深呼吸、咳嗽、剧烈翻身，并积极抢救。

（五）心理护理

对早期患者，应充分理解患者焦虑不安的心情，关心、安慰患者，给予耐心细致的护理。病情严重者，各项操作应轻柔，尽量减少患者的痛苦。

五、健 康 指 导

1. 避免下肢压力过高　避免长时间站立，安排适当运动；保持大便通畅，治疗慢性咳嗽；不穿过紧内裤；坚持穿弹力袜或应用弹性绷带；肥胖者需减肥。

2. 弹力绷带及弹力袜的使用及注意事项　宽度和松紧度适宜，松紧度以能将一个手指伸入缠绕的圈内为宜；包扎前应使静脉排空，以清晨起床前进行包扎为好；包扎时应从肢体远端开始，逐渐向近心端缠绕；包扎后应注意观察肢端的皮肤色泽、患肢肿胀情况，以判断效果；根据不同疾病或手术选择包扎方法；弹力袜的选择必须合乎患者腿部周径。

3. 保护下肢　防止碰伤和过度搔抓，以免静脉破裂出血和皮肤感染。

4. 适当体育锻炼　增强腿部肌肉和血管弹性，促进血液回流，减缓静脉曲张。

第2节　血栓闭塞性脉管炎患者的护理

案例24-2

王小姐，30岁。因工作的原因有长期吸烟史，最近在行走的时候，走不远的距离就会感觉小腿胀痛难忍，被迫坐下休息。休息后会缓解，再度行走又会出现疼痛，而且自我感觉耐寒能力下降。

问题：1. 王小姐的此种现象是什么原因造成的？

2. 该患者病情会如何发展？

3. 王小姐的病情该做什么样的治疗？又该如何避免？

一、概　　述

血栓闭塞性脉管炎(thromboangitis obliterans)，又称Buerger病，是累及四肢中、小动静脉的一种慢性非化脓性炎症，可导致血管节段性狭窄、闭塞，可呈周期性发作。我国北方多见，好发于青壮年男性。

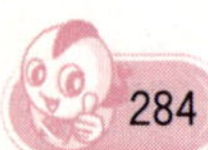

血栓闭塞性脉管炎的病因至今尚不清楚，一般认为与下列因素有关：

1. 外部因素　与长期吸烟，潮湿寒冷的环境，外伤以及感染有重要的关系。其中吸烟是最重要的因素。

2. 内在因素　与营养不良、性激素和前列腺素紊乱、遗传、血管神经调节障碍和自身免疫功能紊乱等有一定关系。

二、护理评估

（一）健康史

本病多见于青壮年男性。了解患者吸烟史、生活环境史；有无外伤、感染；有无营养不良、激素紊乱、血管神经调节障碍、自身免疫功能紊乱以及家族史。

（二）身心状况

1. 躯体表现　起病隐匿，进展缓慢，周期性发作。按肢体缺血程度可分为 3 期：

（1）局部缺血期：以血管痉挛为主。表现为患肢供血不足，足背或胫后动脉搏动减弱，患肢皮温低于正常，肢端发凉、怕冷、麻木，足背静脉充盈时间延长等。当患者在行走一段距离后患肢疼痛，被迫停下来，休息几分钟后疼痛可缓解，但再行走后又可疼痛，这种现象称为间歇性跛行，是此期的典型表现。少部分患者可出现游走性浅静脉炎。

（2）营养障碍期：除了血管痉挛加重外，还有明显的血管壁增厚及血栓形成。此时即使在休息时也不能满足局部组织的血供，肢端持续性疼痛，夜间更明显，患者为减轻疼痛，常将患肢垂于床下，以增加血供缓解疼痛，这种表现称为静息痛。还有部分患者夜间可有明显的肌肉抽搐，足背和（或）胫后动脉搏动消失，患肢皮温显著降低，明显苍白或出现紫斑，可伴有皮肤干燥、汗毛脱落、趾（指）甲增厚变形、小腿部肌肉萎缩等。

（3）坏疽期：动脉完全闭塞。表现为相应部位发黑坏死（干性坏疽），继发感染后成为湿性坏疽，全身感染中毒症状严重。患者疼痛剧烈，此期典型的表现为屈膝抱足体位，可彻夜难眠。

2. 心理-社会状况　患者有持续而严重的疼痛，影响正常的工作、生活；一般止痛药难以奏效，但患者又担心使用麻醉性镇静剂会有药物成瘾，心情矛盾；截肢后患者工作和生活能力将受到影响，患者可出现悲观、忧虑、暴躁的心理反应，甚至对治疗、生活失去信心。

（三）辅助检查

1. 一般检查

（1）测定跛行距离与时间：若跛行距离或时间缩短，则表明血管闭塞的程度加重。

（2）测定皮肤温度：在 15～25℃的室温下，若双侧肢体对应部位皮肤温度相差 2℃以上，提示皮温降低侧肢体动脉血流减少。

（3）肢体抬高试验：患者平卧，患肢抬高 70°～80°，持续 60 秒后，若出现麻木、疼痛、足部皮肤呈苍白或蜡黄色者为阳性，提示动脉供血不足。再让患者坐起，下肢自然下垂于床沿下，若超过 45 秒后足部皮肤出现潮红或斑片状发绀则提示患肢有严重供血不足。

2. 特殊检查

（1）超声检查：超声多普勒检查可显示患肢动脉波动波形降低；血管三维彩超有助于了解血管狭窄和闭塞的部位和程度。

（2）肢体血流图（如电阻抗血流测定）：了解血管内血流通畅程度、血流量、血管壁状态及神经对血管的调节作用。

(3) 动脉造影:造影剂注入股动脉内,X线摄片后可以明确动脉阻塞的程度、范围及侧支循环建立情况。

(四)治疗要点与反应

缓解血管痉挛、促进侧支循环建立及防治局部感染。

1. 一般疗法　①绝对戒烟。②应用止痛剂。③适当保暖、防寒、防潮、防外伤。④患肢运动练习(Buerger 运动)。

2. 药物治疗　①血管扩张剂(如前列腺素 E_1、妥拉唑林、硫酸镁):缓解血管痉挛,改善血液循环。②低分子右旋糖酐:降低血液黏稠度,改善微循环,防止血栓发展和蔓延。③合并感染者,应用敏感的抗菌药。④中医中药:温经散寒、活血通络、活血化瘀。

3. 高压氧疗法　能够提高血氧含量,增加肢体供氧量,从而减轻患肢疼痛,促进溃疡愈合。

4. 手术治疗　手术方法包括血管重建术,动、静脉转流术,大网膜移植术,腰交感神经切断术等。若肢体远端已发生坏疽,应果断做截肢(趾、趾)术。

三、护 理 问 题

1. 疼痛　与患肢缺血、组织坏死有关。
2. 焦虑　与患肢剧烈疼痛、久治不愈、对治疗失去信心有关。
3. 组织完整性受损　与肢端坏疽、脱落有关。
4. 知识缺乏　缺乏本病的预防知识和患肢锻炼的方法。

四、护 理 措 施

(一)一般护理

1. 保护患肢　保持足部清洁干燥,注意营养,提高机体修复能力;指导患者加强患侧肢体运动和行走锻炼。

2. 绝对戒烟　坚持戒烟是血栓闭塞性脉管炎治疗的关键。戒烟能使血栓闭塞性脉管炎患者病情缓解,再度吸烟又可使病情恶化。

3. 适当保暖　适当保暖有助于防止病变进一步加重和出现并发症,保持室内温度在21℃以上,避免肢体受潮受寒;但应避免用热水袋、热垫或热水直接给患肢加温。

护考链接

马先生因患血栓闭塞性脉管炎入院治疗,护士在对其采取的护理措施中,哪项是错误的

A. 用热水袋对其患肢进行保暖　　B. 要求患者绝对戒烟

C. 尽量减少止痛剂的应用　　D. 休息时抬高患肢,缓解疼痛

E. 指导晚期患者做伯尔格运动

分析:虽然对血栓闭塞性脉管炎的患者要进行保暖,但是不能用热水袋进行局部加温,否则会引起局部组织缺血缺氧。

(二)配合治疗护理

1. 缓解疼痛　疼痛是患者最痛苦的症状,也是护理过程中的难题。早期轻症患者可遵医嘱用血管扩张剂、中医中药缓解疼痛。对疼痛剧烈的中、晚期患者常需用阿片类镇痛药物。若疼痛难以缓解,可采用连续硬膜外阻滞方法镇痛。

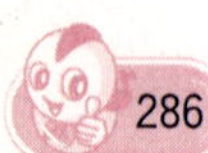

2. 预防组织损伤和感染　注意保持皮肤清洁干燥，避免搔抓，避免损伤；有溃疡者应卧床休息，减少损伤部位的耗氧量；干性坏疽创面应在75%乙醇消毒后用无菌敷料包扎，湿性坏疽应加强局部换药，遵医嘱应用抗菌药物，待感染控制后做截肢(跖、趾)术。

3. 促进侧支循环，提高活动耐力　步行，鼓励患者每天坚持走路。指导患者进行患肢运动练习(Buerger 运动)有助于促进患肢侧支循环建立，增加患肢血供。方法是：平卧位，患肢抬高 45°，维持 2～3 分钟；然后坐起，患肢下垂床边 2～5 分钟，并做足部旋转、伸屈运动 10 次；最后将患肢放平休息 2 分钟。每次重复练习 5 回，每日练习数次。若有溃疡坏死、动静脉血栓形成时不宜运动。

（三）术后护理

1. 体位和活动　血管造影术后患者应平卧位，穿刺点加压包扎 24 小时，患肢制动 6～8 小时，患髋关节伸直。静脉术后抬高患肢 30°，制动 1 周；动脉术后患肢平放，制动 2 周。患者卧床期间应做足部运动，促进局部血液循环。

2. 病情观察　密切观察患者的生命体征和患肢局部表现。动脉重建术后如出现患肢肢端肿胀、麻木、疼痛、苍白、皮温降低、皮肤发绀、动脉搏动减弱或消失等，应考虑是血管重建部位发生痉挛或继发性血栓形成，应及时报告医生。

（四）心理护理

向患者讲解稳定情绪及接受止痛治疗的必要性和安全性，消除患者顾虑，解除紧张不安和悲观情绪；对于需要截肢者给予理解和同情，帮助其克服悲观急躁情绪，树立战胜疾病的信心，积极配合治疗。

五、健 康 指 导

1. 劝告患者坚持戒烟　提倡戒烟，宣传吸烟的危害。

2. 保护患肢　保持足部清洁干燥，避免感染；保暖、防寒、防潮、防外伤；切勿赤足行走，鞋子必须合适，不穿高跟鞋、穿棉袜、勤洗、勤换、以防真菌感染。

3. 体位　坚持患肢锻炼，避免长时间维持同一姿势，定时改变体位，坐时应避免双膝交叉过久，以防腘动静脉受压。睡觉和休息时取头高脚低位。

4. 预防血栓形成　应用抗凝剂时应严格按照医嘱执行，不可自行减药或停药。

5. 加强营养支持　多吃富含维生素 B 和维生素 C 的食物，以维持血管平滑肌的弹性，促进伤口愈合；进食低盐、低脂、低糖饮食，以防动脉粥样硬化；多摄入水分，降低血液黏稠度，防止血栓形成；肥胖者应控制体重，以免增加动脉负担，影响静脉血液回流。

小结

1. 单纯性下肢静脉曲张主要病因是静脉壁薄弱、静脉瓣膜缺损以及浅静脉内压力升高。

2. 临床表现为下肢沉重酸胀感、皮下出现曲张浅静脉。

3. 非手术治疗应注意休息和抬高患肢，正确使用弹力袜或弹力绷带；手术治疗必须作好皮肤准备，术后抬高患肢并作好病情观察。

4. 血栓闭塞性脉管炎是一种主要累及下肢中小动静脉的节段性、周期性发作的慢性炎症。临床分为局部缺血期、营养障碍期和组织坏疽期。

5. 非手术治疗的护理包括止痛、戒烟、防潮和保暖、防损伤以及进行肢体抬高运动。

自测题

A₁/A₂ 型题

1. 原发性下肢静脉曲张的原因是（　　）
   A. 静脉瓣膜缺陷，静脉内压增高
   B. 深静脉内血栓形成
   C. 盆腔肿瘤压迫
   D. 妊娠子宫压迫
   E. 静脉壁损坏
2. 对下肢静脉曲张伴小腿溃疡者处理方法应为（　　）
   A. 积极换药待溃疡愈合后手术
   B. 先手术后治疗溃疡
   C. 溃疡面植皮
   D. 结扎大隐静脉同时植皮
   E. 先换药，结扎静脉后再植皮
3. 下肢静脉曲张，做波氏试验是为了检查（　　）
   A. 大隐静脉瓣膜功能
   B. 小隐静脉瓣膜功能
   C. 交通支瓣膜功能
   D. 大隐静脉有无阻塞
   E. 深静脉有无阻塞
4. 曲氏试验的第一步是为了检查（　　）
   A. 下肢深静脉瓣膜功能
   B. 大隐静脉瓣膜功能
   C. 小隐静脉瓣膜功能
   D. 交通支瓣膜功能
   E. 下肢静脉有无阻塞
5. 血栓闭塞性脉管炎的患肢护理，下列哪项不妥（　　）
   A. 保暖，避免受潮
   B. 保持足部清洁
   C. 定时热水袋外敷
   D. 防止外伤后感染
   E. 忌用刺激性外用药
6. 以下哪种不是血栓闭塞性脉管炎的症状（　　）
   A. 静息痛
   B. 间歇性发作的突发性疼痛
   C. 活动时有间歇痛
   D. 对寒冷敏感性增加
   E. 局部皮肤颜色变化
7. 血栓闭塞性脉管炎营养障碍期的主要临床表现是（　　）
   A. 肢端发黑，干性坏疽
   B. 间歇性跛行
   C. 游走性静脉炎
   D. 静息痛
   E. 肢端经久不愈的溃疡
8. 孔先生，男性，56 岁，工人，患右下肢静脉曲张 20 年，在门诊行大隐静脉高位结扎，加小腿静脉分段结扎。术后 2 小时，起立行走时，小腿处伤口突然出血不止，紧急处理应为（　　）
   A. 指压止血　　B. 用止血带
   C. 钳夹结扎　　D. 就地包扎
   E. 平卧，抬高患肢，加压包扎
9. 张先生，50 岁，下肢静脉曲张伴有皮炎及慢性溃疡，应行（　　）
   A. 支持疗法　　B. 硬化疗法
   C. 手术治疗　　D. 局部药物治疗
   E. 抗生素治疗
10. 黄先生，35 岁，男性，因为长期吸烟，右下肢反复发作静脉炎并伴有间歇性跛行，其可能的诊断应为（　　）
    A. 动脉栓塞
    B. 血栓闭塞性脉管炎
    C. 动脉硬化性闭塞症
    D. 雷诺病
    E. 大动脉炎
11. 王先生，47 岁，久站后左下肢出现酸胀感，小腿内侧可见静脉突起，诊断为下肢静脉曲张。对此患者日常保健要求中不正确的是（　　）
    A. 尽量避免久站
    B. 尽量避免患肢外伤
    C. 休息时抬高患肢
    D. 使用弹力袜
    E. 尽量减少下肢活动
12. 王先生，因小腿出现蜿蜒状肿物，到医院后医生让其平卧，然后抬高患肢，待曲张静脉淤血排空后，在大腿根部扎止血带。让患者站立后，30 秒内出现曲张静脉迅速充盈，说明（　　）
    A. 交通支静脉瓣膜功能不全
    B. 小隐静脉瓣膜功能不全
    C. 深静脉瓣膜功能不全

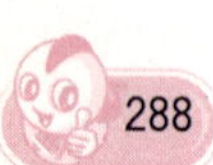

D. 大隐静脉瓣膜功能不全

E. 血管内膜增生

A_3 /A_4 型题

(13～15 题共用题干)

患者，女，36 岁，近年来感觉双下肢沉重，酸胀，疲乏，休息后可以缓解，就诊时可见双下肢内侧静脉明显隆起，蜿蜒成团，Trendelenburg 试验(+)

13. 可能的诊断是(　　)
    A. 下肢静脉曲张
    B. 动静脉瘘
    C. 深静脉血栓形成
    D. 血栓闭塞性脉管炎
    E. 动脉硬化闭塞

14. 治疗的根本办法是(　　)
    A. 穿弹力袜
    B. 局部血管注射硬化剂
    C. 中医治疗
    D. 加强行走锻炼
    E. 手术治疗

15. 目前主要的护理诊断是(　　)
    A. 焦虑　　B. 自理缺陷
    C. 活动无耐力　　D. 潜在并发症出血
    E. 组织完整性受损

(曾学燕)

第25章

泌尿与男性生殖系统疾病患者的护理

健康是幸福生活的基石，是创造财富的源泉，很多人希望拥有健康，然而发病率逐年上升的泌尿及男性生殖系统疾病正有意无意地侵害着人们的健康，大大降低了生活的幸福指数。泌尿、男性生殖系统发生外科疾病后，除了会有一般的全身症状和胃肠道症状外，由于其解剖和生理特点，常表现出一些特有的症状，如排尿异常、尿液异常、疼痛、肿胀甚至休克等。那么，针对这些问题我们该如何诊疗和护理呢？通过本章的学习，我们将揭开它们的神秘面纱，探索这些疾病的奥秘。

第1节　常见症状和诊疗操作护理

案例25-1

患者，男，52岁，20天前出现血尿，经诊断为膀胱肿瘤，现已手术切除。为减轻术后出血，遵医嘱进行膀胱冲洗。

问题：1. 临床常用的膀胱冲洗液有哪些？

2. 简述密闭式膀胱冲洗方法。

一、常见症状

（一）排尿异常

1. 尿频　正常人排尿次数因年龄、饮水、气候和个人习惯而不同，一般白天排尿3～5次，夜间0～1次，每次尿量300～400ml。尿频指排尿次数明显增多，分为两种情况：①排尿次数增多，每次尿量正常，全天总尿量增多，如急性肾衰多尿期；②排尿次数增多，每次尿量减少，全天总尿量正常，如泌尿生殖系统炎症、膀胱结石、良性前列腺增生症等。有时，生理因素或精神因素也可引起尿频。

2. 尿急　常与尿频同时存在，有尿意即迫不及待地想排出而难以自控，尿量往往不多。常见于膀胱炎症、膀胱容量显著缩小、焦虑或精神紧张者。

3. 尿痛　排尿中或排尿后感到尿道疼痛，程度由烧灼感至刀割样不等。常见于膀胱或尿道的炎症、结核、结石等。

若尿频、尿急、尿痛三者同时出现称为膀胱刺激征。

4. 尿失禁　指排尿不受控制而自主流出。有4种类型：①真性尿失禁（完全性尿失禁），指尿液连续从膀胱流出，膀胱呈空虚状态。常见原因为膀胱颈部和尿道括约肌受损或神经功能失调。②假性尿失禁（充盈性尿失禁），指膀胱过度充盈造成功能失代偿而使尿液不断溢出。③压力性尿失禁，指腹内压突然增高时尿液不随意地流出，如咳嗽、大笑、打喷嚏时尿液

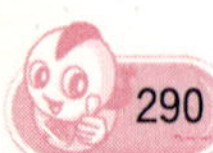

的不自主流出。多见于经产妇，偶见于未生育的女性。④急迫性尿失禁，指严重的尿频、尿急时不能控制尿液而致尿失禁，常继发于膀胱炎症。

5. 排尿困难　指膀胱内尿液不能通畅排出。根据梗阻程度不同可有排尿费力、排尿迟缓、排尿时间延长、射程变短、尿线变细或间断、尿线分叉、排尿滴沥等不同的表现。多为膀胱颈以下尿路梗阻所致。

6. 尿潴留　指膀胱内滞留尿液而不能自行排出。分为急性和慢性两类：①急性尿潴留，见于膀胱出口以下尿路严重梗阻，突然不能排尿，膀胱滞留尿液。②慢性尿潴留，膀胱颈以下尿路不完全梗阻或膀胱神经源性功能障碍。严重者可并发充盈性尿失禁。

7. 尿瘘　指尿液从非正常的路径流出。如膀胱阴道瘘、膀胱直肠瘘、输尿管阴道瘘、尿道会阴瘘、尿道直肠瘘等。应注意与尿失禁的区别。

8. 少尿或无尿　成人 24 小时内总尿量少于 400ml 或每小时尿量少于 17ml，称为少尿；24 小时内总尿量少于 100ml，称为无尿。无尿与尿潴留的区别是：无尿是指肾不能分泌尿液，膀胱空虚，是急性肾衰竭早期的主要表现之一；尿潴留是指膀胱内有尿液而不能自行排出，多为下尿路梗阻所致。

（二）尿液异常

1. 血尿　指尿液中含有过多的红细胞（血液）。根据尿液中含血量的不同，将血尿分为镜下血尿和肉眼血尿。

(1) 镜下血尿：离心尿每高倍镜（×400）视野中红细胞有 3 个或 3 个以上，肉眼尚不能分辨尿液有无血色。常为泌尿系慢性感染、结石、急性或慢性肾炎所致。

(2) 肉眼血尿：肉眼能见到尿液有血色和血块者，称为肉眼血尿。在 1000ml 尿液中含 1ml 血液即可呈肉眼血尿。常为泌尿系肿瘤、急性膀胱炎、急性前列腺炎、膀胱结石或创伤等引起。血尿程度与疾病严重性不一定成正比。根据出血部位与血尿出现阶段不同，通常将肉眼血尿分为：

1) 初(始)血尿，排尿开始时有血尿，而后为正常尿液。提示病变在前尿道。

2) 终末血尿，排尿终末时才有血尿，提示病变在膀胱颈部、膀胱三角区或后尿道。

3) 全(程)血尿，在排尿的全过程都是血尿，提示病变在膀胱或以上部位。

2. 脓尿　离心尿每高倍镜视野中白细胞超过 5 个以上，称为脓尿。提示泌尿系感染或结核。若脓尿与血尿同时存在时称为脓血尿。

> 链接
>
> 
>
> **血尿与疾病**
>
> 间歇性无症状血尿，应考虑泌尿系肿瘤。血尿伴尿频、尿急、尿痛者，考虑为结核或非特异性感染。活动后血尿或伴有绞痛时，考虑为上尿路结石，来自膀胱的血尿可伴有大小不等的血块，来自肾、输尿管的血尿可伴有蚯蚓状血块。

3. 乳糜尿　尿中含有乳糜或淋巴液。尿液呈乳白色，含有脂肪、蛋白质、红白细胞及纤维蛋白原。若红细胞多，尿呈红褐色，称为乳糜血尿，多为丝虫病的后遗症。

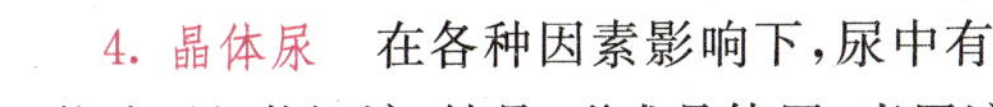

4. 晶体尿　在各种因素影响下，尿中有机物或无机物沉淀、结晶，形成晶体尿，当尿液中盐类呈过饱和状态时会发生，有时呈石灰水样，静置后有白色沉淀物。多饮水、多排尿即可使晶体消失，又可预防晶体尿形成。

二、诊疗操作的护理

（一）X 线检查及护理（表 25-1）

1. 尿路平片(KUB)　又称泌尿系平片，常规的泌尿系平片应包括两侧肾脏、输尿管、膀胱及后尿道，是评估泌尿系统疾病常用的初检方法。能显示肾的轮廓及95%以上的泌尿系结石影，急症患者一般不作X线检查。

2. 静脉尿路造影(IVU) 又称排泄性尿路造影，是从静脉注入有机碘造影剂，常用60%泛影葡胺20～40ml，造影剂经血液循环集中到肾并随尿液排泄，使尿路显影。一般在注药后5、15、30、45分钟分别摄片，可显示尿路形态，还可同时作排尿造影。妊娠及肾功能严重损害为禁忌证。

3. 逆行尿路造影(RGP、RP) 在膀胱镜下插入输尿管导管，经输尿管导管注入15%有机碘造影剂，清晰显示肾盂、肾盏和输尿管形态的方法。此法造影剂不通过血液循环，全身反应较少，适用于禁忌静脉尿路造影及造影不清晰者。

4. 肾动脉造影 经股动脉穿刺插管行选择性肾动脉造影，常用造影剂为76%泛影葡胺。行选择性肾动脉造影，能更清晰地显示肾血管形态。适用于肾血管疾病、肾实质肿瘤，来自肾脏的血尿而其他检查未能确诊时，肾脏介入栓塞治疗等。

表25-1 行X线检查患者的护理要点

X线检查	护理要点
尿路平片	为提高X线片的清晰度，摄片前应常规作肠道准备。①摄片前2～3日禁服不透X线的药物，如铋剂、铁剂、钡剂等。②摄片前1日少渣饮食并服缓泻剂。③摄片日晨禁食并排便，若大便干硬或肠内积气可采用低压灌肠法排除
静脉尿路造影	造影前按尿路平片常规进行肠道准备。①造影前应做碘过敏试验，并准备好0.1%肾上腺素。②造影前排空膀胱，防止尿液稀释造影剂而影响显影效果。③注射造影剂后，要密切观察患者的反应，如有异常及时协助医生处理。摄片后鼓励患者适当多饮水，促使造影剂尽快排出，并注意卧床休息
逆行肾盂造影	造影前常规做肠道准备，但不必严格禁食。因尿道黏膜对碘不吸收，除有过敏史患者外，一般不强调常规做碘过敏试验
肾血管造影	造影前应常规做肠道准备及碘过敏试验，检查或治疗后应注意观察生命体征、肢体动脉搏动、温度及尿量变化等，以便及早发现有无血管损伤后的出血和血栓等

护考链接

患者，男，无痛性血尿待查，准备行静脉尿路造影检查前的护理，哪项是错误的

A. 常规肠道准备　B. 准备泛影葡胺造影剂　C. 做碘过敏试验

D. 鼓励患者多饮水　E. 禁食，排空小便

分析：防止尿液稀释造影剂而影响显影效果。答案为D。

(二)尿道膀胱镜检查及护理

尿道膀胱镜检查是泌尿外科最重要的腔内镜诊疗方法，多用于膀胱和尿道病变的诊断和治疗。膀胱尿道镜由外鞘、固定器和镜管组成，可直接窥视尿道及膀胱内有无病变(图25-1)。有可疑病变时，用活检钳取活体组织做病理学检查。可经膀胱镜钳取膀胱内异物，观察双侧输尿管口的形态，插入输尿管导管可探测输尿管有无梗阻，还可作逆行肾盂造影或收集肾盂尿。尿道狭窄、尿路急性炎症、膀胱容量小于50ml者不宜做此项检查。膀胱尿道镜护理要点如下：

(1) 检查前护理：向患者解释检查或治疗的目的，取得合作。检查前排空膀胱内尿液，准备好器械、膀胱冲洗液及其他用品并进行灭菌或消毒，清洗患者会阴部。

(2) 协助检查：检查者常规刷手并戴无菌手套；如需在镜下做膀胱或尿道手术或行输尿管

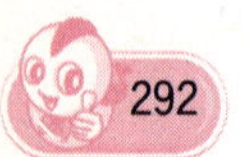

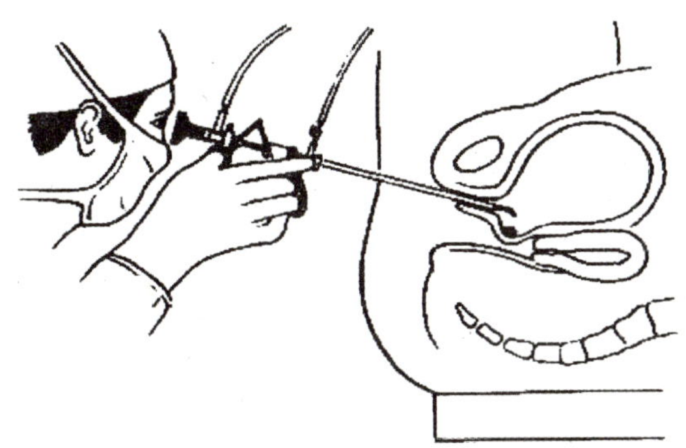

图 25-1　膀胱镜检查

插管，术者应穿无菌手术衣。护士安置患者于膀胱截石位，协助医生消毒、铺巾，在诊治过程中，还应保证电源、膀胱冲洗液不能中断；保证其他所需物品的供应，并做好配合工作等。

(3) 检查后护理：膀胱尿道镜检查后，患者常有肉眼血尿，嘱其适当多饮水，遵医嘱给予止血药和抗生素，如果患者感觉尿道疼痛，可给予止痛处理。若发生严重损伤，出血较多，应留院观察、输液及应用抗菌药物，必要时留置尿管，按尿道损伤处理。

（三）膀胱冲洗患者的护理

膀胱冲洗是通过留置尿管或耻骨上膀胱造瘘管，将冲洗液注入膀胱后再经导管排出。适用于前列腺、膀胱手术后以及长期留置导尿的患者。常用冲洗液有生理盐水、3%硼酸溶液、0.02%乳酸依沙吖啶(雷佛奴尔)、抗生素溶液等。水温在 35～37℃，但膀胱出血时应使用 4℃左右的冷冲洗液。每次冲洗液量一般不应超过 100ml，膀胱手术后每次冲洗液量不应超过 50ml。常用的冲洗方法有：

1. 开放式冲洗法　用膀胱冲洗器或大注射器进行冲洗的方法。冲洗时先将留置导尿管或膀胱造瘘管与引流接管分开，远端引流管用无菌敷料包好置于一边，用 70%乙醇棉球消毒导尿管或膀胱造瘘管与引流管接口处，一手用无菌敷料固定导管末端，另一手将吸有冲洗液的冲洗器插入导管，将冲洗液缓缓注入膀胱，然后缓缓吸出或让膀胱内液体自行流出。液体排空后再重复以上步骤，如此反复冲洗至流出液澄清为止。冲洗结束后，将远端引流管也冲洗一遍，然后再接通导管继续引流。

2. 密闭式冲洗法　患者卧床，将装有冲洗液的输液袋悬吊于床旁输液架上，袋高应距患者骨盆 100cm 左右，经输液管连接三腔导尿管或膀胱造瘘管。接好引流袋，引流袋的位置应低于床面。冲洗前先引流尿液使膀胱排空，然后夹住引流管，开放冲洗管，使冲洗液缓慢流入膀胱，每次滴入 100ml 左右后夹住冲洗管，开放引流管，使引流液流入引流袋内。膀胱内的冲洗液排空后再重复以上步骤，每次反复冲洗 3～4 遍即可(图 25-2)。

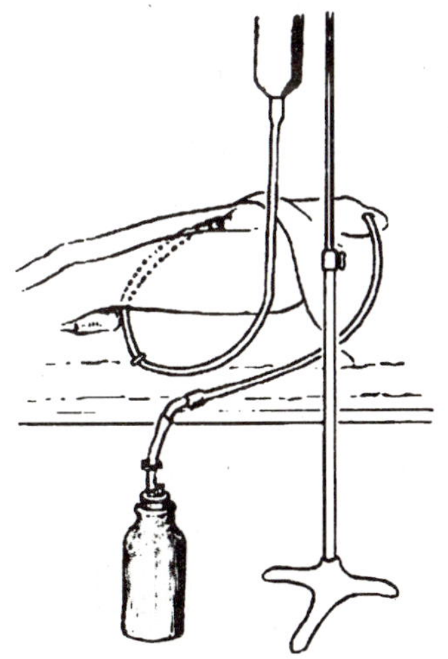

图 25-2　密闭式膀胱冲洗示意图

（隋　霄）

第2节　泌尿系统损伤患者的护理

案例25-2

患者，男，57岁，在散步时不慎跌倒，右腰部撞在一块石头上，局部剧烈疼痛，心慌，出汗，由友人护送到医院。入院检查：面色苍白，脉率120次/分，血压86/55mmHg，右侧腰腹部疼痛明显，并可触及痛性包块。辅助检查：血常规红细胞3.8×10^{12}/L，血红蛋白110g/L；尿常规红细胞(+++)、白细胞(+)、B超显示右肾轮廓不清晰，肾周有少量积液，临床诊断为右肾部分裂伤。

问题：1. 该患者是否发生了休克？

2. 发生休克的主要原因是什么？

3. 对该患者的主要护理措施有哪些？

一、概　　述

泌尿系统损伤以男性前尿道损伤最多见，肾和膀胱损伤次之，输尿管损伤少见。其共同的表现是疼痛、血尿、尿外渗，膀胱、尿道损伤还有排尿困难症状。

（一）肾损伤

最常见的原因是外力冲击或挤压。肾损伤包括闭合性损伤(多为钝性暴力致伤)和开放性损伤(多为锐器致伤)，临床上以闭合性损伤多见。根据损伤程度不同可分为肾挫伤、肾部分裂伤、肾全层裂伤、肾蒂损伤4种病理类型(图25-3)，其中以肾挫伤和肾部分裂伤最常见，肾蒂损伤最严重。

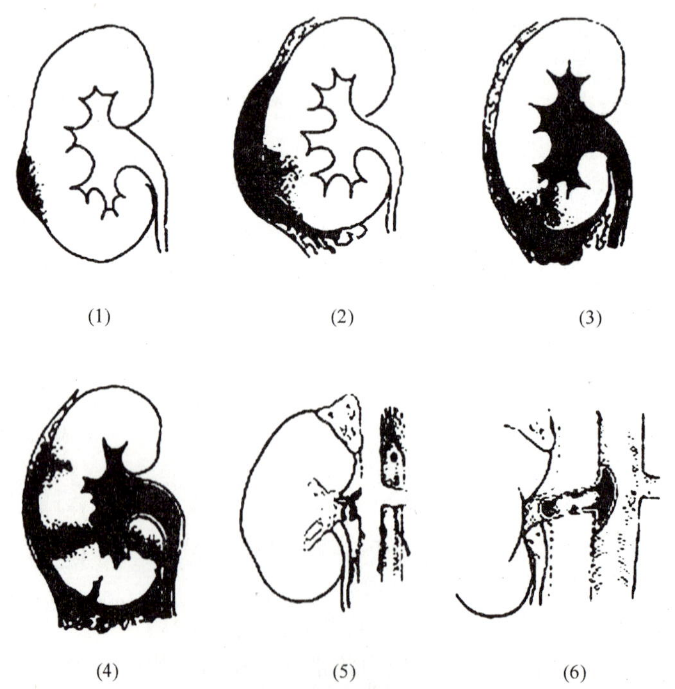

图25-3　肾损伤的类型

(1)肾瘀斑及包膜下血肿；(2)表浅肾皮质裂伤及肾周围血肿；(3)肾实质全层裂伤、血肿及尿外渗；(4)肾横断伤；(5)肾蒂血管断裂；(6)肾动脉内膜破裂及血栓形成

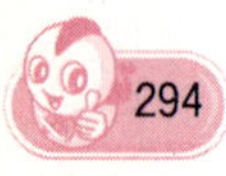

1. 肾挫伤 肾包膜及肾盂黏膜均完整，血尿较轻，常表现为镜下血尿。

2. 肾部分裂伤 一种是部分肾实质与肾包膜同时破裂，血尿较轻；另一种是肾盂肾盏黏膜破裂，可以有明显的肉眼血尿。

3. 肾全层裂伤 肾包膜、肾实质、肾盂肾盏黏膜均破裂，可引起明显的肉眼血尿。

4. 肾蒂损伤 为肾蒂血管裂伤或撕脱，血尿不明显，常因大出血、抢救不及时而死亡。

（二）膀胱损伤

膀胱损伤主要发生在膀胱充盈状态下受到外力撞击所致，分为开放性损伤和闭合性损伤，其中以闭合性损伤多见。闭合性膀胱损伤有挫伤和破裂之分，以膀胱破裂最严重。

1. 膀胱挫伤 仅伤及膀胱黏膜或肌层，局部出血或形成血肿，可出现血尿。

2. 膀胱破裂 根据腹膜是否破裂又可分为 3 种亚型：①腹膜内型，膀胱壁与其覆盖的腹膜均破裂，尿液流入腹膜腔引起腹膜炎（图 25-5）。②腹膜外型，膀胱壁破裂但腹膜未破，尿液流至膀胱周围及耻骨后间隙，如果感染可引起盆腔炎和脓肿（图 25-4）。③混合性膀胱破裂，同时存在腹膜内型和腹膜外型。

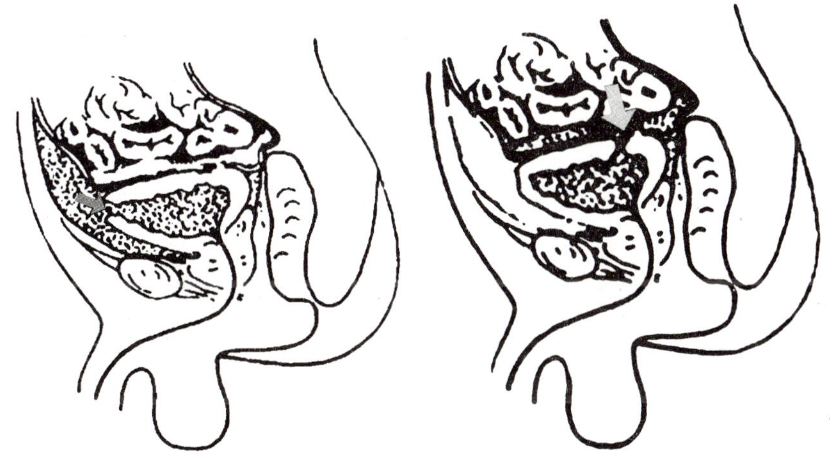

图 25-4 腹膜外型膀胱破裂　　图 25-5 腹膜内型膀胱破裂

（三）尿道损伤

在泌尿系统损伤中最常见，多发生于青壮年男性。男性尿道以尿生殖膈为界，分为前、后两段，前尿道包括球部和阴茎体部，后尿道包括前列腺部和膜部。

开放性损伤常因弹片、锐器所致；闭合性损伤常因外来暴力引起。前尿道损伤常因骑跨伤所致，多位于球部；后尿道损伤常因骨盆骨折所致，多位于膜部；球膜交界处损伤多因尿道器械操作不当引起。根据尿道损伤的程度可分为：尿道挫伤；尿道裂伤：即尿道部分断裂或完全断裂。

尿道裂伤后，尿液及血液流至尿道周围，形成尿外渗。尿道球部损伤（图 25-6），尿液及血液流到会阴、阴囊、阴茎和下腹壁等部位，使该处淤血和肿胀。尿道膜部损伤（图 25-7），尿液及血液流到耻骨后间隙和膀胱周围，若同时有耻骨前列腺韧带撕裂，则前列腺可向后上方漂浮移位。

二、护理评估

（一）肾损伤

1. 健康史 患者多有肾区受直接或间接暴力打击的病史，也可由弹片、刀刃等火器、锐器

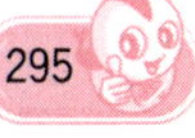

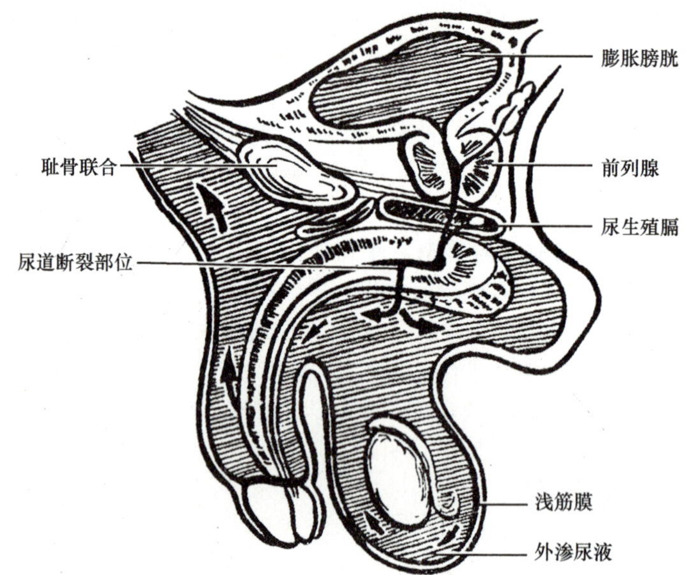

图 25-6 尿道球部损伤

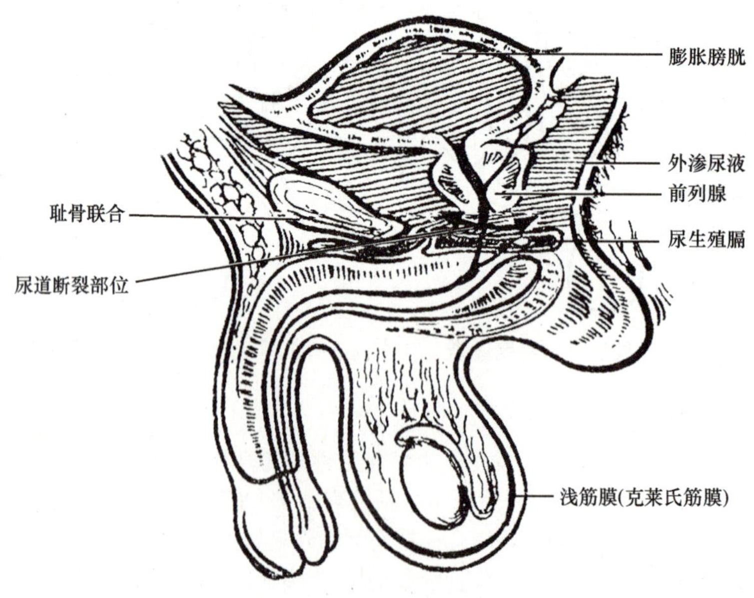

图 25-7 尿道膜部损伤

致伤，亦可因肾穿刺、腔内镜泌尿外科检查或治疗等造成医源性损伤。肾本身病变如肾积水、肾肿瘤、肾结核的患者，有时遇到极轻微的创伤，亦可造成严重的“自发性”肾破裂。

2. 身体状况

(1) 血尿：是肾损伤的主要症状，表现为全程血尿。肾挫伤时血尿轻微，肾部分裂伤或肾全层裂伤时可出现大量肉眼血尿。当血块堵塞输尿管、肾盂或输尿管断裂、肾蒂血管断裂时，血尿可不明显甚至无血尿。

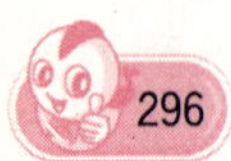

(2) 疼痛:肾包膜下积血或血、尿渗入肾周围组织可出现腰、腹部疼痛;凝血块堵塞输尿管可引起肾绞痛;血液、尿液渗漏入腹膜腔,可出现全腹疼痛和腹膜刺激征。

(3) 腰腹部包块:血液、尿液渗入肾周围组织可使局部肿胀形成包块,并伴有触痛。

(4) 休克:严重的肾损伤,尤其是合并其他器官损伤时,易引起休克。

(5) 发热:由于血、尿外渗易继发感染,甚至引起肾周围脓性腹膜炎,出现全身感染中毒症状。

3. 辅助检查

(1) 实验室检查:血尿是诊断肾损伤的重要依据。尿常规检查,了解尿中有无大量红细胞、白细胞;血常规检查,了解有无血液稀释及感染血象。

(2) 影像学检查:①B 超:能提示肾损伤的程度,包膜下和肾周血肿及尿外渗情况。②X 线平片检查:肾区阴影增大,提示有肾周围血肿。③CT:可清晰显示肾皮质裂伤、尿外渗和血肿范围。④排泄性尿路造影:可评价肾损伤的范围和程度。⑤肾动脉造影:可显示肾动脉和肾实质损伤情况。

4. 治疗要点及反应　轻微肾挫伤经短期休息即可康复;多数肾挫裂伤经非手术治疗,如应用止血药、抗感染药、绝对卧床休息 2～4 周,病情即可稳定而避免手术,只有少数肾挫裂伤需手术处理;一旦确定为严重的肾裂伤、肾蒂损伤及开放性肾损伤需及早手术治疗。

(二) 膀胱损伤

1. 健康史　多因骨盆骨折引起。主要是了解受伤的原因、部位、经过,致伤物的性质,受伤当时膀胱是否充盈,过去有无膀胱疾病或手术史等。另外,有难产经历的产妇,可因膀胱曾较长时间被压迫,受压组织缺血坏死而引起膀胱阴道瘘。

2. 身体状况

(1) 休克:骨盆骨折引起的大出血和剧痛导致。膀胱破裂所致的尿外渗和腹膜炎,如长时间未得到处理并发感染,可引起感染性休克。

(2) 血尿和排尿困难:膀胱轻度挫伤时患者仅有少量血尿,短期内即可自行消失;损伤严重时可有大量血尿,并伴有血块;当血块堵塞尿道时则可出现排尿困难或仅少量血尿流出。

(3) 腹部疼痛:腹膜外型膀胱破裂时,下腹部疼痛,耻骨上有压痛和肌紧张;腹膜内型膀胱破裂时,疼痛由下腹部扩展至全腹,可出现急性腹膜炎的表现。

(4) 尿瘘:膀胱破裂与体表伤口相通时,可引起伤口漏尿;与直肠、阴道相通时,则可分别引起膀胱直肠瘘、膀胱阴道瘘。

3. 辅助检查

(1) 影像学检查:摄骨盆平片可了解有无骨盆骨折,对判断膀胱破裂有参考价值。经导尿管注入 15%泛影葡胺进行摄片,可显示膀胱破裂位置与程度。B 超可显示腹腔内液体的多少。

(2) 导尿及测漏试验:导尿管能够顺利插入膀胱,并引流出 300ml 以上尿液,基本可排除膀胱破裂;不能引流出尿液或仅导出少量血尿,则可能有膀胱破裂。然后经导尿管注入无菌生理盐水 200～300ml,片刻后吸出,若出入量差异较大,提示膀胱破裂。

4. 治疗要点及反应

(1) 对膀胱破裂合并休克的患者,应首先纠正休克。待休克纠正以后需尽早手术,清除外渗血流和尿液，修补膀胱破裂处，修补后作耻骨上膀胱造瘘，充分引流膀胱周围尿液，同时应用抗生素防治感染。

(2) 对于膀胱挫伤、膀胱镜检或经尿道电切手术不慎引起的膀胱损伤，尿外渗量少，症状较轻者，可经尿道插入导尿管持续引流尿液7～10天，保持尿液引流通畅。同时使用抗生素预防感染，可避免手术而治愈。

(3) 耻骨上膀胱造瘘管治疗护理主要包括：①造瘘管接引流袋，并妥善固定。②保持引流通畅，使膀胱壁张力减轻，以利于修补的裂口尽早愈合，如有阻塞用无菌等渗盐水冲洗，速度为每分钟60滴，每次冲洗量不超过100ml。③造瘘口周围皮肤用氧化锌软膏保护，敷料浸湿后应及时更换。④遵医嘱定时用1∶5000呋喃西林低压膀胱冲洗，反复冲洗至冲出液澄清为止。⑤观察尿量和颜色变化，鼓励患者多饮水。⑥造瘘管一般留置12天，拔管前先夹管，观察能否自行排尿。如排尿困难或切口处漏尿，则需延期拔除。拔管后造瘘口有少许漏尿为暂时现象，使患者取仰卧位，局部换药即可自愈。

护考链接

患者，女，39岁。下腹部受到剧烈撞击后出现轻度压痛，导尿有少量血尿，伤后5小时尿量共90ml，呈血性，患者腹痛加重，并蔓延至全腹，移动性浊音阳性。

1. 该患者可能的损伤是

A. 肾挫伤　B. 前尿道损伤　C. 后尿道损伤　D. 输尿管损伤　E. 膀胱破裂

正确答案：E

2. 为明确该患者的损伤类型，建议作哪项检查

A. B超检查　B. 静脉肾盂造影　C. CT检查　D. X线检查　E. 导尿实验

正确答案：E

分析：此患者下腹部外伤后。出现少尿、腹痛、移动性浊音，表明既有排尿障碍又有腹膜炎体征，符合此条件的只有膀胱破裂，所作检查只有导尿实验最恰当。

（三）尿道损伤

1. 健康史　主要是了解受伤的原因、受伤时的姿势，是否有骑跨伤、骨盆骨折或经尿道的器械检查治疗史等。

2. 身体状况

(1) 尿道出血：前尿道损伤，即使在不排尿时也可见尿道外口滴血或流血；后尿道损伤，尿道外口不流血或仅流出少量血液，排尿时可出现血尿。

(2) 疼痛：前尿道损伤时会阴部肿胀、疼痛，有时可放射到尿道外口；后尿道损伤时下腹部疼痛，局部肌紧张和压痛。

(3) 排尿困难与尿潴留：尿道挫裂伤时因损伤和疼痛导致尿道括约肌痉挛，发生排尿困难；尿道断裂时可引起尿潴留。

(4) 局部血肿和瘀斑：骑跨伤或骨盆骨折造成尿生殖膈撕裂时可发生会阴、阴囊部肿胀、瘀斑和血肿。

(5) 尿外渗：前尿道损伤时尿外渗至会阴、阴囊、阴茎部位，有时向上扩展至腹壁，造成这些部位肿胀；后尿道损伤时尿外渗至耻骨后间隙和膀胱周围。

(6) 休克：骨盆骨折合并后尿道损伤可出现休克的表现。

(7) 直肠指检：尿道膜部完全断裂后，可触及前列腺尖端浮动；若指套上染有血迹，提示

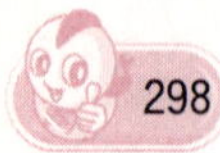

可能合并直肠损伤。

3. 辅助检查

(1) 实验室检查：尿常规检查了解尿中有无大量红细胞、白细胞。血常规检查了解有无血液稀释及感染血象。

(2) 影像学检查：①B 超：能了解后尿道损伤是否发生了尿外渗。②X 线平片检查：了解有无骨盆或其他部位骨折。③尿道造影：可显示尿道有无破裂及破裂的部位和程度。

(3) 试行导尿检查：导尿管能顺利插入膀胱，说明尿道为挫伤或部分裂伤，应留置 7～14 日以促进尿道愈合；若不能插入膀胱，表示损伤重，甚至完全断裂。

4. 治疗要点与反应　全身治疗包括防治休克、防治感染和预防并发症；局部治疗包括恢复尿道的连续性、引流膀胱内尿液和引流外渗尿液。

尿道裂伤或完全断裂时常合并骨盆骨折，应重视休克的防治、尽快解除急性尿潴留、恢复尿道连续性、引流外渗尿液。损伤部位恢复后定期做尿道扩张，以防尿道狭窄，两次尿道扩张间隔时间不少于 3 日。

三、护理问题

1. 排尿障碍　与创伤后疼痛、损伤等有关。

2. 急性疼痛　与肾包膜张力增加，血块通过输尿管，膀胱或尿道损伤后尿外渗等因素有关。

3. 焦虑　与损伤后出现血尿、排尿困难及担心预后等有关。

4. 潜在并发症　休克、感染、尿道狭窄等。

四、护理措施

（一）非手术治疗及手术前患者的护理

1. 心理护理　主动帮助患者了解病情，解释目前治疗方法的可行性，解除其思想顾虑。对焦虑不安的患者进行正确引导，以和蔼可亲的态度安慰和关心患者，解除焦虑、恐惧不安等心理障碍，使其能主动配合治疗和护理。

2. 一般护理　能进食的轻症患者，多饮水，进高热量、高蛋白、高维生素的饮食。休克患者可采用抗休克体位或平卧位。非手术治疗的肾损伤患者，嘱其绝对卧床 2～4 周，待病情稳定、血尿消失 1 周后方可离床活动。

3. 病情观察　密切观察患者的生命体征，每隔 1～2 小时测量 1 次。并注意血尿、腰腹部包块及腹膜刺激症状等变化。经积极的非手术治疗后，出现下列情况应及时向医生报告并作好术前准备：①生命体征仍未好转；②血尿加重；③腰、腹部包块逐渐增大。

> **链接**
>
> 泌尿系感染、结石、腹泻、尿失禁、高热、痰液黏稠均需多饮水。肾损伤患者应绝对卧床休息以防出血，除此之外，肝癌术后、门脉高压症术后也应卧床休息。

4. 配合治疗护理

(1) 肾损伤：嘱患者绝对卧床休息，建立静脉输液通路，遵医嘱输血输液，给予止血剂，及时有效地采取防治休克的措施。早期常规使用对肾无毒性作用的广谱抗生素，以防治感染。有手术指征者在防治休克的同时，积极进行各项术前准备，危重患者尽量减少搬动以免加重损伤和休克。必要时还应作好镇静、止痛等方面的护理。

(2) 膀胱损伤：做好尿管、膀胱造瘘管护理，保持引流通畅。大多数膀胱裂伤的患者需手术治疗，在一般护理的同时应尽快作好手术前常规准备。

（3）尿道损伤：配合医生试插尿管，如能插入即应留置尿管；如果尿管插入困难，需配合医生于耻骨上行膀胱造瘘术以引流尿液；必要时作好术前常规准备。

（二）手术后患者的护理

1. 心理护理　术后给予患者及亲属心理上的支持，解释术后恢复过程，术后不适、引流管的安放多为暂时性，若积极配合治疗和护理可加快康复等。

2. 一般护理

（1）体位与休息：麻醉作用消失且血压平稳者可取半卧位，以利腹腔引流和呼吸。肾切除术后需卧床休息2～3日，肾修补或肾部分切除术需卧床休息2周，以防止术后出血。

（2）饮食：肾损伤、膀胱破裂、后尿道损伤术后患者，需禁食2～3日，待肠蠕动恢复后开始进食。前尿道损伤术后6小时且无麻醉反应者即可正常饮食。肾区手术后易出现腹胀，因此恢复饮食早期要少进易产气的食物，以减轻腹胀。

3. 病情观察　注意观察生命体征是否平稳；有无主观不适；伤口敷料是否干燥，有无渗血、渗液；尿管、耻骨上造瘘管、肾周引流管等管内引流物的颜色、性状、量及气味等是否正常。

4. 配合治疗护理

（1）做好各种引流管的护理：妥善固定；保持引流通畅，避免扭曲、受压、脱落；每日无菌操作下更换引流袋，保持引流管清洁；观察并记录引流管引流情况。

（2）预防感染：严格无菌操作，遵医嘱应用抗菌药物。

（3）肾损伤：注意尿量及血尿变化，血尿是常见症状，如果血尿颜色逐渐加深，说明出血加重。遵医嘱及时进行血、尿常规及肾功能检查等。对肾切除的患者，输液速度不要太快，并注意有无输液反应。

（4）膀胱及尿道损伤：①留置尿管者定时冲洗膀胱，每日用消毒棉球擦洗尿道外口及尿管2次。②暂时性膀胱造瘘，一般留置1～2周，拔管前须先夹管，观察能否自行排尿，排尿通畅方可拔除造瘘管；如果同时留有尿管，应先拔除尿管，再考虑拔除膀胱造瘘管。③尿外渗切开引流的护理：对有尿外渗多处切开引流的患者，应观察引流液的量和性状，敷料浸湿或污染时应立即更换。

（5）并发症的护理：①尿瘘时应保持引流通畅、局部清洁、防治感染、加强营养、促进愈合。②尿道狭窄时，应配合医生定期施行尿道扩张术，术后嘱患者多饮水，必要时遵医嘱给予止血、抗感染等药物。

五、健康指导

（1）向患者介绍肾损伤后卧床以及观察血尿、腰腹部包块的意义。

（2）患者3个月内不宜参加重体力劳动或竞技运动。肾切除术后患者，应注意保护对侧肾，尽量不要使用对肾有损害的药物。

（3）鼓励患者适当多饮水，以增加尿量、稀释尿液，预防泌尿系统感染和结石的形成。

（4）向佩带膀胱造瘘管的患者介绍护理知识。

（5）嘱尿道狭窄患者，出院后仍应坚持定期到医院行尿道扩张术。

（隋　霄）

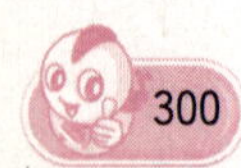

第 3 节　泌尿系统结石患者的护理

案例25-3

赵先生，30 岁，经常在高温环境下工作，平时不爱饮水。打篮球时突发右腰腹部阵发性剧烈绞痛，向中下腹、会阴及大腿内侧放射，面色苍白、出冷汗、恶心、呕吐 2 次，呕吐物为胃内容物并带有食物残渣。肾区叩击痛明显，腹部无明显压痛、反跳痛、肌紧张。尿常规检查红细胞(＋＋)，B 超和 KUB 检查提示右肾结石，仅见 1 枚直径约 0.4cm 的结石。

问题：1. 该患者肾结石发生的相关因素有哪些？

2. 该患者出现剧烈绞痛和血尿的原因是什么？

3. 该患者目前主要治疗原则和护理措施有哪些？

一、概　　述

泌尿系统结石又称尿路结石或尿石症，可分为上尿路结石(肾结石、输尿管结石)和下尿路结石(膀胱结石、尿道结石)。结石多在肾内形成，但膀胱亦可形成。上尿路结石多为草酸钙结石，膀胱结石以磷酸镁铵结石为主。

泌尿系结石的成因很复杂，目前认为是多种因素综合作用的结果。尿中结石晶体的盐类呈过饱和状态、尿中抑制晶体聚集的物质不足及核基质的存在，是形成结石的主要因素。这些因素与个人生活史，患有某些疾病等有关。

1. 疾病史　患有甲状旁腺功能亢进的患者，血钙和尿钙增高，易促使含钙结石的形成；痛风患者尿中尿酸增多，容易形成尿酸结石。另外，有泌尿系统梗阻、异物或感染的患者，易促使结石形成。

2. 饮食习惯　长期少量饮水使尿液浓缩，易形成尿石；喜食菠菜、番茄、芦笋等高草酸食物可增加草酸盐结石发生的机会；喜食动物内脏、花生、豆类等高嘌呤类食物可增加尿酸盐结石发生的机会；长期低蛋白、低磷酸盐的儿童容易发生膀胱结石。

3. 长期卧床　长期卧床患者，骨钙溶解增加，尿钙增多，易形成尿石。

4. 用药史　过量使用维生素 C、维生素 D、糖皮质激素及磺胺类药物，可诱发相关结石的产生。

5. 环境因素　气候干燥、相对湿度过高等均可使结石生成增加。

6. 年龄和性别因素　尿石症患者中男女之比约为 3∶1。上尿路结石好发于 20～50 岁，膀胱结石多见于男性。

二、护理评估

(一) 肾和输尿管结石

1. 健康史　了解患者生活环境，平时饮食及饮水情况；有无泌尿系梗阻、感染和异物史；有无肾绞痛、血尿、排石病史；有无甲状旁腺功能亢进、痛风或长期卧床等病史；有无长期大量服用维生素 C、维生素 D 及磺胺类等药物。

2. 身体状况

(1) 疼痛:是最突出的症状。肾盂或肾盏内较大的结石活动度小,可引起患侧肾区和上腹部的钝痛或隐痛;肾内小结石移动度大,当造成肾盏颈部或肾盂输尿管连接处梗阻时,可产生肾绞痛,突发性剧痛,呈阵发性发作,可放射至同侧下腹部、外生殖器及大腿内侧,持续时间不等,常伴有恶心、呕吐、面色苍白、冷汗、肾区叩击痛。输尿管结石的典型表现是输尿管绞痛,性质与肾绞痛相同,疼痛部位与梗阻部位有关,且局部有深压痛。

(2) 血尿:血尿是由于结石对黏膜压迫、摩擦损伤所致,通常轻微,多为镜下全程血尿。疼痛后伴有血尿是肾、输尿管结石的特征性表现。

(3) 其他表现:少数患者合并感染时腰痛加重,并可出现寒战、高热和膀胱刺激征等表现;伴严重肾积水时,可触及腰腹部肿块。

3. 辅助检查

(1) 实验室检查:尿常规检查显示有无过多的红细胞、白细胞或结晶。当怀疑结石的形成与代谢有关时,应测定血、尿中的尿酸、草酸、肌酐、钙、磷水平,还应作肾功能、甲状旁腺素等检查,有条件者还应作结石成分分析。

(2) 影像学检查:①泌尿系平片,可显示绝大多数泌尿系结石。②排泄性尿路造影,可进一步了解结石所处的位置,并可评价有无因结石所致的尿路形态和肾功能的改变,了解平片上的阴影是否在泌尿系统内,并可查出透X线的结石。③逆行肾盂造影,仅在其他方法不能确定结石的部位或结石以下尿路病变不明时被采用。④B超,能发现X线平片不能显示的小结石和透X线的结石,还能显示有无肾积水及肾结构改变,如肾影增大、肾实质萎缩等。尤其是急症患者不能行X线检查时首选B超检查。⑤放射性核素检查,可用于评价治疗前后肾功能的改变情况,若双侧尿路梗阻,可了解哪一侧肾功能较好。⑥膀胱镜、肾镜和输尿管镜,多在X线检查不能明确诊断时,通过内镜既可明确诊断又可进行逆行尿路造影及治疗。

4. 治疗要点及反应　肾和输尿管结石复杂多变,应实施个体化治疗方案。

(1) 肾绞痛治疗:以解痉止痛为主,如注射阿托品、哌替啶、钙通道阻滞剂、吲哚美辛(消炎痛)、黄体酮等药物。

(2) 排石治疗:适用于结石直径<0.6cm,表面光滑,无尿路梗阻,肾功能基本正常,给利尿、解痉、排石等药物,同时多饮水,适当活动以促进排石。

(3) 体外冲击波碎石(ESWL):适用于结石直径<2.5cm,结石以下的输尿管通畅、肾功能良好、未发生感染的肾、输尿管上段结石。在X线或B超定位下,将冲击波聚焦后作用于结石,使之粉碎后随尿流排出。ESWL的禁忌证是结石远端尿路梗阻、妊娠、出血性疾病、严重心脑血管疾病、急性尿路感染、育龄妇女输尿管下段结石。过于肥胖、肾位置过高、骨关节严重畸形、结石定位不清等不宜采用。碎石效果与结石部位、大小、性质、是否嵌顿等因素有关。

(4) 手术治疗:对较大的结石以及非手术治疗无效或合并严重梗阻、感染、肾功能有损害的患者,应及早手术。目前手术的方式分为两大类:①非开放性手术,即内镜下所进行的腔内手术,具有损伤小、恢复快的优点,如经皮肾镜取石或碎石术,经输尿管镜取石、套石,经腹腔镜输尿管取石术等;若结石较大,可经内镜采用超声、液电、激光或气压弹道碎石。②开放性手术,即传统的直视手术,如肾盂切开取石术、输尿管切开取石术等。

（二）膀胱和尿道结石

1. 健康史　应了解患者是否存在营养不良、低蛋白饮食、上尿路结石病史，是否有膀胱异物存留、长期留置导尿、良性前列腺增生等病史。

2. 身体状况

（1）膀胱结石：典型表现是排尿突然中断，蹦跳或改变体位后又能继续排尿；表面粗糙的结石可引起血尿；并发感染时，膀胱刺激征加重并伴有脓尿；排尿时疼痛明显，并向会阴部和阴茎头部放射；结石嵌顿于膀胱颈部时可发生急性尿潴留。

> 链接
>
> **非开放及开放性手术的选择**
>
> 非开放性手术适用于因肥胖、结石硬、停留时间长而不能用 ESWL 的中、下段输尿管结石。开放性手术适用于结石远端梗阻、泌尿系部分畸形、结石嵌顿严重及非手术治疗失败、肾积水感染严重或病肾无功能等。

（2）尿道结石：典型表现是排尿困难，尿液呈点滴状排出，常伴有会阴部疼痛，排尿时疼痛加重，严重者可发生急性尿潴留以及会阴部剧痛。前尿道结石沿尿道可扪及硬结，后尿道结石经直肠指检可扪及。

3. 辅助检查　X 线和 B 超检查可显示大多数结石，金属探子能探知结石存在，膀胱镜可直接见到结石。

4. 治疗要点与反应

（1）膀胱结石：①经膀胱镜取石或碎石术，应用碎石钳夹碎结石后取出或排出，适用于结石直径＜2～3cm 者（图 25-8）；较大的结石，可采用液电、超声、激光、气压弹道等方法碎石，也可采用体外冲击波碎石（ESWL）。②耻骨上膀胱切开取石术，为传统的开放式手术，适用于结石过大、过硬不宜碎石或合并膀胱、前列腺等其他病变。

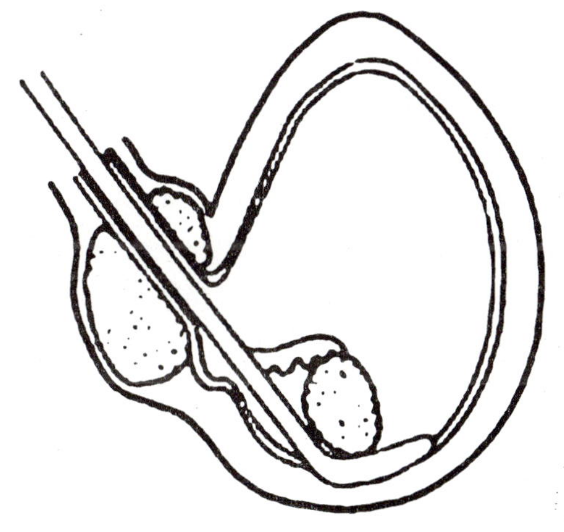

图 25-8　经膀胱镜取石或碎石术

（2）尿道结石：前尿道结石可向尿道内注入润滑剂，将结石向尿道远端推挤直至排出体外。不易推挤时可用细钢丝将结石套出；后尿道结石常用尿道探条将结石推入膀胱，再按膀胱结石处理。

三、护理问题

1. 排尿障碍　主要有排尿困难、膀胱刺激征等，与结石梗阻、感染有关。
2. 急性疼痛　与结石梗阻、合并感染等有关。
3. 有感染的危险　与黏膜损伤、尿路梗阻、术后伤口等有关。
4. 焦虑　与疼痛、排尿异常以及担心手术或碎石预后等有关。
5. 潜在并发症　术后出血等。

四、护理措施

（一）非手术治疗患者的护理

1. 心理护理　向患者介绍泌尿系结石的相关知识，消除患者焦虑，使其情绪稳定，增强战胜疾病的信心，配合治疗及护理。

2. 一般护理 ①嘱患者多饮水，每日饮水量应在3000ml以上，睡前应饮水250ml，保持尿量在2000 ml以上，可减少泌尿系结石形成的机会、促进小结石排出，并有助于防治泌尿系感染。②指导患者适当运动，如在患者能承受的情况下做一些跳跃式或其他的体育活动，促进输尿管蠕动和结石下移。③根据结石成分、饮食习惯、生活条件调整饮食，如草酸盐结石，不宜进食马铃薯、菠菜等含草酸丰富的食物；尿酸盐结石不宜食用动物内脏及豆类等高嘌呤类食物；含钙结石应限制含钙丰富的食物，多食高纤维素食物。

3. 配合治疗护理

(1) 疼痛患者的护理：肾绞痛发作期间让患者卧床休息，安排适当体位，给予软枕支托，局部热敷；疼痛较重者，遵医嘱注射解痉止痛药，也可用吲哚美辛栓剂塞入肛门内止痛；疼痛严重者，给予静脉滴注解痉止痛药。膀胱结石患者排尿困难合并疼痛时，可指导患者变换体位排尿，如侧卧排尿能缓解疼痛。

(2) 促进排石的护理：指导患者合理饮食、运动，遵医嘱使用利尿、解痉、排石药物；观察排石效果，若排尿于玻璃瓶或金属盆内，可看到或听到结石的排出。用纱布过滤尿液，若有结石排出应予以保留，以便与影像学检查资料对照，也可化验分析其成分。

(3) 预防或控制感染：遵医嘱正确使用抗生素，注意在各项护理操作中严格遵守无菌操作原则。

(4) 病情观察：观察尿液的颜色、性状、量；监测尿常规、尿液pH，便于指导不同结石类型患者尿液酸碱度的调节；注意有无泌尿系出血、感染等。

（二）体外冲击波碎石（ESWL）患者的护理

1. 碎石前患者的护理

(1) 心理护理：向患者介绍碎石过程，说明该方法简单、安全，但在碎石过程中有一定的噪声，到时不必紧张，可听听音乐等缓解心理压力。

(2) 说明定位的重要性，争取得到患者的主动配合，避免碎石过程中患者随意改变体位。应告诉患者碎石后可能会出现局部疼痛、血尿等，但不必担忧。

(3) 检查心、肝、肾等重要器官功能和测定出血、凝血时间。

(4) 胃肠道准备：碎石前3日内禁食肉、蛋、奶、麦乳精等易产气的食物；碎石前1日服缓泻剂或灌肠；碎石日晨禁饮食。

2. 碎石后患者的护理

(1)一般护理：①饮食，如果患者无异常反应可正常饮食，鼓励患者多饮水、多排尿，必要时遵医嘱应用排石药物。②活动与卧床，碎石后可采取患侧卧位48～72小时，以利于结石排出。如果患者无异常情况可适当活动，以增强输尿管蠕动促进结石排出，少数有合并症的患者需卧床休息；肾下盏结石可采取头低足高位，并叩击背部以促进结石排出。

(2) 治疗配合护理：①观察并记录排尿情况，了解有无尿路梗阻、破碎后的结石排出情况，一般碎石颗粒需4～6周才能排完，坚持连续观察。②碎石后并发症的观察，常见的有肾绞痛、血尿等并发症，轻者一般不需特殊处理，必要时遵医嘱应用解痉止痛剂、止血剂、抗菌药物等；如果很严重，应及时向医生反映，并协助处理。③定期进行X线或B超检查，以了解结石排出情况。巨大肾结石碎石后因短时间内大量碎石填充输尿管而发生堵塞可形成“石街”，进一步发展会影响肾功能，因此较大结石应分次碎石，两次ESWL治疗的间隔时间应超过1周。

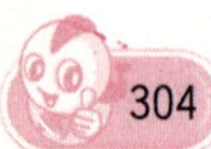

（三）手术治疗患者的护理

1. 手术前患者的护理　协助患者进行术前各项检查，作好术前常规准备；手术当天临手术前，应先送患者到放射科再摄泌尿系平片，确定结石的位置是否移动，作为选择切口部位的参考。

2. 手术后患者的护理

（1）一般护理

1）卧位：上尿路结石术后侧卧位或半卧位，以利引流；肾实质切开取石及肾部分切除的患者，应绝对卧床 2 周，以免出血；经内镜取石或碎石术后患者几乎都有血尿，应卧床休息、多饮水，遵医嘱适当应用止血药、抗生素等药物；经膀胱镜碎石后，适当变换体位促进结石排出。

2）饮食和输液：肠蠕动恢复后即可进食；适当输液，并鼓励患者多饮水，以保证充足的体液量；血压稳定者可应用利尿剂以增加尿量，达到冲洗尿路和改善肾功能的目的。

（2）治疗配合护理

1）观察尿液：术后每小时尿量应在 50ml 以上，如果小于 30ml 注意是否发生了肾功能障碍，及时向医生反映。尿量应包括由肾造瘘管、输尿管支架引流管、膀胱造瘘管、导尿管等引流管引流出的尿液和渗湿敷料估计量的总和。刚刚手术后患者的尿液可带有血色，但应逐渐变浅，若未变浅反而加深甚至呈鲜红色血尿时，应及时向医生反映并协助处理。

2）观察呼吸：应注意呼吸是否正常。术后可适当给予止痛剂，鼓励和指导患者做深呼吸运动和有效咳嗽，帮助患者翻身、拍背，早期离床活动等。

3）观察并发症：注意有无出血、穿孔、感染、输尿管狭窄等并发症的发生。

（3）引流管的护理：施行肾和上段输尿管切开取石术往往需要安放肾周引流管、肾造瘘管或输尿管支架引流管，施行膀胱切开取石术往往需要安放膀胱造瘘管、留置气囊导尿管等，护士必须了解各引流管安放的部位及目的，保持各引流管的通畅和适当固定。引流袋的位置要低于肾或膀胱，直立位时应低于髋部，以免逆流。如肾盂造瘘管引流不畅，应以无菌盐水低压冲洗，每次不超过 5ml，如有出血，用冷冲洗液冲洗。肾盂造瘘管一般需置管 10 日以上，拔管前应先夹管 1～2 日，无异常表现后再经造瘘管行肾盂造影，证实上尿路通畅后方可拔管。拔管后患者应向健侧卧位，瘘口向上以防漏尿。用凡士林纱布条填塞瘘口并外盖敷料固定。

护考链接

李先生，肾结石行肾盂切开取石术后，肾盂造口管护理下列哪项不妥

A. 导管低压冲洗，每次不超过 5ml　B. 造瘘管一般置管 10 日以上

C. 拔管前行肾盂造影　D. 拔管前先夹管观察

E. 拔管后患者应向患侧卧位

分析：正确答案：E。肾盂造瘘管引流不畅以无菌盐水低压冲洗，每次不超过 5ml。肾盂造瘘管一般需置管 10 日以上，拔管前应先夹管 1～2 日，无异常表现后再经造瘘管行肾盂造影，证实上尿路通畅后方可拔管。拔管后患者应向健侧卧位，瘘口向上以防漏尿。

五、健康指导

（1）向患者及其家属讲解泌尿系结石的相关知识，增强患者康复的信心，在诊治和护理过程中得到患者的主动配合。

(2) 鼓励和指导患者多饮水以增加尿量，稀释尿液，预防结石形成或促进结石排出。

(3) 预防尿钙排出过多，有甲状旁腺功能亢进者应积极治疗，注意适当运动，长期卧床的患者可进行床上活动，以减少骨质脱钙。

(4) 指导患者根据结石的成分合理安排饮食，出院后还应定期到医院复查。

（隋　霄）

第4节　良性前列腺增生患者的护理

案例25-4

患者，男，55岁。尿频、进行性排尿困难9个月，直肠指诊发现前列腺体积增大，质韧，中央沟隆起。诊断为前列腺增生。

问题：1. 前列腺增生的病因有哪些?

2. 如何评估其病情?

3. 良性前列腺增生的治疗方法和健康指导内容有哪些?

一、概　　述

良性前列腺增生，简称前列腺增生，是老年慢性常见病。与男性激素代谢失衡有关。男性自35岁以后前列腺可出现不同程度的增生，50岁以后出现临床表现，主要临床特征为尿频和进行性排尿困难。受凉、劳累、情绪改变、进食辛辣食物及酗酒等因素，常可使原有病情加重。增生的前列腺可造成膀胱出口梗阻、尿道前列腺段狭窄、弯曲、伸长，从而引起不同程度的排尿困难。梗阻和排尿困难可引起膀胱扩张，甚至输尿管、肾盂扩张并积水，最终可导致患者肾功能的损害。随着人类平均寿命的延长，前列腺增生的发病率在逐年提高。

二、护理评估

（一）健康史

评估患者有无长期吸烟、饮酒史；平时饮水习惯，是否有足够的液体摄入和尿量；有无定时排尿或憋尿的习惯；有无尿路梗阻病史；近期是否因受凉、劳累、久坐、辛辣饮食、情绪变化、应用解痉药等而发生过尿潴留；有无出现腹股沟疝、痔等并发症。

（二）身体状况

1. 尿频　最早出现的症状，尤其表现为夜间排尿次数增多。是由于前列腺组织增生，充血刺激所致。后期出现尿频加重，则是由于梗阻加重，膀胱残余尿量增多，膀胱有效容量减少所致。

2. 进行性排尿困难　是最典型症状，表现为排尿迟缓、断续、费力、射程缩短、尿线变细甚至呈点滴状，并可出现充溢性尿失禁。如果受凉、劳累、饮酒等，可使前列腺突然充血、水肿，发生急性尿潴留。

3. 其他　继发症状，并发泌尿系感染出现膀胱刺激征；并发膀胱结石时表现为尿流中断；若长期排尿困难易导致肾积水、肾衰竭；长期腹内压增高可诱发疝和内痔等。

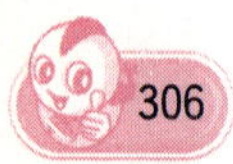

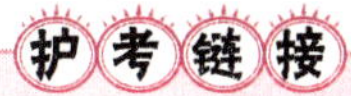

前列腺增生症状与哪项无关

A. 梗阻的程度　　B. 病变发展的速度　　C. 合并膀胱炎症

D. 合并膀胱结石　　E. 前列腺增生体积大小

分析：正确答案：E。进行性排尿困难是梗阻加重的表现，并发泌尿系感染出现膀胱刺激征；并发膀胱结石时表现为尿流中断；若长期排尿困难易导致肾积水、肾衰竭。病变发展速度快症状早而重。

（三）辅助检查

1. 直肠指诊　应在膀胱排空后进行，可于直肠壁触及前列腺增大，表面光滑，质韧有弹性，中间沟变浅、消失或隆起。

2. 血、尿常规及肾功能检查　可了解肾功能受损情况及合并感染的情况。

3. B超检查　可以直接测定前列腺大小、内部结构、是否突入膀胱。同时了解有无泌尿系结石，有无上尿路积水等。另外，还可以测定膀胱残余尿量，测残余尿量检查前，嘱患者先自行排尿且尽量排空膀胱。正常成人残余尿量小于 10ml，当残余尿量超过 60ml 时即为手术指征。

4. 尿流动力学检查　包括尿流率、膀胱压及尿道压测定，是判断逼尿肌功能及损害程度的检查方法。正常尿流率为 25ml/s，若最大尿流率＜15ml/s 表明排尿不畅；若最大尿流率＜10ml/s 则表明梗阻较为严重，常是手术指征之一。

（四）治疗要点与反应

1. 随诊　前列腺增生无临床症状，无残余尿者需随诊。

2. 药物治疗　梗阻较轻，症状不明显或不能耐受手术者可采用非手术治疗，有良好疗效。目前应用各种药物作用可达到抗雄激素、抗雌激素，缩小前列腺，缓解梗阻的目的。常用药物有：α 受体阻滞剂或 α_1 受体阻滞剂，如特拉唑嗪、坦索罗辛、阿夫唑嗪。

3. 手术治疗　当尿路梗阻严重、残余尿量超过 60ml、症状明显而药物治疗效果不好或曾经出现过急性尿潴留者，可手术治疗。方式有经尿道前列腺切除术（TURP）、耻骨上经膀胱前列腺切除术、耻骨后前列腺切除术。

4. 其他疗法　用于尿道梗阻较重而又不适宜手术者。包括激光治疗、经尿道气囊高压扩张术、经尿道高温治疗等。前列腺尿道支架网适用于危重患者。

前列腺切除手术创伤大、出血多，术后可发生活动性出血；经尿道前列腺切除术（TURP）中大量冲洗液被吸收使血容量急剧增加，形成稀释性低钠血症，患者可在数小时内出现烦躁、恶心、呕吐、抽搐、昏迷，严重者出现肺水肿、脑水肿、心力衰竭等；老年患者抵抗力弱、重要器官功能代偿能力差，术后卧床期间容易并发感染及心肺等功能异常。

护考链接

患者，男，63 岁。因渐进性排尿困难、夜尿增多就诊，医生询问病史后给患者做检查。前列腺增生症的治疗方法很多，下列哪项治疗原则正确

A. 根据全身情况及梗阻程度及前列腺增生部位选择治疗方法　　B. 药物治疗为主

C. 手术并连同前列腺包膜一同切除　　D. 经尿道前列腺切除术　　E. 激光等热疗治疗无效

分析：正确答案：A。梗阻较轻，症状不明显或不能耐受手术者可采用非手术治疗。当尿路梗阻严重、残余尿量超过 60ml、症状明显而药物治疗效果不好或曾经出现过急性尿潴留者，可手术治疗。尿道梗阻较重而又不适宜手术者可用激光治疗、经尿道气囊高压扩张术、经尿道高温治疗。前列腺尿道支架网适用于危重患者。

三、护理问题

1. 睡眠型态紊乱　与夜尿次数多有关。
2. 排尿障碍　与尿路梗阻、逼尿肌损害等有关。
3. 疼痛　与手术切口有关。
4. 生活自理缺陷　与术后持续膀胱冲洗，不能下床活动有关。
5. 潜在并发症　感染、术后出血、TURP综合征。

四、护理措施

（一）心理护理

前列腺增生的病情长时间内无明显变化，有时改善后又突然加重，病情反复，应稳定患者情绪，做好心理护理。指导轻症患者坚持药物治疗与个人保健相结合；病情严重的患者应积极配合手术治疗。耐心向患者及家属解释各种手术方法的特点。术后患者更多地关心伤口疼痛的转归、伤口大小及愈合时间、术后尿急甚至暂时尿失禁等并发症的转归情况，应给予心理安慰。

（二）一般护理

嘱患者进食易消化、高营养、粗纤维食物，以加强营养，防止便秘。忌饮酒及辛辣食物。鼓励患者多饮水。指导患者适当起床活动或床上活动，练习深呼吸和咳嗽。前列腺增生患者都是老年人，常有不同程度的高血压、冠心病、慢性支气管炎、肺气肿等老年病，根据病情需要，遵医嘱使用药物。

（三）配合治疗护理

1. 非手术及术前护理　指导患者正确戒烟、忌酒，防便秘、防感染，严禁憋尿，以免诱发急性尿潴留。如出现严重的排尿困难，残余尿量多或有尿潴留致肾功能不良者，应留置导尿持续引流，改善膀胱逼尿肌和肾功能。必要时行耻骨上膀胱造瘘术。术前应配合有关功能检查，了解患者全身情况，以便进行充分的手术前准备，提高手术耐受力。

护考链接

前列腺增生症伴尿潴留，首先考虑的处理方法是

A. 导尿一次拔除导尿管　B. 导尿并保留导尿管　C. 耻骨上膀胱穿刺排尿
D. 用金属导尿管导尿　E. 急诊行膀胱造瘘

分析：正确答案：B。如出现严重的排尿困难，残余尿量多或有尿潴留致肾功能不良者，应留置导尿持续引流，改善膀胱逼尿肌和肾功能。

2. 术后护理

（1）术后平卧位，密切观察血压、脉搏、尿色的变化，6小时后生命体征平稳、无活动性出血征象者改半卧位；术后暂时禁食，胃肠功能恢复后逐渐过渡到普食，多饮水。术后1周内禁止肛管排气或灌肠。

（2）手术后利用三腔气囊尿管控制出血，将30～50ml生理盐水注入气囊内，此水囊放在前列腺窝上方，导尿管固定在大腿的内侧并稍加牵引，告知患者不可自行移开，直至解除牵引为止。

（3）维持膀胱冲洗通畅：施行TURP的患者术后都有肉眼血尿，因此，术后常规用生理盐水持续膀胱冲洗1～5天，以防血块堵塞尿管。若引流不畅应及时施行高压冲洗，抽吸血块。膀胱冲洗期间应准确记录冲洗量和排出量，尿量＝排出量－冲洗量。冲洗速度可根据尿色而

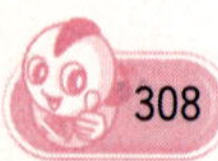

定，色深则快、色浅则慢。若尿色深红或逐渐加深，说明有活动性出血，应及时通知医师处理。

(4) 不同手术方式的护理

1) 经尿道切除术(TURP)：观察有无 TURP 综合征，原因是术中大量的冲洗液被吸收使血容量急剧增加，形成稀释性低钠血症，患者可在术后几小时内出现烦躁、恶心、呕吐、抽搐、昏迷，严重者出现肺水肿、脑水肿、心力衰竭等。此时应减慢输液速度，给予高渗盐水利尿剂、脱水剂，对症处理。TURP 术后 3～5 天尿液颜色清澈，即可拔除导尿管。

2) 开放手术：耻骨后引流管术后 3～4 天待引流量很少时拔除；耻骨上前列腺切除术后 5～7天、耻骨后前列腺切除术后 7～9 天拔除导尿管；术后 10～14 天，若排尿通畅拔除膀胱造瘘管，然后用凡士林油纱布填塞瘘口，排尿时用手指压迫瘘口敷料以防漏尿，一般 2～3 天愈合。

(5) 并发症的预防及护理：前列腺手术后最常见的并发症包括：

1) 出血：术后第 1 天会有鲜血，以后逐渐清澈。出血也可能出现在手术后 6～10 天，此时出血的原因可能是组织坏死或是用力解大便及久坐所引起。TURP 术后 3 周因感冒、酗酒、刺激及活动量增加致电凝痂皮脱落出血。

2) 血栓和栓塞：鼓励患者翻身和适当的施行腿部活动，当病情允许时，鼓励患者下床活动，以预防血栓形成。

3) 膀胱痉挛：前列腺手术后，膀胱痉挛是经常出现的问题。膀胱痉挛可引起阵发性剧痛、诱发出血。此时应嘱患者做深呼吸，以放松腹部肌肉张力；确保冲洗及引流通畅；术后留置硬脊膜外麻醉导管，按需定时注射小剂量吗啡有良好效果，严重者遵医嘱给予解痉药物。

(6) 预防感染：术后应观察体温及白细胞的变化，观察有无睾丸、附睾肿大及疼痛，观察有无畏寒、发热症状。早期应用抗生素，每日消毒尿道外口 2 次。

五、健 康 指 导

1. 心理指导　经尿道前列腺电切术后 1 个月，经膀胱前列腺切除 2 个月后可恢复性生活。前列腺切除术后常会出现逆行射精，不影响性交。

2. 生活指导　①前列腺增生采用药物或其他非手术疗法者，应避免因受凉、劳累、饮酒、便秘而引起急性尿潴留。②前列腺增生术后进易消化、含纤维素多的食物，预防便秘，必要时可服缓泻剂；术后 1～2 个月内避免剧烈活动，如提重物、跑步、骑自行车、性生活等，防止继发性出血。

3. 康复指导　①术后前列腺窝的修复需 3～6 个月，因此术后可能仍会有排尿异常现象，应多饮水，定期化验尿、复查尿流率及残余尿量。②如有尿失禁现象，应指导患者进行肛提肌锻炼，以尽快恢复尿道括约肌功能。其方法是：吸气时缩肛，呼气时放松肛门括约肌。

（周雅清）

第 5 节　泌尿系结核患者的护理

案例25-5

患者，女，38 岁，尿频、尿急、尿痛半年余，抗炎治疗不见好转，IVU 右肾不显影，尿常规：白细胞增多，红细胞 10～20 个/HP；右肾穿刺造影可见广泛破坏灶，肾盂肾盏严重积水扩张，诊断为右肾结核。

问题：1. 泌尿系统结核临床表现有哪些？

2. 应选用哪种治疗方法最好？

一、概　　述

泌尿系结核好发于青壮年男性，是全身结核病的一部分，多继发于肺结核，少数继发于肠结核或骨关节结核。结核杆菌自原发病灶经血播散，常常是先引起肾结核，绝大多数为单侧病变，如未及时治疗，随着病变的发展，肾髓质内不但形成结核结节，而且结核结节可相互融合，形成干酪样脓肿，破入肾盂形成结核性空洞，结核杆菌随尿流下行到输尿管、膀胱和尿道、前列腺、精囊、睾丸、输精管、输卵管等部位，再引起这些部位的结核病变。典型的症状是尿频、尿急、血尿或脓尿，全身症状可有体重减轻、低热、乏力或贫血，也可无任何症状而在尿常规检查时才被发现。

> **链接**
>
> **结核结节**
>
> 结核结节是由淋巴细胞、上皮样细胞、浆细胞和巨噬细胞等组成的结核性肉芽组织，中央常为干酪样物质，边缘为增生的纤维组织。膀胱发生结核病变时，其黏膜亦可形成浅黄色的结核结节，在膀胱镜下不但可观察到，而且可取材活检。

二、护理评估

（一）健康史

评估患者有无肺、骨关节、肠结核病史或接触史，有无其他疾病史，患者体质情况，免疫力的高低等。

（二）身体状况

1. 膀胱刺激征　尿频是肾结核患者最早出现的症状。初期是结核杆菌尿刺激膀胱黏膜引起，出现尿急和尿痛是由于结核性膀胱炎所致。晚期，膀胱挛缩，容量显著减小，尿频等膀胱刺激症状更加严重，甚至出现尿失禁现象。

2. 血尿、脓尿　是泌尿系结核另一重要症状，是由于肾盂和肾盏黏膜被破坏后排出干酪样物质以及结核性膀胱炎或溃疡等引起；肾结核患者都有不同程度的脓尿，呈洗米水样，严重时为脓血尿。

> **护考链接**
>
> 肾结核的血尿表现为
>
> A. 全血尿　B. 间歇性无痛血尿
>
> C. 起始血尿　D. 终末血尿
>
> E. 镜下血尿
>
> **分析：**正确答案：D。肾结核患者排出的干酪样物质导致膀胱炎或溃疡，表现为终末血尿。

3. 肾区疼痛和包块　泌尿系结核病变影响到肾被膜、患肾破坏严重、输尿管被血块或干酪样物质堵塞时，可引起钝痛或绞痛。较大的肾积脓或肾积水时，腰部可触及包块。

4. 全身症状　晚期或合并其他器官活动性结核时，可出现午后低热、盗汗、消瘦、乏力、贫血、食欲不振和血沉增快等典型的结核病全身症状。病情严重者，可出现尿毒症。

（三）辅助检查

1. 尿液检查　镜下可见大量红、白细胞，尿液沉淀物涂片找抗酸杆菌。

2. 影像学检查　X线片可见钙化影。造影检查可见肾盏虫蚀样破坏与肾空洞等。B超和CT可了解肾形态、大小及有无积水和积脓。对临床诊断、判断病变严重程度、确定治疗方案非常重要。

3. 膀胱镜检查　可了解膀胱内有无充血、水肿、浅黄色的结核结节、结核性溃疡、肉芽肿等病变，必要时钳取活组织做病理检查。

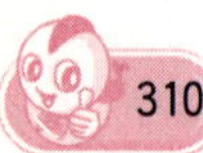

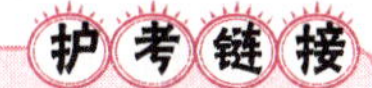

患者，女，25 岁。尿频，尿急，尿痛 3 个月，一般抗生素治疗不见好转，目前每次尿量 70ml。IVU：右肾未显影，为明确诊断，还应给予哪项检查

A. 尿沉渣查抗酸杆菌　B. 尿结核杆菌培养　C. 尿动物接种

D. 膀胱镜检查　E. 同位素肾图

分析：正确答案：A。肾结核的早期症状为膀胱刺激征，一般抗生素治疗无效，尿液沉淀物涂片找到抗酸杆菌可明确诊断。

（四）治疗要点及反应

泌尿系结核是全身结核病的一部分，应注意全身治疗，加强营养、适当休息、避免劳累、长期应用抗结核药等。多数抗结核药对肝有损害，应定期检查肝功能及肾功能，测听力、视力等。注意观察用药后的反应，若出现恶心、呕吐、耳鸣、听力下降等表现时，及时就诊。若出现细菌耐药，及时更换敏感抗结核药。

凡正规药物治疗 6～9 个月无效，患肾破坏严重，应在药物治疗的配合下施行手术治疗。手术方式：①病灶清除术；②肾部分切除术；③患肾切除术。

三、护理问题

1. 营养失调：低于机体需要量　与病程长、机体消耗大、食欲不振等有关。
2. 焦虑　与泌尿系结核病程长，担忧预后、惧怕手术治疗等有关。
3. 知识缺乏　缺乏有关疾病、用药及不良反应、康复等知识。

四、护理措施

（一）心理护理

结核病病程长，尤其发生血尿、脓尿或需手术治疗时，可见患者焦虑、恐惧；由于结核病具有传染性，患者在与亲属及他人交往中可能受到冷落，容易产生自卑等心理反应。体贴患者，耐心解释治疗的长期性、手术的必要性和预后，鼓励患者树立治愈疾病的信心，主动配合治疗。

（二）一般护理

提供适宜的环境，让患者充分休息，避免劳累，指导患者进行适当的户外活动，以增强体质、提高免疫力。加强营养，给予高蛋白、高热量、高维生素、易消化的饮食；多饮水，稀释尿液，以减轻脓尿对膀胱的刺激。

（三）配合治疗护理

1. 非手术及手术前护理　早期肾结核患者可通过系统、规则地服用抗结核药物而治愈。由于服药时间较长，患者常不能坚持按时、足量地服药，以致影响治疗效果，因此应指导、监督患者严格执行治疗方案的服药要求。抗结核药的用药时间长，为 6 个月以上，定期复查血、尿常规、血沉、X 线尿路造影、B 超及肝、肾功能，同时观察疗效及药物的不良反应，了解有无听神经损害等。泌尿系结核手术前需较长时间用抗结核药物准备，如全肾切除术前药物准备至少 2 周以上，而肾部分切除术前药物准备需 3～6 个月；检查重要器官的功能，若有器官功能障碍，应予以纠正；加强营养，提高患者对手术的耐受力；手术前做好常规护理工作。

护考链接

患者，女，24岁。尿频，尿痛1年余，用一般消炎药不见好转，有米汤尿和终末血尿史。如确诊为早期肾结核，其治疗应为

A. 病灶清除　　B. 肾部分切除　　C. 肾切除

D. 抗结核药物治疗　　E. 肾造瘘

分析：正确答案：D。早期肾结核患者可通过系统、规则地服用抗结核药物而治愈。由于服药时间较长，因此应指导、监督患者严格执行治疗方案的服药要求。抗结核药的用药时间长，为6个月以上。

2. 手术后护理　肾切除患者血压平稳后可取半卧位。鼓励早期活动以减轻腹胀。保留肾组织的手术患者，应卧床7～14日，减少活动，避免继发性出血或肾下垂。术后继续抗结核治疗3～6个月，以防复发。

五、健康指导

指导患者养成良好的卫生习惯，宣传结核病预防知识。指导患者及家属用药要保持联合、规律，不可随意减量或减药的重要性和必要性。向患者讲解泌尿系结核病因病理、用药及康复等方面的知识。加强营养，注意休息，避免劳累，用药期间须注意药物的不良反应，定期复查尿常规和尿结核杆菌，复查肝、肾功能。

（周雅清）

第6节　泌尿系肿瘤患者的护理

案例25-6

王先生，47岁。间歇性无痛性肉眼血尿5个月，右腰痛2个月。查膀胱镜检见有膀胱三角区多个乳头状肿物，0.5～1.0cm不等，右输尿管口处有一1.0cm肿物堵塞输尿管口，肾盂造影右肾积水。既往2年前曾因膀胱癌行膀胱部分切除术。

问题：1. 膀胱癌发病的相关因素有哪些？

2. 该患者的护理问题有哪些？

一、概　　述

（一）分类

泌尿系肿瘤多系恶性。在我国，成人最常见的是膀胱癌，其次为肾癌，少数为肾盂癌；婴幼儿最常见的是肾母细胞瘤。肾癌的高发年龄为50～60岁，男女比例为2∶1，可经血行和淋巴转移。肾盂癌多发于40～70岁，常有早期淋巴转移。肾母细胞瘤又称肾胚胎瘤或Willms瘤，多发生于1～5岁之间，转移途径与肾癌相同。膀胱癌多见于50～70岁的男性，淋巴转移常见，血行转移多在晚期。泌尿系肿瘤的病因不明。主要临床特征为间歇性、无痛性、肉眼血尿。但肾母细胞瘤最常见和最重要的表现是无意中发现的腹部肿块。

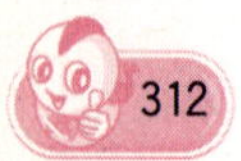

（二）病理

肾癌：发生于肾小管上皮细胞，瘤体为类圆形实质性肿瘤，外有假包膜。肿瘤增大穿透假包膜，向外侵犯邻近器官组织，产生相应表现，向内破坏肾盏肾盂引起血尿。肾盂癌：多为移行细胞乳头状癌，早期即出现血尿。肾母细胞瘤，从胚胎性肾组织发生，由间质、上皮和胚芽3种成分组成，增长迅速。膀胱癌病理以细胞分化和浸润程度最重要。组织类型中绝大多数为移行上皮细胞乳头状癌，占95%以上。分化程度分为3级：Ⅰ级分化良好，低度恶性；Ⅲ级分化不良，属高度恶性；Ⅱ级分化程度居Ⅰ、Ⅲ级之间，属中度恶性。生长方式可分为原位癌、乳头状癌和浸润性癌。淋巴转移常见，晚期血行转移到肝、肺、骨和皮肤等处。

二、护理评估

（一）健康史

了解患者年龄、性别、吸烟史、职业、周围环境、既往史、家族史；有无长期接触致癌物质。目前研究显示，吸烟是泌尿系统肿瘤的重要危险因素。此外，接触石棉、皮革制品也与肾细胞癌发病有关。遗传在肾细胞癌发病中也有重要作用。在染料、橡胶、塑料、油漆等工业或生活中长期接触苯胺类化学物质，容易诱发膀胱癌。膀胱白斑、腺性膀胱炎、尿结石、色氨酸和烟酸代谢异常也可能是膀胱癌的诱因。

（二）身体状况

1. 血尿　间歇性无痛性肉眼血尿是肾癌、肾盂癌、膀胱癌共有的主要症状及早期症状。由于肾母细胞瘤很少侵入肾盂、肾盏，故血尿不明显。肾癌出血堵塞输尿管可产生肾绞痛。

2. 排尿异常　膀胱癌晚期可伴有尿急、尿频、尿痛。是由于肿瘤坏死、溃疡和合并感染所致。当膀胱癌增大堵塞膀胱口时可发生排尿困难或尿潴留。

3. 肿块及疼痛　肾母细胞瘤的最早表现为迅速增大的腹部肿块；晚期肾癌和肾盂癌可有腰部肿块，质坚硬。且伴有隐痛或钝痛；肿瘤侵犯周围脏器和腰大肌时疼痛较重且为持续性。肾盂癌或肾癌破坏肾内血管，凝血块堵塞输尿管时可出现绞痛；膀胱癌晚期下腹部肿块和腰骶部疼痛。

4. 全身表现　肾癌、肾母细胞瘤患者可出现发热、高血压、红细胞增多症等肾外表现；晚期患者，可出现贫血、水肿、恶病质及肿瘤转移表现。

护考链接

膀胱肿瘤早期症状哪个是正确的

A. 镜下血尿　B. 终末血尿　C. 间歇性无痛性肉眼血尿终末加重

D. 腰痛伴血尿　E. 血尿伴膀胱刺激症状

分析：正确答案：C。间歇性无痛性肉眼血尿是肾癌、肾盂癌、膀胱癌共有的主要症状及早期症状，终末血尿见于后尿道、膀胱颈部和膀胱三角区的病变。

（三）辅助检查

1. 实验室检查　肾癌、肾母细胞瘤患者血中肾素和红细胞生成素增高；膀胱癌尿脱落细胞学检查可找到癌细胞。

2. 影像学检查　B超检查，简单易行，可发现直径0.5cm以上的膀胱肿瘤。还能鉴别肾实质性肿块与囊性病变。X线平片可见肾外形增大、不规则，偶有钙化影。尿路造影肾癌、肾母细胞瘤可见肾盏、肾盂因受肿瘤挤压而有不规则变形、狭窄、拉长或充盈缺损，肾盂癌显示盂内充盈缺损、变形等。CT、MRI可了解肿瘤浸润深度及局部转移病灶。

3. 膀胱镜检查　膀胱镜检查是最重要的检查手段，能直接观察肿瘤位置、大小、数目、形态、浸润范围等，必要时可取材做活组织检查，临床诊断价值较高。

护考链接

诊断膀胱癌最主要的检查方法是

A. 尿脱落细胞检查　B. 膀胱镜检查，必要时活检　C. 膀胱双合诊

D. B超　E. 静脉尿路造影

分析：正确答案：B。膀胱镜检查是最重要的检查手段，能直接观察肿瘤位置、大小、数目、形态、浸润范围等，必要时可取材做活组织检查，临床诊断价值较高。

（四）治疗要点和反应

以手术治疗为主的综合治疗效果最好。肾癌手术方法包括：部分肾切除术、根治性肾切除术。肾癌直径小于3cm，可以行保留肾组织的局部切除术。膀胱癌原则上单发、表浅、较小的肿瘤可采取保留膀胱的手术；较大、多发、反复发作及三角区肿瘤，应行膀胱全切术。行膀胱全切除术者，则需要尿流改道及重建手术，即输尿管皮肤造口术或肠管代膀胱术。凡保留膀胱的手术治疗，术后需要进行膀胱内药物灌注治疗，以预防或推迟肿瘤复发。常用的膀胱内灌注治疗药物有丝裂霉素（MMC）、阿霉素（ADM）、羟喜树碱及卡介苗（BCG）等，不良反应有膀胱刺激征、发热、出血性膀胱炎等。回肠代膀胱术后，患者易发生电解质失衡和高氯性酸中毒等并发症。

护考链接

患者，男，48岁。体检时发现右肾下有4cm×3cm占位病变，IVU尿路造影未见右肾盂肾盏形态改变；CT可诊断右肾下极恶性肿瘤，左肾正常形态和功能。下列治疗方案哪项正确

A. 根治性右肾切除　B. 右肾切除　C. 右肾部分切除

D. 右肾动脉栓塞　E. 右肾部分切除加放化疗

分析：正确答案：A。以手术治疗为主的综合治疗效果最好。肾癌手术方法包括：部分肾切除术、根治性肾切除术。肾癌直径小于3cm，可以行保留肾组织的局部切除术。

三、护理问题

1. 疼痛　与肾癌的生长刺激或压迫及手术所致的组织损伤有关。
2. 营养失调：低于机体需要量　与营养摄入不足、肿瘤慢性消耗、化疗副作用等有关。
3. 焦虑　与血尿失血过多、担心疾病的预后、担心术后排尿方式改变有关。
4. 躯体移动障碍　与术后卧床、输液和留置引流管有关。
5. 排尿障碍　与膀胱癌晚期膀胱颈部或后尿道梗阻以及合并感染等有关。
6. 体象紊乱　与膀胱全切除尿流改道、引流装置的存在、不能主动排尿等有关。
7. 知识缺乏　与缺乏膀胱癌治疗、护理方面的知识有关。

四、护理措施

（一）术前护理

1. 一般护理　调节饮食，给予高蛋白、高热量、高维生素、易消化的食物，改善全身营养

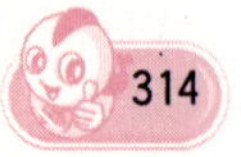

状况；指导患者适当多饮水以稀释尿液，不但可减轻膀胱刺激征，而且还可减少血块对尿路的堵塞。对贫血患者保证营养的摄入，遵医嘱给予输血等支持治疗。

2. 心理护理　消除紧张悲观情绪，树立治疗信心。患者可表现为对癌症的否认，对预后的恐惧及不接受尿流改道，应根据患者的具体情况，做耐心的心理疏导，以消除其恐惧、焦虑、绝望的心理。

3. 观察血尿程度　血尿程度与肿瘤程度并不一定成正比，应每日观察尿的颜色、性状，病程长、体质差、晚期肿瘤出现明显血尿者，应卧床休息，做好记录。

4. 注意患者疼痛性质的观察，有无突然肾绞痛及腰部持续疼痛的发生。观察有无膀胱刺激症状，出现时说明膀胱肿瘤瘤体较大或为数较多，或肿瘤侵入较深。

5. 行膀胱全切肠道代膀胱术的患者，按结肠直肠手术进行肠道准备；女性患者术前 3 天开始冲洗阴道，每天 1～2 次；手术日晨常规插胃管，作好其他常规准备。

（二）术后护理

1. 一般护理

(1) 体位：病情稳定后可取半卧位，肾切除术后，患者卧床 5～7 日，避免过早下床活动引起手术部位出血。肾部分切除的患者应卧床 1～2 周，以防出血。膀胱全切除术后，患者卧床 8～10 日，以免引流管脱落而引起尿瘘。

(2) 饮食：一般患者待肛门排气后进食，但涉及肠道手术（如肠代膀胱术）者则按肠吻合术后饮食。膀胱肿瘤电切术后 6 小时，患者即可进食，以营养丰富、粗纤维饮食为主，忌辛辣刺激食物，防止便秘，多饮水。

(3) 预防感染：定时测体温及血白细胞。保持伤口清洁、干燥；定时翻身、拍背，指导患者正确咳嗽、咳痰及深呼吸，若痰液黏稠，给予雾化吸入，适当活动，可预防感染发生。留置尿管者做好相应护理。

2. 病情观察

(1) 应严密观察生命体征：较大肾肿瘤行肾癌根治性切除术及膀胱癌全切除术后，渗血可能较多，有出血倾向，应严密观察生命体征，保证输血、输液通畅。早期发现休克的症状和体征，及时进行治疗和护理。

(2) 观察伤口及各引流管：①如肾癌手术后腹膜后广泛渗血，应注意观察负压引流管内引流液的性质与量。观察腹壁造口肠管的颜色、光泽等，如有异常，应及时向医生报告并协助处理。②膀胱肿瘤电切术后常规冲洗 1～3 天，应密切观察膀胱冲洗引流液的颜色，根据引流液颜色的变化，及时调整冲洗速度，防止血块堵塞尿管，确保尿管通畅。③膀胱全切术后应持续胃肠减压，密切观察胃液的性质、颜色、量，并做好记录。待胃肠功能恢复后拔除胃管开始进食，从糖水、米汤开始，逐渐过渡到半流食，直至普食。密切观察患者进食后有无恶心、呕吐、腹泻、腹胀、腹痛、肠梗阻症状。④回肠膀胱术后，应密切观察造瘘口的大小、形状、颜色，刚手术后正常造瘘口肿胀、鲜红、潮湿，如果灰暗且发绀，则可能是由于血液供应受阻碍造成的，需立即通知医生。保持伤口、造瘘口部位敷料清洁干燥。通常在造瘘口肿胀消退后，约手术后第 7 天即可测量造瘘口的大小，但在 6～8 周内造瘘口仍会持续收缩。尿液颜色由血性逐渐变清澈，伴有黏性分泌物，是尿液刺激肠黏膜所引起的正常现象。回肠膀胱术后 10～12 天拔除输尿管引流管和回肠膀胱引流管，改为佩戴皮肤造口袋；可控膀胱术后 8～10 天拔除肾盂输尿管引流管，12～14 天拔除贮尿囊引流管，2～3 周拔除输出道引流管，训练自行排尿。

(3) 监测护理：监测肾功能，准确记录 24 小时尿量。因尿液中的电解质易被肠黏膜吸收，所以肠代膀胱后应定时测血电解质浓度和血 pH，若有异常及时纠正。注意观察患者有无憋气、呼吸困难等症状，以及早发现有无胸膜破裂的症状，发现异常及时通知医生。

3. 对症治疗　适当应用镇静剂，减轻疼痛，利于活动及有效咳嗽和排痰。

4. 用药护理　若病情允许，术后半个月行放疗和化疗。膀胱保留术后患者能憋尿者，即行膀胱灌注化疗，是预防或推迟肿瘤复发的措施。准备好药物、稀释液、导尿包等物品，协助医生灌注。灌注时插导尿管，排空膀胱中的尿液，以蒸馏水或等渗盐水稀释的药液灌入膀胱后平、俯、左、右侧卧位，每 15 分钟轮换体位 1 次，共 2 小时，每周灌注 1 次，共 6 次，以后每月 1 次，持续 2 年。

五、健康指导

1. 自身保护　禁止吸烟，对密切接触致癌物质者加强劳动保护，防止或减少膀胱肿瘤的发生。

2. 定期复查

(1) 浸润性膀胱癌术后定期复查肝、肾、肺等脏器功能，及早发现转移病灶。

(2) 放疗、化疗期间，定期查血、尿常规，一旦出现骨髓抑制，应暂停治疗。

(3) 任何保留膀胱的手术后患者都应有严密的随访，须定期复查膀胱镜，术后第 1 年应每 3 个月做膀胱镜 1 次，1 年无复发者酌情延长复查时间。应反复强调复查的重要性，并说服患者主动配合。注意尿液颜色的变化，如有血尿出现，及早到医院就诊。

3. 建康指导　嘱患者慎用对肾功能有损害的药物，保护健侧肾功能。术后适当锻炼，加强营养，增强体质。

4. 教会患者自我护理　尿流改道术后腹部佩戴集尿袋者，应指导患者正确地使用集尿袋，学会自我护理，避免集尿袋的边缘压迫造口，保持清洁，定时更换尿袋。可控膀胱术后，开始每 2～3 小时导尿 1 次，逐渐延长间隔时间至每 3～4 小时 1 次，导尿时要注意保持清洁，定期用生理盐水或开水冲洗贮尿囊，清除黏液及沉淀物，若无残余尿，很少发生上行感染。

小结

泌尿及男性生殖系统疾病患者的常见症状有排尿异常和尿液异常，为了明确病情要做好尿路平片、静脉尿路造影、逆行尿路造影、尿道膀胱镜等检查及护理，对前列腺、膀胱癌术后及长期留置导尿患者还要做好膀胱冲洗的护理。对泌尿系统损伤的患者，非手术治疗及手术前要做好一般护理、病情观察、治疗配合；术后要卧床休息，做好尿管、膀胱造瘘管护理。对泌尿系统结石患者应掌握不同部位结石的治疗、护理方法，同时还要对症治疗，鼓励患者多饮水，预防结石形成或促进结石排出。出院时指导患者根据结石的成分合理安排饮食，定期到医院复查。在学习中利用书本、多媒体资源及见习、实习等途径，逐渐加深理解掌握。

(周雅清)

自测题

A_1/A_2 型题

1. 当腹内压力突然增加时尿液不随意地流出，此现象属于(　　)
   A. 压力性尿失禁　B. 充盈性尿失禁
   C. 真性尿失禁　D. 假性尿失禁
   E. 急迫性尿失禁

2. 终末血尿提示病变部位在(　　)
   A. 肾脏　B. 输尿管

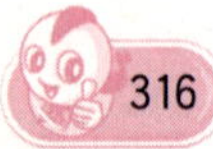

C. 膀胱前壁　　D. 前尿道
E. 后尿道、膀胱颈或膀胱三角区

3. 脓尿是指离心尿每高倍镜视野中白细胞超过(　　)
A. 1 个以上　　B. 3 个以上
C. 5 个以上　　D. 6 个以上
E. 8 个以上

4. 膀胱刺激征是指(　　)
A. 尿频、尿多、尿痛　　B. 尿频、尿多、尿急
C. 尿频、尿急、尿痛　　D. 尿频、尿急、腰痛
E. 尿频、尿多、腰痛

5. 无尿是指 24 小时内总尿量少于(　　)
A. 400ml　B. 300ml　C. 200ml
D. 100ml　E. 10ml

6. 常用的膀胱冲洗液不包括(　　)
A. 生理盐水
B. 3%硼酸溶液
C. 0.02%乳酸依沙吖啶(雷佛奴尔)
D. 5%氯化钠溶液
E. 抗生素溶液

7. 最严重的肾损伤类型是(　　)
A. 肾皮质裂伤　　B. 肾盂裂伤
C. 肾蒂断裂　　D. 肾全层裂伤
E. 肾挫伤

8. 闭合性肾损伤需卧床休息(　　)
A. 1 周　　B. 1～2 周
C. 2～4 周　　D. 2 个月
E. 3 个月

9. 肾损伤后哪一种情况需紧急手术(　　)
A. 血尿明显　　B. 休克不能纠正
C. 出现高热　　D. 尿外渗明显
E. 合并肋骨骨折

10. 以下哪种疾病恢复后要定期行尿道扩张
A. 前列腺摘除术后 B. 输尿管切开取石术后
C. 尿道损伤修复后 D. 膀胱造瘘术后
E. 肾结核病灶切除术后

11. 膀胱结石的典型症状是(　　)
A. 尿频　　B. 尿急
C. 排尿开始时疼痛 D. 排尿突然中断
E. 排尿终末时疼痛

12. 尿道结石的典型症状是(　　)
A. 排尿困难　　B. 尿频
C. 尿急　　D. 尿痛
E. 血尿

13. 良性前列腺增生症较好的治疗方法是(　　)
A. 药物治疗
B. 经尿道高温热疗
C. 经尿道气囊扩张术
D. 前列腺切除术
E. 前列腺尿道支架

14. 前列腺增生引起尿失禁的常见类型是(　　)
A. 真性尿失禁　　B. 完全性尿失禁
C. 压力性尿失禁　　D. 急迫性尿失禁
E. 充盈性尿失禁

15. 泌尿系结核最早出现的症状是(　　)
A. 尿频　B. 尿痛　C. 血尿
D. 脓尿　E. 肾区疼痛

16. 病变主要在肾脏，症状主要表现在膀胱的疾病是(　　)
A. 肾结石　　B. 肾肿瘤
C. 肾结核　　D. 急性肾盂肾炎
E. 急性肾积水

17. 临床诊断膀胱癌价值较高的方法是(　　)
A. MRI 检查　　B. B 超检查
C. CT 检查　　D. 膀胱镜检查
E. 膀胱造影检查

18. 泌尿系男性生殖器结核原发灶多在(　　)
A. 肾　　B. 输尿管
C. 膀胱　　D. 附睾
E. 前列腺

19. 肾结核的原发灶多在(　　)
A. 骨关节　　B. 淋巴结
C. 肠道　　D. 肺
E. 腹腔

20. 肾结核最常见的临床表现是(　　)
A. 血尿、脓尿　　B. 尿频、尿急、尿痛
C. 全身结核中毒症状　　D. 肾区疼痛
E. 肾区包块

21. 病理改变主要在肾脏，但临床表现主要在膀胱的疾病是(　　)
A. 肾结石　　B. 肾结核
C. 肾肿瘤　　D. 肾积水
E. 多囊肾

22. 肾结核的血尿表现为(　　)
A. 全血尿　　B. 间歇性无痛血尿
C. 起始血尿　　D. 终末血尿

E. 镜下血尿

23. 无痛性肉眼血尿为(　　)

A. 肾结核的主要临床表现

B. 肾结石的主要临床表现

C. 膀胱癌的主要临床表现

D. Willms 瘤的主要临床表现

E. 前列腺增生症的主要临床表现

24. 老年男性进行性排尿困难为(　　)

A. 肾结核的主要临床表现

B. 肾结石的主要临床表现

C. 膀胱癌的主要临床表现

D. Willms 瘤的主要临床表现

E. 前列腺增生症的主要临床表现

25. 小儿腹部巨大肿块为(　　)

A. 肾结核的主要临床表现

B. 肾结石的主要临床表现

C. 膀胱癌的主要临床表现

D. Willms 瘤的主要临床表现

E. 前列腺增生症的主要临床表现

26. 泌尿系男性生殖系肿瘤中哪个器官最常见(　　)

A. 肾脏　　B. 膀胱

C. 输尿管　　D. 睾丸

E. 前列腺

27. 膀胱肿瘤早期症状哪个是正确的(　　)

A. 镜下血尿

B. 终末血尿

C. 间歇性无痛性肉眼血尿，终末加重

D. 腰痛伴血尿

E. 血尿伴膀胱刺激症状

28. 肾胚胎瘤最早出现的症状(　　)

A. 腹痛　　B. 血尿

C. 高血压　　D. 腹部包块

E. 发热

29. 患者，女性，58 岁，无痛性全程肉眼血尿反复发作 2 个多月，B 超示左肾增大，膀胱镜检查见左输尿管口喷血，最大的可能是(　　)

A. 肾结核　　B. 肾癌

C. 肾结石　　D. 输尿管结石

E. 肾损伤

30. 女性患者，44 岁，经常在咳嗽、打喷嚏或大笑时发生尿失禁，此种尿失禁多为(　　)

A. 真性尿失禁　　B. 压力性尿失禁

C. 完全性尿失禁　　D. 急迫性尿失禁

E. 充盈性尿失禁

31. 男性患者，23 岁，下腹部外伤 5 小时后，出现下腹痛伴排尿困难，试插导尿管能顺利进入膀胱，注入 200ml 无菌生理盐水，而抽出不足 120ml，此时应考虑(　　)

A. 前尿道断裂　　B. 后尿道断裂

C. 膀胱挫伤　　D. 膀胱破裂

E. 膀胱结石

32. 建筑工人，男，36 岁，从高处跌落，骑跨在脚手架上，感到疼痛伴尿道出血，不能排尿，损伤的部位可能是(　　)

A. 尿道阴茎部　　B. 尿道球部

C. 尿道膜部　　D. 尿道前列腺部

E. 后尿道

33. 男性患者，30 岁，2 天前因骑跨伤出现尿道口滴血、排尿困难伴尿痛，现在症状无明显减轻，此时首选的治疗方法是(　　)

A. 行尿道会师术

B. 行尿道修补术

C. 试插导尿管并留置导尿

D. 应用止血药

E. 应用镇静药

34. 男性患者，22 岁，因塌方右腰部被砸伤，出现大量肉眼血尿，右肾区明显肿胀，有瘀斑和压痛，脉搏 120 次/分，血压 80/50mmHg，可能是(　　)

A. 肾挫伤　　B. 肾实质损伤

C. 肾盂肾盏破裂　　D. 肾蒂断裂

E. 肾全层裂伤

35. 患者，女性，32 岁，肾绞痛 3 小时，用一般止痛药不能缓解，此时选用下列哪种方法止痛效果好(　　)

A. 肾区热敷

B. 肌内注射吗啡

C. 肌内注射山莨菪碱

D. 输液

E. 肌内注射哌替啶和阿托品

36. 6 岁男孩，排尿时突感疼痛，尿流中断，变换体位后疼痛缓解，并可继续排尿，可能是(　　)

A. 膀胱结石　　B. 尿道结石

C. 尿道狭窄　　D. 尿道损伤

E. 输尿管结石

37. 患者，女，22 岁。尿频尿急 2 年，有米汤样尿和终末血尿。尿检：脓细胞（+++），红细胞（+）。尿细菌培养阴性，IVU：左肾未显影，左肾区可见斑片状高密度阴影，右肾盂肾盏显示光滑，有轻度积水，诊断应为（　　）

A. 左肾结核

B. 右肾结核

C. 双肾结核

D. 左输尿管结石肾积水

E. 左肾癌

38. 患者，25 岁，女性。尿频尿痛 1 周，尿常规：白细胞（+），红细胞（+），消炎治疗好转。因过去有尿频尿痛病史，行肾造影找其原因，作 IVU 检查时发现右肾区为一高密度影，其钙化区呈肾脏的轮廓，左肾盂肾盏显示正常。右肾病变应是（　　）

A. 肿瘤钙化　　B. 结石

C. 胆囊结石　　D. 肾结核自截肾

E. 肠道粪块

39. 患者，男，60 岁。2 年来出现间歇性无痛性全程肉眼血尿，终末加重，近半年来出现尿频、尿痛，3 月来耻骨后痛，应诊断为（　　）

A. 膀胱炎　　B. 前列腺增生症

C. 膀胱肿瘤　　D. 膀胱结石

E. 肾结核

A_3/A_4 型题

（40～42 题共用题干）

患者，男性，60 岁，上腹部隐痛 2 月余，伴肾区叩击痛，镜下血尿。B 超示，双肾各有一结石，直径约 0.8cm×0.9cm。IVP 示肾功能正常，双侧输尿管通畅。

40. 目前适宜的治疗方法是（　　）

A. 中药排石

B. 多饮水

C. 体外冲击波碎石

D. 经皮肾镜取石

E. 经肾切开取石

41. 上述治疗后患者应取的体位是（　　）

A. 平卧位 24 小时

B. 患侧卧位 24～48 小时

C. 健侧卧位 24～48 小时

D. 患侧卧位 48～72 小时

E. 健侧卧位 48～72 小时

42. 如果该患者实行肾实质切开取石，手术后应绝对卧床（　　）

A. 1 周　　B. 2 周

C. 3 周　　D. 4 周

E. 5 周

（周雅清　隋　霄）

第26章

骨与关节疾病患者的护理

人体活动是以骨为支架、关节作枢纽、肌为动力，有软骨、滑囊、韧带、肌腱、腱鞘、筋膜参与，在血液供应和神经、体液支配下完成的协调动作。上述任何组织、器官的病变，统称运动系统疾病。尤以骨折、关节脱位等病变常见。这些疾病主要影响人的活动，给患者的日常生活、工作、劳动、学习带来一定的困难，严重时可造成肢体残疾，给社会和家庭造成负担。护理骨与关节疾病患者时，要充分调动患者及家属的积极性，共同参与疾病的治疗、护理，使患肢功能得到最大程度的恢复，以提高患者的生存质量，减轻家庭和社会的负担。

案例26-1

患者，男性，45岁，因右下肢外伤半小时入院，查体：神志清楚，面色苍白，精神紧张，被动体位，血压120/105mmHg，脉搏112次/分，右侧大腿中段肿胀明显，皮下瘀血斑，压痛，右下肢缩短，足部活动正常。其他部位未见异常。X线检查示：右股骨干粉碎性骨折。入院诊断为右股骨干骨折。住院1周一直行持续骨牵引治疗。由于患者家庭贫困，心理负担较重。

问题：1. 说出患者骨牵引护理的注意事项。

2. 如何对该患者进行心理指导？

第1节　骨折患者的护理

一、概　　述

骨质的连续性发生部分或完全中断称为骨折。

（一）骨折的类型

1. 依据骨折是否和外界相通分类

（1）开放性骨折：骨折附近的皮肤和黏膜破裂，骨折处与外界相通。

（2）闭合性骨折：骨折处皮肤或黏膜完整，不与外界相通，此类骨折没有污染。

2. 依据骨折程度分类

（1）稳定性骨折：骨折复位后经适当的外固定不易发生再移位者称稳定性骨折、如裂缝骨折、青枝骨折、嵌插骨折、长骨横形骨折等（图26-1）。

（2）不稳定性骨折：骨折复位后易发生再移位者称不稳定性骨折，如斜形骨折、螺旋骨折、粉碎性骨折等。

3. 依据骨折的程度分类

（1）完全性骨折：骨的完整性或连续性完全中断，管状骨骨折后形成两个或两个以上的骨折段。横形、斜形、螺旋形及粉碎性骨折均属完全性骨折。

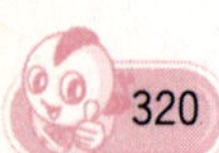

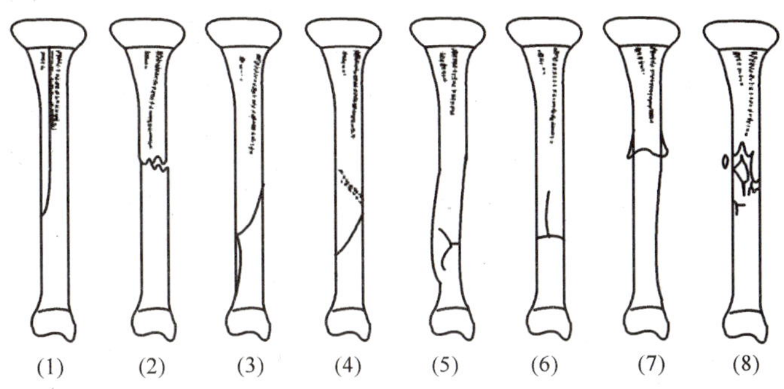

图 26-1　骨折分类

(1) 线状(纵形)骨折;(2) 横形骨折;(3) 斜形骨折;(4) 螺旋骨折;(5) 青枝骨折;(6)“T”形骨折;(7) 嵌入骨折;(8) 粉碎性骨折

(2) 不完全性骨折:骨的完整性和连续性只有部分中断,如颅骨、肩胛骨及长骨的裂缝骨折,儿童的青枝骨折等均属不完全性骨折。

4. 其他分类方法　如依据骨折后的时间,可分为新鲜骨折(2 周以内)和陈旧性骨折(2 周以前);依据骨折前骨组织是否正常,可分为外伤性骨折和病理性骨折。

(二)骨折的愈合

(1) 骨折的愈合过程(图 26-2)

1) 血肿机化期:即纤维组织的形成,约需 2～3 周方能初步完成。

2) 骨痂形成期:此期又称临床愈合期,一般 3 个月左右。

3) 骨化塑形期:此期骨痂逐步被吸收;骨髓腔亦再沟通,恢复骨之原形。小儿为 1～2 年,成人为 2～4 年。

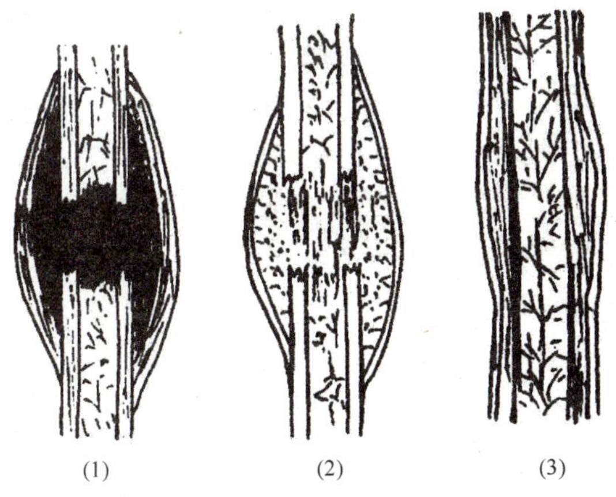

图 26-2　骨折的愈合过程

(1) 血肿机化期;(2) 骨痂形成期;(3) 骨化塑形期

(2) 影响骨折愈合的因素

1) 全身性因素:儿童生长活跃,骨折愈合较成人快。患者的一般情况欠佳,如患营养不良、糖尿病、钙磷代谢紊乱、恶性肿瘤等疾病时,均可使骨折延迟愈合。

2) 局部因素:引起骨折的原因,骨折的部位、类型、程度,骨折部位的血运情况、治疗护理方法、感染和功能锻炼等因素均可影响骨折的愈合。

（三）骨折的治疗原则

骨折的治疗原则：复位，固定，功能锻炼。

复位是将移位的骨折段恢复正常或接近正常的解剖关系，恢复骨骼的支架作用。在复位后还得用固定的方法将骨折维持于复位后的位置，直至痊愈。功能锻炼的目的在于不影响固定和愈合的前提下，尽快恢复患肢肌肉、肌腱、韧带、关节囊的舒缩活动，防止发生肌肉萎缩、骨骼疏松、肌腱挛缩、关节僵硬等并发症。

1. 骨折的复位　方法主要有3种：①牵引复位（图26-3），分为皮牵引、骨牵引。②手法复位（图26-4），是闭合性骨折最常用的复位方法。③手术复位（图26-5），手术暴露骨折部位，在直视下复位。

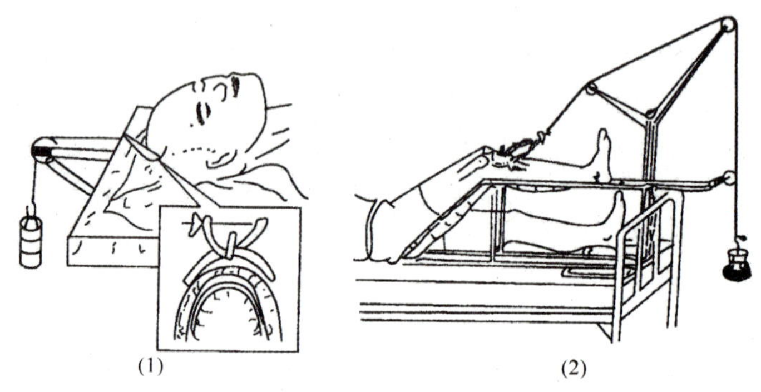

图26-3　骨牵引

(1) 骨牵引（颅骨）；(2) 骨牵引（胫骨结节）

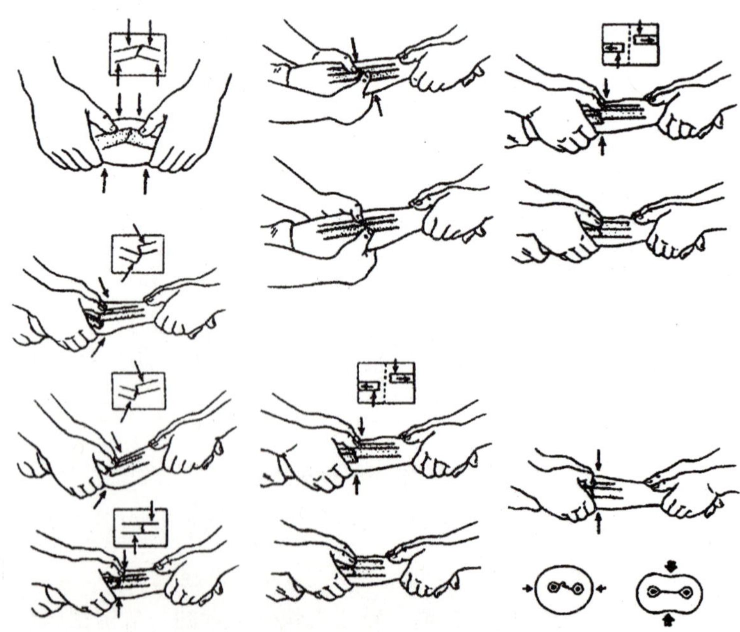

图26-4　不同移位类型骨折的手法复位

2. 固定

(1) 外固定:常用的方法有小夹板固定、石膏绷带固定、持续牵引固定等。

(2) 内固定:常用的内固定器材有金属丝、接骨板、髓内钉、加压钢板等。

(3) 其他:如经皮外固定器(图 26-6)等。

3. 功能锻炼　骨折后,肢体在相当一段时间内暂时丧失了功能。通过功能锻炼,有助于肢体功能恢复,同时也有利于骨折后一系列病理反应的消退。

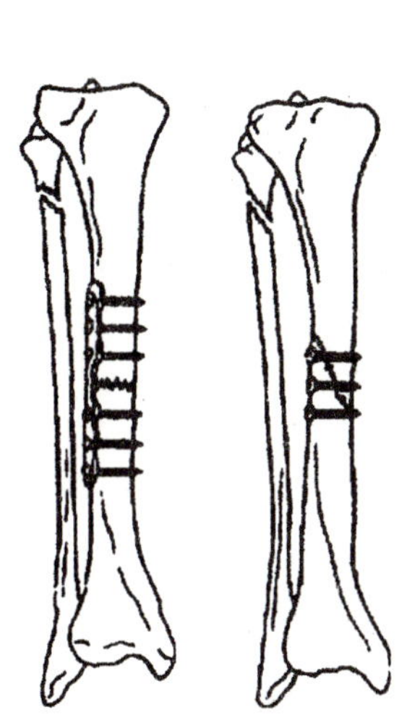
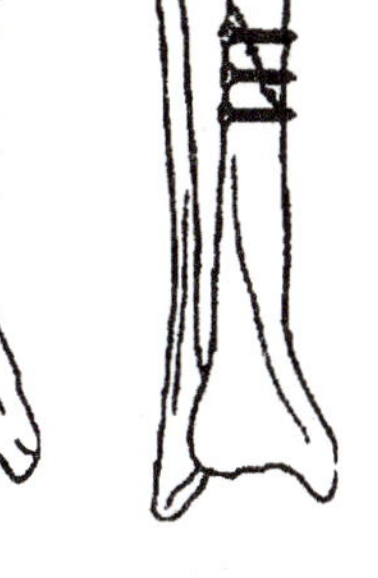

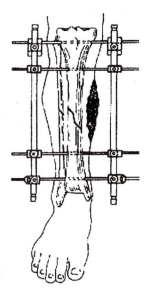

图 26-5　加压钢板内固定

图 26-6　经皮外固定器

骨折临床愈合标准:①骨折部无压痛及沿肢体纵轴无叩击痛。②自行抬高患肢无不适感。③用适当力量扭转患肢,骨折处无反常活动。④X 线片显示骨折线模糊,有持续性骨痂通过骨折线。⑤外固定解除后伤肢能满足以下要求:上肢能向前平举 1kg 重量达 1 分钟;下肢能不扶拐杖在平地连续步行 3 分钟,并不少于 30 步。⑥连续观察 2 周骨折处不变形。

骨折愈合的标准:①具备临床愈合标准;②X 线片显示骨折线消失或近似消失。

二、护理评估

(一) 健康史

了解患者的受伤史,了解骨折原因。骨折常见原因:

1. 直接暴力　骨折发生在暴力直接的部位(图 26-7),如击打、碰撞及火器伤等。多为开放性骨折,软组织损伤较重。

2. 间接暴力　骨折距暴力接触点较远(图 26-8)。大多为闭合性骨折,软组织损伤较轻。如走路不慎滑倒时,以手掌撑地,根据跌倒时上肢与地面所成不同角度,可发生桡骨远端骨折、肱骨髁上骨折或锁骨骨折等。

3. 肌肉牵力作用　肌肉突然猛烈收缩,致肌肉附着点撕脱性骨折。如踢足球时,股直肌猛烈收缩致髌骨骨折,投掷时前臂屈肌群收缩致肱骨内上髁骨折。

4. 长久累积劳损　骨骼某处长久承受一种持续应力,使该处发生疲劳性骨折。如长途行军致第 2、3 跖骨颈骨折,电钻工持久工作致前臂尺、桡骨骨折。

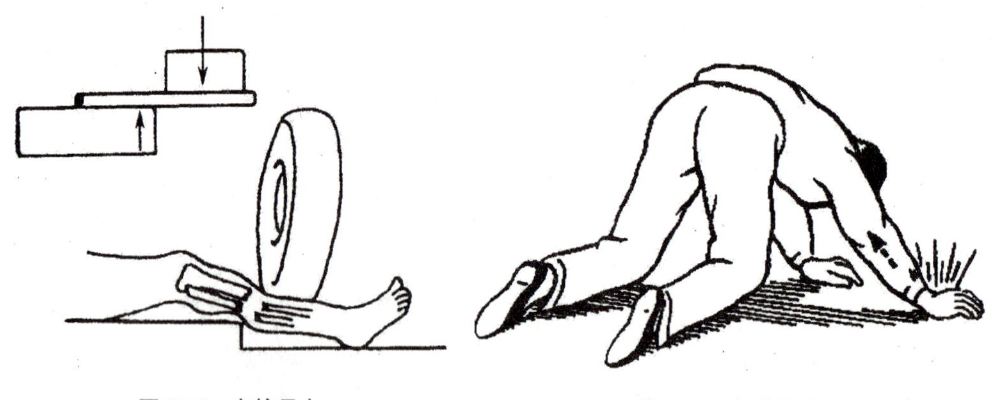

图 26-7　直接暴力　　　　图 26-8　间接暴力

5. 骨骼本身病损　全身性或局部性疾病使骨骼局部破坏或脆弱，正常活动中即可发生病理性骨折。如甲状腺功能亢进、骨肿瘤等所致骨折。

（二）身心状况

1. 躯体表现

(1) 全身表现：①休克。为广泛的软组织损伤、大量出血、剧烈疼痛或并发内脏损伤等所致。多见于多发性骨折、股骨骨折、骨盆骨折、脊柱骨折和严重的开放性骨折。②体温增高。体温一般不超过 38℃。多见于严重损伤，如股骨骨折、骨盆骨折。开放性骨折体温升高时，应考虑感染的可能。

(2) 局部表现：①疼痛与压痛。骨折处均感明显疼痛或剧痛，在移动肢体或触诊骨折部位时疼痛感加剧。②肿胀及瘀斑。骨折发生后由于局部血肿的形成、创伤性炎症反应，使患处明显肿胀，伤后 2～3 天更明显，皮肤发亮，产生张力性水泡。浅表的骨折及骨盆骨折皮下可见淤血。③功能障碍。由于骨折失去了骨骼的支架和杠杆作用，活动时引起骨折部位的疼痛，使肢体活动受限。

以上 3 种表现也可见于软组织的损伤，所以不能依此诊断骨折，但也不能排除骨折。

(3) 骨折的专有体征：①畸形：骨折端因重叠、成角、旋转等移位后，使受伤局部的形状发生改变，如缩短、异常角度等(图 26-9)。②反常活动：在肢体非关节部位，骨折后出现不正常的活动。③骨擦音或骨擦感：骨折端接触及互相摩擦，可听到骨擦音或摸到骨擦感。

以上 3 种体征只要发现其中之一，即可确诊。反常活动及骨擦音或骨擦感两项体征只能在检查时加以注意，不可故意摇动患肢使之发生，以免增加患者的痛苦，加重组织损伤。

2. 心理-社会状况　骨折患者因肢体活动受限，治疗时间较长，或担心肢体致残，常常表现出忧虑、悲伤、恐慌的心理反应。意外事故的突然刺激、恶性骨肿瘤的预后等还会引起患者心理上、精神上更复杂的变化。

（三）并发症

1. 骨折早期并发症

(1) 休克：骨折时因剧烈疼痛和大量出血，可引起休克。故对多发性骨折、骨盆骨折、股骨干骨折及有严重合并伤的患者，应观察有无创伤性或失血性休克的症状和体征。一旦发现休克的症状和体征，立即开放静脉通路，遵医嘱给予输液、输血、止痛、保暖、给氧等。

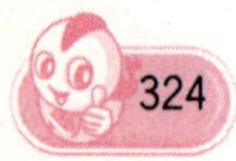

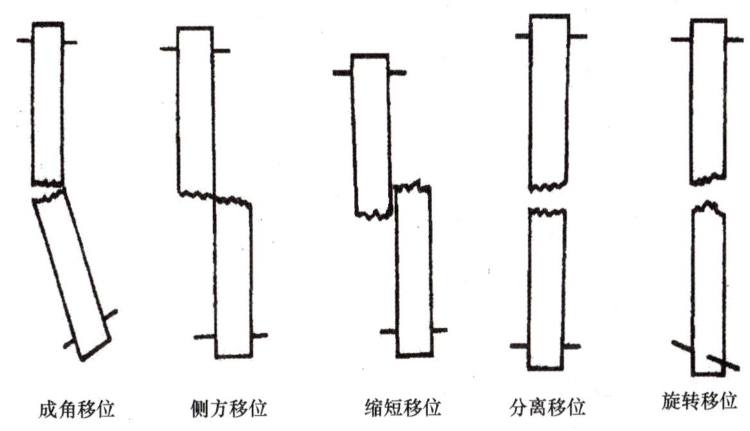

图 26-9　骨折段 5 种不同的移位

（2）血管、神经损伤：邻近骨折部位的重要动脉、静脉或神经有可能受压或刺破造成肢体远端血液循环障碍和神经功能障碍，严重者肢体坏死或畸形。如肱骨髁上骨折，应观察有无肱动脉损伤导致的桡动脉搏动消失、前臂和手部发凉、疼痛等表现。同时注意正中神经、桡神经、尺神经的损伤。一旦发现立即做好临时固定，减少不必要的搬动，防止再损伤。必要时作好手术探查准备。

（3）骨筋膜室综合征（OCS）：由于骨折时形成的血肿和严重软组织水肿，导致骨筋膜间室内压力增高，肌肉、神经急性缺血而出现的一系列症候群。常见于前臂（图 26-10）和小腿骨折。因此，对这两处骨折的患者，应观察有无局部剧痛、肿胀、严重压痛，皮肤苍白、水疱、皮温降低，远端动静脉搏动减弱或消失等症状和体征。骨筋膜室综合征一经确诊，应立即配合医生做切开引流。术后早期渗出较多，应及时换药。

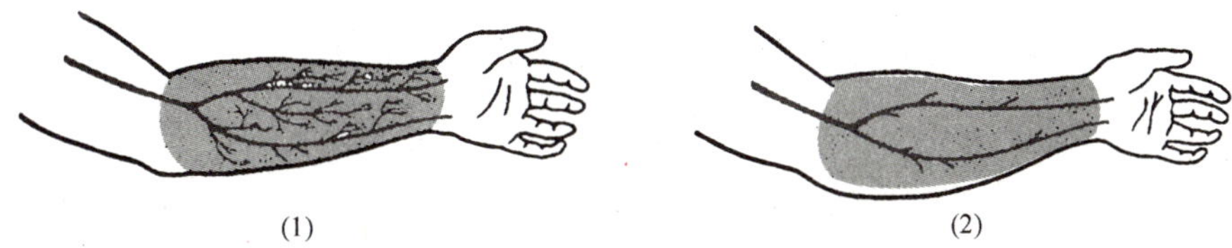

图 26-10　骨筋膜室综合征发展示意图

（1）伤前血运丰富；（2）伤后组织缺血坏死

（4）内脏损伤：怀疑内脏损伤时，应密切观察病情变化，一旦确诊内脏损伤，遵医嘱立即作好手术前准备。

（5）感染：遵医嘱使用抗菌药物，观察伤口的变化，并及时换药。

（6）脂肪栓塞：一旦出现脂肪栓塞征象，应立即配合医生纠正休克、支持呼吸、使用糖皮质激素、给予利尿剂等。

链接

骨筋膜室综合征

骨筋膜室综合征主要表现：①肢体组织因缺血和受压而剧烈疼痛；②局部肿胀和严重压痛；③指或趾呈屈曲状，活动受限，被动牵拉时疼痛加剧；④因动脉供血障碍或静脉回流障碍，表面皮肤苍白或潮红、发绀；⑤远端动脉搏动可正常，但严重时可减弱或消失。

2. 骨折晚期并发症

(1) 关节僵硬：长期固定可引起关节僵硬，骨质脱钙和肌肉萎缩，造成肢体功能严重障碍。

(2) 骨化性肌炎：骨折后骨膜被撕裂移位，在肌组织内骨化，因此又称损伤性骨化。

(3) 畸形连接和生长畸形：骨折对位不良，有重叠及成角畸形，如不纠正，将发生畸形愈合。

(4) 骨折延迟愈合和骨不连接：在应愈合的时间内尚无愈合，称为延迟愈合。因固定不当，骨折局部经常活动，长时间后骨折修复活动停止，骨折端平滑，骨折间隙变宽，骨折端硬化成假关节，骨髓腔闭塞，称为骨不连接。

(5) 创伤性关节炎：关节内骨折致关节面不平滑或肢体骨折后畸形愈合，使关节活动应力紊乱，出现活动时关节疼痛和运动障碍。

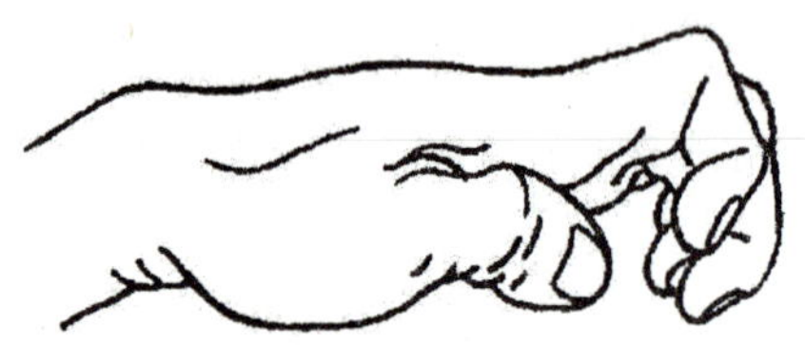

图 26-11 爪形手

(6) 骨无菌性坏死：又称骨缺血性坏死，即骨折后循环血量不足引起骨质坏死，如腕舟状骨骨折后舟状骨坏死、股骨颈骨折后股骨头坏死及距骨骨折后距骨体坏死等。

(7) 缺血性肌挛缩：是肢体重要血管损伤及骨筋膜综合征的后期结果，表现为缺血肌群变性、坏死、机化而出现挛缩，如发生在前臂掌侧即可变形为特殊的“爪形手”畸形，也称 Volkmann 挛缩(图 26-11)。

(四) 辅助检查

X线摄片或透视可确定骨折类型和移位情况，为骨折诊断提供依据。对于骨折一般要求是摄正、侧位片，同时包括一个邻近关节，有些骨折还需加拍特殊的投照位置。

链接

为什么在外伤2周后拍X线片才发现骨折?

通常在伤后若怀疑有骨折，而当时拍X线片没发现时，医生会建议患者2周后再次复查X线片，这时就会清楚地看到骨折。为什么外伤当时拍片不能及时发现骨折？其实这是由于一些特殊类型的骨折和骨折后愈合的生理过程造成的。根据骨折后的形态和程度可以将骨折分为不完全骨折和完全性的骨折，其中不完全骨折或者完全性骨折而没有移位时，由于骨骼的形态没有改变，一些细微的骨折线又超出了X线片的显像范围，就可能在X线片上看不到骨折的情况。但由于骨折的反应，开始阶段骨折端局部血液供应的破坏，由于缺血和损伤造成骨折端有几毫米的骨质发生坏死、吸收。这个分解吸收的过程通常需要2周左右的时间，所以在2周后再次拍片时，就会发现清晰增宽的骨折线。

三、护理问题

1. 焦虑或恐惧　与学习、工作中断或顾虑肢体伤残等因素有关。

2. 躯体移动障碍　与患肢疼痛、肢体固定及卧床有关。

3. 排便异常　便秘，与长期卧床(不能活动)有关。

4. 有感染的危险　呼吸道或泌尿系感染等，与长期卧床活动及抵抗力下降等因素有关。

5. 有废用综合征的危险　肌肉萎缩、关节僵硬、肢体畸形等，与长期卧床、肢体制动、畸形愈合诸因素有关。

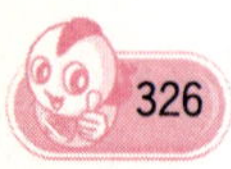

6. 有皮肤完整性受损的危险　压疮，与长期卧床或使用外固定有关。

7. 潜在并发症　骨筋膜室综合征、创伤性关节炎、血管神经损伤、内脏损伤等。

四、护理措施

（一）现场急救

骨折急救的目的是抢救生命，保护肢体，预防感染和防止加重损伤，安全而迅速地转运患者。骨折急救牢记“三原则”：抢救生命第一、挽救功能第二、顾全解剖关系第三。骨折急救的原则如下：

1. 抢救生命　密切观察神志、生命体征的变化，判断有无颅脑、胸、腹部合并伤，如有颅脑伤或昏迷，应注意保持呼吸道的通畅；如发现心脏骤停、窒息、大出血、休克及开放性气胸等，优先有针对性地进行急救。及时输血输液，补充有效血容量，准确记录出入量。

2. 防止继续损伤或污染　镇痛以稳定患者情绪，并且避免过多移动患肢。四肢检查时动作要轻柔，清洁伤口周围皮肤，肢体肿胀较剧烈时应剪开衣袖或裤管，一切操作都要谨慎轻柔；用无菌敷料或现场清洁的布类包扎伤口，以免继续污染；妥善固定骨折部位于功能位，绷带加压包扎止血。外露的骨端一般不进行现场复位，注意伤口有无活动性出血，使用止血带则应注意 1 小时放松 2～3 分钟，注意患肢血液循环。凡有骨折或怀疑有骨折的患者，均应给予临时固定处理。

3. 迅速转运　患者经初步抢救和妥善包扎固定后，应迅速平稳转送到医院，以便及时正规治疗。

（二）一般护理

1. 心理护理　耐心听取患者的诉说与不适，认同患者对焦虑的应对方式，如踱步、哭泣。对患者要表示理解和同情，态度和蔼，多做安慰和鼓励。适时进行康复指导，解释长期卧床需要注意的问题及功能锻炼的方法、意义，教育患者配合治疗、护理计划的实施。

2. 卧床护理　骨科患者常需较长时期卧硬板床。卧床期间要做好相应的生活护理，如协助洗漱、饮食等。做好大小便护理，保持会阴部及床单清洁。帮助患者勤翻身、常拍背，防止因长期卧床导致压疮发生以及呼吸系统的感染。

3. 饮食护理　供给患者富含营养的易消化普食。应多吃水果蔬菜，以防便秘。长期卧床易发生骨质脱钙，应多饮水，预防泌尿系结石和感染。

4. 防止畸形　长期卧床或使用外固定的患者，注意保持肢体的功能位置。对使用外固定的患者，应及时观察患肢感觉、运动及血运情况，以防血管、神经损伤致肢体畸形或残疾。尤其是截瘫患者，一般在足部使用石膏绷带托或支架以防垂足畸形。

5. 功能锻炼　为改善肢体血液循环，防止肌肉萎缩、关节僵硬、骨质脱钙等并发症，应指导长期卧床或肢体固定的患者合理进行功能锻炼。肢体瘫痪的患者，应做好被动关节活动。

（三）手术前护理

(1) 讲解合理营养的重要性，给予营养丰富的饮食，增强机体抵抗力，减少感染机会。

(2) 卧硬板床休息，疼痛剧烈者给予镇痛剂。开放性骨折患者，需及时使用破伤风抗毒素(TAT)；四肢骨折患者需抬高患肢，局部制动，置患肢于恰当体位，保持骨折处无移动。讲解患肢肿胀的原因以及抬高患肢的重要性，肿胀严重者应注意有无骨筋膜室综合征的发生。

(3) 教会患者有效咳痰、深呼吸以及在床上练习使用便器，介绍同种疾病患者的康复情况，介绍手术前后的注意事项以及如何配合医生完成手术，增强患者战胜疾病的信心。

(4) 向患者介绍疼痛的解决方法及术后伤口引流管的放置时间。根据患者病情制订功能锻炼的计划，于手术前讲解或教会患者。

(5) 作好备皮、配血及药物过敏试验。术前12小时禁食，4小时禁饮。术晨遵医嘱给术前药。生活能自理者自行洗浴；对于生活不能自理者，应为患者进行床上擦浴。应注意保暖，避免患者着凉。

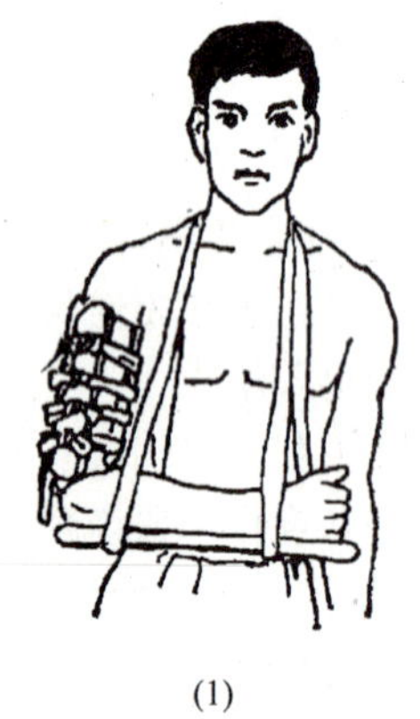

(1)

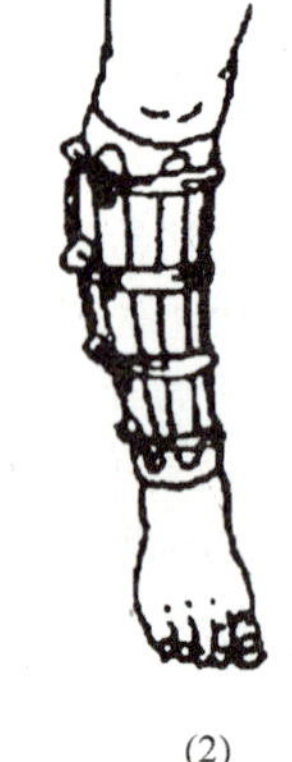

(2)

图26-12 小夹板固定患者

(1)上臂小夹板；(2)小腿小夹板

(6) 小夹板固定患者(图26-12)的护理要点

1) 根据骨折部位等选择相应规格的预制夹板，准备软质固定衬垫。

2) 夹板外捆扎的布带，松紧应适度。一般应使捆扎带的带结能横向上下移动1cm。如果捆扎过松会导致固定作用无效，捆扎太紧可能造成肢体软组织或血管、神经等受压致伤。

3) 小夹板固定前后均应检查患肢末梢的感觉、运动及血液循环情况，以防发生骨筋膜室综合征。

4) 在患肢固定后1～3天，要特别注意观察患肢末梢的感觉、运动及血液循环情况，每周调整布带的松紧度1～2次，直至骨折愈合。

5) 抬高患肢，有利于肢体血液回流，减轻疼痛与肿胀。

6) 固定期间，每天要鼓励和指导患者定时定量地进行伤肢功能锻炼。

7) 对门诊患者及时进行康复保健知识或相关医护知识的教育。①如有患者远端肿胀、疼痛、青紫、麻木、活动障碍、脉搏减弱或消失等，应随时到医院复诊。②随着肢体肿胀加重或肿胀减轻，都可能使夹板松紧变化，应根据当时受伤时间长短及肿胀程度告诉患者复诊日期，以便及时调整。③固定后2周内，应根据病情需要及时作X线检查，以便了解骨折有无移位，避免发生畸形愈合。④按骨折部位、骨折类型、愈合情况指导患者做好患肢功能锻炼。

(四) 手术后护理

除按照骨科一般护理常规护理外，还应注意以下护理要点：

1. 将术后患者用足够的人力平稳地抬上硬床板，注意手术肢体要有专人保护。

2. 四肢手术，应抬高患肢，利于血液回流，减轻水肿。并注意观察患肢感觉、运动及血运情况，如见异常应查明原因，及时处理。脊柱手术，应保持脊柱平直，按时给予轴向翻身。

3. 密切观察患者生命体征变化，注意监测体温和血压变化。密切观察切口敷料有无渗血，保持引流管的通畅，观察记录引流液的颜色、性质以及引流量。术后石膏固定患者，石膏里面切口出血时，可渗到石膏表面，出血多时可沿着内壁流到石膏外面，污染床单，所以除了观察石膏表面外，还要检查石膏边缘及床单有无血迹。为了判断石膏表面上的血迹是否在扩大，可沿着血迹边界用铅笔作记号，并注明时间，如发现血迹边界不断扩大，应报告医生处理。患者有术后伤口疼痛，应遵医嘱给予止痛剂。

4. 卧床患者需协助定时翻身，做好防压疮的护理，每班交接时，应检查患者的骨突部位，下肢石膏固定者，应特别注意足跟和外踝部的皮肤情况。

5. 由于骨科手术患者卧床时间长，易形成腹胀，因此，术后患者肛门排气后方可进流质饮食，逐渐过渡至普通饮食。

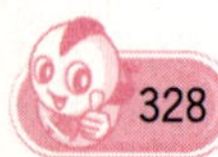

6. 鼓励患者早期床上活动（患肢关节制动）　可使用牵引床上拉手，抬高躯体，避免压疮，增加肺活量，促进循环，防止肺部感染；按摩肌肉，防止下肢深静脉血栓。

7. 功能锻炼　指导患者及早行功能锻炼，目的是恢复肢体功能，防止并发症。

（五）骨折术后功能锻炼指导

功能锻炼是骨科患者治疗的重要阶段，骨折和关节脱位在整复固定之后，功能锻炼立即开始，而且要坚持到底，直至完全恢复。骨科其他疾病患者同样也存在功能恢复问题。不论何种骨病、何种程度，都要进行功能锻炼，只是锻炼的方式、力度、结果不同。总的目标是最大限度地恢复功能。

1. 目的

（1）保持和恢复关节运动的幅度，防止关节僵硬。

（2）保持和恢复肌肉力量及耐力，防止肌肉萎缩。

（3）防止骨质脱钙，预防骨质疏松。

（4）促进血液循环，改善局部条件，促进骨折痊愈。

（5）早日恢复正常生活和工作。

2. 分阶段锻炼

（1）早期（伤后 1～2 周）：早期局部肿胀疼痛，主要任务是促血行，消肿胀，防止肌萎缩。运动重点是患肢肌肉舒缩锻炼，固定范围以外的部位在不影响患肢固定情况下进行锻炼。

（2）中期（伤后 2～3 周后）：此期患肢肿胀疼痛已消，骨折处已纤维性连接，主要任务是防止肌肉萎缩和关节粘连，运动重点以患肢骨折的远近关节运动为主。

（3）晚期（伤后 6～8 周后）：已达骨折的临床愈合，外固定已拆除，任务是促使功能全面恢复，运动以重点关节为主的全身锻炼，此期是功能锻炼的关键阶段，前两期的不足此期可给予弥补。

3. 功能锻炼方法

（1）被动运动：完全靠自身以外的力量进行运动，适用于瘫痪严重的患者。主要依靠他人或健侧肢体带动。被动运动的方法有按摩、推拿、针灸、理疗、借助器械和被动活动。被动活动力量要柔和，不要过力，防止损伤，以患者不痛或轻痛为度。

（2）主动运动：依靠患者自身力量进行锻炼，是功能锻炼的主要方法，适用于有活动能力的患者。对主动运动的患者多指导、多鼓励。指导患者进行有利于骨折愈合的运动，鼓励患者微小的进步。

（3）助力运动：自身力量不足，需要外力协助，尤其在起动时需要帮助。外力可以是他人，也可是健侧肢体或运动器。护理时指导、鼓励和协助。运动器用前检查，确保安全。外力协助不能代替。

（4）手法治疗：此法虽然是被动运动，但并非一般的被动。适应于关节内粘连已完全机化，关节僵硬已成定型。为创造锻炼条件，采取一次性手法撕裂瘢痕组织。必须在麻醉下进行，手法缓和，护理特别要注意的是术后尽早锻炼。

4. 肌肉锻炼的形式

（1）等长收缩：一般固定器之内的肌肉活动形式，是肌肉锻炼的初期阶段，护士指导患者肌肉收缩方法。

（2）等张收缩：指导患者活动方法。

（3）等动收缩（等速收缩）：同样需要指导。

5. 掌握原则 功能锻炼要遵循动静结合，主动、被动结合，循序渐进的原则。

链接

康复锻炼

没有系统的康复，从某种角度来说，就意味着患者一部分功能的丧失。对于骨折或关节脱位者来说，固定是必需的，但固定也有它明显的不利因素：关节粘连，甚至挛缩、骨质疏松和软骨退化。患者因固定而卧床不起，易引起压疮、肺炎、尿路感染和尿路结石、下肢静脉血栓形成等并发症。所以在患者的愈合至恢复期，如果骨折或脱位已得到妥善处理，病情已稳定，就应该进行康复锻炼。但何时开始康复锻炼还须在医生指导下进行，切忌自行主张。

五、健康指导

1. 骨折初期 鼓励及时治疗，多进食营养丰富、易消化、富含优质蛋白和钙的食物，多饮水、多吃水果蔬菜等，保持排便通畅；强调功能锻炼的重要性和必要性，介绍正确的功能锻炼方法，使患者能主动配合、遵循原则。正确地进行功能锻炼。

2. 骨折固定期 保持皮肤的清洁和床铺的平整、干燥，教会患者翻身技巧，锻炼自理能力和自我保护能力，防止发生压疮。吸烟者应劝其戒烟，并注意适当加减衣物，避免受凉，同时应指导患者做适当的扩胸运动和深呼吸，增加肺活量，鼓励患者有效咳嗽、咳痰，防止肺部感染。解除思想顾虑，指导患者掌握正确的功能锻炼方法，注意观察末梢循环，定期复查。

3. 骨折康复期 告诉患者及家属长期卧床易引起并发症的原因及如何预防；定时并坚持长期锻炼，最大限度恢复肢体功能，并嘱患者定期复查。

4. 对健康人群 要加强宣传，如遵守交通规则，加强生产、生活环境安全保护措施，避免骨折发生。

第2节 骨折常用治疗技术的护理

一、牵引术与护理

（一）定义

牵引术是骨科常用的技术，是骨折、关节脱位的一种复位和固定方法，通过对皮肤或骨组织牵引达到复位或固定目的，分为皮牵引和骨牵引。在临床牵引时，最常用的产生反牵引力的方法就是抬高床脚，使身体向着与牵引力相反的方向滑动而构成反牵引力。

（二）目的

1. 牵拉关节或骨骼 使脱位的关节或错位的骨折复位，并维持复位的位置。

2. 牵拉及固定关节 以减轻关节面所承受的压力，缓解疼痛，使局部休息，常用于治疗关节炎症等。

3. 矫正畸形

（三）方法

1. 皮牵引法（图 26-13） 此牵引是把胶布贴在皮肤上，通过牵拉胶布进行牵引。因为牵引是通过牵拉皮肤再拉到皮下组织和骨骼，故又称间接牵引法。此种牵引的优点是操作简

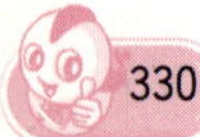

便，不需要穿破骨组织，对肢体损伤小，患者痛苦少。缺点是不能承受太大的重量，一般不超过 5kg，否则容易把胶布拉脱。所以，一般用于小儿或老弱患者的骨折牵引或关节炎症时矫正与固定。

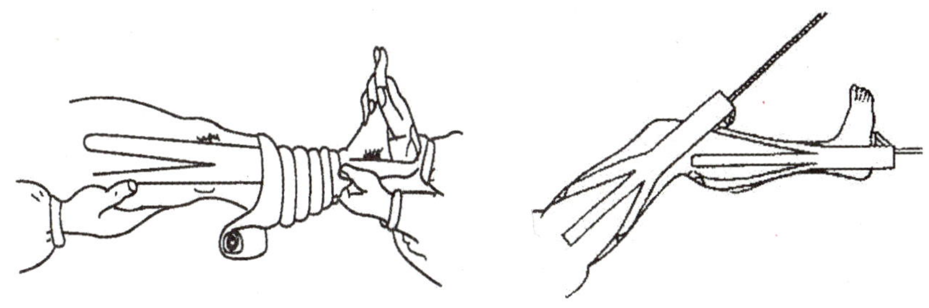

图 26-13　皮牵引

2. 骨牵引法（图 26-14）　是用不锈钢针穿入骨骼，通过牵拉钢针直接牵拉到骨骼，故可称直接牵引法。此种牵引的优点是牵引力量大（一般可承受 15～20kg），效果好，可用于青壮年及需要重力牵引者。缺点是患者有一定的痛苦，并有感染的机会。

骨牵引经常穿针的部位有颅骨骨板（颅骨牵引）、尺骨鹰嘴（尺骨鹰嘴牵引）、胫骨结节（胫骨结节牵引）、股骨踝上（股骨髁上牵引）、跟骨（跟骨牵引）。

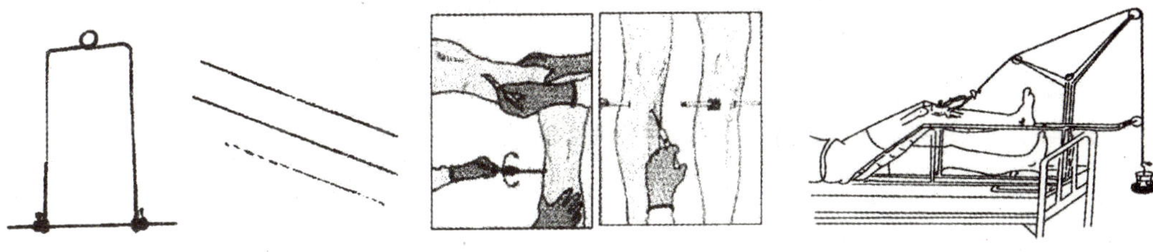

图 26-14　骨牵引术

（四）护理

1. 对牵引的患者，尤其皮肤牵引患者，应密切观察患肢的血循环。患肢肢端可因纱布缠绕过紧而压迫血管、神经，引起青紫、肿胀、发冷、麻木、疼痛等感觉运动障碍，应仔细检查，及时报告，或松开绷带重新缠绕，可解除压迫。

2. 对皮肤牵引的患者，应随时注意胶布或绷带有无松散或脱落，并及时整理。

3. 为保持反牵引，床尾应抬高，一般皮肤牵引抬高 10～15cm，骨牵引抬高 15～30cm，而颅骨牵引则抬高床头。

4. 为保持牵引效能，应经常检查有无阻挡牵引的情况，并及时矫正。

(1) 被服、用物不可压在牵引绳上。

(2) 牵引绳不可脱离滑轮，牵引绳要与患肢在一条轴线上。

(3) 在牵引过程中，身体过分地向床头、床尾滑动，以至头或脚抵住了床头和床尾栏杆，而失去身体的反牵引作用，应及时纠正。

(4) 牵引的重量根据病情决定，不可随意放松或减轻。牵引重量应保持悬空，如坠落在地上或旁靠床栏上，都会失去牵引作用，也应及时纠正。

5. 预防并发症

(1) 预防压疮：牵引患者由于长期仰卧，骶尾部、足跟等骨突部位易发生压疮，所以应保持床单位的整洁、干燥。护理人员要在晨、晚间护理时，用50%乙醇按摩骨突处，搽涂滑石粉。如要帮助患者改变体位，应保持牵引方向正确。尤其是颈椎骨折，不得扭曲头颅，翻身时头部与身体保持一致。

(2) 调节饮食，增加营养的摄入：由于患者长期卧床，肠蠕动减慢，应多进水果、蔬菜，增加植物纤维，防止便秘。

(3) 预防呼吸、泌尿系统并发症：由于牵引患者经常仰卧，容易引起排痰不畅和排尿不完全、尿渣沉淀，引起坠积性肺炎和泌尿道感染。尤以年老体弱者更易发生。应鼓励患者利用牵引架上拉手抬起上身，以加强深呼吸、促进血循环，并有助于排净膀胱尿液。

(4) 预防垂足畸形(足下垂)：膝关节外侧腓骨小头下方有腓总神经通过，由于位置表浅，容易受压，腓总神经受伤后，可导致足背神经无力，发生垂足畸形。所以牵引患者应防止被褥等物压于足背，保持踝关节至90°。

6. 防止感染　用75%乙醇每日2次点滴针孔处，直至拔除。如局部渗出、结痂，形成一个保护层，可不必去除。另外，为防止牵引针外露部分损伤皮肤或钩破衣被，可用空抗生素药瓶套上(青霉素过敏者，忌用青霉素瓶)。

7. 注意检查皮肤牵引所引起的皮肤溃疡　胶布粘贴时会刺激皮肤，可引起皮炎或皮肤溃疡。采用一次性皮肤牵引带，可防止皮肤炎症的发生。

8. 定期做床上沐浴　以促进血液循环，并保持患者全身的清洁。冬天注意保暖，可用特制的牵引被盖严躯体。

9. 功能锻炼　在整个牵引期间，为防止肌肉萎缩与关节僵硬，除固定关节外，凡不被限制活动的部位都要保持活动，进行锻炼(图 26-15)。

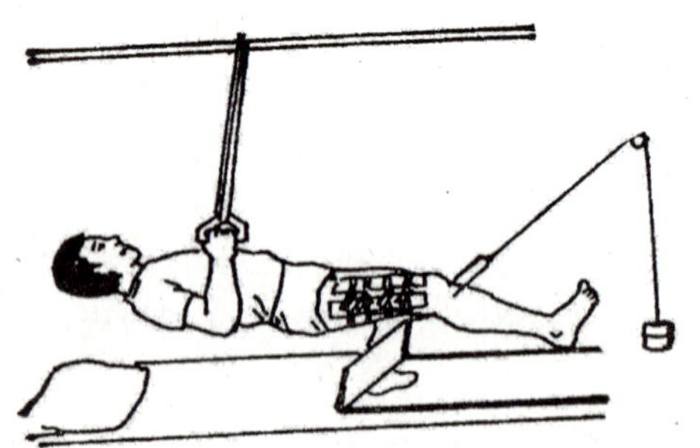
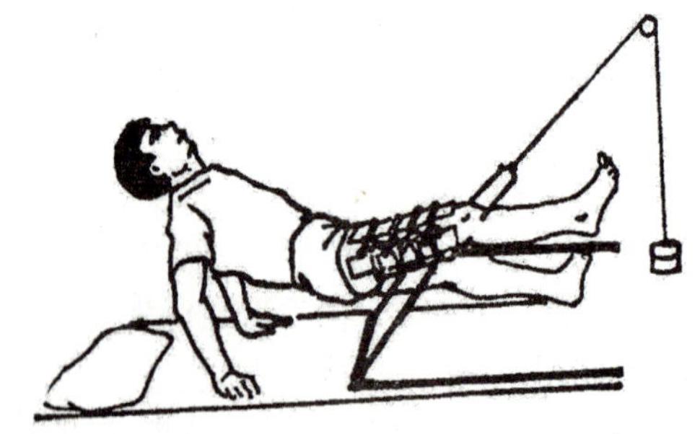

图 26-15　胫骨结节牵引上肢锻炼

二、石膏绷带术及石膏固定患者的护理

医用石膏粉浸湿到硬固，约需10～20分钟，骨科医师利用这段时间进行塑形，根据需要快速制作不同的石膏模型，用于骨折固定、肢体制动。石膏模型完全干固时间约需24～72小时，在硬化过程中受外力作用易变形、折断。如浸泡用水温度高，加入少量食盐，可缩短硬化时间，包扎后环境干燥、气温高、空气流通可加快硬化。

(一) 目的

(1) 维持固定，保持患肢的特殊体位。

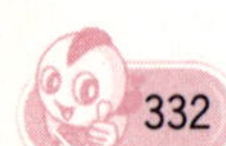

(2) 保护患部,减轻或消除患部的负重。

(3) 封闭伤口,做患部的牵引或伸展,矫正肢体畸形。

(二) 适应证

1. 骨折固定,关节脱位固定,关节损伤后的固定。烧伤、冻伤肢体的保护。

2. 肢体软组织损伤后的固定,周围神经、血管、肌腱断裂或损伤、手术修复后固定。

3. 骨、关节急慢性炎症,肢体软组织急性炎症。

4. 矫正畸形　常用于畸形的预防,畸形矫正术、成形术后固定,包括血管、皮瓣移植术后的固定。

(三) 禁忌证

(1) 病情严重,全身一般状况差,如心、肺、肾功能不全或有进行性腹水等,包扎石膏后会引起生命危险者。

(2) 患部伤口有厌氧菌感染者。

(3) 心、肺功能不全,呼吸、循环有严重疾病者。

(4) 孕妇禁忌做腹部石膏固定。

(5) 年龄过大、体力虚弱,年龄过小者忌用巨型石膏。

(6) 伤口有活动性出血者,禁用封闭石膏固定。

(四) 石膏绷带固定手术前的准备

1. 用物准备　打石膏用的长桌或平台,石膏衬垫,石膏剪,石膏刀,剪刀,棉花,绷带,纱布块,有色铅笔,毛巾,橡胶单,石膏支垫,脸盆或桶装 40℃的水(图 26-16)。

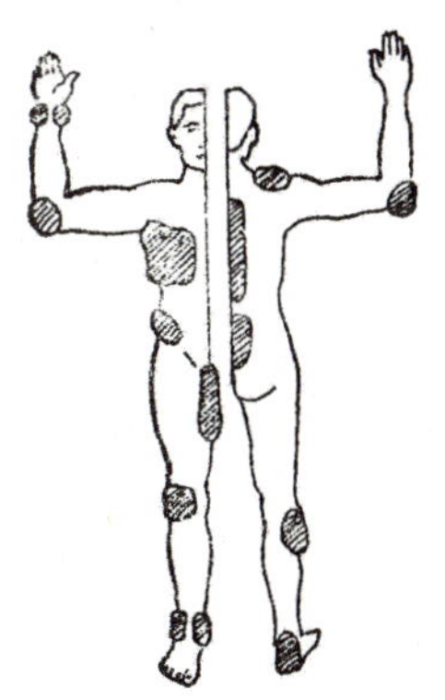

(1) 应加石膏衬垫部位

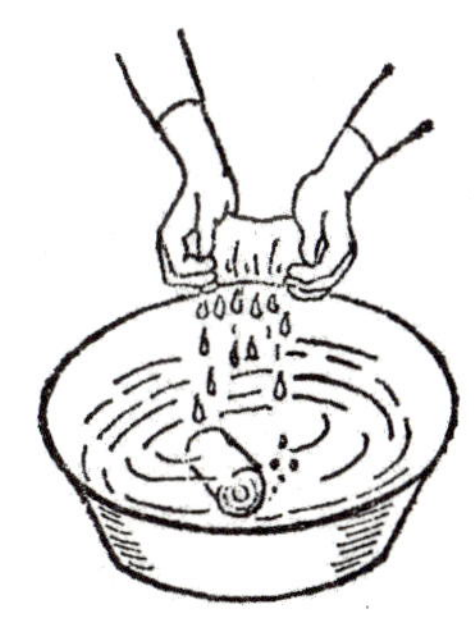

(2) 石膏绷带的浸泡和挤水方法

图 26-16　石膏绷带的用物准备

2. 患者准备

(1) 向患者介绍石膏固定的目的,需要怎样配合,可能有哪些不适及并发症,注意事项,术前做到心中有数。

(2) 洗澡更换内衣,头颈胸固定者理发,四肢固定者剪指甲。

(3) 有伤口者先更换敷料,摆好肢体功能位(图 26-17)及特殊体位,注意体位舒适保暖。

(五) 石膏固定术的常见并发症及其护理措施

1. 压迫性溃疡

(1) 原因:多因石膏绷带包扎压力不均匀,石膏凹凸不平或关节塑形不好所致,也可因石

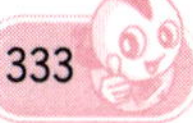

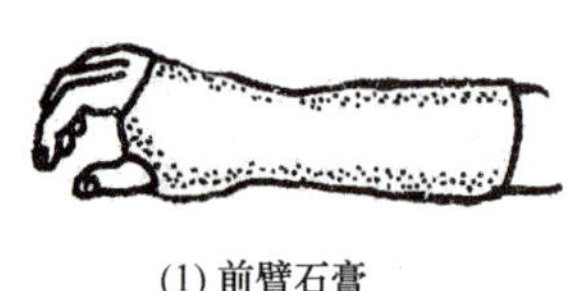

(1) 前臂石膏

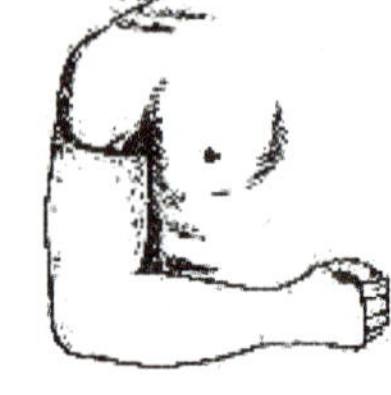

(2) 肘关节石膏

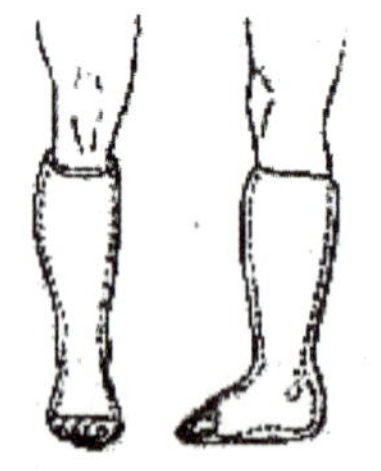

(3) 小腿石膏

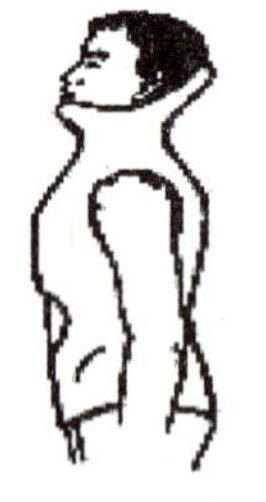

(4) 石膏颈托

图 26-17　常用石膏管型

膏尚未凝固定型时就将石膏放在硬物上，造成石膏变形。

(2) 临床表现：一般患者表现为局部持续性疼痛不适，溃疡形成或组织坏死后，石膏局部有臭味及分泌物。

(3) 护理措施：应通知医师及时开窗检查并进行处理。

2. 骨质疏松

(1) 原因：大型石膏固定后，固定范围广泛，固定时间较长，即使进行功能锻炼也容易发生废用性骨质脱钙骨质疏松。大量钙盐从骨骼中逸出而进入血液并从肾脏排出，不仅容易造成泌尿系结石，同时骨质疏松本身也不利于骨质修复和骨折愈合。

(2) 护理措施：坚持每日做肢体按摩及各关节活动锻炼，以减少骨质脱钙。

3. 关节僵直

(1) 原因：受伤肢体经长时间固定而不注意功能锻炼可致使静脉血和淋巴液回流不畅；由于患肢组织中有浆液纤维性渗出物和纤维蛋白沉积，可使关节内外组织发生纤维粘连；由于关节囊及周围肌肉的挛缩，关节活动可有不同程度的障碍。

(2) 护理措施：加强功能锻炼。

（六）石膏固定患者的护理

1. 护理目标

(1) 做好生活护理和心理护理，解除患者的精神负担，增加安全感，保持乐观愉快的心境。

(2) 认真观察石膏固定后的肢体，及时处理各种异常情况，防止并发症发生。

(3) 保证固定效果，顺利达到治疗目的。

(4) 指导功能锻炼，最大限度地恢复患肢功能。

2. 一般护理

(1) 石膏固定前的肢体或躯干应清洗干净，如有伤口应先换药。

(2) 在寒冷环境中要注意患者的保暖，防止着凉；气候炎热时做好防暑降温工作，尤其是躯体大型石膏，往往因散热不好患者发生中暑。

(3) 长期应用石膏固定，皮肤表面可有一层死去的上皮组织，应及时清除。清除的方法为用温热的湿毛巾浸湿擦去，不可强行撕剥。

(4) 拆除管型石膏时，应先在最薄弱部位纵行切开，再将切口逐渐扩大。

(5) 拆除石膏后的肢体可辅以中医治疗，如中药浸泡、熏蒸或按摩、推拿等。

第3节　常见骨折

一、肱骨髁上骨折

肱骨髁上骨折指肱骨髁上 2cm 以内的骨折。多见于 10 岁以下儿童，占儿童肘部骨折的

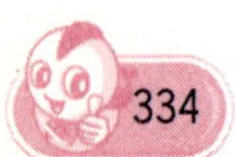

30%～40%。可分为伸直型和屈曲型骨折。伸直型肱骨髁上骨折，是由于跌倒时肘关节在半屈曲或伸直位，手心触地，暴力经前臂传达至肱骨下端，将肱骨髁推向后方，由于重力将肱骨干推向前方，造成的肱骨髁上骨折。屈曲型肱骨髁上骨折是因为肘关节在屈曲位跌倒，暴力由后下方向前上方撞击尺骨鹰嘴，肱骨髁上骨折后远端向前移位，骨折线常为后下斜向前上方。评估患者时应了解上肢受伤情况，特别是受伤时是否为手掌着地用力，伤后作过何种检查和处理。检查局部有无疼痛、肿胀、瘀斑或伤口等，有无骨折的专有体征，肘后三角关系是否正常，肘关节脱位鉴别；有无骨折远侧肢体剧痛、苍白、发凉、麻木、被动伸指疼痛及桡动脉波动消失等肱动脉损伤或受压的症状；有无正中神经、桡神经或尺神经损伤的体征。并查看X线片结果，了解骨折类型及移位程度。

二、桡骨远端骨折

桡骨远端骨折极为常见，多发生于老年妇女、儿童及青年。骨折发生在桡骨远端 2～3cm 范围内，多为闭合性骨折。可分为伸直型骨折(Colles 骨折)和屈曲型骨折(Smith 骨折)。伸直型骨折最常见。评估应了解上肢受伤情况，特别是受伤时手着地的部位。伸直型骨折，多为间接暴力致伤。跌倒是腕背屈掌心触地，前臂旋前肘屈曲。屈曲型骨折较少见，骨折发生原因与伸直型相反，故又称“反 Colles”骨折。跌倒时腕掌屈，手背触地，发生桡骨远端骨折。检查有无腕部肿胀、疼痛、活动受限。伸直型骨折移位明显时，可见“餐叉”状及“枪刺样”畸形(图 26-18)，量尺试验阳性。X 线摄片有助于了解骨折详细情况。

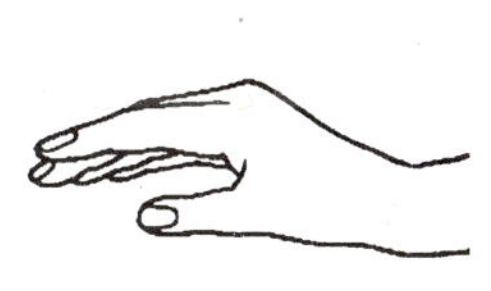

(1)“餐叉”状畸形

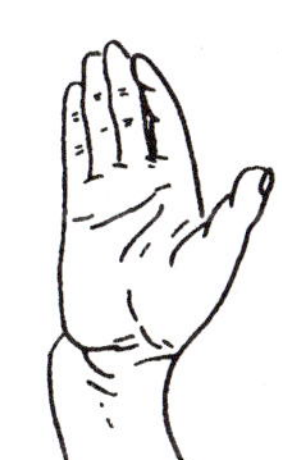

(2)“枪刺样”畸形

图 26-18　桡骨远端骨折

链接

量尺试验是什么?

放量尺在肱骨内上髁和小指内侧，量尺与尺骨茎突间距离，正常为 2cm 左右，桡骨下端骨折后，因手向桡侧移位，此距离减少或消失(图 26-19)。

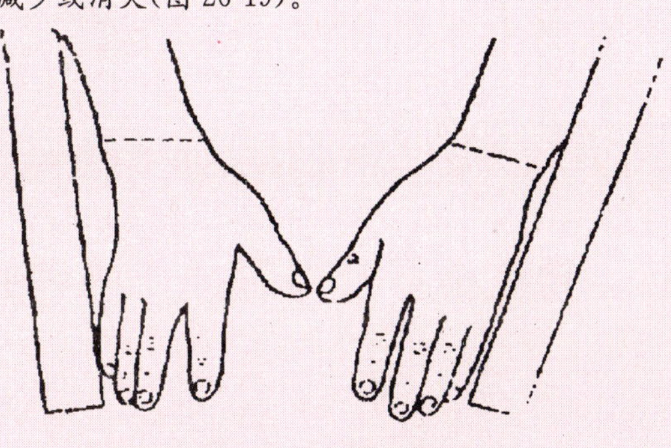

图 26-19　量尺试验

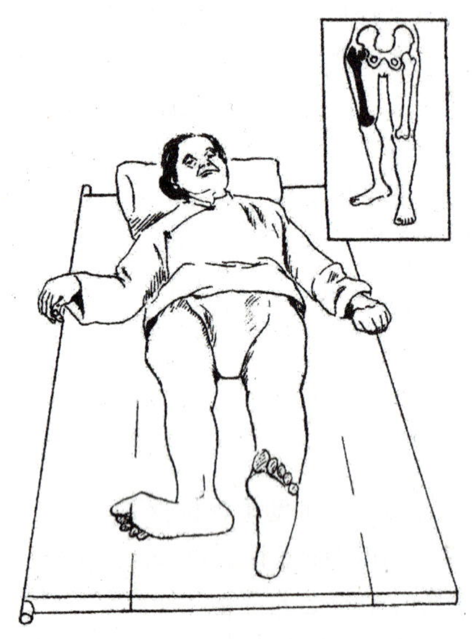

图 26-20　股骨颈骨折

三、股骨颈骨折

（一）股骨颈骨折

股骨颈骨折多由间接暴力所致。股骨颈部细小，处于疏松骨质与致密骨质交界处，负重大。老年人因骨质疏松，有时仅受到轻微的外力，即可造成骨折。评估主要根据外伤的原因和着地的方式，例如老年人平地滑倒。髋关节旋转内收，臀部先着地或髋外侧先着地，股骨颈受到旋转和纵轴冲击力，即可造成骨折。青壮年、儿童则多由车祸、高处坠下等强大暴力，而引起股骨颈骨折。患者可表现为患髋疼痛，活动障碍，患肢呈缩短外旋畸形（图 26-20）。检查可见大转子上移。但嵌插骨折时畸形不明显，仍可勉强行走，X 线摄片可明确诊断。

（二）股骨干骨折

指小粗隆下 2～5cm 至股骨髁上 2～5cm 的股骨骨折（图 26-21）。占全身骨折的 4%～6%，男性多于女性，约 2.8∶1。10 岁以下儿童占多数，约为总数的 1/2。多由直接外力造成，如汽车撞击、重物砸压、碾压或火器伤等，间接外力主要为高处坠落、机器绞伤等。应了解下肢受伤的部位与时间、外力的大小和方向，伤后的表现及处理情况等。检查局部有无剧烈疼痛、压痛、明显肿胀、淤血或伤口出血；有无反常活动、畸形、骨擦音或骨擦感等骨折专有体征。有无面色苍白、口渴、心率增快、血压下降、肢端发凉等休克表现。有无动脉损伤或坐骨神经损伤的症状和体征。根据 X 线片结果，可了解骨折类型、部位、移位情况。

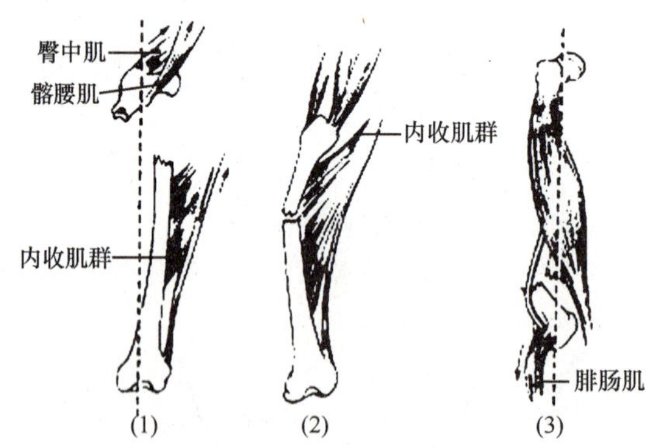

图 26-21　股骨干骨折

第 4 节　脊柱骨折及脊髓损伤患者的护理

一、脊柱骨折

脊柱骨折又称脊椎骨折，是一种较严重而且复杂的创伤性疾病，其发病率大约占全身骨折的 5%～6%。脊髓损伤是脊柱骨折的严重并发症，常导致截瘫，造成患者终生残疾，还会继

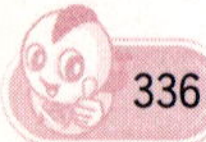

发其他系统并发症，危及患者生命。

（一）病因和分类

脊柱骨折(图 26-22)绝大多数由间接暴力引起，少数因直接暴力所致。如从高处坠落，头、肩或足、臀部着地，地面对身体的阻挡使身体猛烈屈曲。所产生的垂直分力可导致椎体压缩性骨折；若水平分力较大，则可同时发生脊椎脱位。弯腰时，重物落下打击头部、肩或背部，也可产生同样的损伤。直接暴力所致的损伤，多为战伤、爆炸伤等。

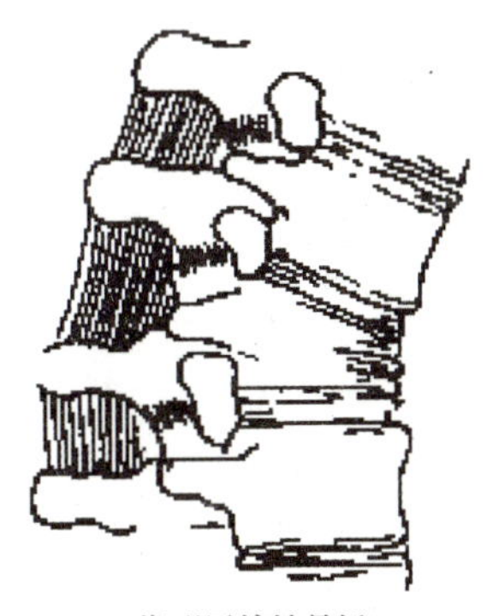
(1) 楔形压缩性骨折

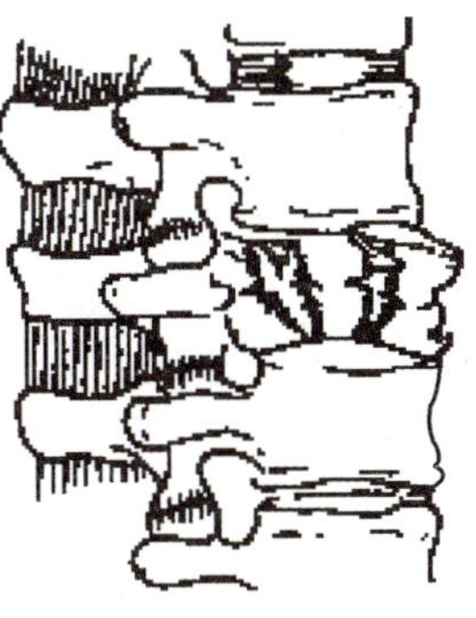
(2) 稳定性爆破性骨折

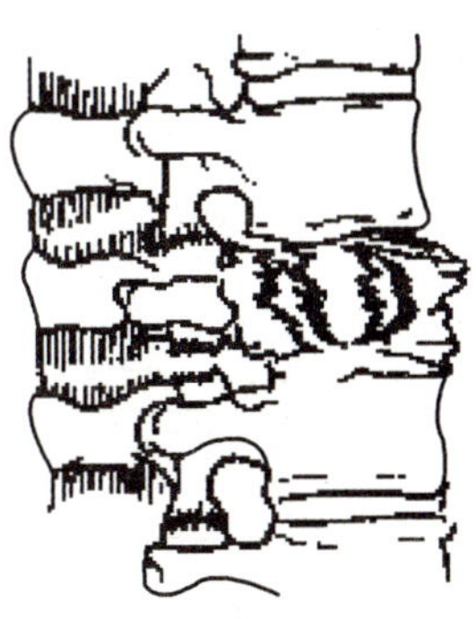
(3) 不稳定性爆破性骨折

图 26-22　常见脊柱骨折

脊柱骨折可分为多种：

1. 根据暴力作用的方向分类

(1) 屈曲型损伤：较常见，多发生于胸腰段交界处的椎骨。

(2) 伸直型损伤：极少见，如椎弓骨折合椎体向后脱位。

(3) 屈曲旋转型损伤：可发生椎间小关节脱位。

(4) 垂直压缩型损伤：可引起胸、腰椎粉碎性骨折或寰椎裂开骨折。

2. 根据骨折的稳定性分类

(1) 稳定型骨折：指单纯压缩骨折，不超过椎体原高度的 1/3，骨折无移位。

(2) 不稳定型骨折：损伤较为严重，复位后容易移位。

（二）临床表现

受伤局部疼痛、肿胀、畸形、棘突间隙加宽及局部有明显触痛、压痛和叩击痛，脊柱活动受限。胸腰段损伤时，有后突畸形。合并脊髓损伤的症状和体征，可伴有四肢的感觉、运动、肌张力、腱反射及括约肌功能异常等。

（三）辅助检查

1. X 线　可显示椎体损伤情况，如压缩、粉碎及移位；椎间孔变小，关节突骨折或交锁；棘突间隙增宽及附件骨折等，有助于进一步明确诊断，确定损伤部位、类型和移位等。

2. CT、MRI　可清楚地显示小关节的骨折及椎管的变化。

（四）处理原则

1. 伴有其他严重多发伤，如颅脑、胸腹腔器官损伤或休克时，应优先处理，以挽救生命；勿随意搬动患者，以防损伤脊髓(图 26-23)。

2. 胸腰椎骨折

(1) 单纯压缩型骨折：①椎体压缩不到 1/3 或年老体弱不能耐受复位及固定者。可仰卧

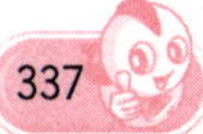

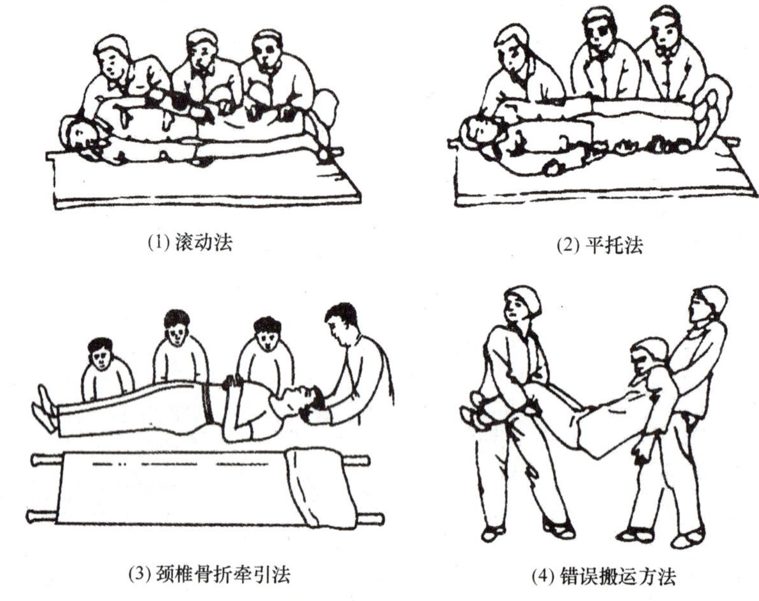

图 26-23　脊柱骨折搬运姿势：正确(1、2、3)，错误(4)

于硬板床上，骨折部位垫后枕，使脊柱过伸。3 天后开始锻炼腰背肌，第 3 个月可开始稍下地活动，但以卧床休息为主，3 个月后开始逐渐增加下地活动时间。②椎体压缩超过 1/3 的青少年和中年受伤者，可采用两桌法或双踝悬吊法复位，复位后包石膏背心，固定 3 个月。

(2) 爆破型骨折：①无神经症状且证实无骨折片挤入椎管者，可采用双踝悬吊法复位。②有神经症状和有骨折片挤入椎管者，不宜复位，需手术去除突入椎管的骨折片及椎间盘组织，再做植骨和内固定术。

3. 颈椎骨折

(1) 稳定型颈椎骨折：轻者可用枕颌带悬吊卧位牵引复位，有明显压缩脱位者，采用持续颅骨牵引复位。牵引重量 3～5kg，复位并牵引 2～3 周后用头胸石膏固定 3 个月。

(2) 爆破型骨折有神经症状者：原则上应早期手术切除碎片、减压、植骨及内固定。但若有严重并发伤，需待病情稳定后再手术。

二、脊髓损伤

脊髓损伤是脊柱骨折的严重并发症，由于椎体的移位或碎骨块突入椎管内，使脊髓或马尾神经产生不同程度的损伤。受伤平面以下，感觉、运动、反射完全消失，括约肌功能完全丧失，称完全截瘫，部分丧失称不完全截瘫。以胸腰段为最多见，大多数为 30 岁左右的年轻人，平时脊髓损伤大多由于交通、工伤事故不慎发生，在战时或震伤中尤为多见。脊髓损伤最常见的原因是闭合性钝性外伤。

(一) 病因和分类

根据脊髓损伤的程度和部位可分为：

1. 脊髓震荡　脊髓遭受强烈震荡，立即发生迟缓性瘫痪，损伤平面以下的感觉、运动、反射及括约肌功能完全丧失，但数分钟或数小时内可以完全恢复。是脊髓损伤中最轻的一种。

2. 脊髓挫伤与出血　是脊髓的实质性破坏，脊髓内部可有出血、水肿、神经细胞破坏和

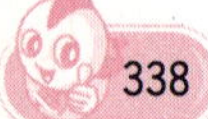

神经传导纤维的中断。

3. 脊髓断裂　脊髓的连续性中断。

4. 脊髓受压　骨折移位、椎体滑落、碎骨块和破裂的椎间盘突入椎管内，直接压迫脊髓，使脊髓产生一系列脊髓损伤的病理变化。

5. 马尾神经损伤　表现为受伤平面以下出现弛缓性瘫痪。

（二）临床表现

脊髓损伤由于受损部位、受损原因、受损程度不同而表现出不同的症状和体征。

1. 脊髓震荡　损伤平面以下的感觉、运动、反射及括约肌功能完全丧失。在数分钟或数小时内可完全恢复。

2. 脊髓挫伤、出血反受压　表现为受伤平面以下单侧或双侧同一水平的感觉、运动、反射及括约肌功能全部暂时消失或减弱。其预后取决于脊髓挫伤程度、出血量、受压程度及解除压迫的时间。

3. 脊髓圆锥损伤　会阴部表现为皮肤鞍状感觉障碍，大小便失禁或潴留和性功能障碍。双下肢感觉、运动正常。

4. 脊髓断裂　损伤平面以下的感觉、运动、反射及括约肌功能的完全丧失。

5. 马尾神经　损伤平面以下弛缓性瘫痪，有感觉及运动功能障碍，括约肌功能丧失，肌肉张力降低，腱反射消失。

6. 胸段脊髓损伤　表现为截瘫。

7. 颈段脊髓损伤　表现为四肢瘫。上颈椎损伤的四肢瘫均为痉挛瘫痪，下颈椎损伤上肢表现为弛缓性瘫痪，下肢为痉挛性瘫痪。

脊髓损伤后各种丧失的程度可用截瘫指数来表示："0"代表功能完全正常；"1"代表功能部分丧失或接近丧失；"2"代表功能完全丧失。

分别用相应数字表示某截瘫患者的自主运动、感觉和两便功能情况。代表 3 项功能的数字之和即为该患者的截瘫指数。例如，某患者，自主运动功能完全丧失，而其他两项部分丧失，其截瘫指数为 2＋1＋1＝4。截瘫指数最大为 6，最小为 0。

截瘫指数大致可反映脊髓损伤的程度、发展情况，便于记录和比较治疗效果。

（三）辅助检查

1. 实验室检查　血尿便常规、全血计数、血中 BUN、氯化物、磷酸酶、钠、钾、钙、磷、pH、动脉血氧分压和二氧化碳分压等，均应及时检测。

2. X 线　当患者由急诊入院，仍躺在车上未移动前即需作脊髓的 X 线，包括整个脊柱的正、侧位片，特别是受伤部位的脊椎和胸片。颈椎需拍斜位片，C_1需要张口正位片。以尽快明确脊柱骨折或脱位的部位。

3. 脊髓造影　由颅骨底部的 $C_{1\sim2}$侧边穿刺。注入显影剂，当显影剂下流，经过骨折或脱位处，摄影检查显影剂的流动是否有阻断现象。

4. CT、MRI　能清晰显示脊髓压迫的影像，尤其能显示椎管内软件组织的病变轮廓。

（四）处理原则

1. 及早稳定脊柱　合适地固定，可以防止因损伤部位的移位而产生脊髓的再损伤。

2. 及早解除脊髓压迫　是保证脊髓功能恢复的关键。

3. 减轻脊髓水肿和继续发性损伤。

三、护　　理

（一）护理评估

1. 健康史　了解患者受伤的时间及暴力的性质、方向和大小、作用部位，受伤的体位，抢救措施，搬运方法及所用工具等。

2. 身体状况　了解患者疼痛、压痛、叩击痛的特点、部位及伴有的活动受限情况；有无合并脊髓损伤的表现、是否伴神志改变的变化。了解有无高热，大、小便失禁，便秘，压疮，坠积性肺炎等并发症的出现。

3. 心里-社会状况　了解患者对功能失调的感性认识和对现况的承受能力。患者及其家属对疾病治疗的态度。患者心理状况的改变程度等。

（二）护理问题

1. 低效性呼吸型态或清理呼吸道无效　与呼吸肌神经损伤致活动受限有关。

2. 体温调节无效　与自主神经功能紊乱有关。

3. 躯体移动障碍　与疼痛及神经损伤有关。

4. 自理能力缺陷综合征　与四肢瘫痪后活动或功能受限有关。

5. 知识缺乏　缺乏有关功能锻炼的知识。

（三）护理措施

1. 维持呼吸平稳

（1）观察患者的呼吸状态、频率、深浅，听诊肺部呼吸音，以了解有无呼吸困难及呼吸道梗阻。

（2）患者床边应准备各种急救药品和器械，如呼吸兴奋药、氧气、气管切开包、人工呼吸器、电动吸引器等。

（3）鼓励患者定时进行深呼吸及有效咳嗽训练，以利于肺部膨胀和排痰。对于有肋间肌麻痹的患者，鼓励用膈肌呼吸。咳嗽时，用双手按压上腹部“帮助咳嗽”。吸气时，护士协助患者胸部向上用力，以帮助患者肺部扩张和有效咳嗽。教会患者使用呼吸训练器的方法，每 2～4 小时锻炼 1 次，用后注意评估效果。

（4）协助患者每 2 小时翻身 1 次，轻轻叩击胸背部，便于痰液排出。对于痰液黏稠者，可给予雾化吸入，使痰液稀释。必要时，用吸引器吸痰，或经气管镜吸痰，以保持呼吸道顺畅，防止感染。

（5）用呼吸机辅助呼吸的患者，应监测动脉血气分析，以作为调整各项参数的依据。

（6）高位颈部脊髓损伤（指第 $C_{4\sim5}$ 节段以上的损伤）的患者，应早期实行气管切开，减少呼吸道梗阻和防止肺部感染。气管切开的患者应按气管切开术后常规护理。

（7）遵医嘱持续或间断吸氧，以增加血氧饱和度。

护理警示

高位截瘫患者出现呼吸困难，严重时可引起呼吸停止，应及早实行气管切开或辅助机械呼吸并吸氧。

2. 病情观察

（1）在伤后 48 小时内应严密观察患者的生命体征，每 4 小时测心率、血压 1 次，防止低血压和心动过缓的出现。观察患者是否有心动过缓等迷走神经刺激反应，尤其是在翻身或吸痰后，观察患者心血管的反应。

（2）在受伤 24 小时内，每隔 2～4 小时检查患者的感觉、运动、反射等功能有无变化，观察病情有无加重或减轻，如有变化立即通知医生。

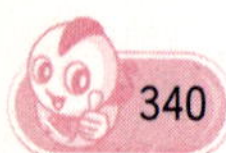

(3) 留置导尿管，监测尿量，正确记录每日出入量。

(4) 维持体温正常：①严密监测体温变化：体温异常是病情恶化的征兆。颈部脊髓损伤时，由于自主神经系统功能紊乱，对周围环境的变化，丧失了调节和适应能力，患者常出现高热(40℃以上)或低温(35℃以下)。②高温时，应用物理降温法，如使用冰袋冷敷、乙醇擦浴、冰水灌肠，同时调节环境温度，降低室温、通风散热等。③低温时应注意对患者进行保暖，如加盖毛毯、关闭门窗、升高室温。

3. 生活护理

(1) 增强自理能力。

1) 协助患者活动关节，按摩肢体。保持双足呈功能位，防止足下垂。

2) 配合医师、理疗师，帮助患者进行康复锻炼，防止肌萎缩、关节僵直。

3) 护士与医师合作，利用多种辅助工具，教会患者如何自行完成从床上移至轮椅、进食、穿衣、沐浴等基本活动，以提高患者独立生活能力。

4) 损伤后完全丧失行走能力必须依靠轮椅者，应掌握拐杖及轮椅的使用技巧。根据每个患者的特点定做合适的轮椅。四肢瘫患者，需使用特殊的电动轮椅。①使用拐杖时，一般拐杖的高度为患者直立时腋窝到地面的距离。行走时，应以上肢臂力及腋下拐杖顶共同支撑身体重量。拐杖顶端以软垫包裹，底端应有橡胶垫，以防滑倒。②使用轮椅时，应注意选择合适患者身材的型号。乘坐轮椅时，坐姿应正确，身体置于座位中部，抬头背向后靠。当从轮椅上站起或移动时，应先将闸制动。长期使用轮椅者，应注意预防压疮。

(2) 训练规律排便。

1) 排便训练：要求患者每天定时排便；如无禁忌，应摄入足够的液体，每天至少 2000ml，以利于排便；增加膳食纤维的摄入，如粗粮、粗纤维蔬菜、新鲜水果等，以刺激肠蠕动；必要时，可应用栓剂或缓泻剂进行治疗。

2) 对于便秘者，可顺结肠方向从右向左做腹部按摩，每日 2～3 次，以促进蠕动和肠内容物移动。如 2～3 天未排便时，可予缓泻剂，必要时灌肠。对 6～7 天未排便的患者，其粪便常不易排出，可戴手套，手指涂润滑剂将干粪块掏出。

(3) 促进规律排尿。

1) 仔细观察并记录尿量、颜色及清晰度，定期检查腹部体征，评估患者膀胱功能及受伤情况。

2) 急性期后，应用诱导方法排尿，如听流水声、会阴部热敷、腹部按摩等。

3) 损伤初期，应留置尿管，每 3～4 小时开放 1 次。以防止尿潴留，维持膀胱功能等。

4) 在可能的情况下，进行膀胱反射性动作训练。当膀胱满时，可用手由外向内，由轻至重，均匀按摩下腹部，待膀胱收缩为球状，紧按膀胱底，向前下方挤压，使膀胱排尿。排尿后可再次加压，尽量将尿排尽。另外，可加强会阴肌、腹肌功能训练，以辅助排尿。

5) 对于长期留置尿管的患者，定期做尿道口周围清洗及膀胱冲洗。教会患者及家属尿管的护理方法，注意预防尿路感染。

4. 改善营养状况　保证充足营养和水分的摄入；进食时，安排患者尽量保持舒适的坐位，避免环境中不良刺激；鼓励患者摄入含蛋白质丰富的食物，如瘦肉、鱼肉、鸡肉、鸡蛋、豆类、谷类等，其中豆类及动物蛋白应占总蛋白摄入的 50%；饮食中应多用植物油，以利于润滑肠道，缓解便秘；多进食富含纤维素食物，如粗纤维蔬菜、水果等，以促进肠蠕动；鼓励患者多食用酸奶，细嚼慢咽，以利于食物的消化和吸收；消化不良、肠炎、腹泻、便秘的患者应多进食酸奶，有助于减轻腹泻和便秘。

5. 并发症的护理

(1) 压疮:脊髓损伤的患者,因长期卧床,皮肤感觉减弱和消失,自主神经功能紊乱,导致局部缺血,身体的骨隆突处易发生压疮且极难愈合。防治措施:每2～3小时翻身1次,有条件时可使用特制的翻身床、小床垫、电离分区域充气床垫、波纹垫等,以减轻局部压迫;保持床单清洁、整齐、无折叠;保持皮肤干燥并定期按摩;定期翻身,用气圈或棉垫使骨突处悬空,并于翻身时按摩骨突部位。对已经形成压疮且面积较大、组织坏死较深时,应按外科原则处理创面。

(2) 泌尿系感染:脊髓损伤的患者因膀胱功能障碍、尿潴留、长期留置尿管,或液体摄入不足等,易发生泌尿系感染。防治措施:保持会阴部清洁;尿潴留和尿失禁的患者,应留置尿管。插导尿管时,需严格无菌操作;注意观察尿管有无受压、扭曲、阻塞等,应及时调整,保持尿管引流通畅。损伤早期,留置尿管应持续开放,使膀胱排空,减少感染发生的机会;2～3周后,应夹闭导尿管,每4～6小时开放1次,使膀胱充盈,以训练膀胱的自主节律性,避免膀胱萎缩。胀气留置尿管者,一般每5～7天更换导尿管1次,防止导尿管发生阻塞或引流不畅,导致逆行感染,硅胶导尿管可适当延长更换时间。膀胱冲洗:长期留置导尿管的患者,应按常规进行膀胱冲洗,以冲出膀胱内积存的沉渣。体外按摩膀胱排尿:根据情况,某些患者可采取手法按摩,刺激膀胱排尿。指导患者每2小时在腹部由外向内均匀按摩膀胱,压出尿液;鼓励患者多饮水,每日争取饮水3000ml,使排尿每日在1500ml以上,以利于尿液的稀释,避免结石形成。

(3) 肺部感染:鼓励患者定时进行深呼吸及有效咳嗽训练,定时翻身、拍背,以利于痰液排出。痰液黏稠时,给予超声雾化吸入,雾化液中加入庆大霉素、α-糜蛋白酶、地塞米松等,以达到抗感染、稀释痰液的目的。每日2～3次,每次15～20分钟。对于年龄较大,分泌物多,且不易排出者,应早期行气管切开术,以防肺部感染。另外,注意保暖,避免因受凉而诱发上呼吸道感染。

6. 指导功能锻炼

(1) 根据患者病情,制定合理的功能锻炼计划。

(2) 指导和协助患者进行未瘫痪肌的主动锻炼。按脊柱骨折的训练方法做颈部活动、上肢各关节活动、深呼吸运动、腹背肌锻炼等。

(3) 指导患者利用床上拉手,定期引体上升,以锻炼上肢及腰背力量。

(4) 对瘫痪肢体,应指导患者及家属做关节的全范围被动活动和腰背肌肉按摩。每日2～3次,每次30～60分钟。

(5) 注意适度锻炼。活动度从小到大,手法轻柔,不可过急过猛以防加重损伤。锻炼时间及次数应以患者不感到疲惫为宜。

7. 心理护理　与患者交流,鼓励患者表达对疾病及预后的看法,并说出自己的感受。耐心回答患者提出的问题,尤其是与疾病预后及康复有关的问题。

让患者了解由于机体的功能改变引起不良情绪反应是正常的。帮助患者明确如何正确对待身体的各种变化,采取正确的应对措施。指导并协助患者最大限度地自理,减少依赖性,保持患者自尊感,增强自信心。与患者家属、亲友及其社交成员进行交流,鼓励他们多与患者接触,关心照顾患者,给患者以身体上及心理上的支持。

四、健康指导

(1) 指导患者、家属及亲友,应注意患者的安全,保证家庭环境中无有害物体存在,并能满足患者的特殊需要(如轮椅)。

(2) 鼓励患者继续按计划进行功能锻炼。

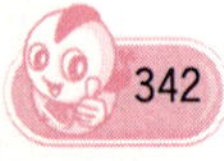

(3) 指导患者培养自力生活的能力,尽可能自行完成日常生活活动。

(4) 指导患者进行膀胱及直肠功能训练。

(5) 教会患者及家属皮肤护理及预防压疮的方法。

(6) 指导患者及家属所用药物的方法及注意事项。

第 5 节　关节脱位患者的护理

构成关节的关节面失去正常的对合关系称为关节脱位。脱位的主要表现是疼痛、肿胀和功能障碍,并有特殊的畸形、弹性固定和关节盂空虚等特征。脱位的治疗原则是在麻醉下尽早手法复位,适当固定,以利软组织修复;及时活动,以恢复关节功能。

一、护理评估

(一)健康史

评估患者的外伤史。关节脱位是由于直接或间接暴力作用于关节,或关节有病理性改变,使骨与骨之间相对关节面正常关系破坏,发生移位。脱位按原因可分为外伤性脱位、病理性脱位、先天性脱位及习惯性脱位;按脱位程度可分为全脱位及半脱位;按远侧骨端的移位方向可分为前脱位、后脱位、侧方脱位和中央脱位等;按脱位时间和发生次数可分为急性(脱位在 3 周以内)、陈旧性(脱位 3 周以上未复位者)和习惯性脱位(一个关节多次脱位)等;按脱位是否有伤口与外界相通可分为闭合性脱位与开放性脱位。

(二)身心状况

1. 躯体表现　外伤性关节脱位只有当关节囊、韧带和肌腱等软组织撕裂或伴有骨折时方能发生脱位。具有一般损伤的症状和脱位的特殊性表现。

(1) 一般表现:①疼痛:活动患肢时加重。②肿胀:因出血、水肿使关节明显肿胀。③功能障碍:关节脱位后结构失常,关节正常活动功能障碍。

(2) 特殊表现:①畸形:关节脱位后肢体出现旋转、内收或外展和外观变长或缩短等畸形,与健侧不对称。关节的正常骨性标志发生改变。②弹性固定:关节脱位后,未撕裂的肌肉和韧带可将脱位的肢体保持在特殊的位置,被动活动时有一种抵抗和弹性的感觉。③关节盂空虚:最初的关节盂空虚较易被触知,但肿胀严重时则难以触知。

2. 心理状态　脱位患者,特别是习惯性脱位的患者,因脱位的反复发生,易对治疗效果产生怀疑,担心留下后遗症,出现疑虑和紧张情绪。

3. 辅助检查　X 线检查关节正侧位片可确定有无脱位、脱位的类型和有无合并骨折,防止漏诊和误诊。

4. 治疗原则　复位、固定、功能锻炼。

二、护理问题

1. 焦虑或恐惧　与学习、工作中断或顾虑肢体伤残等因素有关。

2. 疼痛　与关节脱位有关。

3. 躯体移动障碍　与疼痛、肢体固定及卧床有关。

4. 自理残缺　与外固定和肢体制动等因素有关。

5. 有废用综合征的危险　肌肉萎缩、关节僵硬,与肢体制动等因素有关。

6. 潜在并发症　压疮、创伤性关节炎、血管损伤、神经损伤等。

三、护理措施

1. 尽早实行复位　复位中切忌粗暴，要注意防止附加损伤，如骨折、血管和神经损伤等。复位必须达到解剖复位，复位后给予及时正确的固定。固定是保证软组织损伤修复和防止再脱位的重要措施。护理中应观察患肢远端的感觉、活动及血运情况。

2. 加强并发症的观察　早期全身可合并多发伤、内脏伤和休克等合并伤，局部可合并骨折和神经血管损伤，应详细检查并及时发现和处理。晚期可发生骨化肌炎、骨缺血坏死和创伤性关节炎等，应注意预防。

3. 需行手术治疗者　按骨科手术后护理常规进行护理。

四、健康指导

注意伤肢的功能锻炼，脱位关节固定后，按功能锻炼原则指导患者进行患肢功能锻炼，以利于功能恢复。如肩关节固定后的当天即可做指、腕、肘的主动练习，1 周后增加指、腕、肘的抗阻运动，取悬吊带后可增加肩关节外展、后伸和外旋的主动运动。有习惯性脱位的患者，日常生活中应注意对患肢的保护，避免负重或牵拉等。

第 6 节　常见关节脱位

一、肩关节脱位

肩关节脱位占全身关节脱位的 40%以上，多发于青壮年。肩关节盂小而浅，肱骨头大而圆，其活动范围大而稳定性差。肩关节脱位（图 26-24）按肱骨头的位置分为前脱位和后脱位，以前脱位多见。在上臂外展旋位时，受间接或直接暴力冲击，易发生前脱位。局部表现为疼痛、不能活动，呈“方肩畸形”（图 26-25），关节盂空虚。杜加试验（Dugas 征）阳性（即被动置患侧手掌于健侧肩部，患侧肘部不能贴近胸壁；或将患侧肘部贴近胸壁，其手掌不能搭至健肩）。X 线摄片检查，可了解脱位的情况，并可明确有无骨折。

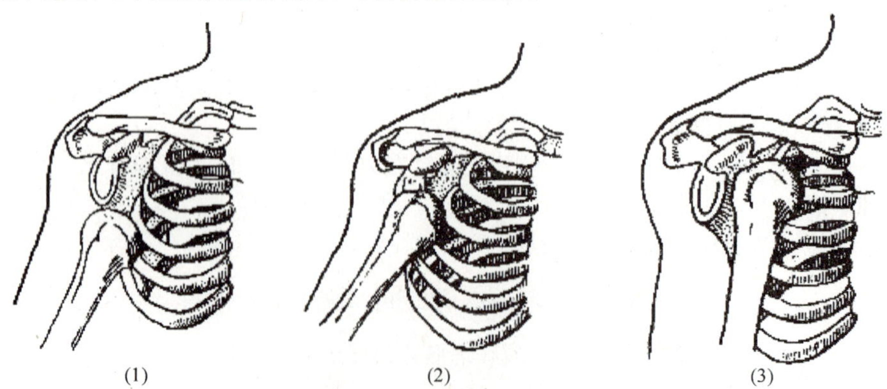

图 26-24　肩关节脱位类型

(1)盂下脱位；(2)喙突下脱位；(3)锁骨下脱位

治疗最常用的方法是足蹬复位法（图 26-26）。护理人员应配合医生完成复位，复位过程中陪伴在患者身边，给予安慰和鼓励。复位后将伤肢贴近胸壁，屈肘 90°固定于胸前约 3 周。

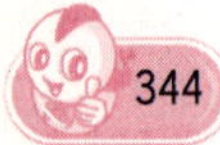

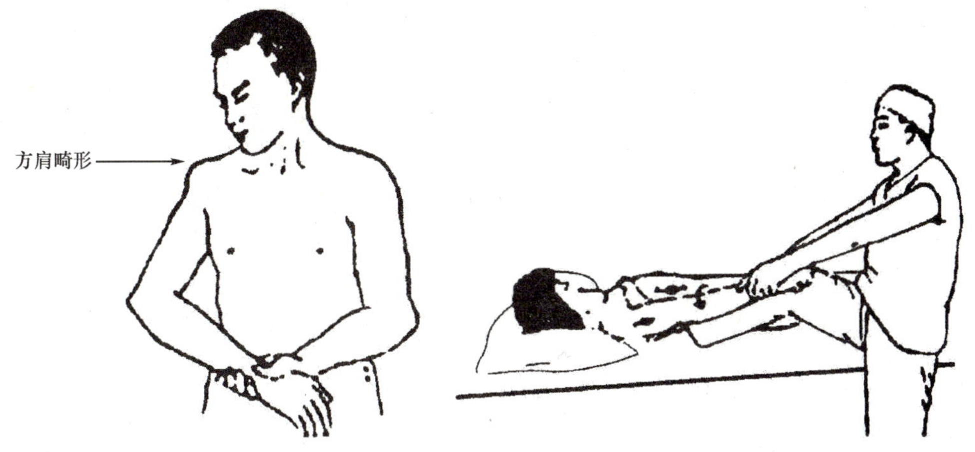

图 26-25　方肩畸形　　　　图 26-26　足蹬复位法

固定期间应观察患肢远端感觉、运动及血运情况，注意有无臂从神经损伤症状。若需要手术治疗，遵医嘱作好手术前准备和手术后护理。指导患者在固定期间进行腕部与手指的功能锻炼，告知患者解除固定后，应进行肩关节的主动功能锻炼，以防止关节囊粘连和骨化性肌炎，促进肩关节功能的恢复。

二、肘关节脱位

肘关节脱位(图 26-27)较常见，发生率仅次于肩关节脱位。可分为肘关节前脱位和肘关节后脱位。正常肘关节由肱尺、肱桡和尺桡上关节组成，肘关节后部关节囊及韧带较薄弱，易发生后脱位，大多发生于青壮年。多由间接暴力引起。患者多可出现局部疼痛、肿胀、活动障碍、肘关节半屈曲位弹性固定；前臂短缩、肘部后尖畸形、肘后三角关系失去正常(图 26-28)。在正常情况下肘伸直位时，尺骨鹰嘴和肱骨内、外上髁三点呈一直线；屈肘时呈一等腰三角形。脱位时上述关系被破坏。肱骨髁上骨折时三角形保持正常，此征是鉴别两者的要点。X 线片检查，可了解移位的情况及是否合并骨折等。

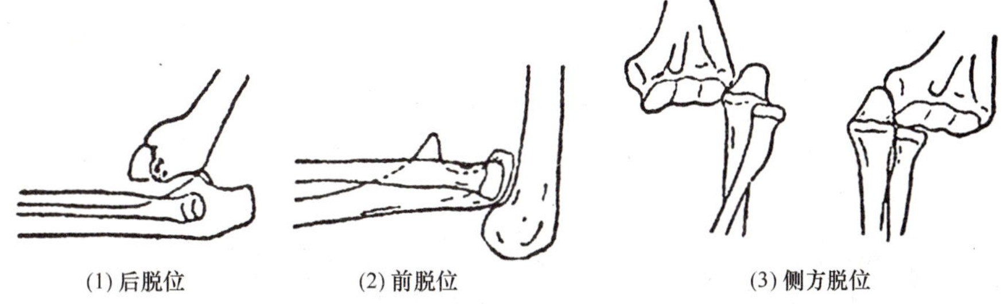

图 26-27　肘关节脱位类型

治疗方法以手法复位为主，必要时可用手术治疗。复位后固定(同肩关节脱位)期间，应观察患肢远端感觉、运动、肿胀、颜色及桡动脉搏动情况，注意有无正中神经损伤、尺神经损伤的表现。若需要手术治疗，遵医嘱作好手术前准备和手术后护理。指导患者在固定期间进行腕部与手指功能锻炼，解除固定后肘关节囊粘连和骨化性肌炎，促进肘关节功能的恢复。

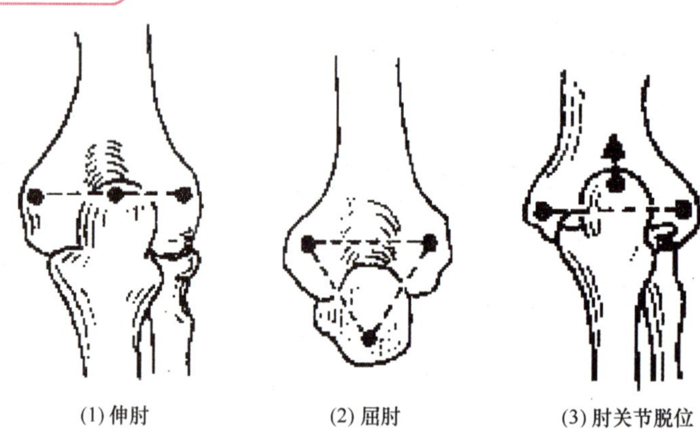

图 26-28　肘后三角关系

护考链接

患儿，男，5 岁，跌倒时手掌着地，患儿肘部疼痛，不敢活动患肢。用下列哪种体征可鉴别肱骨髁上骨折和肘关节脱位

A. 肿胀明显　B. 肘关节活动明显受限　C. 疼痛　D. 畸形　E. 肘后三角关系有无改变

分析：肱骨髁上骨折，肘后三角关系正常，而肘关节脱位，肘后三角失去正常对合关系。故可检查肘后三角关系有无改变。

三、髋关节脱位

多发生于青壮年，根据股骨头脱位后的位置分为前、后脱位和中心脱位 3 种类型，临床以后脱位最常见。大多为暴力所致，也可由髋关节结核、化脓性关节炎、肿瘤等导致髋臼和股骨头破坏，引起病理性脱位；髋关节先天发育不良，出生后就发生脱位，属于先天性脱位。髋关节脱位主要表现为下肢弹性固定于屈曲、内收、内旋位，足尖触及健侧足背，患肢缩短。腹股沟部关节空虚，髂骨后可摸到隆起的股骨头，大转子上移（图 26-29）。髋关节脱位常用提拉法（Allis 法）（图 26-30）、旋转法（Bigelow 法）复位。护理要点是协助医生及时复位，复位后皮牵引 2 周，防止股骨头发生无菌性坏死。牵引期间保持下肢轻度外展中立位，防止足下垂。3 个月后下地活动，但不能负重，6 个月后进行负重劳动。卧床期间加强基础护理，防止并发症。

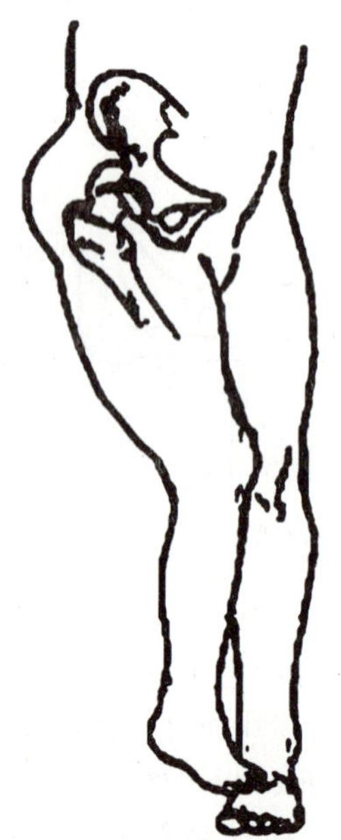

图 26-29　髋关节后脱位

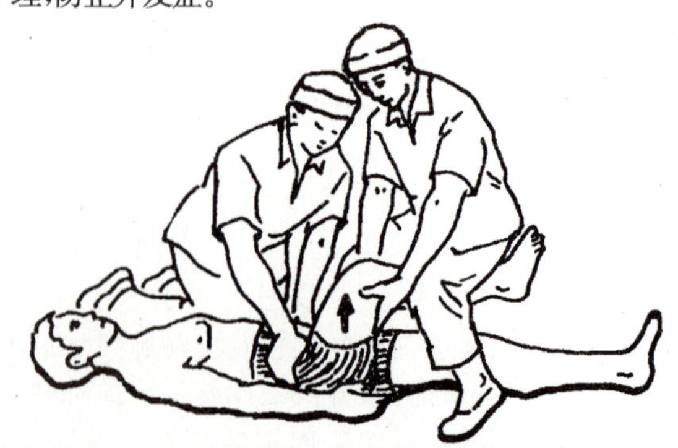

图 26-30　提拉法复位（Allis 法）

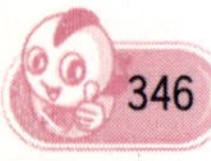

第 7 节　急性血源性骨髓炎患者的护理

化脓性致病菌从身体其他部位的感染病灶，通过血液循环引起局部骨髓、骨质、骨膜发生急性化脓性感染，即急性血源性骨髓炎。常见于儿童，发病部位多在胫骨、股骨、肱骨等长管状骨的干骺端。干骺端急性感染后形成脓肿，脓肿可由 3 条途径扩散蔓延(图 26-31)：①穿过骨密质形成骨膜下脓肿。骨组织感染急骨膜被脓肿剥离而造成骨的缺血，病变区可能形成死骨。②骨膜下脓肿经骨小管蔓延至骨干骨髓腔，或干骺端病灶直接扩散至骨髓腔而形成弥漫性骨髓炎。同时，骨膜下脓肿破裂后，即可引起软组织感染或形成窦道。③干骺端脓肿穿入附近关节，继发引起化脓性关节炎。

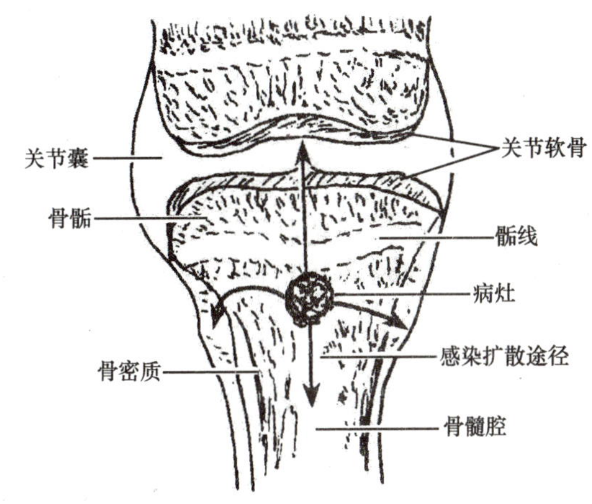

图 26-31　急性骨髓炎病理改变

本病一经诊断应积极治疗，治疗原则为：①全身支持疗法：给予高蛋白质、高维生素的饮食，充分休息；注意水、电解质平衡，少量多次输血；加强护理，预防发生压疮及口腔感染等。②药物治疗：及时采用足量、广谱有效的抗菌药物，抗生素应使用至体温正常、症状消退后 2 周左右。③局部治疗：用适当夹板或石膏托限制活动，抬高患肢，以防止畸形、减少疼痛和避免病理性骨折。但如已形成脓肿，应及时切开引流。

一、护 理 评 估

（一）健康史

急性血源性化脓性骨髓炎可发生在任何年龄，但以 3～15 岁儿童和少年多见，新生儿亦可发生，男孩较多见。患者大多在急性疾病后、营养状况较差、抵抗力弱等情况下发病。应询问发病的过程，发病后的表现、诊断和治疗情况；发病前有无其他部位的化脓性感染病灶，如疖、痈、扁桃体炎、中耳炎等；有无相关关节(如膝关节、肘关节)受伤的病史；有无身体虚弱、营养较差、过度疲劳等情况。

（二）身心状况

1. 躯体表现

(1) 全身症状：急性血源性骨髓炎患者起病急，开始就有明显的全身症状。前驱症状有全身倦怠，继以全身酸痛、食欲不振、畏寒，严重者可有寒战，多有弛张性高热达 39～41℃，烦躁不安，脉搏快而弱，头痛、呕吐，甚至有谵妄、昏迷等败血症表现。

(2) 局部症状：血源性骨髓炎早期有局部剧烈疼痛和跳痛，肌肉有保护性痉挛，肢体不敢活动。患部皮温增高，有深压痛，但早期无明显肿胀。数日后，局部皮肤水肿、发红，为已经形成骨膜下脓肿的表现，如病灶接近关节，则关节亦可肿胀。脓肿穿破骨膜进入软组织后，压力减轻，疼痛缓解，但软组织受累症状明显：局部红、肿、热、痛，并可出现波动感。脓液进入骨干骨髓腔后，整个肢体剧痛、肿胀，骨质因炎症而变疏松，常伴有病理性骨折。当脓肿穿破骨质、骨膜至皮下时，即有波动感，穿破皮肤后，形成窦道，经久不愈。

护考链接

某患儿，右大腿红肿，疼痛3周，伴高热，X线示：干骺端片状透光区，骨膜反应，此时处理不正确的是

A. 立即手术切开引流　B. 立即试行穿刺检查　C. 手术切开，取死骨

D. 给予抗生素治疗，控制感染　E. 石膏固定患肢，防止病理性骨折

分析：患儿诊为急性骨髓炎，如果在炎症急性期手术，感染病灶易扩散，可引起严重的全身性感染。故不能手术切开取死骨。

2. 心理状态　急性血源性骨髓炎患者，常因起病急、全身中毒症状重和局部的剧痛，产生焦虑不安和紧张；慢性骨髓炎患者，又因疾病反复发作，常对治疗效果和预后产生怀疑，易出现悲观、失望、无助等不良情绪反应。

（三）实验室检查

急性血源性骨髓炎，早期血培养阳性率较高，局部脓液培养有化脓性细菌，应作细菌培养及药物敏感试验，以便选用细菌敏感的抗生素。血液中白细胞计数及中性粒细胞增高。早期X线检查，无明显变化，发病后3周左右可有骨质脱钙、破坏，少量骨膜增生，以及软骨组织肿胀阴影等。

二、护理问题

1. 疼痛　与骨髓炎症和肌肉痉挛有关。
2. 体温过高　与感染有关。
3. 躯体移动障碍　与肢体疼痛和肢体固定有关。
4. 有皮肤完整性受损的危险　压疮，与卧床和使用外固定有关。
5. 生活自理能力缺陷　与肢体固定和限制活动有关。

三、护理措施

1. 营养支持　给予高蛋白质、高维生素饮食，充分休息，注意水、电解质平衡，必要时可少量多次输血。

2. 按时测量体温、脉搏、呼吸，一般每4小时1次，通过体温曲线观察发热情况。高热患者应采用药物或物理降温。使用退热剂时应密切观察病情变化，一般应用量不宜过大，以防虚脱。

3. 及时止痛，适当给予必要的镇静剂、镇痛剂。做好心理护理，解除患者对疾病的紧张心理，树立战胜疾病的信心。

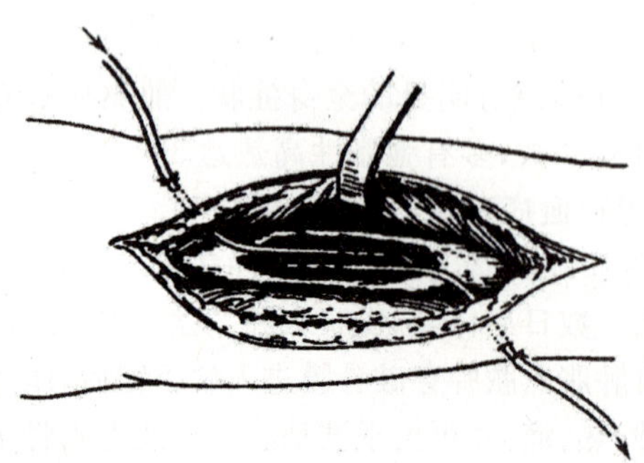

图26-32　骨髓炎“开窗”引流

4. 石膏固定或皮牵引固定者，患肢应于功能位置。保持固定效果，限制患肢活动以减轻疼痛，防止病灶扩散，防止病理性脱位或骨折。

5. 根据药敏试验选择使用抗生素，大剂量用药时除应注意观察药物的毒、副作用，还要警惕发生二重感染。

6. 局部“开窗”（图26-32）或钻孔冲洗引流护理

（1）密切观察引流物的质、量及颜色，并及时记录。严格交接班，保持出入量的平衡。

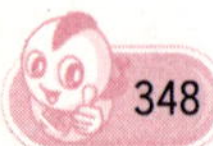

(2) 避免冲洗引流管扭曲、受压。输入管的输液瓶应高于患肢 60～70cm，引流管宜与一次性负压引流袋相连，并保持负压状态。引流袋位置应低于患肢 50cm。

(3) 及时更换清洗液，及时倾倒引流液。严格无菌操作，引流袋每日更换，避免发生逆行感染。

(4) 如发现滴入不畅或引流物流出困难，应立即检查是否有血块堵塞或管道受压扭曲，及时排除故障。

(5) 冲洗液中抗生素可根据细菌培养和药物敏感试验选用，冲洗时应合理调节滴速，随着冲洗液颜色变淡逐渐减量，直至引流液变得澄清为止。

7. 长期卧床者，应注意防止肺部感染、压疮及泌尿道感染。有窦道形成时，应加强局部皮肤的护理。

8. 健康指导　急性疾病控制后，应指导患者进行适当的功能锻炼，防止肌肉萎缩。疾病痊愈，X 线片见局部骨包壳坚固时方可负重活动，注意安全，防止跌倒致病理性骨折。

第 8 节　骨关节结核患者的护理

结核分枝杆菌经血侵入骨质或滑膜，在身体抵抗力减弱时引起单纯性骨结核或单纯性滑膜结核，病变发展将形成全关节结核（图 26-33）。局部病理改变为结核性炎性浸润、肉芽增生、干酪样坏死及寒性脓肿形成，滑膜、骨质、关节软骨被破坏，晚期可导致病理性脱位或骨折、肢体畸形或残废。治疗措施：①提高自身抵抗力，适当休息。②局部制动，用于疼痛剧烈和有严重肌肉痉挛的患者，可采用石膏、牵引、夹板等固定。③脓肿穿刺，但应注意避免反复穿刺而形成窦道或混合感染。④合理使用抗结核药物。脓肿穿刺吸脓后，亦可在脓腔内注射抗结核药物。⑤非手术疗法，不能控制病变发展，或有明显死骨、较大脓肿，经久不愈的窦道，或合并截瘫等，应在积极术前准备下行结核病灶清除术及关节融合术。

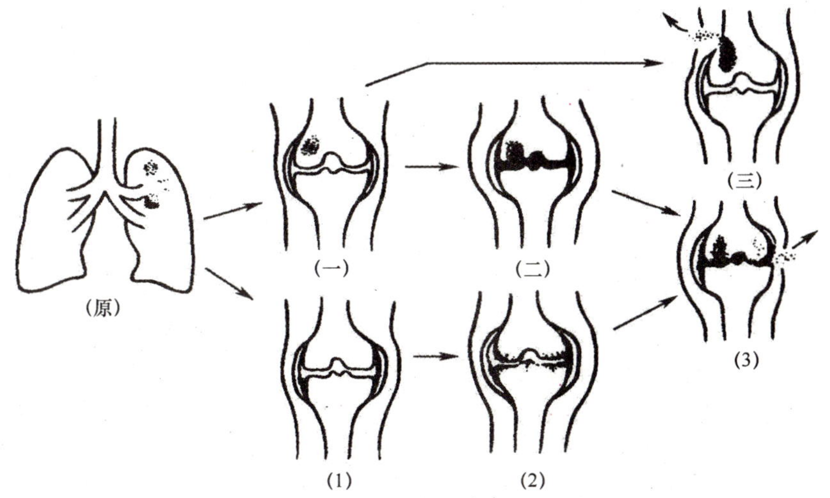

图 26-33　全关节结核的进程图

(原)原发病灶；(一) 单纯骨结核；(二) 全关节结核；(三) 骨结核穿破皮肤形成窦道；(1)单纯滑膜结核；(2)全关节结核；(3)全关节结核穿破皮肤形成窦道

一、护理评估

（一）健康史

本病好发于青少年及儿童。发病部位以脊柱（图 26-34）最多见，其次是膝、髋、肘、肩、腕关节。常继发于肺结核以及全身其他部位结核。应询问个人和家庭有无结核病史和结核病接触史。

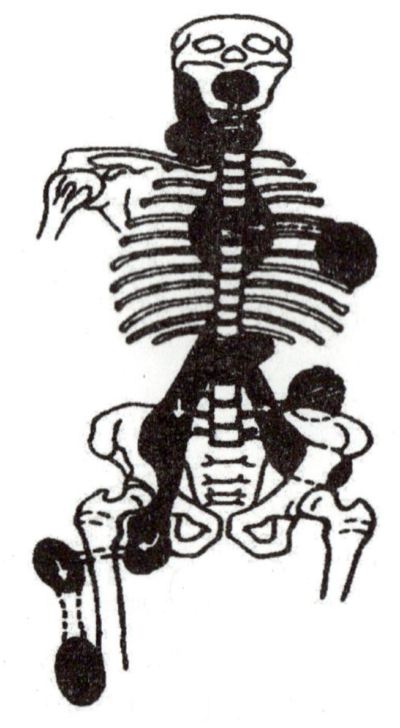

图 26-34　脊柱结核脓肿流注途径

（二）身心状况

1. 躯体表现

（1）一般表现：多有发热、盗汗、乏力、食欲减退、消瘦、贫血等慢性全身中毒表现，在病变活动期表现较明显。

（2）疼痛：病变关节早期即有轻度疼痛，随病变发展疼痛加重，尤其在活动或负重时疼痛明显。小儿患病时常出现“夜啼”，因为熟睡后，患病关节周围的保护性肌痉挛解除，在活动肢体或翻身时即发生突然疼痛而哭叫。

（3）功能障碍：病变关节的疼痛及周围肌肉的保护性痉挛，常使肢体关节活动受限或出现异常姿势。如腰椎结核患者，腰椎活动度受限，常挺腰屈膝下蹲状去捡拾地上物品，此征象称拾物试验阳性（图 26-35）。又如髋关节结核早期就有跛行，查体可见托马斯征（Thomas 征）阳性（图 26-36），即在平卧时两下肢平置，见腰部生理前屈加大，让患者双手抱紧健侧膝部，骨盆平置，则患侧髋与膝呈屈曲状态。此征象说明患髋有屈曲畸形存在。

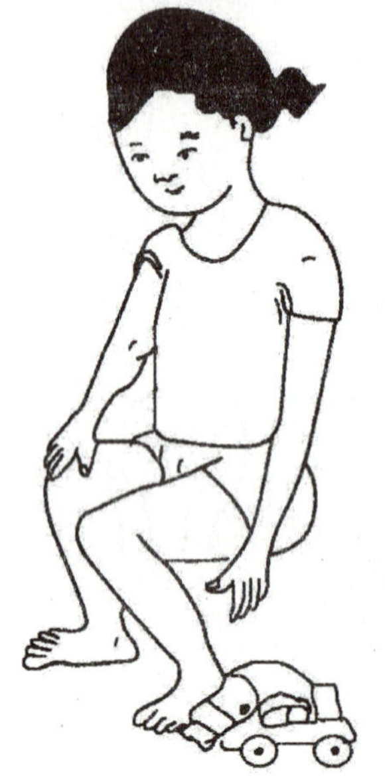

图 26-35　拾物试验阳性

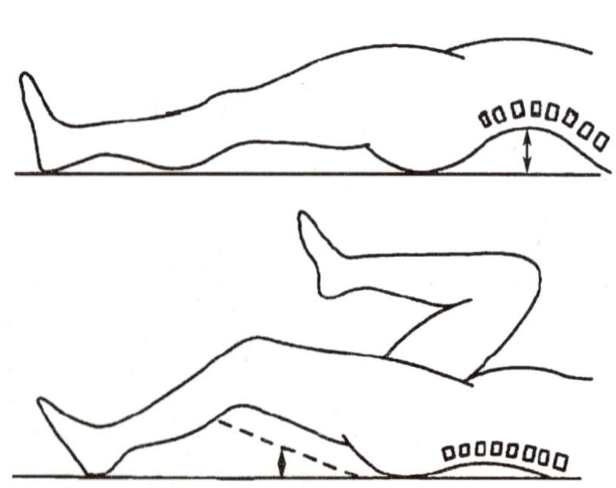

图 26-36　Thomas 征阳性

（4）肿胀及畸形：早期四肢关节结核可见轻度肿胀。晚期因关节肿胀严重且附近肌肉废用性萎缩，使病变关节呈梭形肿胀，如膝关节结核即呈“鹤膝”畸形，或因积液过多而出现浮髌

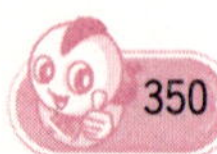

试验阳性。关节骨质破坏、病理性脱位或骨折、儿童患者骨骺侵犯等也可造成肢体畸形，如脊柱结核可能发生后突畸形，即呈“驼背”，甚至使脊髓受压而发生截瘫。

(5) 寒性脓肿及窦道：寒性脓肿形成后一般局限在病灶附近，但脊柱结核脓肿可以沿着肌肉及筋膜间隙流向远处。脓肿破溃后可形成窦道，经久不愈，常易并发混合性感染。

2. 心理状态　青少年患者因正在学习或工作，结核病程漫长，肢体乏力，活动受限，可导致患者不同程度的焦虑；肢体疼痛、畸形或致残会使患者悲观失望，对生活或前途丧失信心。

（三）实验室检查

血液检查可出现贫血，血沉增速，混合感染时血白细胞增多。X 线或 CT 检查可了解病变进展情况及程度等。

二、护理问题

1. 焦虑或恐惧　与患者对疾病的不正确认识有关。

2. 疼痛　与关节病变有关。

3. 有废用综合征的危险　与肌肉萎缩、肢体畸形及肢体活动受限有关

4. 有皮肤完整性受损的危险　与结核脓肿蔓延、溃破形成窦道有关。

5. 营养失调：低于机体需要量　与消耗过多，补充不足有关。

6. 潜在并发症　病理性骨折、肢体畸形、截瘫、肾功能不全、药物中毒等，与病情和长期使用抗结核药有关。

三、护理措施

1. 心理护理　给患者讲解疾病的有关知识，帮助患者正确认识疾病的治疗和预后，使患者树立起战胜疾病的信心，配合治疗护理工作。

2. 一般护理　给予高蛋白、高热量、富含维生素、易消化的饮食。必要时输血以提高抵抗力。体温高、全身情况较差者应充分卧床休息。

3. 配合治疗护理

(1) 按医嘱使用抗结核药物，注意过敏反应及毒性反应的发生及预防。

(2) 石膏固定或皮牵引者，应患肢制动，有利于缓解疼痛，防止病灶扩散，防止病理性脱位或骨折。注意保持肢体功能位，防止关节畸形。做好安全防护，防止跌倒，避免脱位或骨折等意外损伤。

(3) 需进行手术治疗者，术前应注意需使用抗结核药物至少 2 周，对有窦道者，应使用广谱抗生素至少 1 周。保持引流管的通畅，并指导和鼓励患者术后早期活动。

4. 做好皮肤护理　多窦道换药应严格执行无菌操作，避免混合感染，同时注意消毒隔离工作。

四、健康指导

(1) 积极治疗结核原发病灶，是预防骨与关节结核的最主要措施。

(2) 注意休息，进食高蛋白、高热量、高维生素饮食，增加营养，提高抵抗力。

(3) 改善卫生条件，指导患者养成良好卫生习惯，防止结核传染。正确进行功能锻炼，要循序渐进，持之以恒。

(4) 告诉患者遵医嘱坚持用药，不可间断，定期复查。注意药物的毒、副作用，如出现耳鸣、听力异常应立即停药，同时注意肝、肾功能受损及多发性神经炎的发生。

第9节　腰腿痛和颈肩痛患者的护理

腰腿痛是临床常见的一组症状，指下腰、腰骶、骶髂、臀部等处的疼痛，可伴有一侧或双侧下肢放射痛和马尾神经症状。腰腿痛的病因较多，腰椎间盘突出症和腰椎管狭窄症是导致腰腿痛的常见疾病。

一、颈椎病患者的护理

颈椎病是因颈椎间盘退行性变本身及其继发性改变，刺激或压迫邻近组织，如脊髓、神经根、椎动脉、交感神经，并引起各种症状和体征者，称为颈椎病。发病年龄多在中年以上，男性较多，好发部位为 $C_{5\sim6}$ 椎间盘。

（一）病因和病理

1. 颈椎间盘退行性变　是颈椎病发生和发展的最基本原因。随着年龄增长，椎间盘的纤维环和髓核的水分逐渐减少，椎间盘渐变薄，即可造成两方面的改变：一是颈椎力学功能发生紊乱，引起椎体、椎间关节及其周围韧带发生变性、增生、钙化；二是椎间隙变窄，关节囊、韧带松弛，椎间盘向四周膨突，致使相邻的脊髓、神经、血管受到刺激或压迫。

2. 先天性或发育性颈椎管狭窄　由于在胚胎或发育过程中椎弓过短，致使椎管的矢状内径偏小，当小于正常时（正常成人椎管的矢状内径 14～16mm），即使颈椎退行性变比较轻，也可出现压迫或刺激脊髓、神经、血管的临床症状和体征。

3. 损伤　慢性损伤，如长久伏案工作，对已发生退变的颈椎可加速其退变过程而发病；急性损伤，如颈椎不协调的活动，因加重已退变的颈椎和椎间盘的损害而诱发本病。注意：如果是由于外界暴力致使颈椎骨折、脱位等所发生的脊髓、神经、血管的损害，不属于颈椎病的范畴。

（二）临床表现

根据受压或刺激的组织不同，临床上将颈椎病分为以下几种类型：

1. 神经根型颈椎病　由于颈椎间盘突出、钩椎关节或关节突关节增生、肥大，刺激或压迫神经根所致。先出现颈痛及颈部僵硬，短期内加重并向肩部及上肢放射。咳嗽、打喷嚏及活动时疼痛加剧。皮肤可有麻木、过敏等感觉异常。上肢肌力和手握力减退。检查可见颈部肌痉挛，颈肩部压痛，颈部和肩关节活动有不同程度受限。神经系统检查有较明确的定位体征。

2. 脊髓型颈椎病　后突的髓核，椎体后缘的骨赘，肥厚的黄韧带及钙化的后韧带等导致脊髓受压。出现上肢症状，如手部麻木、活动不灵，尤其是精细活动失调，握力下降，也可有下肢症状，如麻木、行走不稳、有踩棉花样感觉，躯干有紧束感。病情加重发生自上而下的上运动神经元性瘫痪。

3. 椎动脉型颈椎病　颈椎横突孔骨性纤维性狭窄，上关节突增生肥大，颈椎失稳都可直接刺激、牵拉或压迫椎动脉。临床表现有眩晕、头痛、视物障碍、猝倒等，当头部活动时可诱发或加重。

4. 交感神经型颈椎病　表现主要为交感神经兴奋症状，如头痛或偏头痛、头晕、恶心、视物模糊、心跳加快、心律不齐、血压升高，以及耳鸣、听力下降等。也可表现为交感神经抑制症状，如头昏、眼花、流泪、鼻塞、心动过缓、血压下降以及胃肠胀气等。

（三）辅助检查

1. X线　可见生理性前凸消失、椎间隙变狭窄、椎体前后缘骨质增生，钩椎关节、关节突

关节增生等。

2. CT 和 MRI　可见椎间盘突出，椎管、神经根管狭窄及脊髓、脊神经受压情况。

3. 上肢牵引试验阳性（图 26-37）　术者一手扶患者颈部，一手握患腕，向相反方向牵引，此法可使臂丛神经被牵引，刺激受压的神经根而出现放射痛。

4. 压头试验阳性（图 26-38）　患者端坐，头后仰并偏向患侧，术者用手掌在其头顶加压，出现颈痛并向患手放射。

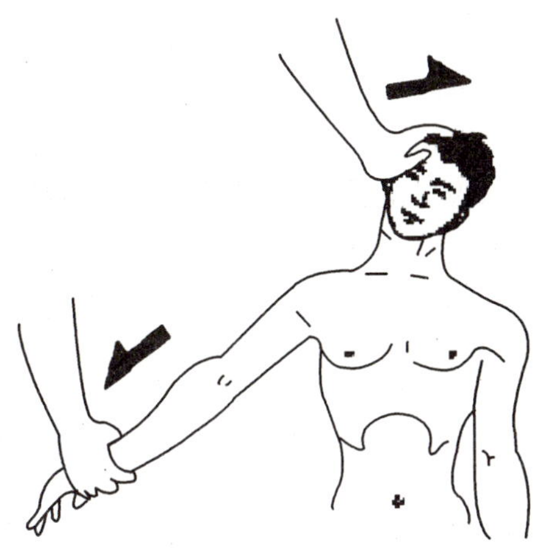
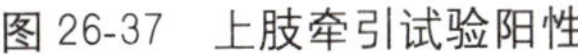

图 26-37　上肢牵引试验阳性

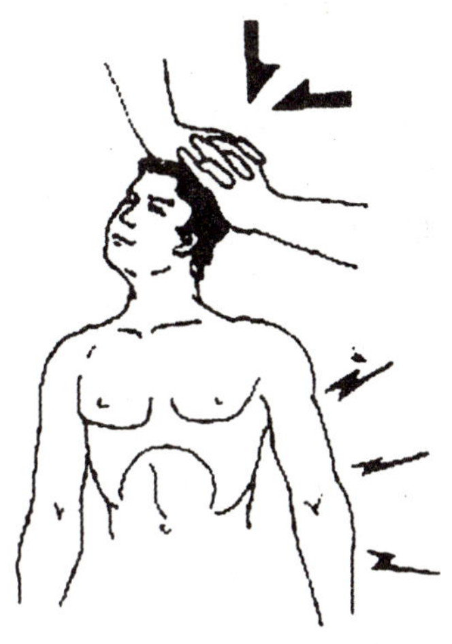

图 26-38　压头试验阳性

（四）处理原则

根据患者的病史、症状、体征及神经系统检查可明确诊断。治疗原则：改善受压，减轻症状，促进循环。

1. 非手术疗法　包括颈部牵引、颈托和围领限制颈椎活动、推拿按摩、理疗、药物治疗。

2. 手术治疗　非手术治疗无效、反复发作或脊髓型压迫症状进行性加重者，可采用手术治疗。

（五）护理

1. 护理问题

（1）焦虑/恐惧：与担心预后及手术有关。

（2）疼痛：与炎症、神经血管受压或刺激有关。

（3）潜在并发症：术后出血、呼吸困难。

（4）知识缺乏：缺乏功能锻炼与疾病预防的有关知识。

2. 护理措施

（1）术前护理。

1）术前准备：教会患者做推移气管的训练，以适应术中牵引气管操作。术前 2～3 天给予抗生素，作好术前常规准备。需植骨者，备皮时注意供骨部位的皮肤准备。准备好术中用品，如 X 线片等。

2）心理护理：稳定患者情绪，向患者讲解手术目的、过程、注意事项，多与患者交流，给予心理支持。

（2）术后护理。

1）一般护理：行植骨椎体融合者，在搬送患者回病房过程中，要特别注意颈部确切固定，

一般用围领固定。应有专人护送。回病房后取平卧位。颈部取稍前屈位置，两侧颈肩部放置沙袋限制头颈部偏斜。

2）病情观察：密切观察生命体征的变化，有病情变化，及时报告。密切观察呼吸状态：前路手术因术中要反复牵拉气管等操作，可使气管黏膜受损而发生水肿。术后要常规进行雾化吸入，鼓励患者深呼吸和有效咳嗽。呼吸困难是前路手术后最危急的并发症，一般多发生在术后1～3日。出现呼吸费力、呈张口状、应答迟缓、发绀等，应即刻通知医生，作好手术处理准备，以及气管切开术的准备。

（3）伤口护理。

1）观察颈部敷料有无被渗血湿透，一旦湿透及时更换敷料。

2）观察颈部有无肿胀及软组织的张力。

3）观察、询问患者是否感到憋气、呼吸困难，因出血量达到一定量时，局部肿胀压力增高而致气管受压。

4）保持引流通畅，记录引流物量、性质。

5）患者一旦出现呼吸困难、烦躁、发绀，应在通知医生的同时，立即敞开、剪开颈部切口缝线，以利于积血外溢，解除气管压迫。

6）如果患者呼吸经清除血肿仍无改善，应协助医生施行气管切开术，术后患者床边要常规备置气管切开包，以备急用。

（4）并发症的预防和护理：常见并发症有切口感染、肺部感染、压疮等，按医嘱合理应用抗生素，勤翻身，保持床面整洁、干燥等。

（5）心理护理：因颈椎手术的恢复需要较长时间，一般要几个月甚至更长，所以要给患者作详细的病情解释，及时转告患者病情好转的情况，以使患者增强战胜疾病的耐心和信心。

（六）健康教育

（1）向患者讲明本病的发病原因、临床表现，及时诊治。

（2）教会患者牵引、推拿按摩的方法及注意事项，一旦发生病情变化及时就诊。

（3）鼓励患者增加自信心、自尊心，学会自我照顾，保持心态良好。

（4）教育患者家属科学地照护患者，给予心理支持。

（5）学会自我保健：在工作中，尤其是办公室工作人员，要定时改变姿势，做颈部及上肢活动，或组织做工间操；睡眠时，宜睡硬板床，注意睡眠姿势，枕头高度适当，一般枕头与肩部高为宜；注意避免头颈部过伸或过屈。

二、腰椎间盘突出症患者的护理

（一）病因和病理

腰椎间盘突出症是指腰椎间盘变性、纤维破坏，髓核组织突出，刺激或压迫马尾神经根所引起的一种综合征。以20～50岁为多发年龄，男性多于女性。原因：①椎间盘退行性变；②损伤；③遗传因素；④妊娠。根据病理变化可分为4型：膨隆型；突出型；脱垂游离型；Schmorl结节及经骨突出型。

（二）临床表现

1. 症状 ①腰痛，最常见。早期患者仅有腰痛，表现为急性剧痛或慢性隐痛；病程长的患者行走时疼痛难以忍受；患者在弯腰、咳嗽、排便等用力时均可使疼痛加剧。②坐骨神经痛，见于$L_{4\sim5}$、L_5～S_1椎间盘突出者，多表现为单侧疼痛。疼痛时从下腰部向臀部再向下肢、

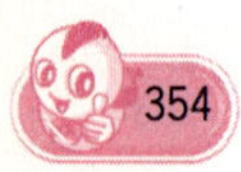

足背或足外侧放射，可伴有麻木感。中央型椎间盘突出症可有双侧坐骨神经痛，表现为双侧大腿及小腿后侧疼痛。咳嗽、打喷嚏等导致腹内压增高的活动均可使疼痛加剧。③马尾神经受压，中央型突出的髓核或脱垂游离型的椎间盘组织压迫马尾神经，表现为双侧大小腿、足跟后侧及会阴部感觉迟钝，大、小便功能障碍。

2. 体征　①腰椎侧突：是腰椎为减轻神经根受压所引起疼痛的姿态性代偿畸形。②腰部活动受限：腰部各方向的活动均受到不同程度的影响，以前屈受限最明显。③压痛、叩痛：在病变椎间隙的棘突间，棘突旁侧 1cm 处有深压痛、叩痛，并伴有向下肢的放射痛。④直腿抬高试验及加强试验阳性：患者平卧，患肢膝关节伸直，被动直腿抬高下肢，至 60°以内即出现放射痛，称为直腿抬高阳性(图 26-39)。主要系神经根受压或粘连使移动范围减小或消失、坐骨神经受牵拉所致。在直腿抬高试验阳性的基础上，缓慢降低患肢高度，至放射痛消失，再被动背屈踝关节以牵拉坐骨神经，若引起疼痛，则称为加强试验阳性(图 26-40)。⑤神经系统表现：主要为感觉减退、肌力下降及腱反射改变。腰神经受累时，患侧小腿前外侧和足背侧的痛、触觉减退，拇趾背伸力降低。S_1 神经根受累时，外踝附近及足外侧的痛、触觉减退，足趾屈无力，踝反射减弱或消失。

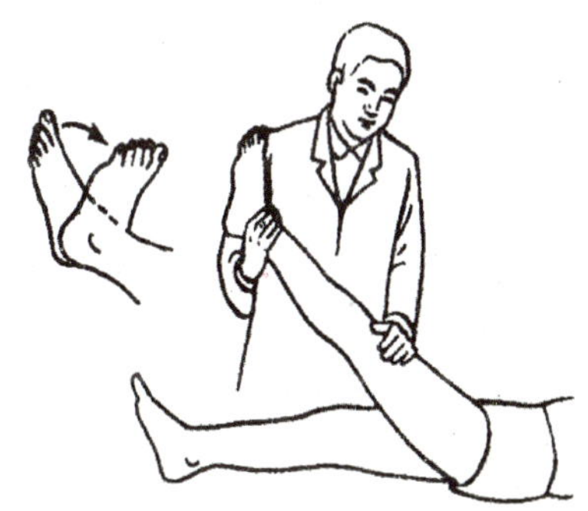

图 26-39　直腿抬高试验阳性

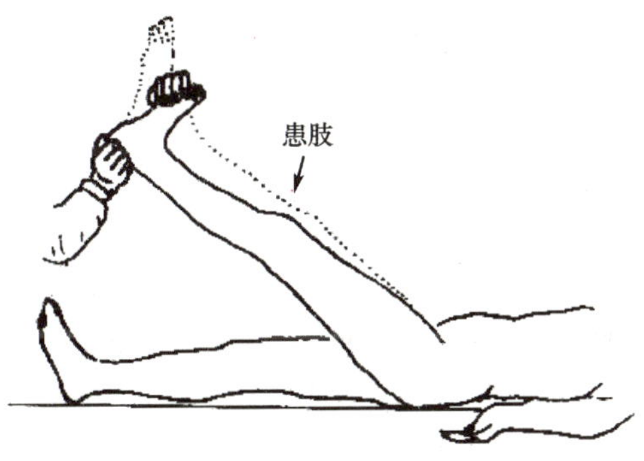

图 26-40　加强试验阳性

3. 辅助检查　X 线平片可提示脊柱侧凸，椎体边缘增生及椎间隙变窄等退行性变。CT 和 MRI 可显示椎管形态、椎间盘突出的程度和方向等；MRI 还能显示脊髓、髓核、马尾神经、脊神经根的情况。脊髓造影可间接显示有无腰椎间盘突出及突出的程度。电生理检查，如肌电图等可明确神经受损的范围及程度。

4. 处理原则

(1) 非手术治疗：目的是减轻椎间盘对受压神经根的刺激及压迫，消除神经根的炎性水肿。绝对卧床休息；持续牵引；硬膜外注射皮质激素；理疗、推拿和按摩。

(2) 手术治疗：非手术治疗无效或巨大、骨化椎间盘、中央型椎间盘压迫马尾神经者，可采取腰间盘突出物摘除术或经皮穿刺髓核摘除术。

(三) 护理

1. 护理问题

(1) 疼痛：与椎间盘突出、肌痉挛、不舒适的体位有关。

(2) 躯体移动障碍：与疼痛、肌痉挛有关。

(3) 焦虑或恐惧：与预后及手术有关。

(4) 潜在并发症：肌萎缩，神经根粘连。

2. 护理措施

(1) 术前护理。

1) 疼痛护理:绝对卧硬板床休息,卧床 3～4 周后,可考虑戴腰围下床活动。抬高床头 20°,膝关节屈曲,放松背部肌,增加舒适感。牵引期间注意观察患者体位、牵引力线及重量是否正确,维持反牵引。经常观察牵引带压迫部位的皮肤有无疼痛、发红、破损、压疮等。加强基础护理,如做好清洁卫生工作,协助患者床上使用便盆等。遵医嘱适当给予镇静剂等药物,缓解疼痛,以保证充足睡眠。

2) 活动与功能锻炼:指导患者采用正确的方法下床,具体做法:将身体先移向床的一侧,用胳膊将身体掌握,移坐在床的一侧,将脚放在地上,利用腿部肌收缩使身体由坐位改为站立位。躺下则按相反的顺序依次进行。指导患者进行未固定关节的全范围关节活动以及腰背肌的功能锻炼。若患者不能主动进行练习,在病情许可的情况下,可由医护人员或家属帮助患者活动各关节、按摩肌肉,以促进血液循环,防止肌萎缩和关节僵直。协助能下床的患者逐渐加大活动量及范围。嘱患者避免做弯腰、长期站立或上举重物等动作,以防腰部肌痉挛,加重疼痛。

3) 术前准备:向患者解释手术方式及手术后暂时出现的问题,如疼痛、麻木等。训练正确翻身、床上使用便盆及术后功能锻炼的方法,以适应术后医疗护理的需要。做好术前常规准备。

4) 心理护理:向患者解释疾病的发生、发展情况及影响因素。讲明减少或预防疼痛发作的措施,减轻患者的心理负担。鼓励患者与家属的交流,使家属能够积极帮助患者克服困难及心理压力。同时介绍患者与患友进行交流,以增加患者的自尊和信心。

(2) 术后护理。

1) 一般护理:为了压迫止血,术后 24 小时平卧。根据手术和患者的恢复情况决定卧床时间,一般持续卧床 1～3 周。术后 24 小时后应给予患者翻身,一般采取两人翻身。

2) 病情观察:遵医嘱及时监测生命体征,并做好记录。

3) 切口护理:观察切口敷料有无渗湿,注意渗出液的量、性质。敷料渗湿后要及时更换。

4) 引流的护理:观察、记录引流液的量、颜色、性质,根据引流情况,一般引流管于术后 24～48小时拔除。

5) 并发症的预防:常见并发症为神经根粘连和肌萎缩。术后 1 周就要指导患者进行腰肌、臀肌的等长收缩活动,以防肌萎缩。根据病情,协助患者坐直腿抬高锻炼,以防神经根粘连。

3. 健康教育

(1) 教会患者及家属有关腰腿痛的防治知识。

(2) 脊髓受压的患者,应戴围腰 3～6 个月,直至神经压迫症状解除。

(3) 指导患者采取正确的坐、卧、立、行和劳动姿态,以减少急、慢性损伤发生的机会(图 26-41)。

1) 卧硬板床:侧卧位时屈髋屈膝,两腿分开,伤腿下垫枕。避免脊柱弯曲的“蜷缩”姿势;仰卧位时可在膝、腿下垫枕,避免头前倾、胸部凹陷的不良姿势;俯卧位时可在腹部及踝部垫薄枕,以使脊柱肌放松。

2) 保持正确姿势,行走时抬头、挺胸、收腹有助于支持腰部;坐时最好选择高度合适、有扶手的靠背椅,注意身体与桌子的距离适当,使膝与髋保持在同一水平,身体靠向背椅并在腰部垫一靠垫;站立时应尽量使腰部平坦伸直,收腹、提臀。

3) 避免长时间用同一姿势站立或坐位。站立一段时间后,将一只脚放在脚踏上,双手放在身前,身体稍前倾。长时间伏案工作者,应积极参加工间操活动,以避免慢性肌劳损。勿长时间穿高跟鞋站立或行走。

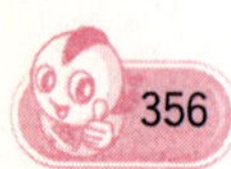

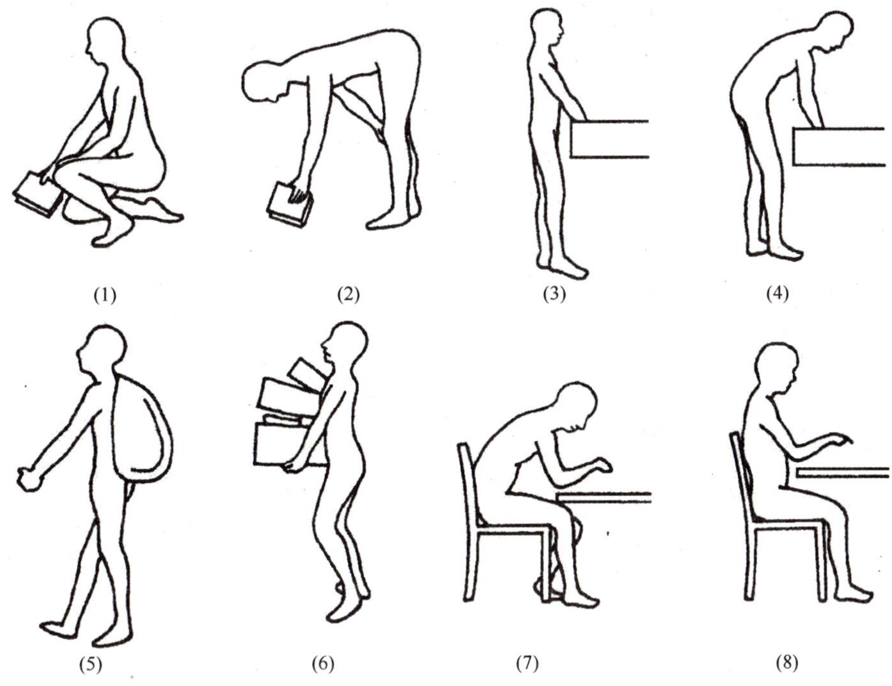

图 26-41　腰部活动姿势示意图：正确(1,3,5,8)，错误(2,4,6,7)

4）正确应用人体力学原理劳动，避免损伤。如：站立举重物时，应高于肘部；避免膝、髋关节过伸；蹲位举重物时，背部应伸直勿弯；搬运重物时，宁推勿拉；搬抬重物时，应将髋膝弯曲下蹲，腰背伸直，主要应用股四头肌力量，用力抬起重物再行走，避免采取不舒适的或紧张的体位或姿势。

5）腰部劳动强度大时应佩戴有保护作用的宽腰带。参加剧烈运动时，应注意运动前的准备活动和运动中的保护措施。

（4）积极参加适当体育锻炼，尤其要注意腰背肌功能锻炼（图 26-42），以增加脊柱的稳定

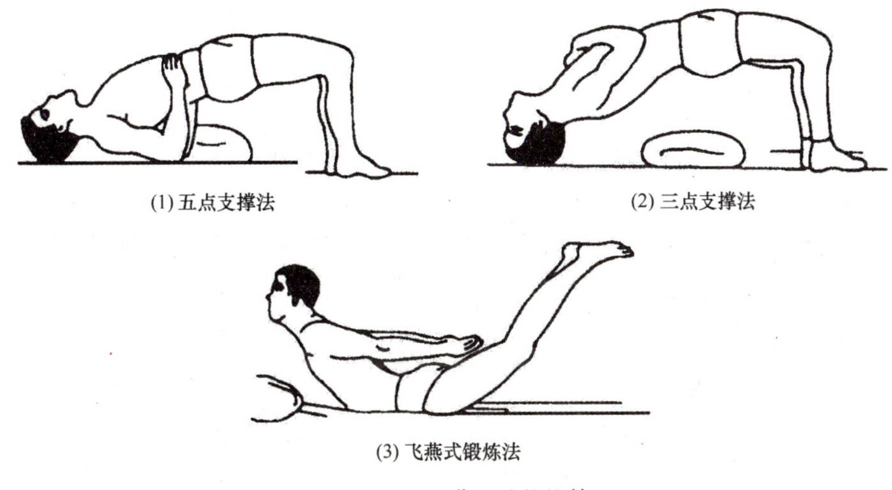

图 26-42　腰背肌功能锻炼

性。同时加强营养,减缓机体组织和器官的退行性变。在医师许可下开始适当活动。活动前应先有预备活动,活动时避免腰背部过伸或做一些可引起腰痛的活动,如直腿抬高或弯腰。活动后有恢复活动,切忌活动骤起骤停,应循序渐行。

第 10 节　骨肿瘤患者的护理

骨肿瘤是指骨组织(骨膜、骨和软骨)及骨附属组织(骨的血管、神经、脂肪、纤维组织等)所发生的肿瘤(图 26-43)。骨肿瘤的发病具有年龄特点:如骨肉瘤多见于青少年,骨巨细胞瘤多见于青壮年人,骨髓瘤多见于老年人。发病率占所有肿瘤的 2%～3%。

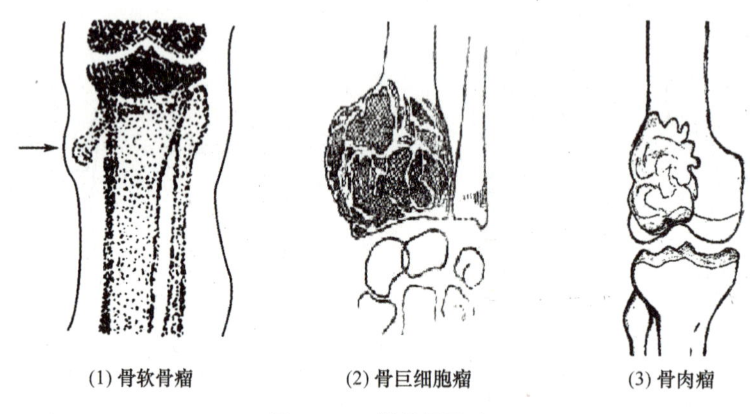

图 26-43　常见骨肿瘤

骨肿瘤分为原发性和继发性两大类,原发性骨肿瘤是由骨组织及其附属组织本身所发生的肿瘤;继发性骨肿瘤是由其他器官或组织发生的恶性肿瘤通过血液循环、淋巴转移到骨组织及其附属组织所发生的肿瘤或直接浸润到骨组织及其附属组织所发生的肿瘤。按骨肿瘤的细胞来源,可分为骨性、软骨性、纤维性、骨髓性、脉管性、神经性等。根据肿瘤组织的形态、细胞的分化程度及细胞间质的类型,可分为良性、中间性和恶性三大类。恶性以骨肉瘤占首位。

(一)骨软骨瘤

骨软骨瘤是一种常见的良性肿瘤,多发于青少年,可分为单发和多发两种,多数有家族史,可恶变,多发性骨软骨瘤发生恶变的机会要比单发性的大。

1. 临床表现　骨软骨瘤早期无症状,多见于生长活跃的干骺端,如股骨下端、胫骨上端和肱骨上端。当肿瘤生长到一定大时,可因压迫周围组织,如肌腱、神经、血管等感到隐痛而影响功能。大多数患者是在无意中发现骨性肿块而就诊。

2. 辅助检查　X 线片显示长管骨的干骺端骨性凸起,形如菜花状、蒂状或鹿角状。

3. 处理原则　骨软骨瘤虽属良性,因有恶变可能,应早期手术切除。

(二)骨巨细胞瘤

骨巨细胞瘤是起源于骨松质的溶骨性肿瘤,好发年龄 20～40 岁,女性多于男性,属潜在恶性,好发于长形管状骨的骺端。

1. 临床表现　主要症状为局部疼痛,随肿瘤的生长而疼痛加重。多见于股骨下端或胫骨上端。若侵及关节软骨,将影响关节功能。

2. 辅助检查　X 线平片示骨端病灶呈偏心性溶骨性破坏,骨端呈肥皂泡样膨胀,骨密质

变薄，当破溃后肿瘤可侵入软组织。

3. 处理原则　以手术治疗为主，化疗无效，放疗虽有效，但易发生照射后肉瘤变。

（三）骨肉瘤

骨肉瘤是恶性程度很高的骨肿瘤，是原发性恶性骨肿瘤中常见的肿瘤，多见于年轻人。常见于股骨下端，胫骨或腓骨上端、肱骨上端的干骺端。

1. 临床表现　主要症状是进行性加重的疼痛，开始时呈间歇性发作的隐痛，逐渐转为持续性剧痛。患肢关节有不同程度的功能障碍。病变局部肿胀，很快形成肿块，局部皮温增高，静脉怒张。

2. 辅助检查　X 线片示病变部位骨质浸润性破坏，边界不清，病变区可有排列不齐、结构紊乱的骨肿瘤（图 26-44）。可以使骨膜突起，形成骨膜下三角形新骨（Codman 三角），形成的反应骨和肿瘤骨呈日光放射状，即影像学中的“日光射线”现象（图 26-45），周围有软组织肿块阴影。实验室检查可有贫血、血沉加快、碱性磷酸酶增高表现。

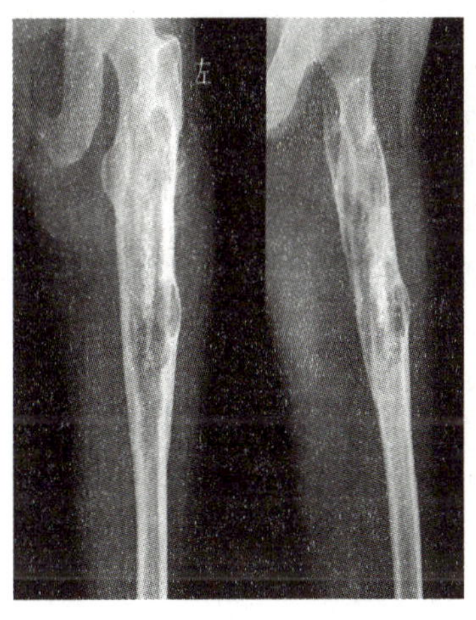

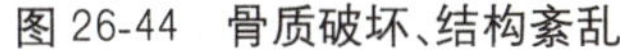
图 26-44　骨质破坏、结构紊乱

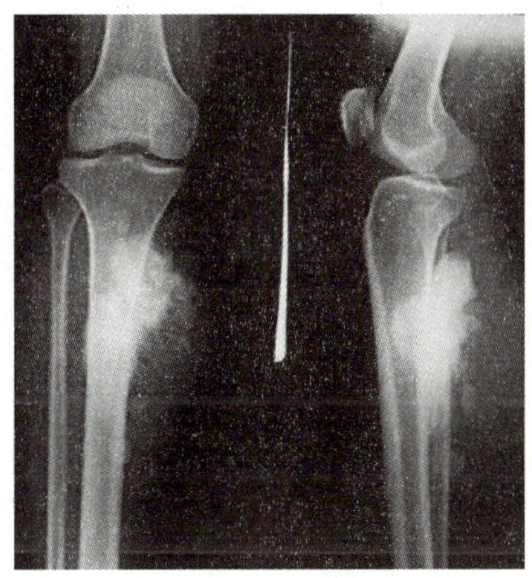
图 26-45　“日光射线”现象

3. 处理原则　治疗的措施是在术前进行化疗 3～8 周，然后做瘤段切除后假体植入等保肢术或截肢术，术后再继续进行化疗等综合治疗。

（四）护理

1. 护理评估

(1) 健康史：了解患者的年龄、性别、职业、工作环境、生活习惯、既往有无肿瘤病史或手术治疗史和家族中有无肿瘤患者。

(2) 身体状况：了解患者的一般健康状况。评估患者的营养状态，即对手术治疗的耐受力，重要器官的功能状态等；注意疼痛的性质和进展情况，用什么措施可缓解或减轻疼痛；肢体肿胀情况，是否有压迫或转移症状；了解畸形的部位和活动受限的原因。

(3) 心理-社会状况：了解患者的心理状况，对手术治疗的并发症及生理功能改变的心理承受能力。家庭人员对本病的认识程度，即家庭对患者治疗的经济承受能力。

2. 护理问题

(1) 焦虑/恐惧：与肢体功能丧失或担心预后有关。

(2) 疼痛：与肿瘤浸润或压迫神经有关。

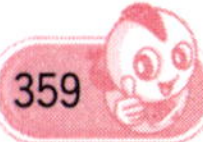

(3) 躯体移动障碍:与疼痛或肢体功能损失有关。

(4) 潜在并发症:病理性骨折。

(5) 知识缺乏:对疾病的诊疗措施、预后等缺乏应有的了解。

3. 护理措施

(1) 术前护理。

1) 一般护理:①营养护理:饮食易清淡,易消化。鼓励患者摄取足够营养,合理进食高蛋白、高热量、高维生素饮食。必要时进行少量多次输血和补液,以增强抵抗力,为手术治疗创造条件。②适当的活动和休息:应嘱咐患者下地时患肢不要负重,以防发生病理性骨折和关节脱位而造成意外损伤;脊柱肿瘤的患者应绝对卧床休息,避免下床活动以防止脊柱骨折造成截瘫,指导患者做松弛活动。对于允许下床活动而不能走动的患者,可利用轮椅帮助患者每天有一定的室外活动时间。对无法休息和睡眠的患者,应注意改善环境,必要时睡前给予适量镇静止痛药物,以保证患者休息。③疼痛护理:疼痛可按照“三级止痛”方案用药(详见第9章肿瘤患者的护理)。

2) 术前准备:脊柱、下肢手术者,手术前1日晚肥皂水灌肠,防止术后长时间卧床而腹胀。骶尾部手术,术前3天服用肠道抗菌药物,术前1日晚清洁灌肠。

3) 心理护理:观察并理解患者的心理变化,给以心理安慰和支持,消除害怕和焦虑,使患者情绪稳定;耐心向患者解释病情,根据患者的心理状态,要注意保护性医疗措施。解释治疗措施尤其是手术治疗对挽救生命、防止复发和转移的重要性。通过语言、表情、举止和态度给患者以良性刺激,使患者乐观地对待疾病和人生。同时要注意社会因素对患者心理的影响,做好亲属的心理指导。

(2) 术后护理。

1) 病情观察:①密切观察残肢端创口的情况,注意有无出血、水肿、水疱、皮肤坏死及感染。及时更换敷料。②用石膏外固定时,注意肢端血运情况,鼓励患者适当做肌收缩活动,石膏解除后,加强锻炼,促进功能恢复。③控制感染。遵医嘱及时应用抗生素,预防感染。④指导患者进行残肢锻炼,以增强肌力,保持关节活动的正常功能,鼓励患者使用辅助工具(拐杖),早期下床活动,为安装假肢作准备。

2) 心理护理:截肢或关节离断术后,患者往往出现某些精神失常症状,称为“创伤性精神病”,所以要有专人护理,防止患者发生意外。

(3) 动脉灌注患者的护理:主要用于四肢骨肉瘤的治疗。术前向患者解释动脉灌注的方法及意义,取得患者的配合。术后要密切观察生命体征及切口部位,警惕大出血的发生。抬高患肢,注意患肢端血运情况。注意药物的毒性反应,如高热,可用物理或药物降温,恶心、呕吐严重者,可给予液体疗法。

(4) 化疗患者的护理:应了解和掌握化学治疗药物的作用和毒性反应,掌握药物的浓度,定时查血常规,了解抗癌药物对骨髓功能的抑制程度。贫血重者应给予输新鲜全血;白细胞减少时,要防止感染,必要时采取隔离措施;血小板减少时注意观察出血情况,必要时给予成分输血。定期查肝、肾功能,以了解抗癌药物对其损坏情况。做好化疗并发症的护理,具体见(详见第9章肿瘤患者的护理)。

(5) 健康教育。

1) 向患者讲解一些骨肿瘤的情况,随着肿瘤综合性治疗的发展,树立战胜疾病的信心,稳定情绪,促进身心健康。

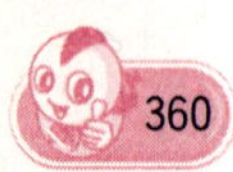

2）告诉患者合理应用镇静止痛药物，提高患者的生活质量。

3）指导患者进行各种形式的功能锻炼，最大限度地提高患者的生活自理能力。

4）嘱咐患者按时复查，出现异常情况如局部肿胀、疼痛等应及时就诊。

小结

本章学习了骨折、关节脱位、急性血源性骨髓炎、骨及关节结核、骨肿瘤、腰腿痛及颈肩痛等病患者的护理。各病存在某些共同护理诊断：如疼痛、躯体移位障碍、自理缺陷、有皮肤完整性损伤的危险等；也有共性的护理措施：如安置合适的卧位，指导患者休息与活动，遵医嘱给予止痛药物，提供生活照顾，做好皮肤护理，预防肺部感染及泌尿系感染、结石，做好小夹板固定、石膏绷带固定和牵引固定患者的护理，帮助患者拟定功能锻炼计划，指导患者进行功能锻炼等。骨及关节疾病的病因不同，治疗方法各异。骨折和脱位的治疗原则是复位、固定、功能锻炼，应配合复位和固定治疗，并根据具体病情指导患者进行功能锻炼。急性血源性骨髓炎、骨及关节结核，属于感染性疾病，应遵医嘱给予抗菌药物，观察药物的疗效及不良反应；加强营养支持疗法；若需手术治疗，还应做好手术前、后护理。骨肿瘤是指骨组织（骨膜、骨和软骨）及骨附属组织（骨的血管、神经、脂肪、纤维组织等）所发生的肿瘤。其中骨肉瘤是恶性程度很高的骨肿瘤，是原发性恶性骨肿瘤中常见的肿瘤，多见于年轻人。应术前进行化疗 3～8 周，然后做瘤段切除后假体植入等保肢术或截肢术，术后再继续进行化疗等综合治疗。

自测题

A_1/A_2 型题

1. 骨折、脱位共有的特殊体征是（　　）
   A. 弹性固定　B. 异常活动
   C. 骨擦音　D. 畸形
   E. 关节部位空虚
2. 下列哪项不是骨折的专有体征（　　）
   A. 功能障碍　B. 创伤处畸形
   C. 假关节活动　D. 骨擦音
   E. 骨擦感
3. 最常见的关节脱位是（　　）
   A. 肩关节　B. 肘关节　C. 膝关节
   D. 髋关节　E. 踝关节
4. 下列哪种骨折为不完全性骨折（　　）
   A. 横骨折　B. 斜骨折
   C. 青枝骨折　D. T 形骨折
   E. 螺旋形骨折
5. “餐叉”和“枪刺形”畸形，可出现于（　　）
   A. 肱骨髁上骨折　B. 桡骨远端骨折
   C. 肘关节脱位　D. 肩关节脱位
   E. 以上均不对
6. 脊柱骨折患者的搬运方法，错误的是（　　）
   A. 搬运工具可用木板
   B. 搬运中保持脊柱伸直
   C. 三人同时平托患者至木板上
   D. 一人抬头、一人抬脚
   E. 怀疑颈椎骨折时，一人拖扶头部
7. 牵引术后患者，一般床头或床尾应抬高（　　）
   A. 10～15cm　B. 15～20cm
   C. 20～25cm　D. 25～30cm
   E. 15～30cm
8. 下列哪项不是牵引的并发症（　　）
   A. 足下垂　B. 压疮
   C. 营养不良　D. 血栓性静脉炎
   E. 坠积性肺炎
9. 高位截瘫指第（　　）颈椎节段以上的损伤
   A. 1～2　B. 2～3
   C. 3～4　D. 4～5
   E. 6～7
10. 属于稳定性骨折的类型是（　　）
    A. 股骨颈嵌插骨折
    B. 胫腓骨干粉碎骨折
    C. 股骨干螺旋骨折
    D. 肱骨干粉碎骨折
    E. 股骨干斜形骨折
11. 可作为诊断骨折依据的是（　　）
    A. 局部疼痛　B. 局部瘀血斑

C. 假关节活动　　D. 肢体功能障碍
E. 局部肿胀

12. 骨折患者必不可少的检查方法是(　　)
A. 血液化验　　B. MRI 检查
C. CT 检查　　D. X 线检查
E. 局部穿刺

13. 属于骨折的晚期并发症是(　　)
A. 脊柱骨折后发生截瘫
B. 肱骨干骨折后发生腕下垂
C. 前臂开放性骨折后发生创伤性骨髓炎
D. 胫腓骨骨折后发生骨筋膜室综合征
E. 肱骨髁上骨折后发生缺血性肌挛缩

14. 关于肱骨髁上骨折,叙述不正确的一项是(　　)
A. 指肱骨髁上 5cm 以内的骨折
B. 伸直型骨折多见
C. 肘后三角关系正常
D. 可合并肱动脉损伤
E. 可合并肘内翻畸形

15. 关于肩关节脱位,叙述不正确的一项是(　　)
A. 多为前脱位　　B. 有方肩畸形
C. Dugas 征阳性　　D. 多用足蹬法复位
E. 复位后固定于肩关节外展位

16. 急性血源性骨髓炎少见于(　　)
A. 肱骨　　B. 股骨
C. 胫腓骨　　D. 脊柱
E. 尺骨

17. 关于急性血源性骨髓炎,叙述不正确的一项是(　　)
A. 发病前可有身体其他部位的化脓性病灶
B. 常发生于长骨的干骺端
C. X 线摄片可提供早期诊断依据
D. 骨开窗引流是常用的治疗手段
E. 患肢制动可缓解疼痛,防止畸形和病理性骨折

18. 关于血源性骨髓炎患者的护理,不正确的是(　　)
A. 观察生命体征和意识
B. 指导患者摄取高营养饮食
C. 观察抗生素的副作用
D. 做好骨开窗冲洗和负压引流护理
E. 发病后早期指导患者做肢体负重练习以防肌肉萎缩,关节僵硬

19. 骨关节结核最常见的部位是(　　)
A. 髋关节　　B. 脊柱
C. 膝关节　　D. 肘关节
E. 肩关节

20. 骨关节结核患者因疼痛出现的相应症状和体征不包括(　　)
A. 小儿夜啼　　B. 跛行
C. 鹤膝　　D. 拾物试验阳性
E. 托马斯征阳性

21. 关于骨关节结核患者的护理,不正确的措施是(　　)
A. 做好患者的心理护理
B. 指导患者摄取高营养饮食
C. 术前使用抗结核药物治疗 1 周
D. 观察抗结核药物的副作用
E. 术后做好外固定的护理

22. 李某,12 岁,车祸后,诊断为右股骨干中段闭合性骨折,骨折断端重叠移位 3cm。宜采用的治疗方法是(　　)
A. 水平皮肤牵引　　B. 皮肤悬吊牵引
C. 股骨髁上骨牵引　　D. 切开复位内固定
E. 经皮穿针固定

23. 高某,38 岁,左前臂骨折手法复位小夹板固定术后,患者回家休养治疗。护士对患者作了如下交代,其中不正确的是(　　)
A. 注意捆绑夹板绷带的松紧,一般以能上、下各移动 1cm 为宜
B. 左侧上肢不能做任何活动,以防骨折移位
C. 夹板的松紧会随肿胀程度的变化而变化,请按要求来医院调整
D. 2 周内请按要求到医院作 X 线检查
E. 当出现左手严重肿胀、麻木、青紫、疼痛时及时来院复诊

24. 赵某,65 岁,因右胫腓骨粉碎性骨折行石膏绷带包扎固定,护士对患者进行以下指导,其中不正确的是(　　)
A. 应按要求做肌肉和关节功能锻炼
B. 右小腿应垫高,以超过心脏水平为宜
C. 保持石膏清洁干燥,防止受潮和折断
D. 石膏固定部位疼痛属于正常现象,不必特殊处理
E. 一般 3 个月左右,X 线片证实骨折临床愈合后,即可拆除石膏

A_3 型题

(25～27 题共用题干)

孙某,9 岁,奔跑中跌倒致右手受伤 2 小时入院。自诉摔倒时右手掌着地,从地上爬起后感觉肘部疼痛,不敢活动。查体:右上臂缩短,但肘后三点关系正常,右肘部明显肿胀。左手活动正常。医生告诉患儿家属,小孩右手骨折,需要拍片进一步检查。

25. 该患儿最可能发生了(　　)
    A. 肱骨干骨折　B. 肱骨髁上骨折
    C. 尺骨干骨折　D. 肘关节内骨折
    E. 桡骨远端骨折

26. 导致患儿骨折的原因是(　　)
    A. 直接暴力　B. 肌肉拉力
    C. 间接暴力　D. 积累性劳损
    E. 以上都不是

27. 患儿最适宜的治疗方法是(　　)
    A. 手法复位后小夹板或石膏绷带固定
    B. 切开复位钢针内固定
    C. 手法复位后外固定器固定
    D. 尺骨鹰嘴牵引固定
    E. 屈肘 90°胸前悬吊固定

(28～30 题共用题干)

患者,40 岁,因高空坠落致脊柱骨折 10 小时入院,查体:脐以下平面感觉消失,腹壁反射消失,双下肢运动消失,膀胱充盈,肛门括约肌反射消失。

28. 该患者的截瘫指数是(　　)
    A. 2 分　B. 3 分　C. 4 分
    D. 5 分　E. 6 分

29. 该患者不可能存在的护理诊断或合作性问题是(　　)
    A. 有皮肤完整性受损的危险
    B. 潜在并发症:肺部感染
    C. 潜在并发症:泌尿道感染和结石
    D. 有便秘的危险
    E. 营养失调:高于机体需要量

30. 不正确的护理措施是
    A. 安慰患者和家属
    B. 留置尿管持续导尿
    C. 指导患者双下肢主动锻炼
    D. 定时协助患者翻身
    E. 鼓励深呼吸和咳嗽

(刘志雄)

第27章

皮肤病与性病患者的护理

皮肤病是日常生活中常见的疾病，有的比较轻微，人们常熟视无睹，但也有些皮肤病会严重危害人们的健康。性传播疾病在20世纪80年代初期又在我国死灰复燃，而且发病率逐年增高。那么，我们如何去了解它、认识它，并帮助患者解除身心的痛苦呢？让我们共同进行下面的学习吧。

第1节　皮肤病患者的护理

一、概　　述

皮肤及性传播疾病按病变的性质大致分为变态反应性皮肤病、感染性皮肤病、红斑鳞屑性皮肤病、色素性皮肤病、物理性皮肤病、性传播疾病等。其临床表现除自觉症状外，还能看到明显的皮肤或黏膜改变，通常称皮肤损害，简称皮损或皮疹。有的呈一过性发作，可不治自愈，有的迁延多年。轻者仅表现为皮肤损害，重者可因并发重要脏器功能损害而威胁到患者的生命。治疗上一般多采用外用药治疗、内用药治疗及物理疗法等综合性措施。

二、护理评估

（一）健康史

1. 既往史　因很多皮肤病有复发特点，故应多了解既往有无类似病史，尤其是过敏史，有无药物过敏史、接触过敏史等。

2. 工作和生活环境　因很多疾病的发生与接触环境有关，故应详细了解工作、生活环境可能接触的各种物质，周围人中是否有类似病症。如了解患者是否接触强酸、强碱等急性刺激物，工作中是否长期接触肥皂、洗涤剂、汽油等慢性刺激物；了解发病前是否接触下列具有致敏原性的物质：动物皮毛、羽绒、昆虫等。植物中的花、荨麻，化妆品中的香水、染发剂，药物中的碘酊、红汞，化工原料、染料，农药敌敌畏、六六六等。

3. 家族史　对遗传性和传染性疾病，应询问家族中有无类似遗传疾病及传染病史，是否近亲结婚。

4. 精神因素　精神紧张及抑郁常是某些疾病发病的诱因。如湿疹、银屑病、痤疮等。

5. 其他　对女性患者，根据病情需要，了解月经、妊娠、生育史。

（二）身心状况

1. 躯体表现

（1）症状评估：询问患者有无瘙痒、疼痛、烧灼感及麻木等症状，了解其发生的诱因、严重程度，是否影响睡眠、生活和工作。严重瘙痒见于湿疹、接触性皮炎、荨麻疹、疥疮等患者；明

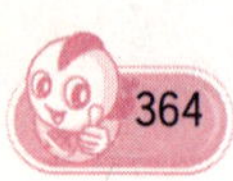

显疼痛见于带状疱疹、疖、丹毒等疾病。此外，还应了解是否伴有畏寒、发热、头痛、乏力、食欲不振、关节痛等全身症状。

(2) 护理体检：检查有无斑疹、丘疹、斑块、风团、结节、水疱、大疱、脓疱、囊肿等原发性皮肤损害；有无鳞屑、浸渍、糜烂、瘢痕、皲裂、抓痕、痂(浆液痂、脓痂、血痂)、苔癣样变、萎缩等继发性皮肤损害。观察以上皮损的部位、数目、大小、形状、颜色、边缘与界限、排列、分布等情况。检查后应对皮损作出判断：是全身泛发还是局限，是散在还是群集，在暴露部位还是非暴露部位，是对称性分布还是非对称性分布等。

2. 心理-社会状况　了解患者对病情的认识，有些皮肤疾病经久不愈，同时会影响患者形象、增加经济负担，导致患者烦躁、焦虑。

(三) 辅助检查

斑贴试验，用于协助查找接触性过敏源。病原学检查，了解病原体情况。其他如免疫学检查等。

(四) 治疗要点与反应

1. 全身疗法　即内服药物疗法。常用的药物有：

(1) 抗组胺类药：常用氯苯那敏、苯海拉明、赛庚啶、异丙嗪等。主要用于各种变态反应性皮肤病及瘙痒性皮肤病的治疗。副作用可导致患者乏力、嗜睡、头晕、注意力不集中，护理时应向患者交代清楚，而且高空作业者、精细工作者、驾驶员禁用或慎用。而阿司咪唑、特非那定、西替利嗪、氯雷他定不产生或仅有轻微嗜睡作用，对以上特殊人员比较适用。

(2) 糖皮质激素：常用低效的氢化可的松、中效的泼尼松、高效的地塞米松等。主要用于某些重症患者的治疗。长期应用可引起感染、高血压、糖尿病、胃十二指肠溃疡或穿孔、消化道出血、骨质疏松等副作用，应严格掌握用药指征和方法。

(3) 抗生素：常用青霉素类、头孢菌素类、大环内酯类抗生素。用于感染性皮肤病或皮肤病并发感染者。

(4) 抗病毒药：常用阿昔洛韦、利巴韦林、干扰素等。用于带状疱疹等病毒感染性皮肤病。

(5) 抗真菌药：常用制霉菌素、伊曲康唑、特比萘酚等。用于手、足、体癣等真菌感染性皮肤病。用药时应注意肝功能的检测。

(6) 其他：免疫制剂、维生素类、钙剂等。

2. 局部治疗　即外用药疗法。常用不同种类、不同剂型的外用药物(表 27-1)，起到清洁、保护、润肤、散热、消炎、止痒、收敛等作用。

表 27-1　常用外用药的性能、种类与浓度

种类	作用	常用药物
清洁剂	清除渗出物、鳞屑痂皮和残留药物等	生理盐水、3%硼酸溶液、植物油、液体石蜡等
保护剂	保护皮肤、收敛、干燥、润滑作用	炉甘石粉、滑石粉、氧化锌粉、淀粉、凡士林等
止痒剂	麻醉末梢神经、清凉止痒	0.5%～2%薄荷、0.5%～2%石炭酸、5%苯唑卡因等
抗菌剂	抑菌、杀菌	0.1%雷佛奴尔、3%硼酸、0.1%黄连素、2%莫匹罗星等
抗真菌剂	抑制和杀灭真菌	2%～3%克霉唑、2%咪康唑、2%酮康唑、10%十一烯酸、5%～10%水杨酸、10%～30%冰醋酸、5%～10%硫磺等

续表

种类	作用	常用药物
角质促成剂	促进表皮角质层恢复正常	2%～5%煤焦油、5%～10%黑豆馏油、3%水杨酸、0.1%～0.5%蒽林、3%～5%硫磺
角质松解剂	使过度角化的角质层细胞松解、脱落	5%～10%水杨酸、10%硫磺、10%雷锁辛、20%～40%尿素等
收敛剂	减少渗出、消散炎症、抑制皮质汗腺分泌	5%甲醛、0.2%～0.5%醋酸铅溶液、0.2%～0.5%硝酸银溶液等
腐蚀剂	去除增生的肉芽组织及赘生物	纯石炭酸、30%～50%三氯醋酸、硝酸银棒等
糖皮质激素	抗炎、抗过敏、止痒	低效：0.5%～2.5%氢化可的松；中效：0.1%地塞米松；强效：0.5%丙酮化氟新龙；特强效：0.05%丙酸氯倍他索

三、护理问题

1. 焦虑　与突然发病，皮疹广泛有关。
2. 睡眠形态紊乱　与皮肤瘙痒有关。
3. 皮肤完整性受损　与皮疹有关。
4. 自我形象紊乱　与暴露部位病损有关。
5. 有感染的危险　与皮肤损害有关。

四、护理措施

（一）心理护理

患者皮损明显，病情反复发作，都会造成患者焦虑、烦躁，对治疗缺乏信心，而有些皮肤病会因不良的精神刺激而诱发及加重。因此，应以和蔼的态度对待患者和亲属，对他们的心情表示理解，耐心介绍有关疾病预防、保健和简单处理的常识，说明精神因素对疾病的不良影响，设法消除疾病给患者带来的紧张心理，鼓励患者面对疾病现实，树立信心，积极配合治疗，以期达到早日康复。

（二）一般护理

1. 饮食护理　加强营养，多食水果、蔬菜等易消化食物及植物性蛋白食品（如豆制品等）。皮肤病患者忌食辣椒、酒、浓茶等辛辣刺激性食物；变态反应性疾病患者要避免食用某些动物蛋白，尤其是海鲜类食物，如鱼、虾、蟹、牛奶、牛羊肉等。

2. 生活护理　对药疹患者，应避免使用致敏药物；有传染性的患者，应做好消毒隔离；光敏感的患者，应避免日光照射；瘙痒患者，应避免搔抓；皮疹忌用热水洗烫；皮肤干燥者，不要用碱性大的肥皂；渗液多或有外用药污染者，应及时更换内衣裤及床单、被罩。

（三）观察病情

尤其应注意皮疹的特征，如部位、数目、大小、形状、颜色、边缘与界限、表面情况、硬度、排列、分布等。对危重患者，还应注意观察体温、脉搏、呼吸、血压等变化及精神状态，若有异常，及时告知医生。

（四）配合治疗护理

1. 换药护理

（1）换药前的清洁：换药时应将鳞屑、痂皮、残留的药物或坏死组织用液体石蜡或植物油

棉球软化，轻轻擦掉，再用干棉球和消毒棉擦去液体石蜡和植物油。痂皮厚不易除去者可涂上 0.2～0.5cm 厚的凡士林或 2%～3%的水杨酸软膏，包扎 24 小时，痂皮软化后去除。无感染的大疱，消毒后用一次性无菌注射器抽出疱液；若感染呈脓疱，应除去疱皮，用棉球吸干脓液后换药。口腔、眼睑、鼻腔、外耳道的分泌物、痂皮可用生理盐水或其他溶液浸湿的棉球或棉签轻轻擦去；外阴、肛门周围以 1∶5000～8000 高锰酸钾溶液冲洗，湿敷或坐浴。

(2) 外用药液的作用及使用方法：在进行换药时，首先应明确每一种药物的作用、用途，同时应熟悉其具体的使用方法：

1) 溶液：如生理盐水、3%硼酸溶液、1∶5000 高锰酸钾等。有散热、消炎及清洁作用，多用于冷湿敷，特别是开放性冷湿敷，用药前将患部身下垫上油布或塑料薄膜，以 6～8 层纱布或无菌小毛巾 2 层，放入药液中浸透，提起拧至不滴水为度，摊开后紧贴于皮损上，每天湿敷 2～4次，每次持续 1～2 小时，每次约 10～20 分钟更换敷料。湿敷面积一般不宜超过体表 1/3，以免药物吸收中毒或着凉，面积较大可以分批进行。

2) 粉剂：如氧化锌粉、滑石粉、炉甘石粉等。有保持皮肤干燥，减轻外界对皮肤的摩擦以及散热，止痒作用。用棉球沾粉或纱布包粉撒布，每日 3～4 次，注意不能用于糜烂及渗液处，不宜用于多毛部位。

3) 洗剂：如炉甘石洗剂。具有消炎、散热、干燥、止痒、保护作用。用药摇匀，用排笔或棉签沾药外涂，每日数次，多毛部位不宜使用。

4) 糊剂、软膏：如氧化锌糊等。有保护、润肤、消炎、止痒等作用。用时将双层纱布铺于平板上，用压舌板将药物均匀涂在纱布上，贴于患处，外加适当包扎。每日 1～2 次，多毛部位不宜使用。

5) 乳剂：如皮康霜、达克宁霜等。有保护、润滑皮肤、消炎、止痒等作用。洗手后用手指将药物涂于患部，可稍用力按摩以利药物渗入。

链接

你知道在皮肤病的不同时期，该怎样选择外用药剂型吗？

皮炎、湿疹类皮肤病，一般可分为急性期、亚急性期、慢性期 3 个时期，每个时期皮损不同，剂型选择也不相同：①急性炎症性皮损：仅有红斑、肿胀、丘疹、水疱而无糜烂渗出者，选用洗剂或粉剂，如有大量渗出或糜烂溃疡，宜用水溶液作冷湿敷；在湿敷间歇期，可敷油剂以保护皮损。忌用软膏或有刺激性药物。②亚急性炎症性皮损：有糜烂但无渗液或仅有小量渗液，首选糊剂，也可用油剂；如无糜烂，仅有红斑、丘疹、水疱、轻度皮肤增厚，可选用乳剂或洗剂。③慢性炎症性皮损：角化过度，皮肤增厚，苔藓样变，选用软膏、硬膏、乳剂、酊剂、涂膜剂等。④单纯瘙痒无皮损者，可选用乳剂、酊剂。

2. 内用药治疗护理　遵医嘱进行内用药治疗时，一定要明确每种药物的治疗目的，同时要了解药物的副作用，当患者因药物副作用产生不适时，应心中有数，及时向患者进行解释，同时对较严重的副作用应注意观察、监测，及时将结果告知医生。

五、健康指导

(1) 教育社会人群注意个人卫生，勤洗澡，勤换衣，保持皮肤清洁，不利病菌生长。

(2) 保持乐观的生活态度，注意劳逸结合，保持良好的生活规律，对于许多疾病的预防十分重要。

(3) 变态反应皮肤病患者，应避免再接触致敏物质，禁食鱼、虾、蟹、牛奶、牛羊肉以及酒、辣、酸等刺激性食物。

(4) 最好选择柔软、宽松的棉质内衣,衣着不可过厚,避免大汗。

(5) 职业性皮肤病应改善劳动条件或更换工作,避免再次接触过敏因素。

(6) 教会简单的外用药方法,耐心坚持,按时用药,直至治愈。

(7) 指导家属给予患者协助及心理支持。

第2节 变态反应性皮肤病患者的护理

一、接触性皮炎患者的护理

(一) 概述

接触性皮炎是皮肤或黏膜因接触某些外界物质后,在接触部位发生的急性或慢性炎症反应(图27-1)。按发病机制分原发性刺激和变态反应性两种,前者指刺激物本身具有较强的刺激作用,任何人接触后都可发生皮炎。而后者,为典型的迟发型变态反应,只有少数过敏性体质的人接触后才发病。主要表现为红斑、肿胀、丘疹、水疱,甚至坏死。临床上需采取内用药疗法、外用药疗法等综合措施给予处理。

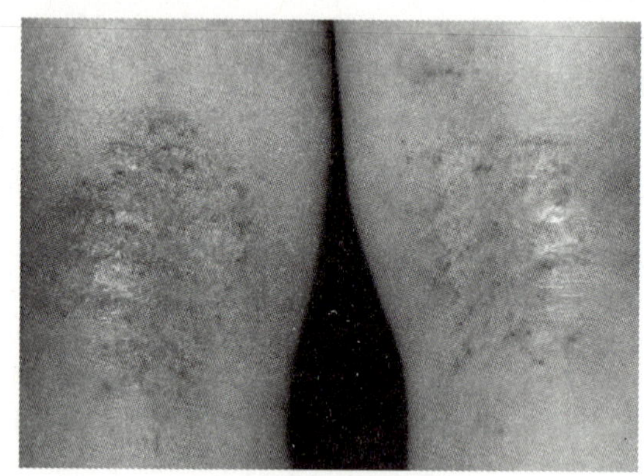

图27-1 接触性皮炎

(二) 护理评估

1. 健康史

(1) 了解患者是否接触强酸、强碱等急性刺激物,工作中是否长期接触肥皂、洗涤剂、汽油等慢性刺激物,这些都是引起原发刺激的常见化学物。

(2) 了解发病前是否接触下列具有致敏原性的物质:动物皮毛、羽绒、昆虫等。植物中的花、荨麻,化妆品中的香水、染发剂,药物中的碘酊、红汞,化工原料、染料,农药敌敌畏、六六六等。特别注意的是初次接触后有4～20天潜伏期(平均7～8天),使机体致敏,再次接触后12～72小时发生皮炎。

2. 身心状况

(1) 躯体表现

1) 症状评估:局部有无瘙痒、灼热或胀痛感,而瘙痒往往是最突出的感觉。有无畏寒、发热、恶心、头痛等全身症状,这往往见于少数严重的患者。

2) 护理体检:检查皮损是否发生在暴露部位或接触部位。皮损扩散至身体其他部位,考虑接触物可能为粉尘、气体。如查体见局部皮损为红斑、肿胀、丘疱疹,多为轻症,如出现水疱、大疱、糜烂,甚至坏死,表示病情较重。皮损若为暗红色,皮肤增厚,或呈苔藓样变多为慢性期表现。

3) 并发症:主要并发症为继发感染。若患者出现了畏寒、发热、局部分泌物为脓性时,考虑感染。

(2) 心理-社会状况:病因不好确定,病程较长或反复发作,会使患者产生烦躁、焦虑的心

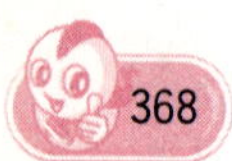

理，会对治疗失去信心，不能很好地配合治疗和护理。

3. 辅助检查　斑贴试验可以帮助查找过敏源。

4. 治疗要点与反应　明确病因，避免接触，对症处理，必要时选皮质类固醇激素内用治疗，同时可应用钙剂治疗。继发感染者应用有效的抗生素。

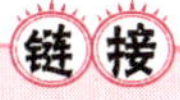

染头发时为什么会过敏？

爱美之心，人皆有之，可有些人就是不能染发，一染发就会在头皮、面部出疹子，轻者形成红斑，重者可变成水疱、糜烂、双眼肿胀、结膜充血。这是由于染发剂的主要成分对苯二胺是一种较强的致敏原，当接触皮肤后，会引起皮肤产生迟发型变态反应，形成接触性皮炎。故对染发剂过敏者不能染发，不能确定是否过敏者，应在染发前 48～72 小时作斑贴试验，无红肿、痒痛者才可使用。

（三）护理问题

1. 睡眠形态紊乱　与皮肤瘙痒有关。

2. 皮肤完整性受损　与皮疹有关。

3. 焦虑　与皮损重、病程长有关。

（四）护理措施

1. 心理护理　关心和同情患者的痛苦，主动介绍有关疾病防治的知识，解除患者的疑虑，减轻焦虑的心理，树立战胜疾病的信心，积极配合治疗和护理。

2. 一般护理　彻底清除原发性刺激物或致敏物质，可用流水冲洗 10～30 分钟。对酸或碱性刺激物，可用肥皂液或醋中和，中和时间不宜过长，随后用清水冲去中和剂。告知患者避免再次接触，避免自行乱用刺激性强的外用药或易致敏的药物。忌食辛辣食物，避免搔抓。保持皮肤清洁，尽可能使用温和的、刺激性小的清洁剂洗脸、洗手和洗澡。

3. 配合治疗护理

(1) 局部皮疹的护理：注意观察皮损的特点，红斑、丘疹、丘疱疹无渗液时，可选择炉甘石洗剂或皮质类固醇霜外用；渗出多时，可用生理盐水或 3%硼酸溶液冷湿敷，每日 2～4 次，每次 30～40 分钟；有大疱时应先用无菌注射器抽出疱液后再行冷湿敷，待皮肤干燥后改用皮质类固醇霜外用。

(2) 瘙痒护理：应保持环境凉爽，避免过厚的衣服和被子。局部冷湿敷，必要时全身应用抗组胺药物，如口服扑尔敏、息斯敏等。

(3) 内用药治疗护理：对于严重或泛发者，可遵医嘱选用皮质类固醇激素内用治疗，如口服泼尼松片，或静脉滴注氢化可的松或地塞米松。同时可应用钙剂治疗。继发感染者遵医嘱应用有效的抗生素。

（五）健康指导

(1) 注意个人卫生，保持皮肤清洁。

(2) 避免接触刺激性物质和易致敏性物质，一旦不小心接触后应立即采取有效措施去除。

(3) 如工作需要接触，应改善劳动条件，做好个人防护。

二、湿疹患者的护理

（一）概述

湿疹是多种内外因素相互作用引起的一种急性或慢性皮肤炎症反应（图 27-2）。病因复

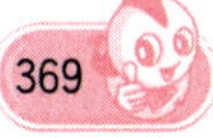

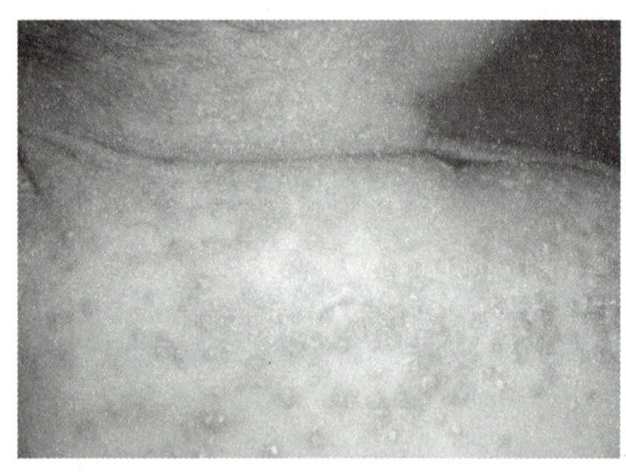

图 27-2　湿疹

杂多样，一般认为与变态反应有关。皮损以红斑、丘疹及丘疱疹为主的多形性损害，可对称分布，有渗出倾向，瘙痒剧烈，易复发或迁延形成慢性。治疗上应注意去除病因，采取内外结合及中医中药等综合治疗措施。

（二）护理评估

1. 健康史

（1）询问患者家族中是否有同种患者。受遗传因素影响的过敏性体质，是发病的重要因素。

（2）询问患者的精神状态及工作情况，忧虑紧张、情绪激动、过度劳累是主要的诱因，并能使疾病加重。

（3）询问是否接触过敏源，如食物性的鱼、虾、蟹、蛋、奶；化学性的化学纤维、肥皂、染料；生物性的花粉；动物性的皮毛等。

（4）了解是否有慢性感染、肠道寄生虫病、内分泌代谢紊乱、妊娠、月经等因素。

2. 身心状况

（1）躯体状况

1）症状评估：了解患者是否有瘙痒、瘙痒的程度及何时较重。是否伴有灼痛。

2）护理体检：①急性湿疹：仔细观察皮损是否对称分布，是否好发于面部、四肢、外阴及肛门等处。皮损是否呈多形性，是否可见到皮肤弥漫性潮红、密集针尖大小的红色丘疹、丘疱疹和水疱。是否见到皮肤糜烂、渗出和结痂，此多因搔抓或热水洗烫形成。②亚急性湿疹：仔细观察皮损是否以小丘疹、鳞屑、结痂为主，仅有少数是水疱、糜烂。亚急性湿疹多由急性发展而来。③慢性湿疹：观察皮损的特点，皮肤是否有粗糙、肥厚、呈苔癣样变，伴有抓痕及结痂。此型湿疹主要是由急性、亚急性湿疹反复发作引起。

3）并发症：处理不当可继发感染，形成脓疱、脓液及脓痂。

（2）心理-社会状况：急性、亚急性湿疹奇痒难忍，可引起患者烦躁、焦虑，慢性湿疹迁延不愈，可引起患者对治疗失去信心。

（3）治疗要点与反应：去除病因，避免搔抓，不能用热水洗烫，消炎、止痒，严重者全身应用钙剂及皮质类固醇激素。

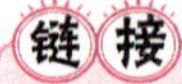

如何区分急性湿疹和接触性皮炎

从发病原因上看，急性湿疹多不明确，不易查找，而接触性皮炎有明显的致敏物或原发性刺激物；从发病部位看，前者可发生于身体任何部位，对称、泛发，而后者多见于直接接触部位或身体暴露部位；从皮损的特点上看，前者为多形性，界限不清楚，而后者较单纯，境界清楚；从自觉症状上看，前者瘙痒剧烈，后者痒或灼热感；从病程上看，前者常迁延复发，后者去除病因后很快痊愈。

（三）护理问题

1. 睡眠形态紊乱　与瘙痒夜间加重有关。

2. 皮肤完整性受损　与皮损有关。

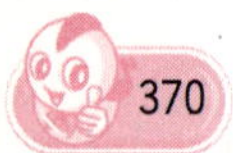

3. 焦虑　与瘙痒、病情反复发作有关。

4. 潜在感染　与搔抓、皮肤防御能力下降有关。

（四）护理措施

1. 心理护理　关心患者的感受，通过药物和分散精力的方法减轻瘙痒，减轻患者的烦躁、焦虑的心理。向患者解释精神因素对疾病的影响，对反复发作的患者应多鼓励其坚定信心，配合治疗，争取早日康复。

2. 一般护理　去除病因，避免食用辛辣及致敏食物，如鱼、虾、蟹、蛋、奶等，多食水果、蔬菜。嘱患者避免搔抓，不能用热水洗烫，保持皮肤清洁，内衣裤及床、被单最好用棉质布料，不用化纤材质。让患者注意休息，保持平和乐观的心境，减少精神上的不良刺激。

3. 配合治疗护理

(1) 局部护理：急性无渗出时，可选用炉甘石洗剂外用，炎症控制后，选用皮质类固醇霜外用；急性期渗出明显时，用生理盐水、3%硼酸溶液等冷湿敷；亚急性期时选用糊膏或霜剂，如氧化锌糊或皮质类固醇激素霜等；慢性湿疹以软膏剂型为主，如煤焦油软膏、肤轻松软膏等；伴感染者用皮康霜等有抗菌成分的制剂外用。

(2) 瘙痒的护理：遵医嘱给予扑尔敏等抗组胺药及镇静剂，使用止痒药水、霜、膏外用。

(3) 病情较重者遵医嘱全身应用钙剂及皮质类固醇激素，结合中药治疗。

（五）健康指导

(1) 注意休息，减少疲劳，注意饮食，忌食刺激性及致敏性食物。

(2) 注意个人卫生，保持皮肤清洁。

(3) 系统检查，清除病灶，防止复发。

(4) 内衣禁止穿化纤、皮毛制品，以棉质为宜。

(5) 对慢性或反复发作的患者教会其合理用药的方法，坚持用药、直至治愈。

三、药疹患者的护理

（一）概述

药疹又名药物性皮炎，指药物通过任何途径进入人体引起皮肤黏膜的急性炎症（图 27-3）。常见的途径有口服、注射、吸入、灌肠等。按发病机制不同，可分为非免疫性和免疫性两大类。前者常与药物剂量有关；后者常与个体的过敏性体质有关。临床上药疹分为固定型药疹、荨麻疹型药疹、麻疹样或猩红热样药疹、多形红斑型药疹、大疱性表皮松解型药疹、剥脱性皮炎型药疹，其中前 3 种最常见。

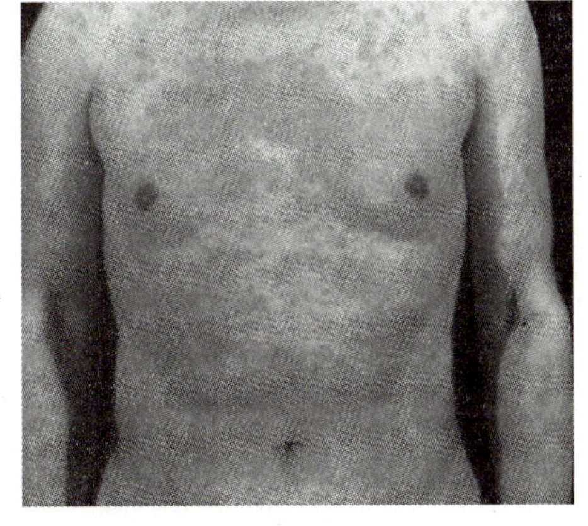

图 27-3　药疹

（二）护理评估

1. 健康史

(1) 了解患者是否为过敏性体质，是否有药物过敏史。

(2) 了解患者是否用过容易引起药疹的药物，如抗生素类、磺胺类、解热镇痛药、血清制品等。

(3) 对于有过药疹病史的人，了解是否用了与原致敏药结构相似的药物引起了再次发病。

(4) 注意潜伏期 首次用药多在4～20日内(平均7～8天)发生，重复用药则常在24小时内发生。

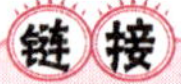

哪些药物易引起药疹

①抗生素类：青霉素类、头孢菌素类较多，如青霉素等；②解热镇痛药：阿司匹林、安乃近、索密痛等；③磺胺类：复方新诺明；④安眠镇静、抗癫痫药：鲁米那、苯妥英钠等；⑤异种血清制剂及疫苗：狂犬疫苗、TAT等。

2. 身心状况

(1) 躯体状况

1) 症状评估：询问患者患处是否有瘙痒及灼痛感。

2) 护理体检：①固定型药疹：注意观察皮肤黏膜交界处，如口唇、外生殖器、肛门等处。是否有圆形或椭圆形紫红斑，直径是否为数毫米至数厘米不等，境界是否清楚，中心是否有水疱。红斑消退后是否留有色素沉着斑。②荨麻疹型药疹：注意观察是否以风团为主，呈鲜红色，持续时间较长。是否同时伴有血清病样症状，如发热、关节痛、淋巴结肿大、血管神经性水肿，甚至蛋白尿等。多由抗生素、血清制品及呋喃唑酮等引起。③麻疹样或猩红热样药疹：又称发疹型药疹。注意观察皮损是否为针帽至米粒大的斑疹，散在或密集，对称分布，泛发全身，多为麻疹样药疹；了解皮损是否从小片开始，逐渐遍布全身，为猩红热样药疹。多由解热镇痛药、巴比妥类、青霉素等引起。④大疱性表皮松解型药疹：注意观察患者全身是否出现大小不等的松解型大疱，大疱易破裂，留下鲜红的湿润面，像浅Ⅱ度烧伤。⑤剥脱性皮炎型：观察患者是否引起全身广泛脱屑，手足呈手套或袜套样剥脱。

3) 并发症：肝、肾功能损害、胃肠出血及感染等。

(2) 心理-社会状况：突然发生的皮疹可造成患者焦虑不安，广泛的风团、松解型大疱及表皮剥脱，又会导致患者恐惧。

(3) 辅助检查：可采用皮肤过敏试验、药物激发试验和体外过敏试验等。

(4) 治疗要点与反应：停用致敏药物，促进致敏药物的排泄，内用抗组胺药、钙剂、维生素C，必要时给予皮质类固醇激素。

（三）护理问题

1. 皮肤完整性受损　与皮疹有关。

2. 焦虑、恐惧　与皮损严重及病情演变迅速有关。

3. 有体液不足的危险　与疱疹大量渗液有关。

（四）护理措施

1. 心理护理　耐心向患者解释防病治病的常识，让患者了解疾病演变的过程，解除其焦虑，对于病情较重者，应加强心理疏导，时刻关心患者的感受，并加以安慰，以解除恐惧，安心治疗。

2. 一般护理　避免使用一切可以导致或可疑导致药疹的药物，重症患者应注意休息，给予高热量、高蛋白、高维生素饮食，各项护理应严格遵守无菌操作，患者的衣物、床单及病室空气应定期消毒灭菌。

3. 配合治疗护理　立即停用致敏药物，嘱患者大量饮水或静脉补液，以促进致敏药的排出。轻型患者，无渗液的皮疹，依病情给粉剂或洗剂。渗液较多时，可采用冷湿敷的方法，内用抗组胺药，钙剂、维生素C，必要时给予皮质类固醇激素。重症患者除以上的处理外，应注

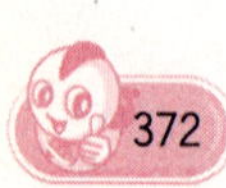

意观察患者的体温、脉搏、呼吸、血压的变化，注意创面的护理，防止继发感染，遵医嘱补液，需要时可输入少量新鲜血液。

（五）健康教育

（1）告知患者滥用药的危害。

（2）记住哪些药物过敏，以免再次应用。

（3）注意皮肤的清洁，防止继发感染。

四、荨麻疹患者的护理

（一）概述

荨麻疹俗称“风疹块”，是由于皮肤黏膜的小血管扩张及通透性增加，血浆渗出形成的局部水肿（图 27-4）。主要表现为皮肤黏膜的局限性、瘙痒性、暂时性潮红和风团。其发生与下列因素有关：某些食物、药物、吸入物、感染、蚊虫叮咬、理化刺激、某些内脏疾病、遗传及精神因素等。临床上按病程及病变特点，可分为急性荨麻疹、慢性荨麻疹、人工荨麻疹、压迫性荨麻疹、寒冷性荨麻疹、日光性荨麻疹、胆碱能性荨麻疹等。

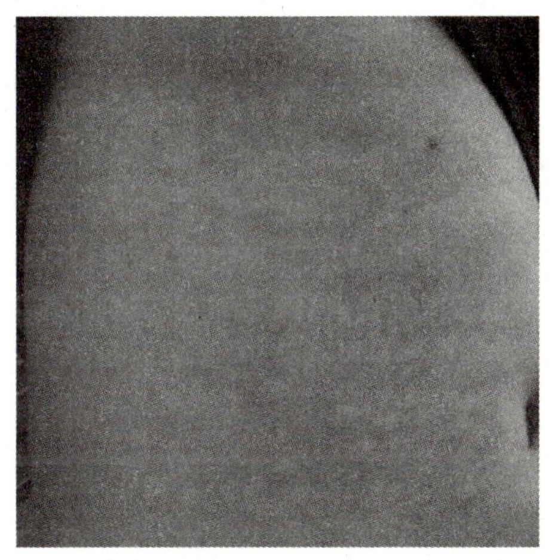

图 27-4　荨麻疹

（二）护理评估

1. 健康史

（1）了解患者是否为致敏性体质，家族中是否有同类疾病的发生。

（2）了解发病前是否有下述诱因：①是否食用鱼、虾、蟹、蛋、牛羊肉、牛奶等动物性蛋白，是否食用草莓、可可、番茄等植物是致敏物。②是否用过青霉素、血清、疫苗、磺胺类等可引起变态反应的药物，或吗啡、可待因、阿司匹林、阿托品等组胺释放剂。③是否接触花粉、羽毛、灰尘等吸入性致敏物。④近期是否有细菌、病毒、寄生虫等感染。⑤是否有黄峰、蜜蜂、毛虫等的叮咬。⑥局部是否有冷、热、日光及机械性刺激。⑦近期是否发生某些内脏疾病，如红斑性狼疮、风湿病、某些肿瘤等都可诱发荨麻疹的发生。

2. 身心状况

（1）躯体状况

1）症状评估：询问患者起病的急缓，询问患处是否瘙痒及瘙痒的程度。是否出现恶心、呕吐、腹痛、腹泻，说明胃肠道黏膜受累；是否出现胸闷、呼吸困难，甚至窒息，说明喉黏膜受累。

2）护理体检：①急性荨麻疹：了解是否突然起病，是否突发皮肤瘙痒，继之出现局限性、水肿性红斑，或大小不等的风团，形状不一，呈现红色或苍白色，持续数分钟至数小时，消退后不留痕迹。皮疹是否反复或成批出现，或泛发全身，或局限于局部。②慢性荨麻疹：询问患者风团是否时多时少，反复发生达数月或数年。③皮肤划痕征：又称人工荨麻疹。指甲或钝器划皮肤后，是否沿划痕很快出现条状隆起，伴瘙痒，不久消退。④寒冷性荨麻疹：发作与冷刺激是否有关。分获得性和家族性两种。前者较多见，多发于青年女性，接触冷风、冷水、冷物后，暴露或接触部位是否产生风团，约半小时消失。后者少见，于出生后不久发病，可持续终生，遇冷可出现瘙痒、风团。⑤胆碱能性荨麻疹：是否于运动、发热出汗、情绪激动时发生。皮疹是否为泛发1～3mm的小风团，周围有明显红晕，有时可只有瘙痒，无明显风团，可反复发作。

3）并发症：严重荨麻疹可引起休克、窒息等并发症。

（2）心理-社会状况：有些荨麻疹病程较长，反复发作，患者往往失去治疗信心，严重的瘙痒，大面积的皮损，可致患者不安和焦虑。

3. 辅助检查　冰块试验，用于证明寒冷性荨麻疹；皮肤划痕试验，常用于人工荨麻疹的判断。

4. 治疗要点与反应　抗过敏、对症治疗。如发现过敏性休克及呼吸困难、窒息倾向，应及时抢救，首选肾上腺素0.5mg皮下注射。还可以静脉滴注地塞米松10mg。喉头水肿者立即吸氧，必要时配合医生行气管切开。

链接

冰块试验及皮肤划痕试验

①冰块试验：将冰块放在前臂片刻后移除，待回暖时局部出现风团者为阳性，用于获得性寒冷荨麻疹的诊断。②皮肤划痕试验：用钝圆的硬物尖端，以适当压力划过皮肤，划痕处出现三联反应：划后3～15秒划痕处出现红色线条，为第一联反应；划后15～45秒线条两侧出现红晕，为第二联反应；划后1～3分钟，在划痕处出现条形风团，为第三联反应。常见于人工荨麻疹。

（三）护理问题

1. 皮肤完整性受损　与皮疹有关。

2. 自我形象紊乱、焦虑　与暴露部位皮损有关。

3. 有窒息的危险　与喉头黏膜水肿有关。

4. 睡眠形态紊乱　与瘙痒有关。

（四）护理措施

1. 心理护理　耐心细致地做好患者的安慰工作，鼓励慢性患者树立信心，积极配合治疗，对泛发的危重患者，应时刻陪伴患者身边，解释抢救和护理的必要性，做到有条不紊，忙而不乱，以取得患者的信任，减轻其焦虑不安和恐惧心理。

2. 一般护理　注意停用可疑诱发疾病的药物及食物。饮食应清淡，多饮水，忌食辛辣。教会患者自己留意皮疹发生的诱因及规律，以便采取有利措施进行预防。皮疹处应尽量防止搔抓，防止摩擦、受压、冷风吹或接触冷物。脱离易致敏的环境，调整衣着，不可过厚，过热出汗，保持情绪稳定。

3. 配合治疗护理

（1）遵医嘱应用抗组胺药物及镇静剂，睡前可加大剂量，减少瘙痒，保证睡眠，同时应用钙剂、维生素C等辅助治疗，必要时可选用皮质类固醇激素。

（2）对急性泛发性荨麻疹应注意观察血压、脉搏、呼吸变化，如发现过敏性休克及呼吸困难、窒息倾向，应及时告知医生，配合抢救，遵医嘱首选肾上腺素0.5mg皮下注射。还可以静脉滴注地塞米松10mg。喉头水肿者立即吸氧，必要时配合医生行气管切开。

（3）对少数风团长时间不退，瘙痒较重者，可外涂炉甘石洗剂及皮质类固醇激素霜，以减轻瘙痒。

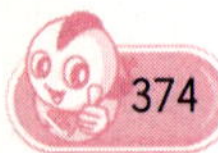

（五）健康教育

（1）嘱患者留意风团的诱发原因，如饮食、寒冷、运动等，以便有效预防。

（2）避免辛辣、刺激性食物。

（3）保持情绪稳定，避免过度紧张和激动。

（4）教会慢性荨麻疹患者自己用药的方法及复诊的时间。

（5）寒冷性荨麻疹患者可试用寒冷脱敏治疗，逐渐增加适应性。

> **链接**
>
> **寒冷脱敏疗法**
>
> 对寒冷性荨麻疹患者，可试验此疗法。具体方法为：开始时用 20℃左右的冷水浸泡手足，1～2 次/d，15～20min/次，每 2 周降温 3℃，直至 8℃止。常年坚持以 8℃左右的冷水洗脸、洗足，甚至擦身，可预防寒冷性荨麻疹。

第 3 节　感染性皮肤病患者的护理

一、脓疱疮患者的护理

（一）概述

脓疱疮俗称“黄水疮”，是一种常见的化脓性皮肤病（图 27-5），好发于儿童，具有较强的接触传染和自体接种感染的特性，可暴发流行，多发于夏秋季节，面部、四肢等暴露部位最易发病。主要的致病菌为金黄色葡萄球菌，其次为溶血性链球菌，亦可为两者的混合感染。皮损主要表现为丘疹、水疱或脓疱，破溃后形成脓痂。治疗上局部用药和全身应用抗生素相结合。

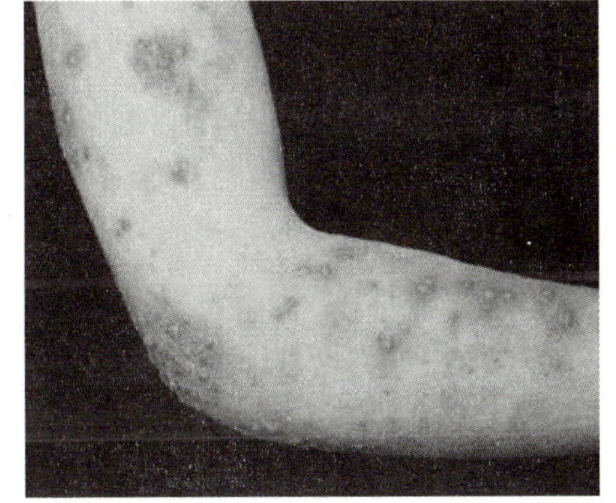

图 27-5　脓疱疮

（二）护理评估

1. 健康史

（1）了解患者是否有接触史，儿童所在幼儿园、学校里是否有流行。

（2）外界环境是否闷热。患者多汗，皮肤浸渍，加之卫生较差易患此病。

（3）是否有瘙痒性皮肤病，搔抓皮肤破溃易导致本病。

2. 身心状况

（1）躯体状况

1）症状评估：详细询问患者有无局部瘙痒、发热等症状。

2）护理体检：①寻常性脓疱疮：亦称接触性传染性脓疱疮，注意观察皮损是否为点状红斑、丘疹、水疱，或皮薄、紧张、易破、混浊的脓疱。是否可见红色糜烂面或蜜黄色厚痂。查体温是否升高，浅表淋巴结炎是否肿大。②大疱性脓疱疮：注意观察皮损是否为米粒大水疱或脓疱，是否有豌豆大甚至更大的脓液常沉积在疱下方呈半月形的脓疱，此为本病的特征。是否可见环状脓疱。结痂脱落处是否留有色素沉着。

3）并发症：严重者可并发败血症及急性肾小球肾炎。

（2）心理-社会状况：患者隔离期间离开集体环境往往会产生孤独感。

3. 辅助检查　血常规：白细胞及中性粒细胞比例增高。

4. 治疗要点与反应　以消炎、杀菌、清洁、收敛、去痂为主。内用抗组胺药物止痒。发热、

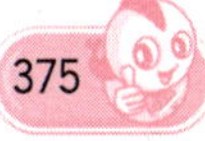

淋巴结肿大或脓疱较多者可选用抗生素。

（三）护理问题

1. 皮肤完整性受损　与脓疱破溃有关。

2. 睡眠形态紊乱　与瘙痒有关。

3. 体温过高　与严重感染有关。

（四）护理措施

1. 心理护理　患者隔离期间离开集体环境往往会产生孤独感，护士应通过与患者及家属的交谈，了解其感受，并加以疏导、安慰。

2. 一般护理　加强消毒隔离，对婴儿室、幼儿园、学校等集体单位发现本病时应采取隔离措施，患儿的被褥、衣服、玩具等要给予消毒处理。接触患者时应穿隔离衣，处理完患者后要洗手。换下的敷料应焚烧或作灭菌处理。剪短患者指甲，嘱患者不要搔抓或摩擦皮损，以免自身接种传染。

3. 配合治疗

(1) 局部治疗护理：局部创面可用0.1%依沙吖啶或1∶5000高锰酸钾清洗或湿敷。较大未破的脓疱可用消毒注射器抽出脓液，用0.1%依沙吖啶湿敷或抗生素糊膏外涂。对痂皮较厚者应先软化痂皮，然后涂抗生素软膏，待炎症减轻，无脓液时，用1%碳酸炉甘石洗剂外涂止痒。

(2) 全身治疗护理：根据患者的全身中毒症状，酌情选用抗生素或磺胺类药物。小儿注意维持电解质平衡，加强支持疗法，必要时遵医嘱输入少量新鲜的全血或肌内注射丙种球蛋白。高热患者应注意监测体温的变化，体温超过39℃时给予物理降温。

（五）健康指导

(1) 注意个人卫生，保持皮肤清洁、干燥。

(2) 有痱子或其他瘙痒性皮肤病应及时治疗，避免搔抓感染。

(3) 指导患者及有关人员隔离及消毒工作，以免引起互相传染。

(4) 教会患者及家属正确的用药方法。

二、浅部真菌感染患者的护理

（一）概述

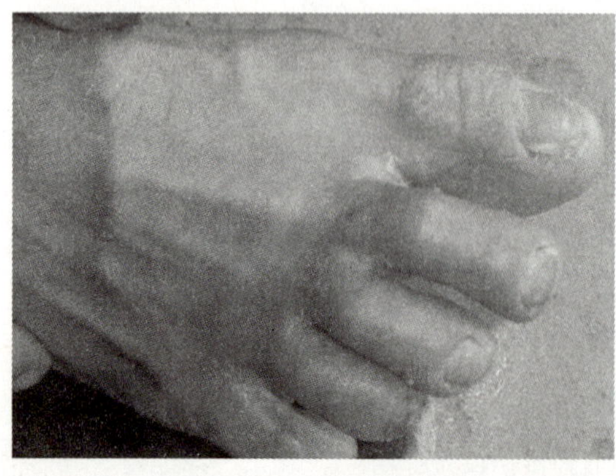

图27-6　真菌感染

浅部真菌感染又称皮肤癣菌病，俗称“癣”，是由浅部真菌引起的传染性皮肤病(图27-6)。浅部真菌一般只侵犯皮肤、毛发、指(趾)甲中的角质，很少侵及深部组织及内脏。临床按发病部位不同分为头癣、体癣、股癣、手癣、足癣及花斑癣等。接触分直接接触和间接接触，前者如和患者及动物生活在一起密切接触可被感染；后者如头癣是通过理发工具、梳子、枕巾、帽子及患病的猫、狗等传染；体癣、股癣通过污染的被子、衣服、浴巾、浴盆等传染；手、足癣通过毛巾、袜子、拖鞋等媒介传染。

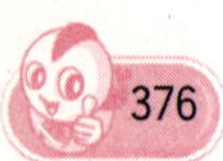

（二）护理评估

1. 健康史

(1) 详细了解是否接触患病的人或动物，及其污染的物品。

(2) 了解是否长期应用糖皮质激素及其他免疫抑制剂，是否患有糖尿病，或其他慢性疾病，皮肤局部是否长期潮湿、多汗，这些都是浅部真菌容易侵袭的因素。

2. 身心状况

(1) 躯体状况：注意了解皮疹的特点，区分不同类型的浅部真菌病。

1) 头癣：是局限头发和头皮的真菌感染。常见的有黄癣、白癣、黑点癣 3 种。

①黄癣：多见于儿童，亦可见于成人，多散发，俗称“秃疮”。

症状评估：询问头部皮损是否剧烈瘙痒。是否有鼠臭味。

护理体检：注意观察毛孔周围是否有发红，是否有脓疱、盘状黄痂，毛发光泽是否正常，有否折断。是否有脱发和萎缩性瘢痕。

②白癣：城市儿童多见，可在集体单位流行。

症状评估：询问头部是否瘙痒。

护理体检：注意观察是否有灰白色鳞屑性母斑，周围是否有多个相似的较小的子斑，呈卫星状分布。病发在离头皮上约 0.3～0.8cm 处是否有折断。残留毛干上是否有灰白色套状鳞屑包绕的“菌鞘”。

③黑点癣：少见，多见于儿童，成人亦可发病，病发露出头皮就折断，形成黑点状，可终年不愈，愈后留有瘢痕、脱发。

2) 体癣、股癣：体癣指发生在头皮、掌跖、甲板以外的皮肤癣菌感染。股癣是指发生在股内上侧、腹股沟区，邻近生殖器和肛门的皮肤癣菌感染。

症状评估：询问局部是否有瘙痒、灼痛。

护理体检：注意观察患处是否有红斑、丘疹、丘疱疹、水疱、鳞屑，圆形或类圆形，边缘隆起，中央有愈合倾向，伴脱屑和色素沉着，皮肤是否有搔抓及继发感染或苔藓样变。

3) 足癣：分 3 型。

①角化过度型

症状评估：询问局部是否有瘙痒、疼痛。

护理体检：注意观察患处是否有皮肤过度角化而增厚，脱屑，皲裂、出血。

②浸渍糜烂型

症状评估：询问局部是否有剧烈瘙痒、灼痛。是否有臭味。

护理体检：注意观察第 3、4 和第 4、5 趾缝间，皮肤是否浸渍变红，是否露出红色糜烂面。是否继发感染形成淋巴管炎和淋巴节炎。

③水疱型

症状评估：询问局部是否有瘙痒。

护理体检：注意观察足底，是否有疱皮厚、内容透明的水疱。水疱周围皮肤是否正常，是否有干燥脱屑。

4) 手癣：俗称“鹅掌风”。皮损与足癣相似，皮损主要为水疱型和过度角化型，病程缓慢，可多年不愈。

5) 甲癣：俗称“灰指甲”。

症状评估：询问局部是否有瘙痒。

护理体检:注意观察患病甲板是否失去光泽、增厚、变形,呈灰白色、污黄色。甲板是否变脆和破损,是否有甲板与甲床分离。

(2) 心理状态:头癣、脱发影响美容,体癣的剧烈瘙痒以及手、足甲癣的迁延不愈,都会造成患者烦躁、焦虑。

3. 辅助检查　真菌直接镜检阳性可以确诊。

4. 治疗要点与反应　以外用药物为主,可根据不同类型病情选用不同剂型的抗真菌药。

(三)护理问题

1. 皮肤完整性受损　与皮疹有关。

2. 自我形象紊乱　与头癣等暴露部位皮损有关。

3. 睡眠形态紊乱　与瘙痒有关。

4. 焦虑　与瘙痒及病程较长有关。

(四)护理措施

1. 心理护理　安慰患者,介绍浅部真菌感染的防治常识,耐心解释患者提出的问题,解除患者的焦虑心理,积极配合治疗,争取早日康复。

2. 一般护理　患者使用过的毛巾、枕套、帽子、梳子、内衣、被罩、袜子、鞋垫等应经常采取煮沸等方法灭菌。头痒患者应每周剪发1次,每日用硫磺香皂或2%酮康唑洗剂洗头1次;手足癣每日洗手、洗脚后涂药;体癣、股癣注意皮肤清洁,干燥,夏季可用酸性扑粉扑撒皮肤;股内侧等细嫩部位的皮肤忌用刺激性强的药物。

3. 配合治疗护理

(1) 局部治疗的护理:遵医嘱采取不同剂型的外用药物,头癣选5%～10%硫磺软膏或其他咪唑类抗真菌剂,1～2次/d;体癣、股癣选用水杨酸苯甲酸酊、1%～2%咪唑类霜等;足癣、手癣:浸渍糜烂型,有渗出、糜烂者先用3%硼酸冷湿敷,皮肤干燥后选择咪唑类霜剂治疗。角化过度型,先用复方苯甲酸软膏使角质层松解软化后,再用咪唑类药物;甲癣患者一般多用各种抗真菌的指甲油、指甲药盒综合处理。

(2) 全身治疗的护理:对泛发性和严重的皮肤真菌感染,在使用内用抗真菌药时应注意胃肠道症状及肝脏造血功能损害,最长每月作1次肝功、血常规,以了解药物的副作用情况。

(五)健康指导

(1) 在积极治疗的同时,应注意隔离,家中有其他感染者也应同时治疗,防止相互感染。

(2) 保持皮肤清洁,干燥。勤洗澡,勤换衣。

(3) 患者用过的毛巾、内衣、床单、被罩、袜子等应经常煮沸灭菌,患者用过的理发用具、澡盆、脸盆、拖鞋等也应用5%碳酸液等消毒液浸泡消毒。

(4) 教会患者局部用药的方法,说明全身用药的注意事项。解释规律性,长期性用药对根治疾病的意义。

(5) 家中的宠物,特别是猫和狗,也是主要的传染源,如果患病,同时也需隔离和处理。

三、带状疱疹患者的护理

(一)概述

带状疱疹俗称"缠腰龙",由水痘-带状疱疹病毒引起,初发或原发感染为水痘或隐性感染,多见于儿童(图27-7)。以后带状疱疹病毒长期潜伏于脊神经后根或神经节的神经元内,当身体抵抗力下降时,病毒活动繁殖而发生带状疱疹,多见于成人。临床特点为簇集水疱,沿

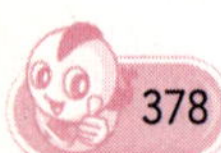

着一侧周围神经呈带状分布，同时伴有明显的神经痛。

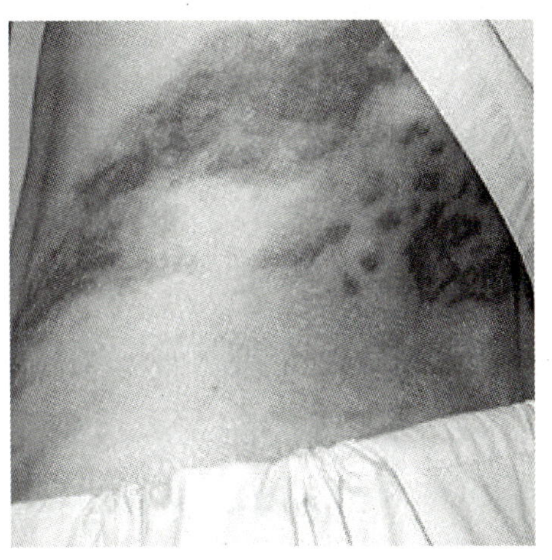
图 27-7　带状疱疹

（二）护理评估

1. 健康史　了解患者发病前是否有身体抵抗力下降，是否患有恶性肿瘤、系统性红斑狼疮、传染病或有外伤等情况，是否大量或长期应用皮质激素或其他免疫抑制剂。这些都是诱发因素。

2. 身心状况

（1）躯体状况

1）症状评估：了解患者出现疱疹前是否出现患部感觉过敏，是否有周身不适、乏力、食欲不振等全身症状。是否有严重的神经痛。部分老年患者皮疹消退后是否仍留有顽固性神经痛。

2）护理体检：观察皮疹特点：是否好发于头面部及躯干，与神经节段是否相关，长度在躯干处是否超过前后正中线。是否看到簇集粟粒至绿豆大小的红色丘疹，或圆形水泡，泡壁紧张，疱液澄清，水疱周围有红晕，极少融合。是否有干涸的结痂及痂皮脱落后留下的色素沉着。

（2）心理-社会状况：疼痛会导致患者烦躁，较长时间的顽固性神经痛会导致患者焦虑、失去治疗信心，会影响正常的工作和休息。

3. 辅助检查　化验检查，血中淋巴细胞和单核细胞可增多。

4. 治疗要点与反应　抗病毒、止痛、消炎、缩短病程、保护局部，防止继发感染。

（三）护理问题

1. 疼痛　与感觉神经受损有关。

2. 皮肤完整性受损　与皮疹有关。

3. 焦虑　与疼痛有关。

（四）护理措施

1. 心理护理　耐心细致地向患者解释病情，安慰患者减轻烦躁心理，对遗留有顽固性神经痛的老年人应更多地给予关心，增强治疗的信心，使其能够主动配合治疗。

2. 一般护理　保持局部皮肤清洁，防止继发感染。穿宽松衣服，减少摩擦。

3. 配合治疗护理

（1）局部治疗护理：遵医嘱选用炉甘石洗剂、1%～2%甲紫溶液外用。继发感染时用0.5%金霉素溶液湿敷。也可采用物理疗法，如激光照射、波谱治疗仪照射等，可缩短病程。

（2）全身治疗的护理：遵医嘱应用抗病毒剂，如无环鸟苷、阿糖胞苷、干扰素等。神经营养剂，如B族维生素等。酌情使用皮质类固醇激素。

（3）疼痛护理：转移患者的注意力，安慰患者解除对疼痛的恐惧，适当使用止痛剂，如阿司匹林、吲哚美辛、布桂嗪等。也可采用封闭疗法。

（五）健康指导

适当锻炼，增强免疫力。工作不能过于疲劳，注意劳逸结合。

四、疥疮患者的护理

（一）概述

疥疮是由疥螨引起的接触传染性皮肤病(图 27-8)。在集体环境中容易传播。疥螨寄生于人体的表皮层内，生活史可分为卵、幼虫、若虫、成虫 4 个阶段。疥螨在表皮内掘成隧道，并在其中啃食角质组织、生活、繁殖。粪便、卵壳、死虫及钻行可引起皮肤损害及瘙痒。成虫寿命 2 个月左右，离开人体还可活 2～3 天。传染方式可分直接传染和间接传染，前者是人与人直接接触而传染，如同卧一床，相互握手等。后者是使用患者用过的被褥、衣服、毛巾、鞋袜、浴巾而被传染。

（二）护理评估

1. 健康史　了解周围环境中是否有人患此病，是否有过直接或间接接触。

2. 身心状况

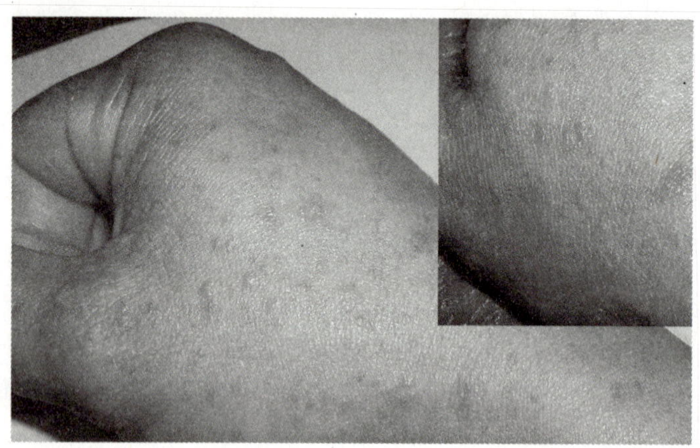

图 27-8　疥疮

(1) 躯体状况。

1) 症状评估：患处是否有剧烈瘙痒，瘙痒是否夜间更重。

2) 护理检查：①观察皮疹是否好发于指间、指缝、腕屈侧、肘窝、腋窝、乳房下、脐周、下腹部、股内侧及生殖器。②了解皮损的形态特征：是否为针头大丘疹，丘疱疹和水疱，散在分布，呈淡红色和正常肤色。在指缝是否可找到灰白色或浅黑色线行匍行疹。③查找疥疮结节：在阴囊、阴茎、大阴唇处是否有疥疮结节。

3) 并发症：搔抓后继发感染引起脓疱疮、疖、淋巴结炎。

(2) 心理-社会状况：剧烈瘙痒使患者夜不能寐，烦躁、焦虑不安。

3. 辅助检查　显微镜下查到疥虫和虫卵可以确诊。

4. 治疗要点与反应　以外用药物为主，换下的衣服要消毒处理。如有继发感染，加用抗生素。

（三）护理问题

1. 睡眠形态紊乱　与夜间剧烈瘙痒有关。

2. 焦虑　与瘙痒有关。

（四）护理措施

1. 心理护理　多关心患者，理解患者的感受，瘙痒难忍者，采用各种方法分散其注意力，必要时可配合抗组胺药及镇静剂止痒。

2. 一般护理　注意患者的隔离，根据治疗的需要更换内衣及床单被罩，换下的污染衣物应用开水烫洗灭虫。不能烫洗者，可在阳光下暴晒后放置 1 周以后再用。告知患者避免搔抓，以免引起继发感染。

3. 配合治疗护理　擦药应从颈部以下，遍擦全身，病重处可适当多用。治疗前及疗程结束后次日嘱患者用热水肥皂洗澡，衣物、用品用开水烫洗灭虫。常用药物有：①硫磺软膏，成人用 10%、儿童用 5%浓度，从颈部以下遍擦全身，每晚 1 次，连用 4 天为 1 疗程。搽药期间不洗澡，不更衣，第 5 天洗澡后换清洁衣物。治疗后观察两周，如有复发，应重复治疗。②1%丙体六六六霜（又称林丹霜，疥灵霜），洗澡后晾干半小时，搽药 1 次，维持 24 小时后洗澡。疗效好，但皮肤吸收后有潜在的毒性，孕妇、婴幼儿不应使用。③二氯苯醚菊酯：疗效与林丹相同，但其经皮不吸收，故毒性可以忽略，对儿童尤为适用（外用 5%霜剂）。

（五）健康指导

（1）指导患者注意隔离，避免感染扩散。家中或集体中其他患者必须同时治疗。

（2）教会患者将穿过的衣服，用过的被褥及时煮沸或开水洗烫灭虫，不能烫洗者，可在阳光下暴晒后放置 1 周以后再用。

（3）教会患者洗澡、涂药、更换衣服的方法。

（4）加强集体和个人卫生，防止疾病复发。

第 4 节　其他皮肤病患者的护理

一、银屑病患者的护理

（一）概述

银屑病俗称“牛皮癣”，是一种常见的慢性红斑鳞屑性皮肤病，常反复发作（图 27-9）。病因尚未完全明确。基本损害为红色斑疹或斑丘疹，表面覆盖银白色鳞屑。本病有明显的季节性，多数患者夏季病情自然缓解，秋冬季加重。好发于青壮年。银屑病一般可分为寻常型、脓疱型、关节病型与红皮病型，其中寻常型最多见。本节仅对寻常型银屑病的特点及护理加以介绍。

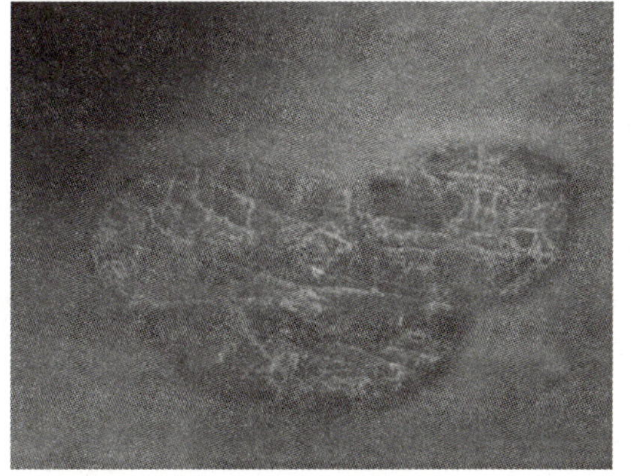

图 27-9　银屑病

（二）护理评估

1. 健康史

（1）了解家族史：询问家族中是否有同类患者。

（2）了解感染史：询问有无急性扁桃体炎、上呼吸道感染等各种感染病史。感染是促发或加重银屑病的主要因素。

（3）了解患者近期工作、生活情况：询问患者睡眠、休息怎样，是否处于精神紧张、焦虑或情绪波动状态，有无吸烟、饮酒等嗜好。这些都可能是银屑病的诱因。

(4) 了解病史：询问患者近期是否有外伤、手术、妊娠史及用药情况。这些原因都能诱发银屑病。

2. 身心状况

(1) 躯体状况。

1) 症状评估：了解有无瘙痒不适及程度。

2) 护理体检：①了解皮损特点：重点观察有无鳞屑性红斑、蜡滴现象、薄膜现象、点状出血现象、同形反应等特征性皮损。②了解好发部位：注意皮损是否好发于头皮、四肢伸侧，特别是肘、膝部位。腰骶、背部也多可见。观察是否对称分布。

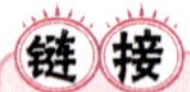

银屑病病程分期

按皮损情况可分为3期：①进行期：皮损不断增多扩大，色潮红，鳞屑明显，周围有红晕。皮肤破损后可在患处发生新皮疹，这种现象称同形反应。②稳定期：病情稳定，基本无新皮疹出现，旧皮疹也不消退。③退行期：红斑浸润逐渐消退，鳞屑减少，皮疹缩小变平，数目减少。周围出现色素减退晕，皮损消退后留有色素减退斑或色素沉着斑。

(2) 心理-社会状况：由于本病病程长，很难根治，反复发作，患者常有焦虑、烦躁、悲观、抑郁等心理。对治疗失去信心，甚至不配合治疗。同时，疾病又给患者的社交、工作、生活带来很多不便。

3. 治疗要点与反应　采用中、西医结合综合疗法。多数病情轻者，以局部治疗为主，结合中药调整机体抗病能力控制发病。对于皮疹广泛、反复发作的严重患者，可选用免疫抑制剂、皮质激素等进行全身治疗。

（三）护理问题

1. 皮肤完整性受损　与皮肤出现皮损改变有关。

2. 焦虑　与病程长、反复发作、迁延不愈有关。

（四）护理措施

1. 心理护理　由于病程长，反复发作，患者常有焦虑、烦躁、悲观、抑郁等心理。对治疗失去信心，甚至不配合治疗。护理中应体贴和关心患者，耐心倾听患者的感受，并适时地向患者讲解疾病防治的常识，使患者解除思想顾虑，树立战胜疾病的信心，积极地配合治疗和护理。

2. 一般护理

(1) 饮食：指导患者养成良好的饮食习惯，避免刺激性的饮食，如酒、辛辣食物等。

(2) 休息：告知患者避免过劳，适当休息。

(3) 避免诱因：禁烟。消除精神创伤，避免精神刺激。避免外伤。及时治疗各种感染。避免滥用药。

(4) 皮肤护理：指导或帮助患者保持皮肤的清洁卫生，鳞屑多时可用温水洗澡，更换衣着、被褥。瘙痒严重时勿搔抓，遵医嘱服用镇静或抗组胺药。

3. 配合治疗护理

(1) 指导患者或家属局部用药的方法：遵医嘱选择外用药物。向患者和亲属讲解涂敷的方法和原则，用药前应用温水尽量去除鳞屑。首次使用外用药物，宜从小面积低浓度开始，不用具有刺激性的外用药，注意观察，如发现新疹增多，涂药处红肿、糜烂、渗出增多，应立即停

药。药液不要涂到皮损范围以外，以免对正常皮肤造成刺激。皮损面积较大时，应分批涂药，以防吸收中毒。

(2) 内用药治疗护理：遵医嘱给予免疫抑制剂、维生素制剂、抗生素类、糖皮质激素等内用药物。用药期间，应注意观察药物的毒副作用。如出现毒性反应，应及时告知医生，立即停药。尤其是使用免疫抑制剂的患者，应定期化验检查有无白细胞减少、转氨酶升高等骨髓抑制和肝功能损害等情况。

（五）健康指导

(1) 帮助患者明确各种可能的诱发因素，保持心情舒畅，防止呼吸道感染，禁烟、忌辛辣及刺激性饮食，防止外伤。

(2) 教会患者及家属外用药的方法，及皮疹观察的方法。

(3) 告知患者遵医嘱用药，定期随访。

二、神经性皮炎患者的护理

（一）概述

神经性皮炎又称慢性单纯性苔藓，是一种以阵发性剧烈瘙痒和皮肤苔癣样变为特征的慢性炎症性皮肤病(图 27-10)。病因尚不明确，但多与神经、精神因素有明显的关系，如精神紧张、失眠、情绪激动、过度疲劳等。另外，局部皮肤刺激、饮酒、进辛辣食物、日晒等均可诱发或加重本病。护理时注意避免过度劳累和解除精神紧张，禁用烟酒，限制辛辣食品及浓茶、咖啡等。

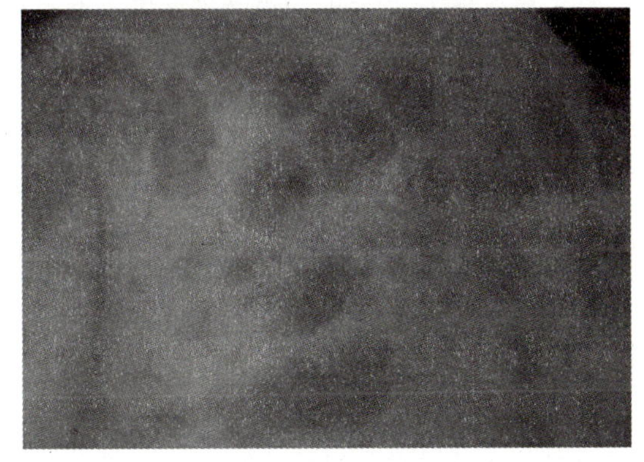

图 27-10　神经性皮炎

（二）护理评估

1. 健康史

(1) 了解神经精神因素：询问患者是否经常处于精神紧张、焦虑不安、劳累过度、情绪波动状态。

(2) 了解饮食习惯：询问患者有无饮酒、饮浓茶、咖啡、喜食辛辣刺激性食物的习惯。

(3) 了解局部刺激情况：询问患者局部是否经常受到衣物等毛纤品的摩擦，是否过度搔抓、日晒。

2. 身心状况

(1) 躯体状况

1) 症状评估：患者有无精神紧张、焦虑不安、情绪波动、剧烈瘙痒、睡眠不良等症状。

2)护理体检：仔细观察有无散在或密集的针头至粟粒大圆形或多角形扁平丘疹，表面是否有少许鳞屑；是否有典型的苔藓化斑。是好发于颈项部、肘部、腰骶部的局限性，还是广泛分布的泛发性。

(2)心理-社会状况：患者因瘙痒难忍，久治不愈，常出现焦虑不安，失去治疗信心，同时影响正常的工作和生活。

3. 治疗要点与反应　瘙痒治疗以止痒为主，外用皮质类固醇激素制剂。皮损苔藓化明显者可用肤疾宁硬膏贴患处或应用封包疗法。酌情给予内用药物，如镇静剂、抗组胺药物、维生素类等。

（三）护理问题

1. 睡眠形态紊乱　与皮肤剧烈瘙痒有关。

2. 焦虑　与病情反复发作、久治不愈有关。

3. 皮肤完整性受损　与皮肤苔癣样变有关。

（四）护理措施

1. 心理护理　帮助患者消除精神紧张、焦虑和急躁情绪。耐心倾听患者诉说，并解释精神因素与疾病的因果关系，告知患者克服病因、遵医嘱坚持治疗，病情就能够得到控制，也能完全治愈。使患者恢复乐观情绪，建立信心，积极配合治疗。

2. 一般护理

（1）饮食指导：告知患者戒酒。避免辛辣刺激性的饮食，限制浓茶、咖啡等食物。

（2）皮肤护理：指导或帮助患者保持皮肤的清洁卫生，可用矿泉浴、淀粉浴等，勿以热水肥皂洗烫。告知患者避免汗液刺激及日光照射，避免搔抓、摩擦，瘙痒剧烈时可遵医嘱服用镇静药或抗组胺药。

3. 配合治疗护理

（1）局部疗法：遵医嘱给患者外用皮质类固醇激素制剂、焦油类和止痒类药物，并向患者或家属讲解涂药的方法。皮损苔藓化明显者可用肤疾宁硬膏贴患处或应用封包疗法。

（2）全身治疗：遵医嘱给予内用药物，如镇静剂、抗组胺药物、维生素类等。

（五）健康指导

（1）告知患者保持乐观情绪，对疾病防治极为重要。

（2）告知患者保持良好的饮食和生活习惯，禁烟戒酒，限制辛辣食品及浓茶、咖啡。避免过劳。

（3）指导患者保持皮肤清洁，避免摩擦、搔抓、热水洗烫，过度日晒等不良刺激。

链接

神经性皮炎患者的物理疗法

对一般疗法无效的顽固病例，尤其是局限型，可采用浅层X线放射治疗、同位素^{90}Sr或^{32}P局部敷贴。亦可用液氮冷冻、氦氖激光、二氧化碳激光、磁疗、蜡疗等疗法。对于泛发性神经性皮炎，亦可采用光化学疗法。

三、稻田皮炎患者的护理

（一）概述

稻田皮炎，是农民稻田生产劳动中发生的一种皮炎（图27-11），由于致病原因不同，可分为浸渍糜烂型皮炎和尾蚴皮炎两种，前者主要因长期浸泡于高温水田中，皮肤浸渍，田泥、秧苗摩擦刺激所致。后者为动物血吸虫尾蚴侵入人体皮肤所致。护理上以预防为主，加强健康教育，同时遵医嘱配合以干燥、收敛、止痒、消炎处理。

（二）护理评估

1. 健康史　询问是否有从事水田作业史。

2. 身心状况

（1）躯体状况。

1）症状评估：了解局部有无瘙痒，灼痛，有无畏寒、发热、乏力、食欲减退等并发感染症状。

2）护理体检：①注意观察皮损部位，皮损主要局限于手足部，尤其是指（趾）间及掌跖部；注意观察局部皮肤是否出现轻度肿胀、变白、起皱、松软，表皮擦破，露出鲜红糜烂面，掌跖部是否出现蜂窝状表皮剥脱。以上多为浸渍糜烂型皮炎的特点。②注意观察皮损是否好发于

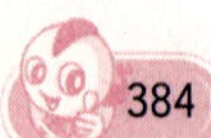

与水接触的小腿、踝、前臂等处，而埋在泥土中的足部不发病；注意观察是否出现粟粒状红斑和丘疹、丘疱疹、风团及瘀斑。以上多为尾蚴皮炎的特点。③检查局部皮损有无化脓、附近淋巴结有无肿大。注意观察非接触水田部位有无皮损。

（2）心理-社会状况：由于瘙痒灼痛，影响农业生产，故患者常产生焦虑心理。

3. 治疗要点与反应　皮损、瘙痒明显时，外用炉甘石洗剂、皮质激素霜等药物，酌情服用抗组胺药物。继发细菌感染时，选择有效的抗生素治疗。

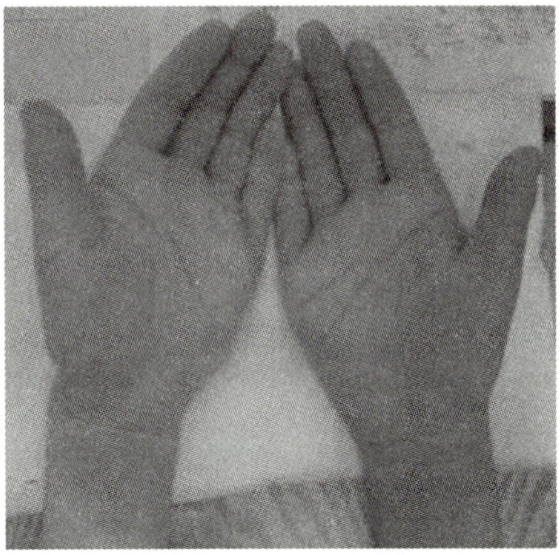

图 27-11　稻田皮炎

（三）护理问题

1. 皮肤完整性受损　与皮损有关。

2. 焦虑　与瘙痒及皮损有关。

3. 有感染的危险　与皮损浸渍，糜烂、搔抓有关。

（四）护理措施

1. 心理护理　向患者解释本病具有自限性，及时治疗很快就能治愈，以解除患者的焦虑，积极配合治疗。

2. 一般护理

（1）指导患者局部保护：下水前在浸水部位涂防护油，或穿着水田鞋，劳动结束后，及时用清水洗净皮肤上的污泥，然后扑撒干粉，保持皮肤干燥。

（2）指导患者合理调整劳动时间：减少连续在水田中作业的时间，尽量避开田水温度较高时从事水田劳动，或者采取干、湿轮换作业。

（3）告知患者避免搔抓、摩擦和其他不良刺激，防止感染，瘙痒剧烈时可遵医嘱服用镇静药或抗组胺药。糜烂处不要用热水肥皂洗涤。

3. 配合治疗护理　本病多具有自限性，停止下水后 1 周左右可自愈。皮损、瘙痒明显时，遵医嘱给患者外用炉甘石洗剂、皮质激素霜等药物。酌情服用抗组胺药物。继发细菌感染时，应遵医嘱选择有效的抗生素治疗。

（五）健康指导

（1）告知患者加强自身劳动保护：下水前在浸水部位涂防护油，或穿着水田鞋，劳动结束后，及时用清水洗净皮肤上的污泥，然后扑撒干粉，保持皮肤干燥。减少连续在水田中作业的时间，尽量避开田水温度较高时从事水田劳动，或者采取干、湿轮换作业。

（2）一定要把禽畜粪便无害化处理后再施肥；用氨水、碳酸氢铵等药物杀灭椎实螺及尾蚴。

第 5 节　性传播疾病患者的护理

一、淋病患者的护理

（一）概述

淋病是由淋病双球菌所致的泌尿生殖系统化脓性感染（图 27-12）。是性传播疾病中最常见的一种。人是淋球菌唯一的天然宿主，故淋病患者是传染源，多通过不洁性交直接接触传

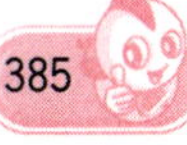

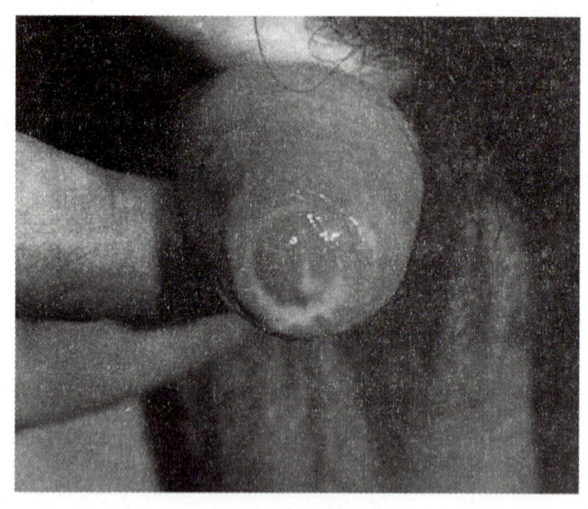

图 27-12　淋病

染，也可通过接触患者分泌物污染的内衣、被褥、毛巾、浴盆等间接传染，胎儿通过母体产道时被感染，可引起淋菌性结膜炎。治疗原则是早期、足量选用敏感抗菌素进行治疗。

（二）护理评估

1. 健康史

(1) 既往史：询问患者既往是否患过淋病或其他性传播疾病。检查、用药、治疗情况如何。

(2) 接触史：了解患者近 2～10 天有无不洁性交史、间接接触史。性伴侣是否有淋病或类似症状。

2. 身心状况

(1) 躯体状况。

1) 症状评估：了解患者有无尿频、尿急、尿痛、外阴部灼痛、钝痛或下坠感，脓性白带增多、发热等症状。

2) 护理体检：①男性患者注意观察尿道口是否红肿，是否有稀薄黏性分泌物，或大量黄白或黄绿色脓性分泌物，包皮、龟头是否有红肿、糜烂，甚至溃疡，腹股沟淋巴结是否肿大。②女性患者注意观察尿道口是否有红肿及脓性分泌物，宫颈是否有红肿、糜烂，阴道口是否有脓性白带，前庭大腺开口处是否有红肿、溢脓，伴明显压痛。检查腹股沟淋巴结有无肿大。

3) 主要并发症：男性可引起前列腺炎、精囊炎、输精管炎、附睾炎。女性可引起前庭大腺炎、输卵管炎、子宫内膜炎、不孕不育等合并症。

(2) 心理-社会状况：患者常对自己的行为感到羞愧和内疚，怕受到歧视，怕影响婚姻和家庭，常隐瞒病情，在病情加重后才不得不就医，同时表现为明显的抑郁、焦虑和恐惧。

3. 辅助检查　取尿道、宫颈分泌物涂片，可找到革兰阴性双球菌。必要时作淋菌培养，作药敏试验，以指导治疗。

4. 治疗要点与反应　保持局部清洁，及时、足量、规则应用有效抗生素。对性伴侣也须同时进行治疗。

（三）护理问题

1. 自尊紊乱　与患者自己感到羞愧和内疚及社会对该病的歧视有关。

2. 焦虑　与患者对愈后担心及害怕影响家庭及工作有关。

（四）护理措施

1. 心理护理　耐心和患者沟通，倾听患者提出的各种疑问，关心患者的心理感受，做到不歧视患者，并为其隐私保守秘密，同时详细讲解患者提出的有关问题，让患者对疾病有所了解，解除焦虑和恐惧，帮助患者树立信心，使其能够积极配合治疗，早日康复。

2. 一般护理

(1) 注意隔离：告知患者在未治愈前应禁止性生活，避免共用浴具，不与家人应同床就寝，对患者污染的衣物、用具应及时清洗消毒。

(2) 饮食指导：告诉患者治疗期间避免刺激性的食物及烈性饮料，如辛辣食品、酒、浓茶、

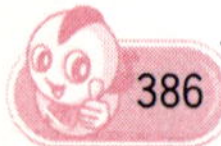

咖啡等。鼓励患者多饮水，增加尿量，起到冲洗尿道，促进淋球菌及炎性分泌物尽快排出的目的。

(3) 局部清洁：保持外阴清洁，可用 1∶5000 的高锰酸钾溶液或 0.1%新洁尔灭溶液清洗外阴。

(4) 注意休息，避免过劳。

3. 配合治疗护理　遵医嘱早期、足量、规范应用有效的抗生素，如头孢三嗪、奇霉素、阿奇霉素、氟嗪酸等。同时动员配偶或性伴侣一起接受治疗，以便彻底根治，防止复发。

(五) 健康指导

(1) 告知患者严禁不洁性交，防止淋病的复发。

(2) 动员患者配偶或性伴侣接受检查，以便及时发现病情及早治疗，防止交叉感染。

(3) 治疗结束后第 4 天及第 8 天两次从患处取材涂片和培养，结果均为阴性才算治愈。

二、尖锐湿疣患者的护理

(一) 概述

尖锐湿疣又称性病疣，是由人类乳头瘤病毒(HPV)感染所致的生殖器、会阴部及肛周的菜花状或鸡冠状良性增生物(图 27-13)。本病发生的主要原因是直接性接触传播，少数可通过日常生活用品间接接触感染。为目前我国最常见的性传播疾病之一。

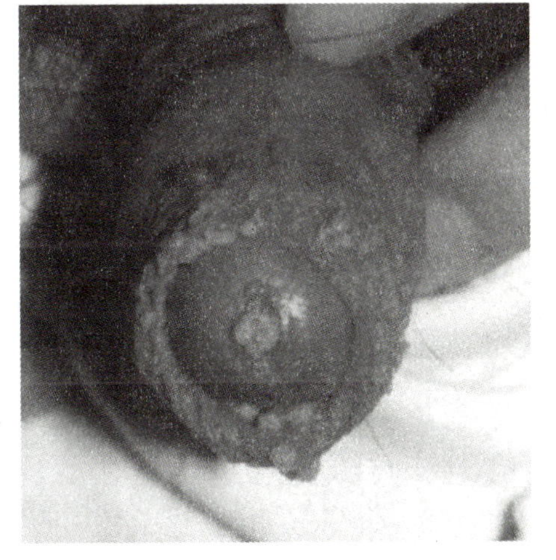

图 27-13　尖锐湿疣

(二) 护理评估

1. 健康史

(1) 了解男性患者有无包皮过长，女性患者有无白带过多。

(2) 了解患者有无不洁性交史、间接接触史。

(3) 了解患者患病后是否作过其他检查，详细询问既往用药及治疗情况。

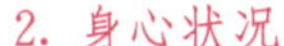

2. 身心状况

(1) 躯体状况。

1) 症状评估：详细询问患者有无生殖器、肛周瘙痒及不适紧缩感。

2) 护理体检：详细观察患者生殖器、肛周有无乳头状、菜花状或鸡冠状增生物。局部皮损表面有无渗出、糜烂及化脓。注意观察有无其他性病征象。

(2) 心理-社会状况：患者常因疾病久治不愈而焦虑、烦躁，影响工作和生活。

3. 治疗要点与反应　以局部药物治疗为主，酌情选用激光、冷冻等物理治疗。

(三) 护理问题

1. 自尊紊乱　与病灶部位以及社会对患者的歧视有关。

2. 皮肤完整性受损　与皮疹有关。

(四) 护理措施

1. 心理护理　耐心和患者沟通，倾听患者提出的各种疑问，根据患者的心理反应，耐心细致地解释有关问题，做到不歧视患者，并为其隐私保守秘密，解除焦虑和恐惧，帮助患者树立信心,使其能够积极配合治疗,早日康复。

2. 生活护理

(1) 皮肤护理:告知患者保持局部皮肤和黏膜的清洁卫生、干燥,尽量减少活动,穿宽松纯棉内裤,避免局部皮肤受到摩擦而形成糜烂,防止继发化脓感染。治疗期间禁止性生活。

(2) 隔离消毒:告知患者在未治愈前应禁止性生活,避免共用浴具,不与家人应同床就寝,对患者污染的衣物、用具应及时清洗消毒。

(3) 饮食指导:告知患者避免刺激性的饮食,如浓茶、酒、咖啡及辛辣食物。

3. 配合治疗护理

(1) 外用药物:常用5%氟尿嘧啶霜或氟尿嘧啶注射液、3%肽丁胺霜外搽,每日1~2次;亦可用10%~25%足叶草脂酊或0.5%足叶草毒素酊外搽,用时注意保护周围皮肤及黏膜;也可根据疣体的大小及数目多少选择液氮冷冻、高频电刀电灼、CO_2激光、微波等治疗;全身治疗,可肌内注射干扰素、聚肌胞,内服阿昔洛韦等。

遵医嘱给患者涂敷外用药物,注意保护周围正常皮肤或黏膜,掌握搽药次数及面积,减少毒副作用。

(2) 内用药物:遵医嘱给予内用药物,如干扰素、白细胞介素-2、聚肌胞、阿昔洛韦等。

(3) 物理疗法:协助医生对患者进行激光、微波等的治疗。术前帮助患者清洁局部皮肤,术后帮助患者保持局部皮肤干燥和清洁卫生。

(五) 健康指导

(1) 向患者及家属介绍尖锐湿疣的预防、保健知识,以减少复发和并发症。

(2) 告知患者严禁不洁性交,防止复发。

(3) 动员患者配偶或性伴侣进行检查,以便及时发现病情及早治疗。

(4) 孕妇在临产时发现有尖锐湿疣时,积极做好解释工作,动员做剖宫产,以防传染给新生儿。

三、梅毒患者的护理

(一) 概述

梅毒是由苍白螺旋体(即梅毒螺旋体)引起的一种全身性慢性性传播疾病(图27-14)。早期主要侵犯皮肤黏膜,晚期几乎可侵犯全身各个器官组织,产生多种多样的症状和体征。梅毒主要通过性接触直接传染,少数可通过接吻、接触患者污染物(如衣物、毛巾、剃刀、输血等)、哺乳等被间接传染,患梅毒的孕妇在妊娠4个月以后亦可通过胎盘传染给胎儿。根据传染途径的不同,梅毒可分为后天梅毒与先天梅毒。后天梅毒包括早期梅毒与晚期梅毒,早期梅毒病期在两年以内,如一期(硬下疳)、二期梅毒,此期传染性较强。晚期梅毒病期在两年以上,又称三期梅毒,此期传染性较小,但对组织破坏性大,可侵犯内脏。先天梅毒亦称胎传梅毒,早期先天梅毒皮疹与后天

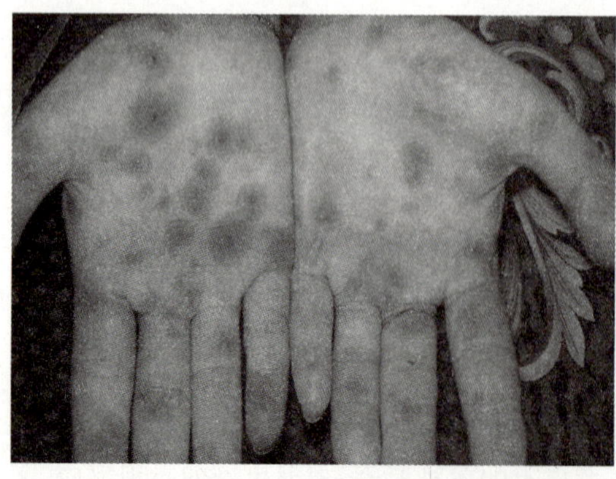

图27-14 梅毒

二期梅毒疹相似，晚期先天梅毒与后天三期梅毒疹相似。另有部分梅毒患者临床上无症状，仅梅毒血清反应阳性，称潜伏梅毒。梅毒的治疗原则是早确诊、在治疗、剂量足、疗程规则、治疗后追踪观察。同时对性伴侣要进行检查、治疗。

（二）护理评估

1. 健康史

(1) 接触史：询问患者有无不洁性交史、间接接触史。性伴侣是否有类似症状。

(2) 既往史：既往是否出现过皮疹，是否作过检查，用药及治疗情况如何，了解患者有无药物过敏史(尤其是青霉素)。

2. 身心状况

(1) 躯体状况。

1) 症状评估：详细询问患者有无局部瘙痒不适，有无发热、头痛、头晕、骨痛、关节痛、厌食、恶心呕吐等流感样综合征，有无视力、听力下降等表现。

2) 护理体检：仔细观察患者外阴部有无硬下疳，有无泛发的二期梅毒疹，注意口腔及生殖器黏膜有无灰白色黏膜白斑，头发有无虫蚀样脱落，浅表淋巴结是否肿大，有无结节性皮疹、树胶样肿等体征。对可疑胎传梅毒者，仔细观察有无泛发的丘疹、脓疱、大疱，口周放射状皲裂等早期先天梅毒表现；有无鞍鼻、桑葚齿、哈钦森牙、胸锁关节增厚、视力、听力减弱或丧失等晚期先天梅毒的标志性改变。

(2) 心理-社会状况：由于疾病本身的损害、社会歧视的压力以及对今后婚姻、生活、工作的担忧，患者可能出现焦虑、烦躁，甚至悲观失望。

3. 辅助检查　梅毒螺旋体检查，有助于确定早期梅毒；血清学检查，对潜伏期梅毒意义最大；脑脊液检查，用于诊断神经梅毒。明确上述检查，有利于护理工作中的健康指导。

4. 治疗要点与反应　按治疗方案系统用药，首选青霉素。青霉素过敏者，可选用四环素、多西环素、红霉素等。

（三）护理问题

1. 自尊紊乱　与病变所致形体改变及社会对患者的歧视有关。

2. 皮肤完整性受损　与广泛、多型皮损有关。

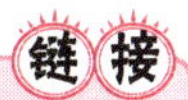

什么是“桑葚齿”、“哈钦森牙”？

为晚期先天梅毒患者的标志性损害。桑葚齿：患者第一臼齿较小，其牙尖较低，且向中偏斜，形如桑葚。哈钦森牙：半月形门齿，上宽下窄，牙体短而厚呈柱状，齿列不齐，间距稀疏。

（四）护理措施

1. 心理护理　耐心和患者沟通，倾听患者提出的各种疑问，关心患者的心理感受，对患者的处境表示理解和同情，做到不歧视患者，并为其隐私保守秘密，同时详细讲解患者提出的有关问题，让患者对疾病有所了解，取得患者的信赖，解除患者的焦虑和烦躁，帮助患者树立信心，使其能够积极配合治疗，早日康复。

2. 生活护理

(1) 注意隔离：告知患者在治疗期间应禁止性生活，避免共用内衣、浴具、剃须刀等。对患者污染的衣物、用具、治疗器具等应及时消毒处理。

(2) 饮食指导：告诉患者治疗期间避免刺激性的食物及烈性饮料，如辛辣食品、酒、浓茶、咖啡等。

3. 配合治疗　遵医嘱按治疗方案用药，首选青霉素。用药期间注意观察有无过敏反应征象。青霉素过敏者，可选用四环素、多西环素、红霉素等。告知患者一定要遵医嘱坚持正规治疗，切勿中断。

（五）健康指导

1. 鼓励患者及时来院诊治，一旦确诊后治疗越早，效果越好。

2. 告知患者患病的原因、如何传播、临床分期、治疗方法以及按时正规治疗的重要性。告知患者预防传播的方法和措施。

3. 动员患者配偶或性伴侣进行检查。以便及时发现病情及早治疗，防止传播蔓延。

4. 随访　疗程结束后应定期跟踪观察2～3年，第1年每3个月复查1次，以后每半年复查1次。

小结

皮肤性传播疾病的发生与诸多因素有关，如细菌、病毒、真菌感染、变态反应、物理性损害、遗传因素、营养与代谢障碍等。身心状况改变包括自觉症状，如瘙痒、疼痛、烧灼感、麻木等；他觉症状主要表现在各种原发疹和继发疹。虽然皮肤性传播疾病种类很多，但其共同的护理诊断主要体现在焦虑、恐惧、睡眠形态紊乱、皮肤完整性受损等方面。在护理措施上应重视生活护理，注意饮食及营养，避免食用某些特殊的动物蛋白及辛辣刺激性食品；细致观察病情，熟悉皮疹的特性，危重患者应注意生命体征的变化；学会换药护理，熟悉各种外用药液的使用方法；加强心理护理，主动和患者沟通，建立相互信任的医患关系。解除患者焦虑及恐惧的心理，积极配合治疗。注意健康教育，教会患者简单的用药方法及预防疾病复发的常识。

自测题

A_1/A_2 型题

1. 过敏性皮肤患者不应该吃(　　)
   A. 水果　B. 蔬菜
   C. 猪肉制品　D. 鱼、虾、蟹
   E. 豆制品

2. 关于皮肤患者的护理，以下不正确的是(　　)
   A. 忌食辣椒、酒等辛辣刺激性食物
   B. 瘙痒患者应避免搔抓
   C. 皮损处应用热水洗烫
   D. 皮肤干燥者，不用碱性大的肥皂
   E. 光敏感的人，应避免日光照射

3. 不能外用糊剂的部位是(　　)
   A. 面部　B. 头皮
   C. 皱褶部　D. 四肢
   E. 躯干

4. 换药前除去鳞屑、痂皮常用的药物是(　　)
   A. 液状石蜡
   B. 3%硼酸
   C. 0.1%依沙吖啶溶液
   D. 3%水杨酸
   E. 5%甲醛

5. 寻常脓疱疮最常见的致病菌是(　　)
   A. 溶血性链球菌　B. 金黄色葡萄球菌
   C. 绿脓杆菌　D. 大肠杆菌
   E. 表皮白色葡萄球菌

6. 大疱性脓疱疮的特征性表现是(　　)
   A. 瘙痒
   B. 水疱及脓疱
   C. 无全身症状
   D. 脓液沉积于疱下方呈半月形
   E. 红斑

7. 神经性皮炎患者护理中不正确的是(　　)
   A. 戒酒　B. 矿泉浴
   C. 避免日光照射　D. 用热水肥皂洗烫
   E. 瘙痒剧烈时服抗组胺药

（闵晓松）

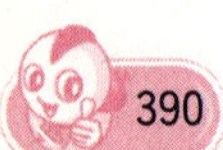

实践指导

实践1 各种液体的性质和用途

【实践目的】

熟悉外科常用的各种液体的性质和用途。

【实践准备】

5%葡萄糖溶液、10%葡萄糖溶液、0.9%氯化钠溶液、林格溶液(复方氯化钠)、10%氯化钾、5%碳酸氢钠、11.2%乳酸钠、右旋糖酐、羟乙基淀粉、聚维酮、氧化聚明胶。

【实践方法与过程】

一、教师示教各种晶体溶液,介绍其成分、性质和用途

(一)性质

晶体溶液分子小,在血管内存留时间短,对维持细胞内外水分的相对平衡意义重大,能有效纠正水、电解质及酸碱平衡失调。

(二)各类晶体溶液成分、性质和用途

1. 5%葡萄糖溶液　等渗溶液,含糖50g,补充水分及热量,用于静脉给药的载体和稀释剂。

2. 10%葡萄糖溶液　等渗溶液,含糖100g,补充水分及热量,用于静脉给药的载体和稀释剂。

3. 0.9%氯化钠溶液　即生理盐水,为等渗电解质溶液,钠离子和氯离子浓度均为154mmol/L,用于补充水分及钠盐,维持体液容量和渗透压平衡。

4. 复方氯化钠溶液　为等渗电解质溶液,钠离子浓度147mmol/L、钾离子4mmol/L、钙离子2mmol/L、氯离子浓度均为157mmol/L,用于补充水分及多种电解质。

5. 3%氯化钠溶液　为高渗溶液,钠离子和氯离子浓度均为510mmol/L,用于纠正重度低渗性脱水。

6. 10%氯化钾　为高渗溶液,钾离子和氯离子浓度均为1340mmol/L,用于补充钾盐,防治低血钾。

7. 5%碳酸氢钠　为高渗碱性溶液,用于纠正代谢性酸中毒。

8. 11.2%乳酸钠　为高渗碱性溶液,用于纠正代谢性酸中毒。

9. 乳酸钠林格溶液　又称平衡盐溶液,等渗,钠离子浓度为130mmol/L,钾离子4mmol/L、钙离子2mmol/L、乳酸根离子27mmol/L、氯离子111mmol/L,用于扩充血容量。

10. 碳酸氢钠等渗盐水　又称平衡盐溶液,等渗,钠离子浓度为153mmol/L,碳酸氢根离子50mmol/L、氯离子103mmol/L,用于扩充血容量。

二、教师示教各种胶体溶液,介绍其成分、性质和用途

(一)性质

胶体溶液分子大,存留时间长,可有效维持胶体渗透压,改善微循环,提高血压。

（二）各类胶体溶液成分、性质和用途

1. 右旋糖酐　水溶性多糖高分子聚合物，有中相对分子质量和低相对分子质量右旋糖酐，中相对分子质量提高胶体渗透压，低相对分子质量 Dextran 40 除可以扩充血容量外，还可以降低血黏度，改善微循环，可用于失血、创伤、烧伤、中毒等引起的休克。

2. 羟乙基淀粉　化学名称为聚（氧-2-羟乙基）淀粉 130/0.4。为无色略带黏性的澄明液体，显轻微的乳光，味咸。规格 500ml，含羟乙基淀粉 130/0.4 30g 与氯化钠 4.5g，用于治疗和预防血容量不足，急性等容性稀释（ANH）。

3. 蛋白类制品　5%清蛋白和血浆蛋白可提高胶体渗透压，增加血容量等。

4. 血浆　等渗，钠离子浓度 142mmol/L、钾离子 5mmol/L、钙离子 2.5mmol/L、镁离子 1mmol/L、碳酸氢根离子 24mmol/L、乳酸根离子 5mmol/L、氯离子 103mmol/L。

实践 2　CVP 的测定、休克患者病情的观察与监测

【实践目的和要求】

1. 了解中心静脉压的测定方法。
2. 学会休克患者的病情观察及监测方法。

【实践内容】

1. 中心静脉压的测定方法。
2. 休克患者的病情观察及监测方法。

【实践准备】

VCD 电教片、典型案例。

【实践方法】

1. 根据 VCD 电教片了解 CVP 的测定方法。
2. 情景模拟休克患者护理现场，指导学生观察学习。

（1）了解患者是否有大血管破裂出血、门静脉高压症食管胃底静脉破裂出血等大出血病史。是否有大面积烧伤、严重腹泻及肠梗阻等大量失液史。是否有急性化脓性腹膜炎、绞窄性肠梗阻等各种急性严重性感染史。

（2）症状与体征：根据休克的病程演变，将休克分为休克代偿期和休克抑制期。休克代偿期由于机体的代偿作用，交感神经兴奋性增强，临床表现为精神紧张、兴奋或烦躁不安，面色苍白，手足湿冷，心率加快，血压正常或稍高，舒张压可升高，脉压减小，尿量正常或减少。此期若处理得当，休克可很快得到纠正，否则，休克将发展进入休克抑制期。休克抑制期患者反应迟钝，神情淡漠，甚至出现意识模糊或昏迷，皮肤和黏膜发绀或紫斑，四肢厥冷，脉搏细数或摸不清，血压下降，脉压缩小，尿量减少甚至无尿。还可出现代谢性酸中毒、DIC、ARDS 等。

（3）辅助检查：包括动脉血气分析，有助于了解有无酸碱平衡失调。中心静脉压（CVP）代表腔静脉内压力或右心房内的压力，其变化可反映血容量和右心功能。肺毛细血管楔压（PCWP）反映肺静脉、左心房和左心室压力。动脉血乳酸盐测定反映细胞缺氧程度。

（4）病情观察要点：每 15～30 分钟测量体温、脉搏、呼吸、血压 1 次。

1）意识状态：反映脑血流灌注和供氧情况。烦躁、淡漠、嗜睡及昏迷常提示脑缺血、缺氧或有脑水肿。

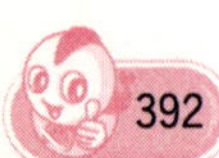

2) 皮肤和肢体表现：随着休克的加重，皮肤会出现苍白、发绀、青紫，肢体温度逐渐降低。

3) 脉搏和血压：脉搏加快常出现在血压下降之前，血压变化是休克的重要指标之一。判断休克程度，可用休克指数来估计，休克指数＝脉率(次/分)÷收缩压(mmHg)，正常为0.5左右，如为1.0～1.5表示休克存在，>2.0为重度休克。

4) 呼吸：呼吸深快表示有代谢性酸中毒。如果出现呼吸不规则，提示呼吸中枢抑制。

5) 尿量：尿量的变化提示肾灌流情况，间接反映有效循环血量是否充足，是观察休克病情变化最简便有效的指标。尿量<30ml/h，提示血容量不足。尿量<20ml/h，比重低且固定，尿中有肾衰管型，提示有急性肾衰竭。

6) 中心静脉压(CVP)：其变化可反映有效血容量是否充足和右心功能，监测其动态变化可作为判断休克治疗的指标。

【考核与评定】

1. 听取学生观察、观看心得。

2. 批改实践报告。

【注意事项】

1. 始终注意观察病情。

2. 注意和医师配合。

实践3　麻醉患者的观察与护理

【实践目的和要求】

1. 了解麻醉类型和麻醉方式的选择。

2. 掌握麻醉前患者的护理评估等各项护理工作。

3. 掌握患者麻醉后的病情观察和护理措施。

【实践内容】

1. 麻醉前患者的身心评估。

2. 麻醉后患者病情的观察和护理措施。

【实践准备】

1. VCD/DVD、录像、教学图片、模拟外科病房或模拟人。

2. 体温计、血压计、听诊器等。

【实践方法】

本次实践可安排在实践室或普通外科病房进行。可采用在模拟人身上进行模拟操作的方法，并配合VCD、录像、教学图片等辅助方法完成。建议安排到普通外科病房进行护理见习。

1. 观看录像或VCD　观看麻醉患者术前的护理评估过程，麻醉的过程，以及麻醉后患者病情的观察及护理措施。

2. 技能实践

(1) 教师在模拟人身上演示麻醉患者的病情观察和护理操作及护理措施。

(2) 学生分组(每5～8人1组)进行练习。

(3) 每组指派1名同学进行演练展示，并进行小组间交流。

(4) 教师最后总结、评价，指出存在不足，并给予矫正，并提出改进措施。

3. 临床护理见习　在带教老师的指导下，进行麻醉患者的病情观察及其护理措施。

【考核方式与评定】

1. 参与学生操作练习及临床护理见习过程，并对学生操作过程进行评价。
2. 批改实践报告或临床护理见习报告。
3. 做实践自测练习题。

实践 4 常用器械的使用与识别、传递

【实践目的和要求】

1. 说出各种常用手术器械的名称及其用途。
2. 学会如何使用和传递手术器械。

【实践内容】

识别常用手术器械，练习其使用和传递方法。

【物品准备】

器械包一个，内有所有常用手术器械和手术用物品。

【实践方法】

可在实训室，也可在教室进行。

1. 观看录像，参观器械陈列室。
2. 由带教老师演示各种手术器械和物品的使用及用途、传递方法、注意事项。
3. 分组练习。
4. 教师分组测试学生训练的结果。
5. 总结评价。

【考核方式与评定】

1. 让学生展示练习的操作。
2. 抽查学生对器械的识别、传递。
3. 批改实训报告。

【注意事项】

防止误伤、器械损坏和丢失，严格按正规操作规程进行，防止形成不良习惯。

实践 5 手术人员无菌准备

【实践目的和要求】

1. 通过实验达到术者术前能正确进行手臂消毒，穿手术衣、戴手套的方法，顺序正确，操作准确。
2. 熟练掌握外科无菌原则。
3. 了解聚维酮碘、灭菌王洗手法，连台手术处理方法。

【实践内容】

外科手臂消毒，穿无菌手术衣，戴无菌手套。

【物品准备】

口罩、帽子、衣服、鞋、肥皂乳、泡手桶、刷手刷、小毛巾、计时钟、碘伏、手术衣、手套、滑石粉，培养皿一个。

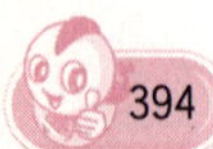

【实践方法】

(1) 首先由带教老师示教，采用肥皂乳和碘伏的方法，详见手术室护理。

(2) 穿手术衣和戴手套，仍由带教老师在洗手后进行，由老师示教。详细方法见手术室护理。

(3) 学生分组：每组 6～8 人，练习实训内容。

(4) 小组学生展示练习的结果。

(5) 教师总结评价，指出存在问题并给予纠正。

【考核方式与评定】

1. 让学生展示练习的操作。

2. 批改实践报告。

【注意事项】

1. 注意操作正确，注意无菌观念。

2. 洗手以后用洗过手的指尖在培养皿上涂抹一下，进行细菌培养。

实践6　手术区皮肤准备、常用手术体位的安置、手术野皮肤消毒、铺巾及器械台的铺置与管理

【实践目的和要求】

1. 学会手术区皮肤准备。

2. 掌握对手术区的皮肤消毒和铺单及配合。

3. 掌握器械台的铺置与管理，手术护士和巡回忽视的配合工作。

4. 学会常用手术体位的安置。

【实践内容】

1. 手术区皮肤准备。

2. 安置手术体位。

3. 手术野皮肤消毒和铺巾。

4. 器械台的铺置与管理。

【实践准备】

用物准备如下：

1. 皮肤准备　治疗盘内有剃毛刀架及刀片、纱布、橡胶单及治疗巾、毛巾、汽油、棉签、手电筒、弯盘，治疗碗内盛肥皂水及软毛刷，脸盆盛热水。

2. 手术体位安置准备　手术台、各种支架、衬垫、绑缚带、模拟人。

3. 皮肤消毒、器械台铺巾准备　器械台、手术台、无菌持物钳、0.5%聚维酮碘溶液的纱球或棉球若干、汽油、棉签、模拟人、无菌手术包内有无菌巾 4 块、无菌中单 3～4 块、剖腹大单 1 块、布巾钳 4 把和无菌塑料薄膜。

【实践方法】

本实习安排在实训室，可配合录像辅导完成。

1. 观看录像手术区皮肤准备；手术野皮肤消毒和铺巾的方法及配合；器械台的铺置与管理；常用手术体位的安置。

2. 实践练习

(1) 教师示教手术区皮肤准备；手术野皮肤消毒和铺巾的方法及配合；器械台的铺置与

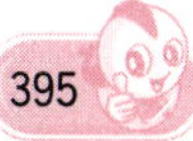

管理；常用手术体位的安置。

(2) 学生分组(每组 6～8 人)练习实训内容。

(3) 小组学生展示练习的结果。

(4) 教师总结评价，指出存在问题，并给予纠正。

【考核方式与评定】

1. 让学生展示练习的操作。

2. 批改实践报告。

【注意事项】

1. 始终注意无菌观念。

2. 注意和手术医师配合，也要和巡回护士配合。

3. 履行器械护士和巡回护士的职责。

实践 7　外科感染患者的护理

【实践目的和要求】

1. 了解外科化脓性感染、特异性感染的护理评估。

2. 理解外科化脓性感染和特异性感染患者的医护合作性问题。

3. 掌握外科化脓性感染、特异性感染的护理措施。

【实践内容】

1. 外科化脓性感染患者的护理。

2. 特异性感染患者的护理。

【实践准备】

VCD、录像、教学图片、典型案例或病案、临床典型外科感染患者。

【实践方法】

本次实践可安排在实践室或外科感染病房进行。可采用典型病例讨论的方法，并配合VCD、录像、教学图片等辅助方法完成。也可安排到外科感染病房进行护理见习。

1. 观看录像或 VCD　化脓性感染和特异性感染患者的临床表现、治疗原则和护理措施。

2. 病例讨论

(1) 教师选取典型外科感染病例，并提出需要讨论的问题。

(2) 学生分组(每组 5～8 人)讨论教师提出的问题。

(3) 每组指派 1 名同学汇报本组讨论结果，并进行小组间交流。

(4) 教师最后总结、评价，指出存在的不足，给予矫正，并提出改进措施。

3. 临床护理见习　在带教老师的指导下，首先由 1～2 名同学负责收集外科感染患者的病史资料，其他同学进行必要的补充，然后由 1 名同学负责护理查体，查看患者辅助检查资料；再由同学归纳总结患者的病情特点，并针对患者的这些特点进行护理评估，提出相应护理诊断与医护合作性问题，并制定护理计划和实施护理措施，最后教师进行讲评、分析、总结。

【考核方式与评定】

1. 参与学生病例讨论，评价讨论结果。

2. 批改实践报告或护理见习报告。

3. 做自测练习题。

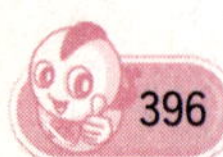

实践 8　清创术和换药术

【实践目的和要求】

1. 熟知清创术的操作要点。
2. 熟练掌握换药术的操作方法。

【实践内容】

1. 清创术。
2. 换药术。

【实践准备】

多媒体示教片、模拟操作、实践备品。

【实践方法】

1. 多媒体演示　分解清创和换药的操作要领。
2. 模拟操作

(1) 经带教老师初步培训后，在模拟人或模拟伤口上实际操作。

(2) 教师分析操作中的主要问题。集中常见问题进行操作指导。

(2) 小组讨论并进行下一轮操作练习，带教老师个别辅导。

3. 情景演练　自行设计急诊手外伤的病例，模拟医院环境，强化训练。

【考核与评定】

1. 听取学生实践操作心得。
2. 批改实践报告。

实践 9　颅脑损伤患者的护理

【实践目的】

1. 通过对生命体征、意识及瞳孔的观察，学会对脑损伤患者进行护理评估，准确判断病情。
2. 能对颅脑损伤患者拟定整体护理计划(护理诊断、护理目标、护理措施、护理评价)。
3. 熟悉脑脊液漏的护理方法及降低颅内压的主要护理措施。
4. 在实践过程中，表现出对患者的关心和尊重，体现团队协作精神。

【实践学时】

1 学时。

【实践用品】

病例讨论需要的病例资源、多媒体演示需要的光碟及课件、模拟操作需要的模拟人、冰袋，临床见习需要的听诊器、血压计、体温计等。

【实践方法】

多媒体演示、模拟操作、临床见习、病例讨论等(任选其一)。

【实践内容】

1. 多媒体演示　重点展示颅脑损伤患者的临床表现、急救及护理过程。
2. 模拟操作

(1) 如果由学生或他人模拟患者，应事先进行培训。

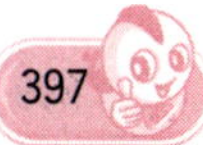

(2) 根据选择的实践方法准备物品，利用模拟人进行模拟护理操作。

3. 临床见习　可直接通过询问病史、查阅病历采集资源，同时应注意对护生职业素质的培养。鼓励学生找出资料中不恰当甚至不足的措施，敢于提出自己的观点，培养学生的创新能力。

4. 病例讨论

案例

张先生，50岁，因头部外伤4小时入院。受伤当时昏迷1小时，伴有呕吐。入院查：血压136/90mmHg，呼吸10次/分，脉搏68次/分；患者对呼唤有反应，能躲避刺激，但回答问题错误。眼眶青紫，球结膜下有淤斑，鼻腔有脑脊液流出。

要求学生：1. 评估患者的损伤部位。
2. 提出护理诊断。
3. 制定护理措施。

【实践评价】

开展学生互评、自我评价和教师评价，激发学生的学习主动性，了解知识掌握的完整性和实际应用能力。教师对每个学生进行技能评价。

实践10　颈部疾病患者的护理

【实践目的和要求】

1. 学会对甲状腺功能亢进患者进行术前护理评估，根据护理评估，能够提出主要护理问题，并拟定护理措施。

2. 掌握术前碘剂准备方法。

3. 学会对甲状腺功能亢进患者进行基础代谢率(BMR)测定及程度的评估。

4. 熟悉术后并发症的观察和护理。

5. 培养学生从事临床护理工作的思维方法，提高学生分析问题、解决问题的能力，锻炼其胆量及语言沟通能力。

【实践内容】

1. 医院见习　观察、评估甲状腺功能亢进患者护理评估及护理措施。

2. 实践室见习　多媒体演示录像或甲状腺功能亢进患者案例资源；备好血压计、听诊器、计时器等。

3. 护生准备　按护士标准着装，以微笑和蔼的态度与甲亢患者及家属进行有效沟通。

【实践方法和过程】

1. 临床见习　可结合其他学习内容，安排临床见习。

2. 技能训练

(1)在实训室，同学相互进行基础代谢率测定，并计算出结果。在操作中强调基础代谢率测定的注意事项。

(2)角色扮演，进行术前碘剂准备的相关护理。

3. 多媒体演示　进行甲状腺功能亢进患者身体状况评估、术后并发症的观察与护理，组织学生观看视频录像资料。

4. 案例分析　结合案例，适当拓展，让学生熟悉甲状腺大部切除术后患者并发症的观察与护理。

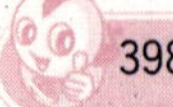

5. 教师总结、评价，课后学生书写甲亢患者的护理评估要点、护理措施及本次实践心得体会。

【作业】

护理案例讨论。

案例

患者，女性，40岁，烦躁不安、怕热、消瘦2月余。

患者于2月前因工作紧张，烦躁性急，常因小事与人争吵，难以自控。着衣不多，但仍感燥热多汗，在外就诊服用安神药物，收效不十分明显。发病以来饭量有所增加，体重较前有所下降。睡眠不好，常需服用安眠药。成形大便每日增为2次，小便无改变，近2月来月经较前量少。既往身体健康，无类似疾病。

查体：体温37.2℃，心率92次/分，呼吸20次/分，血压130/70mmHg。神志稍激动，眼球略突出，眼裂增宽，甲状腺轻度肿大，质软，未触及结节，无震颤和杂音，浅表淋巴结不大，心肺(一)，腹软，肝脾未触及。

辅助检查：白细胞计数 7.5×10^9/L，嗜碱粒细胞：66.6%，血红蛋白：115g/L。

甲状腺功能：FT_3 14.73pmol/L，FT_4 77.22pmol/L。

临床诊断：原发性甲状腺功能亢进。

问题：1. 如何评估当前患者甲亢的程度？

2. 提出患者术前主要的护理诊断问题。

3. 手术前碘剂准备的目的是什么？应该如何准备？

实践11 乳房疾病患者的护理、乳房自我检查

【实践目的和要求】

1. 掌握乳房疾病的临床特点和护理要点以及健康教育。
2. 学会乳房自我检查的方法，并能指导患者进行乳房的自我检查。

【实践内容】

1. 结合乳房疾病的具体案例，见习有关疾病特点和护理过程。
2. 乳房自我检查的方法。

【实践准备】

典型案例、乳房模型、电教片。

【实践方法】

1. 案例教学

王女士，30岁，去年底无意中发现左侧乳房发红、肿大、皮肤温度高，未扪及任何肿块，被一家医院诊断为“急性乳腺炎”，并接受消炎治疗，可病情却越来越重，连左侧腋下淋巴结都肿大了，患者情绪越来越差，脾气易激惹。讨论：①为明确诊断，该患者应做哪些辅助检查？②目前该如何对患者进行心理护理？③该患者该作什么样的治疗？作为护士，该如何跟进护理措施？

学生分组，进行情景假设，分别扮演护士、医生、患者、家属。带着问题进行学习，分析问题，并能初步进行解决。

老师总结各组表现，并指出其中存在的问题。

2. 如在病房见习，带教老师应提前选好案例。

(1) 学生分组，先查阅患者的病历资料，再接触患者。

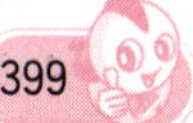

(2) 选一名同学与患者或家属交谈,可按护理评估的程序进行。

(3) 大家收集、整理分析资料,并根据老师的提问进行讨论。

(4) 进行小组交流个人心得体会。

3. 观看电教片,学会乳房自我检查的方法。

(1)在乳房模型上演示操作。

(2)学生在模型上演练。

(3)建议女生回宿舍后,可在自我身体上进行乳房自我检查的练习。假期回家后,能对自己的母亲进行健康宣教,并教会母亲进行乳房的自我检查。

【考核方式与评定】

1. 观看每组学生角色扮演的情况,以及案例预设的结局情况。

2. 抽考学生乳房自我检查的操作方法。

3. 批改实践报告。

实践12 胸腔闭式引流的护理、胸部术后常见并发症的观察

【实践目的和要求】

1. 学会运用护理程序对胸外科患者手术后进行护理评估,提出主要的护理问题,并制定相应的护理措施。

2. 熟悉胸腔闭式引流的装置,学会胸腔闭式引流护理,在操作中注意遵守无菌原则,动作轻巧、规范。

3. 运用已学知识对胸外科手术后患者并发症观察及相应的护理措施。

4. 培养学生从事临床护理工作的思维方法,提高学生分析问题、解决问题的能力,锻炼其胆量及语言沟通能力。

【实践内容】

1. 医院见习　观察、评估胸外科手术后患者护理评估及护理措施。

2. 实践室见习　多媒体演示或胸部疾病患者案例资源。

3. 护生准备　按护士标准着装,以微笑和蔼的态度与胸外科手术后患者及家属进行有效沟通。

【实践准备】

1. 用物准备　治疗盘内置皮肤消毒液(如2.5%碘酊及70%乙醇溶液或0.5%碘伏)、棉签、止血钳2把,一次性胸腔引流装置。

2. 案例资料

男性患者,13岁。2小时前不慎从2层楼上跌下,伤后即出现呼吸困难,并逐渐加重,入院查体:脉搏130次/分,血压10.7/6.7kPa,呼吸22次/分,颜面发绀,吸气性呼吸困难,颈、上胸部有皮下气肿,气管向右移位,左侧呼吸音消失,其诊断首先考虑张力性气胸,决定手术治疗。

请对该患者进行护理评估,提出主要护理问题,并列出可能出现的并发症及其护理措施。

【实践方法和过程】

1. 临床见习　在教师指导下,采集病史,观察临床表现,必要时进行护理体验。观察胸腔闭式引流及手术后并发症的情况。各小组对患者资料进行整理、分析、总结,最终的学习成果通过讨论代表发言或角色扮演等方式展示,接受同学和老师的修正意见。

2. 技能训练　示教并组织学生练习胸腔闭式引流护理,可在实训室分组练习,可同时与

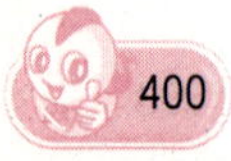

其他引流管护理合并练习。

3. 多媒体演示　重点是气胸、血胸、肺癌、食管癌患者的身体状况评估、胸腔闭式引流护理及胸外科手术后患者并发症观察及相应的护理措施。

4. 本项目的实训重点是训练学生，课后学生书写胸部损伤和脓胸患者的护理评估要点，护理措施及本次实践心得的体会。

【实践评价】

1. 根据临床实习、案例分析和技能实训，小组评价学生学习主动、灵活运用知识的能力、分析解决实际问题的能力及小组学习中的协作精神和沟通能力，为将来从事临床护理工作打下良好的基础。

2. 通过护理操作，评价学生遵循护理工作流程及运用所学的理论知识指导实践操作的能力，操作过程中要求规范、完整、准确。

3. 通过演示、发言等成果展示，评价各小组同学的判断思维情况和协作和沟通能力。

【作业】

王先生，男性，65 岁。有肺气肿病史多年。昨夜用力排便后出现右侧胸痛，出现进行性加重的呼吸困难，发绀，冒冷汗。护理体检：气管向左侧移位，右侧胸廓饱满，叩诊呈鼓音，呼吸音消失，胸部有皮下气肿。诊断为自发性气胸。立即采用胸腔闭式引流治疗。

问题：1. 该患者呼吸困难、发绀的主要原因是什么？

2. 讨论患者目前存在及潜在的护理问题有哪些？

3. 需采取哪些主要的护理措施？

实践 13　腹外疝患者的护理

【实践目的和要求】

1. 了解常见的腹外疝。

2. 掌握腹外疝的护理评估、护理诊断、护理措施和健康指导方法。

【实践内容】

腹外疝患者的护理、疝带的正确佩戴。

【实践准备】

典型案例、婴儿模型、疝带、电教 VCD 片。

【实践方法】

1. 本实践安排在外科实践室。教师先提供案例，并预设几个相关的问题。

(1) 学生分组讨论，并解决教师提出的问题。

(2) 各组派代表进行发言，并阐述理由。

(3) 教师总结评价，指出各组学生的优缺点，并给予肯定。

2. 观看电教 VCD 片　各种常见的腹外疝。

3. 教会学生如何给婴儿腹股沟疝进行疝带的佩戴。先在婴儿模型上演示，然后分组进行操作。

【考核方式与评定】

1. 教师听取学生案例讨论的结果。

2. 抽查学生对婴儿疝带的佩戴方法掌握的情况。

3. 教师批改实践报告。

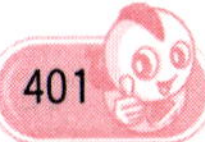

实践14　胃肠减压术护理、腹腔引流护理

【实践目的和要求】

1. 了解胃肠减压种类与装置，理解胃肠减压的原理。
2. 掌握胃肠减压的护理操作及护理措施。
3. 了解腹腔引流护理的原理和方法。
4. 掌握腹腔引流的护理操作及护理措施。

【实践内容】

1. 胃肠减压患者的护理。
2. 腹腔引流患者的护理。

【实践准备】

①VCD、录像、教学图片、置有胃肠减压和腹腔引流的外科患者或模拟人；②碘酊、酒精、棉签、胶布、无菌乳胶引流管、纱布、止血钳、一次性无菌引流袋等；③一次性胃肠减压器、液状石蜡、棉签、胶布、纱布等。

【实践方法】

本次实践可安排在实践室或普通外科病房进行。可采用在模拟人身上进行模拟操作的方法，并配合VCD、录像、教学图片等辅助方法完成。也可安排到普通外科病房进行护理见习。

1. 观看录像或VCD　观看胃肠减压和腹腔引流患者的护理操作及护理措施。

2. 技能实践

(1)教师在模拟人身上演示胃肠减压和腹腔引流的护理操作及护理措施。

(2)学生分组(每组5～8人)进行练习。

(3)每组指派1名同学进行演练展示，并进行小组间交流。

(4)教师最后总结、评价，指出存在的不足，并给予矫正，并提出改进措施。

3. 临床护理见习　在带教老师的指导下，进行胃肠减压的护理操作及腹腔引流袋的更换等，并总结其护理措施。

【考核方式与评定】

1. 参与学生操作练习及临床护理见习过程，并对学生操作过程进行评价。
2. 批改实践报告或临床护理见习报告。
3. 做实践自测练习题。

实践15　胃、十二指肠疾病患者的护理

【实践目的和要求】

1. 学会对胃、十二指肠疾病患者进行护理评估资料的收集，并对评估资料进行分析，提出护理诊断与医护合作性问题，并制定相应的护理措施。

2. 能对胃、十二指肠疾病患者进行健康指导。

3. 在实践过程中应尊重、关心、爱护和体贴患者。

【实践内容】

1. 胃、十二指肠疾病患者的护理。

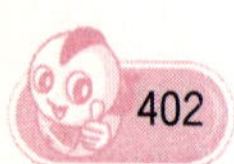

2. 胃大部切除术后,患者饮食的护理。

【实践准备】

VCD、录像、教学图片、典型案例或病案、临床外科典型的患有胃、十二指肠疾病患者。

【实践方法】

本次实践可安排在实践室或普通外科病房进行。可采用典型病例讨论的方法,并配合VCD、录像、教学图片等辅助方法完成。也可安排到普通外科病房进行护理见习。

1. 观看录像或 VCD　观看胃、十二指肠疾病患者的临床表现、治疗原则和护理措施。

2. 病例讨论

(1) 教师选取典型胃、十二指肠疾病外科病例,并提出需要讨论的问题。

(2) 学生分组(每组 5～8 人)讨论教师提出的问题。

(3) 每组指派 1 名同学汇报本组讨论结果,并进行小组间交流。

(4) 教师最后总结、评价,指出存在不足,并给予矫正,并提出改进措施。

3. 临床护理见习　在带教老师的指导下,首先由 1～2 名同学负责收集胃、十二指肠疾病患者的病史资料,其他同学进行必要的补充,然后,由 1 名同学负责护理查体,查看患者辅助检查资料;再由同学归纳总结患者的病情特点,并针对患者的这些特点进行护理评估,提出相应护理问题,并制定护理计划和实施护理措施,最后教师进行讲评、分析、总结。

【考核方式与评定】

1. 参与学生病例讨论及临床护理见习,评价讨论结果及总结临床护理见习。

2. 批改实践报告或护理见习报告。

3. 做实践自测练习题。

实践 16　结肠造口患者的护理

【实践目的和要求】

1. 学会结肠造口患者的护理方法。

2. 训练护患沟通能力和健康教育能力。

【实践内容】

结肠造口患者护理。

【实践准备】

多媒体示教片、模拟操作人、临床病例。

【实践方法】

1. 多媒体演示　重点展示结肠造口患者的护理要点。

2. 模拟操作

(1) 经培训后,在模拟人实际操作,教师进行操作指导。

(2) 小组讨论操作心得。

3. 案例讨论

案例素材:患者,65 岁,半年来乏力,贫血,大便次数增多,有少量便血,继而有里急后重,黏液血便,拟诊为直肠癌。

问题:1. 该患者术前肠道应做哪些准备?

2. 针对该患者术后造口,护士应该如何进行护理?

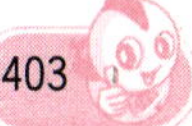

【考核与评定】

1. 听取学生实践操作心得。

2. 批改实践报告。

实践 17　胆道疾病患者的护理、T 形管护理

【实践目的和要求】

1. 学会胆道疾病患者的护理方法。

2. 学会 T 形管的护理方法。

【实践内容】

1. 胆道疾病患者的护理方法。

2. T 形管的护理方法。

【实践准备】

电脑示教片、模拟操作人、临床病例。

【实践方法】

1. 投影幕演示　重点展示胆道疾病患者和 T 形管的护理要点。

2. 技能训练　教师示教后，分组练习。

3. 模拟操作

(1) 经培训后，在模拟操作平台上进行实际操作，教师进行操作指导。

(2) 小组讨论操作心得。

4. 案例讨论

【考核与评定】

1. 听取学生实践操作心得。

2. 根据学生的操作规范程度给予指导和评分。

3. 批改实践报告。

实践 18　外科急腹症患者的护理

【实践目的和要求】

1. 了解急腹症患者急诊接诊分诊的过程。

2. 掌握急腹症患者病情观察和护理措施。

【实践内容】

1. 急腹症患者的急诊接诊与分诊。

2. 外科急腹症患者病情的观察和护理措施。

【实践准备】

①VCD/DVD、录像、教学图片、模拟急诊室或模拟外科病房或模拟人；②体温计、血压计、听诊器等。

【实践方法】

本次实践可安排在实践室或普通外科病房进行。可采用在模拟人身上进行模拟操作的方法，并配合 VCD、录像、教学图片等辅助方法完成。也可安排到普通外科病房进行护理见习。

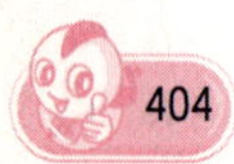

1. 观看录像或 VCD　观看外科急腹症患者的接诊分诊以及护理操作及护理措施。

2. 技能实践

(1) 教师在模拟人身上演示外科急腹症患者病情观察和护理操作及护理措施。

(2) 学生分组(每组 5～8 人)进行练习。

(3) 每组指派 1 名同学进行演练展示,并进行小组间交流。

(4) 教师最后总结、评价,指出存在的不足,给予矫正,并提出改进措施。

3. 临床护理见习　在带教老师的指导下,进行外科急腹症患者的病情观察及其护理措施。

【考核方式与评定】

1. 参与学生操作练习及临床护理见习过程,并对学生操作过程进行评价。

2. 批改实践报告或临床护理见习报告。

3. 做实践自测练习题。

实践 19　膀胱冲洗护理

膀胱冲洗是利用导尿管,将溶液灌入膀胱内,再用虹吸原理将灌入的液体引流出来的方法。

【实践目的】

1. 通过实践,使学生掌握膀胱冲洗的目的、操作方法及注意事项。

2. 长期留置导尿管者,通过冲洗、稀释尿液达到防止感染和维持尿液通畅的目的。

3. 严重血尿时防止膀胱内血块形成,清除膀胱内的血凝块、黏液、细菌等异物,预防感染的发生。

4. 泌尿外科术前准备和术后护理,如前列腺及膀胱手术后预防血块形成。

5. 治疗某些膀胱疾病,如膀胱炎、膀胱肿瘤。

【实践学时】

1 个学时。

【实践用品】

1. 常用冲洗溶液　生理盐水、0.02％呋喃西林溶液、3％硼酸溶液、0.2％氯已定、0.1％依沙吖啶溶液、2.5％醋酸。

2. 全套导尿用物、膀胱冲洗器(包括冲洗瓶、橡皮管和 Y 形管)、冲洗液、别针、调节器 2 个、输液架等。

【实践方法】

1. 教师讲授实验操作要求。

2. 教师或优秀的学生演示操作。

3. 学生分组练习

(1) 密闭式冲洗法。

(2) 开放式冲洗法。

【实践内容】

1. 评估患者

(1) 询问、了解患者病情,向患者解释,取得合作。

(2) 了解患者尿液的性状,有无尿频、尿急、尿痛、膀胱憋尿感,是否排尽尿液及尿管通畅情况。

2. 操作要点

(1) 进行核对,做好准备。

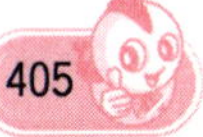

(2) 洗手,戴口罩。

(3) 按导尿术方法插入导尿管,按留置导尿的方法固定导尿管。

(4) 倒溶液于冲洗瓶内,挂于输液架上(瓶底离床沿 60cm)。连接冲洗装置各部(将冲洗管与冲洗液连接 Y 形管的两个分管分别连接引流管和导尿管),将橡皮管用别针固定在床单上。

(5) 冲洗前将膀胱排空,然后夹紧引流管,开放冲洗管,使溶液滴入膀胱,滴速一般为 40~60滴/分,当患者有尿意时(注入 100ml 之后)夹紧冲洗管,打开引流管,将冲洗液全部引流出来,再夹紧引流管,按需要如此反复冲洗。引流时,Y 形管需低于耻骨联合,使得引流彻底,每天冲洗 3~4 次。

(6) 在持续冲洗过程中,观察患者的反应及冲洗液的量及颜色。评估冲洗液入量和出量,膀胱有无憋胀感。

(7) 冲洗完毕,取下冲洗管,消毒导尿管口接尿袋,妥善固定,位置低于膀胱,以利引流尿液。

(8) 协助患者取舒适卧位。

3. 注意事项

(1) 严格无菌操作,防治医源性感染。

(2) 冲洗时若患者感觉不适,应当减缓冲洗速度及量,必要时停止冲洗,密切观察,若患者感到剧痛或者引流液中有鲜血时,应当停止冲洗。

(3) 常用冲洗液温度 35~37℃,寒冷气候,冲洗液需要加温到 38~40℃。膀胱有出血的用冷冲洗液,每日冲洗 2~3 次,每次药液 50~100ml,膀胱手术后的冲洗液量不超过 50ml,冲洗时,冲洗液瓶内液面距床面约 60cm,以便产生一定的压力,利于液体流入,冲洗速度根据流出液的颜色进行调节,一般为 40~60 滴/分;如果滴入药液,须在膀胱内保留 15~30 分钟后再引流出体外,或者根据需要延长保留时间。

(4) 冲洗过程中注意观察引流管是否通畅。

【实践评价】

开展学生互评、自我评价和教师评价,激发学生的学习主动性,了解知识掌握的完整性和实际应用能力。教师对每个学生进行技能评价。

实践 20　骨关节损伤患者的护理

【实践目的和要求】

1. 能主动配合医生进行石膏固定、小夹板固定、皮牵引、骨牵引操作。

2. 能正确搬动患者,独立观察和协助医生处理石膏、小夹板固定及各种牵引的并发症。

【实践准备】

1. 搬动患者　担架或推车、干净床单和被套、扫床用品、滑石粉。

2. 固定　小夹板固定准备:小夹板、捆绑带、纯棉毛巾、棉花垫;石膏固定准备:卷轴石膏、卷轴绷带、脱脂棉、一盆温水、石膏剪、石膏刀、平整的木板。

3. 牵引　皮牵引准备:保安刀、滑石粉、10cm 宽的胶布、卷轴绷带、扩张板、牵引绳、牵引架、滑轮、牵引重量、安息香酊酸、各种牵引带;骨牵引准备:消毒管、无菌棉签、无菌牵引包(手术刀、骨圆针、骨锤、骨科钻、无菌敷料、布巾、手术手套、颅骨牵引架)、牵引架、牵引绳、牵引重量、带盖的青霉素瓶。

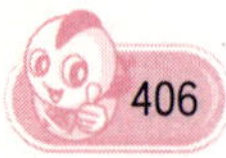

【实践方法与过程】

1. 技能实训

(1) 骨折患者搬运:训练不同骨折患者的正确搬动方法。老师示教后,将学生分成3～5人1组,轮流1人扮演患者,其余同学进行搬运操作,在操作过程中老师给予指导,最后抽出1组表演,让同学指出不正确的操作,带教老师加以纠正。搬动患者的主要流程为:①向患者做好解释工作;②上肢骨折者,先作小夹板固定,一人双手扶住患肢,先让患者坐起,再站立行走到推车旁,上车平卧;③下肢骨折者,先作暂时固定,一人扶住患侧下肢,其余人扶肩、臀平抬,放于推车或床上;④脊柱骨折者,保持头与躯干一致滚动到担架或硬板上;多人搬动,3～4人平抬患者,保持头与躯干一致,平放于担架硬板或床上。主要注意事项:①搬动时,动作应轻柔、稳准、用力得当。②脊柱骨折搬动时,避免扭曲、折叠、坐起、站立行走。③用力与患者用力同步。

(2)外固定的配合:选择学生模拟患者,教师示范石膏固定、小夹板固定、皮牵引过程,指明护士配合要点。

2. 临床见习　可分组到病房见习,骨牵引必须到病房见习。

3. 多媒体演示　组织学生观看石膏固定、小夹板固定、皮牵引、骨牵引等操作视频资料。

【实践评价】

加强实践过程评价,依据技能实训操作的规范性和熟练程度组织小组成员互评,再结合护生自评、实践报告及教师评价完成评价。

实践21　牵引术和石膏绷带包扎患者的护理

一、牵引术患者的护理

【定义】

牵引是牵拉的意思。要达到牵引的目的,在牵引的同时,必须有一个能与牵引力平衡的作用力相反的反牵引力。在临床牵引时,最常用的产生反牵引力的方法就是抬高床脚,使身体向着与牵引力相反的方向滑动而构成反牵引力。

【实践目的】

1. 牵拉关节或骨骼,使脱位的关节或错位的骨折复位,并维持复位的位置。

2. 牵拉及固定关节,以减轻关节面所承受的压力,缓解疼痛,使局部休息,常用于治疗关节炎症等。

3. 矫正畸形。

【实践方法】

1. 皮牵引法　此牵引是把胶布贴在皮肤上,通过牵拉胶布进行牵引。因为牵引是通过牵拉皮肤再拉到皮下组织和骨骼,故又称间接牵引法。此种牵引的优点是操作简便,不需要穿破骨组织,对肢体损伤小,患者痛苦少。缺点是不能承受太大的重量,一般不超过5kg,否则容易把胶布拉脱。所以,一般用于小儿或老弱患者的骨折牵引或关节炎症时矫正与固定。

2. 骨牵引法　骨牵引法是用不锈钢针穿入骨骼,通过牵拉钢针直接牵拉到骨骼,故又称直接牵引法。此种牵引的优点是牵引力量大(一般可承受15～20kg)、效果好,可用于青壮年及需要重力牵引者。缺点是患者有一定的痛苦,并有感染的机会。

骨牵引经常穿针的部位有颅骨骨板(颅骨牵引)、尺骨鹰嘴(尺骨鹰嘴牵引)、胫骨结节(胫骨结节牵引)、股骨髁上(股骨髁上牵引)、跟骨(跟骨牵引)。

二、石膏绷带固定患者的护理

【实践目的】

1. 维持固定,保持患肢的特殊体位。

2. 保护患部,减轻或消除患部的负重。

3. 封闭伤口,作患部的牵引或伸展,矫正肢体畸形。

【适应证】

1. 骨折固定,关节脱位固定,关节损伤后的固定。烧伤、冻伤肢体的保护。

2. 肢体软组织损伤后的固定,周围神经、血管、肌腱断裂或损伤、手术修复后固定。

3. 骨、关节急慢性炎症,肢体软组织急性炎症。

4. 矫正畸形,常用于畸形的预防、畸形矫正术、成形术后固定,包括血管、皮瓣移植术后的固定。

【禁忌证】

1. 病情严重,全身一般状况差,如心、肺、肾功能不全或有进行性腹水等,包扎石膏后会引起生命危险者。

2. 患部伤口有厌氧菌感染者。

3. 心、肺功能不全,呼吸、循环系统有严重疾病者。

4. 孕妇禁做腹部石膏固定。

5. 年龄过大体力虚弱者、年龄过小者忌用巨型石膏。

6. 伤口有活动性出血者,禁用封闭石膏固定。

【石膏绷带固定术术前的准备】

1. 用物准备　打石膏用的长桌或平台,石膏衬垫,石膏剪,石膏刀,剪刀,棉花,绷带,纱布块,有色铅笔,毛巾,橡胶单,石膏支垫,脸盆或桶装40℃的水。

2. 患者准备

(1) 向患者介绍石膏固定的目的,需要怎样配合,可能有哪些不适及并发症,注意事项,术前做到心中有数。

(2) 洗澡更换内衣,头颈胸固定者理发,四肢石膏固定者剪指甲。

(3) 有伤口者先更换敷料,摆好肢体功能位及特殊体位,注意体位舒适保暖。配合石膏绷带包扎:①清洗患肢皮肤,如有伤口应提前更新敷料。②用棉织套、棉花或棉纸做垫衬,包裹将要固定的区域,在骨隆突处适当垫厚,以防石膏固定后对局部造成压疮。③将所需的石膏卷(用于做石膏管型)或折叠的石膏条带(用于做石膏托)轻置于40℃左右的温水中,并使其被淹没,待石膏卷内气泡排尽后,用双手握住石膏卷两端将其取出,再轻轻挤按排除过多水分,随即供使用。④包扎过程中,应与医生做好配合,已缠绕石膏的部位要用手掌扶托,避免用手指支托或抓扶,防止石膏变形造成局部组织受压;关节附近应轻加按抚,使之塑型。⑤若有伤口,配合医生在石膏尚未干燥和凝固之前,做局部"开窗",以便日后换药。⑥促进石膏干燥,保持石膏完整,必要时可用灯烤或热吹风以尽快促进其干涸。

(4) 配合:选择学生模拟患者,教师示范石膏固定、小夹板固定、皮牵引过程,指明护士配合要点。

3. 临床见习　可分组到病房见习,骨牵引必须到病房见习。

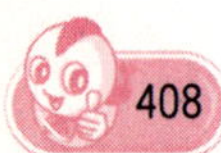

4. 多媒体演示　组织学生观看石膏固定、小夹板固定、皮牵引、骨牵引等操作视频资料。

【实践评价】

加强实践过程评价，依据技能实训操作的规范性和熟练程度组织小组成员互评，再结合护生自评、实践报告及教师评价完成评价。

（刘志雄）

实践22　常见皮肤病、性病患者的护理

【实践目的和要求】

1. 了解常见皮肤病、性病患者的护理评估。
2. 理解常见皮肤病、性病患者的医护合作性问题。
3. 掌握常见皮肤病、性病患者的护理要点。

【实践内容】

常见皮肤病、性病患者。

【实践准备】

多媒体示教片、模拟操作、实践备品。

【实践方法】

1. 多媒体演示　讲解常见皮肤病、性病患者的护理要点。

2. 模拟操作

(1) 经带教老师初步培训后，在模拟人上实际操作。

(2) 教师分析操作中的主要问题。集中常见问题进行操作指导。

(3) 小组讨论并进行下一轮操作练习，带教老师个别辅导。

3. 情景演练　设计一种或几种常见皮肤病、性病患者的病例，模拟医院环境，强化训练。

【考核与评定】

1. 听取学生实践操作心得。
2. 批改实践报告。

参 考 文 献

[1] 吴在德,吴肇汉.2005.外科学.第6版.北京:人民卫生出版社
[2] 唐少兰,阴俊.2007.外科护理学.北京:科学出版社
[3] 严鹏霄,王玉升. 2008. 外科护理.第2版.北京:人民卫生出版社
[4] 王建荣,张黎明.2008.临床护理病案分析.北京:科学出版社
[5] 吴在德,吴肇汉. 2009. 外科学.第7版.北京:人民卫生出版社
[6] 曹伟新,李乐之.2009.外科护理学.第4版.北京:人民卫生出版社
[7] 熊云新.2010.外科护理学.第2版.北京:人民卫生出版社
[8] 唐少兰,赖青.2011. 外科护理学. 第2版.北京:科学出版社

外科护理教学大纲

（供中职护理、助产专业使用）

一、课程性质和任务

《外科护理》是中职护理、助产专业的一门主干专业课程，它涉及外科护理总论，普通外科护理、颅脑、胸部、泌尿、骨关节等系统的护理和常见皮肤性病护理，以及常用的外科护理操作技术（包括手术室技术），是针对外科疾病向患者进行身心整体护理的科学。

本课程按照卫生事业及现代护理科学发展的需求，培养学生在整体护理观念的指导下，运用所掌握的必备的护理基本知识、护理实践技能，更好地为护理对象服务。

二、课程教学目标

（一）知识教学目标

1. 了解常见病的概念、病理生理和常见病患者的护理目标、护理评价。

2. 理解常见病的病因、常见急危重症患者的急救原则以及患者的护理评估、护理诊断。

3. 掌握常见病患者的护理措施、健康指导。

（二）能力培养目标

1. 具有对护理对象进行护理评估和参与应用护理程序、实施整体护理的能力。

2. 在老师指导下，能对急危重症患者进行初步应急处理和配合抢救。

3. 具有对常见病患者的病情变化和治疗反应进行观察和初步分析的能力。

4. 具有提供保健服务的初步能力。

5. 具有实施常用护理操作技术、常用手术护理配合的能力。

（三）思想教育目标

1. 通过认识疾病对人的身心危害，以及护理对象对维持和促进其健康的护理需求，进一步认识和珍爱生命，初步养成自觉地关心、爱护、尊重护理对象，全心全意为护理对象服务的观念与行为意识。

2. 通过学习与实践，养成自觉按照护理程序工作的观念和认真、热情、主动地执行护理措施的工作意识。

3. 通过学习与实践，建立与其他人员配合工作的团队意识，培养协作精神。

4. 培养严格的无菌技术观念和自觉爱护器械、仪器设备的观念。

5. 有学习、尝试外科护理新理论、新方法、新技术的创新意识。

三、教学时间分配

序号（章）	教学内容	学时		
		理论	实践	合计
1	绪论	1		1
2	体液平衡失调患者的护理	4	1	5
3	休克患者的护理	3	1	4
4	麻醉患者的护理	3	1	4
5	外科围术期护理	4	4	8
6	外科患者营养代谢支持的护理	2		2
7	外科感染患者的护理	4	1	5
8	损伤患者的护理	4	2	6
9	肿瘤患者的护理	4		4
10	颅脑疾病患者的护理	5	1	6
11	颈部疾病患者的护理	3	1	4
12	乳房疾病患者的护理	4	1	5
13	胸部疾病患者的护理	4	2	6
14	腹外疝患者的护理	3	1	4
15	急性腹膜炎与腹部损伤患者的护理	3	1	4
16	胃、十二指肠疾病患者的护理	3	1	4
17	肠疾病患者的护理	5	2	7
18	直肠、肛管良性疾病患者的护理	3		3
19	门静脉高压症患者的护理	2		2
20	原发性肝癌患者的护理	1		1
21	胆道疾病患者的护理	4	2	6
22	胰腺疾病患者的护理	2		2
23	外科急腹症患者的护理	1	1	2
24	周围血管疾病患者的护理	2		2
25	泌尿与男性生殖系统疾病患者的护理	6	1	7
26	骨与关节疾病患者的护理	9	3	12
27	皮肤病与性传播疾病患者的护理	6	2	8
	机动	1	1	2
	总学时	96	30	126

四、教学内容和要求

教学内容	教学要求		
	了解	理解	掌握
第1章 绪论			
一、外科护理的性质和地位		√	
二、学好外科护理学的指导思想及方法	√		
三、外科护士应具备的职业素质		√	
第2章 体液平衡失调患者的护理			
第1节 正常体液平衡			
一、水的平衡			√
二、电解质平衡			√
三、酸碱平衡		√	
第2节 水和钠代谢失调患者的护理			
一、概述			
二、脱水与缺钠患者的护理			
(一)护理评估			√
(二)护理问题		√	
(三)护理措施			√
(四)健康指导		√	
三、水中毒患者的护理	√		
第3节 钾代谢失调患者的护理			
一、概述			
二、低钾血症患者的护理			
(一)护理评估			√
(二)护理问题		√	
(三)护理措施			√
(四)健康指导		√	
三、高钾血症患者的护理			
(一)护理评估			√
(二)护理问题		√	
(三)护理措施			√
(四)健康指导		√	
第4节 酸碱平衡失调患者的护理			
一、概述			
二、代谢性酸中毒患者的护理			
(一)护理评估			√
(二)护理问题		√	
(三)护理措施			√
(四)健康指导		√	
三、代谢性碱中毒患者的护理			
(一)护理评估		√	
(二)护理问题	√		
(三)护理措施		√	
(四)健康指导	√		
四、呼吸性酸中毒患者的护理	√		
五、呼吸性碱中毒患者的护理	√		
六、混合性酸碱平衡失调	√		
实践1 各种液体的性质和用途	√		
第3章 休克患者的护理			
一、概述		√	
二、护理评估			√
三、护理问题		√	
四、护理措施			√
五、健康指导		√	
实践2 CVP的测定、休克患者病情的观察与监测			
第4章 麻醉患者的护理			
第1节 麻醉前准备			
一、概述		√	
二、麻醉前患者的护理		√	
第2节 全麻患者的护理			
一、概述		√	
二、护理评估			√
三、护理问题		√	
四、护理措施			√
五、健康指导		√	

续表

教学内容	教学要求		
	了解	理解	掌握
第3节　椎管内麻醉患者的护理			
一、概述		√	
二、护理评估			√
三、护理问题		√	
四、护理措施			√
五、健康指导		√	
第4节　局部麻醉患者的护理			
一、概述		√	
二、局部麻醉患者的护理			√
实践3　麻醉患者的观察与护理			
第5章　外科围术期护理			
第1节　手术前护理工作			
一、概述	√		
二、护理评估		√	
三、护理问题	√		
四、护理措施		√	
五、健康指导	√		
第2节　手术室护理工作			
一、手术室的设置与管理	√		
二、常用手术器械和物品的准备与使用		√	
三、手术室护士分工与职责			√
四、手术室护理技术			√
五、患者手术时的安全护理要点			√
第3节　手术后护理工作			
一、概述	√		
二、护理评估			√
三、护理问题		√	
四、护理措施			√
五、健康指导	√		
实践4　常用器械的使用与识别、传递			
实践5　手术人员无菌准备			
实践6　手术区皮肤准备、常用手术体位的安置、手术野皮肤消毒、铺巾及器械台的铺置与管理			

教学内容	教学要求		
	了解	理解	掌握
第6章　外科患者营养代谢支持的护理			
第1节　概述			
一、外科患者代谢特点和营养需求	√		
二、营养支持的途径		√	
第2节　外科患者营养代谢支持的护理			
一、概述		√	
二、护理评估		√	
三、护理问题	√		
四、护理措施			√
五、健康指导	√		
第7章　外科感染患者的护理			
第1节　概述			
一、病因与分类		√	
二、发病机制与转归		√	
第2节　常见浅表软组织和手部化脓性感染患者的护理			
一、浅表软组织和常见手部化脓性感染			
(一)疖		√	
(二)痈		√	
(三)急性蜂窝组织炎		√	
(四)丹毒		√	
(五)急性淋巴管炎和淋巴结炎		√	
(六)脓肿		√	
(七)甲沟炎		√	
(八)脓性指头炎		√	
二、浅表化脓性感染患者的护理			
(一)护理评估			√
(二)护理问题		√	
(三)护理措施			√
(四)健康指导	√		
第3节　全身化脓性感染患者的护理			
一、概述	√		

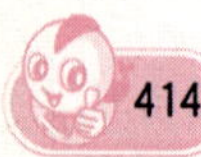

续表

教学内容	教学要求		
	了解	理解	掌握
二、护理评估			√
三、护理问题		√	
四、护理措施			√
五、健康指导		√	
第 4 节　特异性感染患者的护理			
一、破伤风患者的护理			
(一)病因	√		
(二)病理生理	√		
(三)护理评估			√
(四)护理问题		√	
(五)护理措施			√
(六)健康指导	√		
二、气性坏疽患者的护理			
(一)病因	√		
(二)病理生理		√	
(三)护理评估	√		
(四)护理问题			√
(五)护理措施		√	
(六)健康指导	√		
实践 7　外科感染患者的护理			
第 8 章　损伤患者的护理			
第 1 节　创伤患者的护理			
一、概述		√	
二、护理评估			√
三、护理问题		√	
四、护理措施			√
五、健康指导	√		
第 2 节　烧伤患者的护理			
一、概述		√	
二、护理评估			√
三、护理问题		√	
四、护理措施			√
五、健康指导		√	
第 3 节　毒蛇咬伤患者的护理			
一、概述	√		
二、护理评估及护理要点		√	
第 4 节　伤口护理			
一、清创术		√	
二、换药			√
实践 8　清创术和换药术			
第 9 章　肿瘤患者的护理			
一、概述		√	
二、护理评估			√
三、护理问题		√	
四、护理措施			√
五、健康指导		√	
第 10 章　颅脑疾病患者的护理			
第 1 节　颅内压增高患者的护理			
一、概述		√	
二、护理评估			√
三、护理问题		√	
四、护理措施			√
五、健康指导		√	
第 2 节　头皮损伤患者的护理			
一、概述		√	
二、护理评估			√
三、护理问题	√		
四、护理措施			√
五、健康指导		√	
第 3 节　颅骨骨折患者的护理			
一、概述		√	
二、护理评估			√
三、护理问题		√	
四、护理措施			√
五、健康指导		√	
第 4 节　脑损伤及颅内血肿患者的护理			
一、概述	√		

续表

教学内容	教学要求		
	了解	理解	掌握
二、护理评估		√	
三、护理问题	√		
四、护理措施			√
五、健康指导	√		
实践 9　颅脑损伤患者的护理			
第 11 章　颈部疾病患者的护理			
第 1 节　甲状腺功能亢进症患者的护理			
一、概述		√	
二、护理评估			√
三、护理问题	√		
四、护理措施			√
五、健康指导	√		
第 2 节　甲状腺肿瘤患者的护理	√		
第 3 节　常见颈部肿块患者的护理	√		
实践 10　颈部疾病患者的护理			
第 12 章　乳房疾病患者的护理			
第 1 节　急性乳腺炎患者的护理			
一、概述		√	
二、护理评估			√
三、护理问题		√	
四、护理措施			√
五、健康指导		√	
第 2 节　乳腺癌患者的护理			
一、概述		√	
二、护理评估			√
三、护理问题		√	
四、护理措施			√
五、健康指导		√	
第 3 节　乳房囊性增生患者的护理		√	
第 4 节　乳房纤维腺瘤		√	
第 5 节　乳管内乳头状瘤	√		
实践 11　乳房疾病患者的护理、乳房自我检查			
第 13 章　胸部疾病患者的护理			
第 1 节　胸部损伤患者的护理			
一、肋骨骨折	√		
二、损伤性气胸			√
三、损伤性血胸		√	
第 2 节　脓胸患者的护理			
一、概述	√		
二、护理评估			√
三、护理问题			√
四、护理措施			√
五、健康指导		√	
第 3 节　胸膜腔闭式引流的护理			
一、目的与适应证	√		
二、置管位置和管径要求	√		
三、装置		√	
四、护理措施			√
五、健康指导		√	
第 4 节　胸部肿瘤患者的护理			
一、肺癌患者的护理			
(一)概述	√		
(二)护理评估			√
(三)护理问题		√	
(四)护理措施			√
(五)健康指导		√	
二、食管癌患者的护理			
(一)概述	√		
(二)护理评估			√
(三)护理问题		√	
(四)护理措施			√
(五)健康指导		√	
实践 12　胸膜腔闭式引流的护理、胸部术后常见并发症的观察			
第 14 章　腹外疝患者的护理			
第 1 节　概述			
一、病因		√	

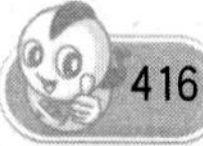

续表

教学内容	教学要求		
	了解	理解	掌握
二、病理解剖		√	
三、病理类型		√	
第2节　腹股沟疝患者的护理			
一、概述		√	
二、护理评估			√
三、护理问题		√	
四、护理措施			√
五、健康指导		√	
第3节　其他常见的腹外疝			
一、股疝		√	
二、脐疝		√	
三、切口疝		√	
实践13　腹外疝患者的护理			
第15章　急性腹膜炎与腹部损伤患者的护理			
第1节　急性腹膜炎患者的护理			
一、概述	√		
二、护理评估			√
三、护理问题		√	
四、护理措施			√
五、健康指导		√	
第2节　腹部损伤患者的护理			
一、概述		√	
二、护理评估			√
三、护理问题		√	
四、护理措施			√
五、健康指导		√	
第3节　胃肠减压患者的护理			
(一)目的及用途		√	
(二)种类与装置	√		
(三)护理措施			√
实践14　胃肠减压术护理、腹腔引流护理			
第16章　胃、十二指肠疾病患者的护理			
第1节　胃、十二指肠溃疡的外科治疗			
一、概述	√		
二、护理评估			√
三、护理问题		√	
四、护理措施			√
五、健康指导		√	
第2节　胃癌患者的护理			
一、概述	√		
二、护理评估			√
三、护理问题		√	
四、护理措施			√
五、健康指导		√	
实践15　胃、十二指肠疾病患者的护理			
第17章　肠疾病患者的护理			
第1节　急性阑尾炎患者的护理			
一、概述		√	
二、护理评估			√
三、护理问题		√	
四、护理目标		√	
五、护理措施			√
六、健康指导		√	
第2节　肠梗阻患者的护理			
一、概述		√	
二、护理评估			√
三、护理问题		√	
四、护理措施			√
五、健康指导		√	
六、常见的机械性肠梗阻		√	
第3节　大肠癌患者的护理			
一、概述		√	
二、护理评估			√
三、护理问题		√	

续表

教学内容	教学要求		
	了解	理解	掌握
四、护理措施			√
五、健康指导		√	
实践16　结肠造口患者的护理			
第18章　直肠、肛管良性疾病患者的护理			
第1节　痔患者的护理			
一、概述	√		
二、护理评估			√
第2节　肛裂患者的护理			
一、概述	√		
二、护理评估			√
第3节　直肠肛管周围脓肿患者的护理			
一、概述	√		
二、护理评估			√
第4节　肛瘘患者的护理			
一、概述	√		
二、护理评估		√	
第5节　直肠息肉患者的护理			
一、概述	√		
二、护理评估		√	
第6节　直肠、肛管疾病患者的护理问题		√	
第7节　直肠、肛管疾病患者的护理措施			√
第8节　直肠、肛管疾病患者的健康指导			√
第19章　门静脉高压症患者的护理			
一、概述	√		
二、护理评估			√
三、护理问题		√	
四、护理措施			√
五、健康指导		√	
第20章　原发性肝癌患者的护理			
一、概述	√		
二、护理评估			√
三、护理问题		√	
四、护理措施			√
五、健康指导		√	
第21章　胆道疾病患者的护理			
第1节　胆道特殊检查与护理		√	
第2节　常见胆道疾病患者的护理			
一、概述		√	
二、护理评估			√
三、护理问题		√	
四、护理措施			√
五、健康指导		√	
实践17　胆道疾病患者的护理、"T"形管护理			
第22章　胰腺疾病患者的护理			
第1节　急性胰腺炎患者的护理			
一、概述	√		
二、护理评估			√
三、护理问题		√	
四、护理措施			√
五、健康指导		√	
第2节　胰腺癌患者的护理			
一、概述		√	
二、护理评估			√
三、护理问题		√	
四、护理措施			√
五、健康指导	√		
第23章　外科急腹症患者的护理			
一、概述		√	
二、护理评估			√
三、护理问题		√	
四、护理措施			√

续表

教学内容	教学要求		
	了解	理解	掌握
五、健康指导	√		
实践 18　外科急腹症患者的护理			
第 24 章　周围血管疾病患者的护理			
第 1 节　下肢静脉曲张患者的护理			
一、概述	√		
二、护理评估			√
三、护理问题		√	
四、护理措施			√
五、健康指导		√	
第 2 节　血栓闭塞性脉管炎患者的护理			
一、概述		√	
二、护理评估			√
三、护理问题		√	
四、护理措施			√
五、健康指导		√	
第 25 章　泌尿与男性生殖系统疾病患者的护理			
第 1 节　常见症状和诊疗操作护理			
一、常见症状		√	
二、诊疗操作的护理			√
第 2 节　泌尿系统损伤患者的护理			
一、概述		√	
二、护理评估			√
三、护理问题		√	
四、护理措施			√
五、健康指导		√	
第 3 节　泌尿系统结石患者的护理			
一、概述		√	
二、护理评估			√
三、护理问题		√	
四、护理措施			√
五、健康指导		√	
第 4 节　良性前列腺增生患者的护理			
一、概述	√		
二、护理评估			√
三、护理问题		√	
四、护理措施			√
五、健康指导	√		
第 5 节　泌尿系结核患者的护理			
一、概述	√		
二、护理评估			√
三、护理问题		√	
四、护理措施			√
五、健康指导	√		
第 6 节　泌尿系肿瘤患者的护理			
一、概述	√		
二、护理评估			√
三、护理问题		√	
四、护理措施			√
五、健康指导	√		
实践 19　膀胱冲洗护理			
第 26 章　骨与关节疾病患者的护理			
第 1 节　骨折患者的护理			
一、概述		√	
二、护理评估			√
三、护理问题		√	
四、护理措施			√
五、健康指导	√		
第 2 节　骨折常用治疗技术的护理			
一、牵引术与护理			√
二、石膏绷带术及石膏固定患者的护理			√

续表

教学内容	教学要求		
	了解	理解	掌握
第3节　常见骨折			
一、肱骨髁上骨折		√	
二、桡骨远端骨折		√	
三、股骨骨折		√	
第4节　脊椎骨折及脊髓损伤患者的护理			
一、脊椎骨折		√	
二、脊髓损伤		√	
三、护理			√
四、健康指导		√	
第5节　关节脱位患者的护理			
一、护理评估			√
二、护理问题	√		
三、护理措施			√
四、健康指导		√	
第6节　常见关节脱位			
一、肩关节脱位			√
二、肘关节脱位		√	
三、髋关节脱位			√
第7节　急性血源性骨髓炎患者的护理			
一、护理评估			√
二、护理问题		√	
三、护理措施			√
第8节　骨关节结核患者的护理			
一、护理评估			√
二、护理问题		√	
三、护理措施			√
四、健康指导	√		
第9节　腰腿痛和颈肩痛患者的护理			
一、颈椎病患者的护理		√	
二、腰椎间盘突出症患者的护理		√	
第10节　骨肿瘤患者的护理			
(一)骨软骨瘤	√		
(二)骨巨细胞瘤	√		
(三)骨肉瘤	√		
(四)护理		√	
实践20　骨关节损伤患者的护理			
实践21　牵引术和石膏绷带包扎患者的护理			
第27章　皮肤病与性病患者的护理			
第1节　皮肤病患者的护理			
一、概述	√		
二、护理评估		√	
三、护理问题	√		
四、护理措施		√	
五、健康指导		√	
第2节　变态反应性皮肤病患者的护理			
一、接触性皮炎患者的护理		√	
二、湿疹患者的护理			√
三、药疹患者的护理		√	
四、荨麻疹患者的护理			√
第3节　感染性皮肤病患者的护理			
一、脓疱疮患者的护理	√		
二、浅部真菌感染患者的护理			√
三、带状疱疹患者的护理		√	
四、疥疮患者的护理		√	
第4节　其他皮肤病患者的护理			
一、银屑病患者的护理		√	
二、神经性皮炎患者的护理		√	
三、稻田皮炎患者的护理	√		
第5节　性病患者的护理			
一、淋病患者的护理		√	
二、尖锐湿疣患者的护理		√	
三、梅毒患者的护理		√	
实践22　常见皮肤病、性病患者的护理			
机动			

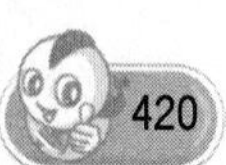

五、大纲编写说明

（一）适用对象与参考学时

本大纲主要供中等卫生职业教育护理、助产专业教学使用。在第3、4学期开设，总时数为126学时(含皮肤病及性病护理8学时)，其中理论为96学时，实践为30学时。

（二）教学要求

1. 本课程对理论教学部分教学要求分为掌握、理解、了解3个层次。掌握：指对基本知识、基本理论有较深刻的认识，并能综合、灵活地运用所学的知识解决实际问题。理解：指能够领会概念、原理的基本含义，解释护理现象。了解：指对基本知识、基本理论能有一定的认识，能够记忆所学的知识要点。

2. 本课程重点突出以能力为本位的教学理念，在实践能力方面分为熟练掌握和学会两个层次，熟练掌握：指能独立、正确按照护理程序的工作方法解决相应的护理实际问题，规范且熟练地完成所涉及的外科护理技术操作。学会：指在教师的指导下能初步按照护理程序要求实施整体护理，正确完成所涉及的外科护理技术操作。

（三）教学建议

1. 教学时做到理论联系实际，采用灵活多种的教学方法，贴近护理岗位情境，多采用现代化教学手段，以激发学生的学习兴趣及对外科护理工作过程的感性认识。

2. 实践教学应在实训室或临床见习环境下进行，通过实践教学增加学生对理论知识的理解，培养灵活运用知识的能力、临床思维能力以及规范的专科护理技术操作能力。

3. 教学中实施评价不仅要关注学生知识的掌握和能力的提高，还要关注护生的情感态度与价值观的形成与发展，评价中要不断渗透和强化护理人文关怀照料，以人为本的服务理念，同时实施评价要关注学生学习的结果，要关注学生在获得结果的过程中所作的努力。教师要坚持形成性评价与终结性评价相结合，且以形成性评价为主的评价方式。可通过平时提问、实践观察与报告、技能考核和理论考试等多种形式对学生的知识、能力及态度进行综合考评。

自测题答案

第 2 章　1. D　2. C　3. E　4. C　5. C　6. B　7. B　8. D　9. A　10. D　11. A　12. E　13. B　14. A　15. D　16. C　17. A　18. E　19. B　20. B　21. E　22. B　23. E　24. D　25. A　26. B　27. E　28. E　29. B　30. B　31. C　32. E　33. C　34. E

第 3 章　1. B　2. B　3. D　4. D　5. C　6. C　7. D　8. B　9. A　10. E　11. E　12. B　13. C　14. B　15. B　16. C　17. A　18. D　19. C　20. B　21. E　22. D

第 4 章　1. A　2. B　3. B　4. A　5. B　6. D　7. D　8. C　9. B　10. C

第 5 章　1. B　2. D　3. E　4. D　5. D　6. C　7. E　8. E　9. B　10. C　11. A　12. D　13. C　14. B　15. C　16. A　17. B

第 6 章　1. A　2. E　3. D　4. A　5. D　6. A　7. B

第 7 章　1. C　2. D　3. C　4. E　5. D　6. B　7. A　8. D　9. B　10. C　11. B　12. D　13. C

第 8 章　1. A　2. A　3. C　4. A　5. B　6. C　7. C　8. E　9. E　10. E　11. B　12. C　13. C　14. E　15. D　16. D　17. E　18. D　19. B　20. E　21. E　22. D　23. D　24. A　25. E　26. C　27. A　28. E　29. D　30. A　31. C　32. A　33. D　34. E　35. A　36. D

第 9 章　1. B　2. E　3. C　4. E　5. B　6. E　7. B　8. B　9. C　10. B　11. B　12. B　13. D　14. A　15. A

第 10 章　1. B　2. C　3. D　4. D　5. C　6. B　7. C　8. C　9. E　10. E　11. A　12. D　13. B　14. E　15. B　16. C　17. D　18. C　19. B　20. C　21. B　22. B　23. A

第 11 章　1. D　2. B　3. A　4. E　5. E　6. B　7. B　8. C　9. A　10. D　11. D　12. B　13. E　14. C　15. B　16. B　17. D　18. C　19. A　20. E　21. C　22. E　23. A　24. D　25. C　26. E　27. A　28. E　29. D　30. A　31. B

第 12 章　1. B　2. A　3. C　4. C　5. B　6. C　7. C　8. A　9. D　10. D　11. A　12. E　13. C　14. C　15. D　16. D　17. B　18. D

第 13 章　1. E　2. C　3. B　4. A　5. D　6. E　7. E　8. D　9. B　10. B　11. E　12. E　13. C　14. E　15. E　16. C　17. E　18. D　19. C　20. A　21. B　22. A　23. B　24. D　25. B　26. C　27. C　28. E　29. C　30. D　31. A　32. A　33. A　34. D　35. A　36. A　37. A　38. C　39. D　40. D

第 14 章　1. A　2. C　3. B　4. B　5. D　6. C. 7. A　8. A　9. A　10. C　11. E　12. C　13. E

第 15 章　1. A　2. E　3. C　4. E　5. A　6. C　7. D　8. D　9. C　10. D　11. C　12. B　13. A　14. D

第 16 章　1. D　2. A　3. C　4. A　5. C　6. B　7. E　8. E　9. A　10. C　11. C　12. A　13. D

第 17 章　1. E　2. D　3. A　4. B　5. C　6. B　7. D　8. E　9. C　10. D　11. C　12. B　13. C　14. A　15. B　16. A　17. A　18. C　19. A　20. A　21. A　22. B　23. D　24. C

25. C　26. D　27. C　28. C　29. A　30. B　31. B　32. C　33. C　34. B　35. E
36. B　37. B　38. C　39. E　40. B　41. D　42. B　43. E　44. C　45. C　46. D
47. C　48. D　49. C　50. B　51. B

第18章　1. B　2. D　3. C　4. D　5. B　6. C

第19章　1. E　2. B　3. B　4. D　5. A　6. B　7. D　8. C　9. E　10. B　11. D　12. C　13. D
14. E　15. C　16. C

第20章　1. A　2. B　3. A　4. C　5. C　6. D　7. A　8. C　9. C

第21章　1. B　2. A　3. B　4. D　5. C　6. D　7. D　8. C　9. D　10. C　11. C　12. C
13. C　14. E　15. A

第22章　1. D　2. D　3. C　4. A　5. D　6. D　7. B　8. C　9. A　10. D　11. C

第23章　1. D　2. E　3. B　4. A

第24章　1. A　2. E　3. E　4. B　5. C　6. B　7. D　8. E　9. C　10. B　11. E　12. A
13. A　14. E　15. C

第25章　1. A　2. E　3. C　4. C　5. D　6. D　7. C　8. C　9. B　10. C.　11. D　12. A
13. D　14. E　15. A　16. C　17. D　18. A　19. D　20. B　21. B　22. D　23. C
24. E　25. D　26. B　27. C　28. D　29. B　30. B　31. D　32. B　33. B　34. E
35. E　36. A　37. A　38. D　39. C　40. C　41. D　42. B

第26章　1. D　2. A　3. A　4. C　5. B　6. D　7. E　8. C　9. D　10. A　11. C　12. D
13. E　14. A　15. E　16. D　17. C　18. E　19. B　20. C　21. C　22. C　23. B
24. D　25. B　26. C　27. D　28. E　29. E　30. C

第27章　1. D　2. C　3. B　4. A　5. B　6. D　7. D